B. Badura G. Kaufhold H. Lehmann
H. Pfaff T. Schott M. Waltz

Leben mit dem Herzinfarkt

Eine sozialepidemiologische Studie

Mit einem Geleitwort von F. H. Epstein
und einem Vorwort von M. J. Halhuber

Mit 35 Abbildungen und 102 Tabellen

W0180035

Springer-Verlag
Berlin Heidelberg New York
London Paris Tokyo

ISBN 3-540-17299-8 Springer-Verlag Berlin Heidelberg New York
ISBN 0-387-17299-8 Springer-Verlag New York Berlin Heidelberg

CIP-Kurztitelaufnahme der Deutschen Bibliothek
Leben mit dem Herzinfarkt: e. sozialepidemiolog. Studie/B. Badura . . .
Mit e. Geleitw. von F. H. Epstein. Mit e. Vorw. von M. J. Halhuber.
Berlin; Heidelberg; New York; London; Paris; Tokyo: Springer, 1987
ISBN 3-540-17299-8 (Berlin; Heidelberg; New York)
ISBN 0-387-17299-8 (New York; Berlin; Heidelberg)
NE: Badura, Bernhard Mitverf.

Datenkonversion und Gesamtherstellung: Appl, Wemding

2119/3140-543210

Geleitwort

Das vorliegende Buch befaßt sich mit Menschen, die einen Herzinfarkt überlebten. Das Wort „Menschen" statt „Patienten" wurde absichtlich gewählt, denn die menschlichen Aspekte der Probleme stehen für die Verfasser im Vordergrund, obwohl auch den medizinischen Gesichtspunkten Rechnung getragen wird. Es soll zuerst daran erinnert werden, daß diese Überlebenden nur ungefähr ⅔ aller Herzinfarktfälle ausmachen, denn mindestens ⅓ aller Betroffenen sterben innerhalb des ersten Monats. Weitere Fortschritte in der Akutbehandlung könnten gewiß einige dieser Todesopfer retten, doch liegt die hauptsächliche Hoffnung für diese Menschen zukünftig in der primären Prävention. Wirksame primäre Prävention würde natürlich auch die Anzahl der Überlebenden verringern, denn Infarkte wären in solchen Bevölkerungen ja überhaupt weniger häufig. Aber selbst wenn in den nächsten 10 oder 20 Jahren wesentliche Fortschritte in der primären Verhütung der koronaren Herzkrankheit erzielt würden, käme die Krankheit keineswegs zum Verschwinden, sondern bliebe immer noch eine der Hauptursachen von vorzeitigem Tod oder Beeinträchtigung der Lebensqualität. Die Fragestellungen im Buch von Professor Badura und seinen Mitarbeitern werden daher - leider - aktuell bleiben! Sie beziehen sich auf die Rehabilitation von Herzinfarktpatienten, was i. allg. als „tertiäre Prävention" bezeichnet wird. Der Ausdruck hat wenig Sinn, denn es ist besser und einfacher, direkt ein bezeichnenderes Wort zu gebrauchen, nämlich Rehabilitation. Bezeichnend ist auch, daß die Autoren es vorzogen, im Titel nicht dieses kalte Wort zu verwenden, sondern von „Leben mit dem Herzinfarkt" zu sprechen. Die grundsätzliche Frage ist tatsächlich, wie solche Menschen nicht nur weiterhin und länger überleben, sondern im wahren Sinne des Wortes leben können. Die Voraussetzung für die Beantwortung der Frage ist jedoch zu wissen, wie das Leben der Betreffenden - oder eher der Betroffenen - heute und jetzt aussieht. Nur auf diese Weise kann erfaßt werden, in welcher Art die augenblickliche Existenz beeinträchtigt ist und auf welchen Ebenen eine Besserung erzielt werden muß. Das ist denn auch der Inhalt des Buches. Mit Recht besagt der Untertitel, daß es sich um eine sozialepidemiologische Studie handelt. Die Probleme sind in erster Linie sozial und nicht medizinisch. Es wird in dieser Beziehung u. a. auf den amerikanischen Psychiater

G. L. Engel hingewiesen, der, wie die Autoren verschiedentlich zitieren, die Grenzen des heutigen Krankheitsbildes beschrieben hat und die Wichtigkeit psychosozialer Faktoren hervorhebt. In bezug auf den epidemiologischen Ansatz der Studie sei betont, daß derartige Erhebungen nur aussagekräftig sein können, wenn sie sich auf ein repräsentatives Kollektiv, in diesem Fall auf Herzinfarktpatienten, beziehen und die Daten mit standardisierten und vergleichbaren Methoden gesammelt werden. Beide Bedingungen wurden erfüllt.

Die Kapitel folgen in klarer Logik aufeinander. Zuerst wird der klinische Zustand der Patienten in der ersten Phase, während des Krankenhausaufenthalts, beschrieben. Dann wird gefragt, inwiefern Patienten schon im Krankenhaus auf die Zukunft vorbereitet werden. Die große Mehrzahl der Patienten wird auf der nächsten Stufe stationär in einer Rehabilitationsklinik behandelt. Eine fast routinemäßige stationäre Rehabilitation ist für die BRD charakteristisch und wird in anderen Ländern nicht betrieben. Auch ambulante Koronargruppen sind wohl hier besonders weit verbreitet. Die Einstellung der Patienten zu beiden Formen der Rehabilitation wird ermittelt. Es schließen sich an Kapitel über Krankheit und Lebensqualität, die Rolle der Familie sowie der Ehepartnerin. Drei Kapitel befassen sich dann mit Fragen in bezug auf Wiederaufnahme von Arbeit, gefolgt von einem Kapitel über Frühberentung. Schließlich kommen Kapitel zum Einfluß der „Persönlichkeit" und sozialpolitischer Rahmenbedingungen. Am Ende erhält der Leser ein umfassendes, prägnantes und, dem Titel getreu, ein lebendiges Bild von Behandlung, Betreuung und persönlicher Einstellung der Patienten innerhalb des ersten Jahres nach einem Herzinfarkt. Die Autoren begnügen sich nicht mit Beschreibung des Status quo, sondern weisen jeweils mit vorbildlicher Sorgfalt auf Zustände hin, die der Verbesserung bedürfen. Letzteres ist ja der wirkliche Zweck der Studie! Ordnungshalber sei erwähnt, daß sich die Studie auf Männer unter 60 Jahren beschränkt, d. h. auf Männer im zweifellos arbeitsfähigen Alter. Was sind die Probleme und Ziele der Rehabilitation von älteren Männern und - nicht zu vergessen - Frauen, bei denen der Hauptteil der Infarkte in der Bevölkerung vorkommt? Die vorliegende Arbeit hat sicher Priorität, doch muß man sich an die Krankheitsprobleme in einer alternden Bevölkerung erinnern.

Eine deskriptive Studie dieser Art kann naturgemäß keine zuverlässige Auskunft darüber geben, welche Form der Rehabilitation am wirksamsten ist, denn Gruppen, beispielsweise mit oder ohne stationäre Rehabilitation, sind nicht randomisiert und somit nicht unbedingt vergleichbar. Die Autoren weisen, wo angebracht, auf diese Probleme hin. Wie schwierig, möglicherweise hoffnungslos schwierig solche Interventionsstudien in bezug auf die Wirksamkeit der Rehabilitation nach einem Herzinfarkt sind, zeigt ein kürzlicher Bericht der Weltgesundheitsorganisation[1]. Es ist deshalb überaus wichtig, aus deskriptiven Daten, wie sie hier erhoben wurden, einen möglichst großen Nutzen zu ziehen. Dies ist gelungen! Indessen werfen die Resultate, wie jede gute wissenschaftliche Arbeit, neue Fragen auf, und es ist zu hoffen, daß sie von der Oldenburger und anderen Gruppen weiter verfolgt werden.

Es wurde eingangs erwähnt, daß die Probleme der Rehabilitation in erster Linie sozial und nicht medizinisch bedingt sind. In der vorliegenden Studie ergibt sich diese Schlußfolgerung aus der Tatsache, daß Rückkehr zur Erwerbstätigkeit von dem Gesundheitszustand kurz nach dem Herzinfarkt weitgehend unabhängig war. Trotzdem wäre es denkbar wenn nicht sogar wahrscheinlich, daß in individuellen Fällen oder unter anderen sozialen und politischen Umständen sowohl soziale Bedingungen als auch der klinische Zustand die Rückkehr zu einem zufriedenstellenden Leben bestimmen. Es sollte auch unumstritten sein, daß neue Wege zur Verbesserung der Reintegration von Herzinfarktpatienten nur gefunden werden können, wenn Experten auf den Gebieten der Verhaltenswissenschaften, Soziologie und Medizin eng zusammenarbeiten. Die Oldenburger Gruppe hat u. a. überzeugend gezeigt, daß die Medizinsoziologie, in der das Fachgebiet der Psychologie inbegriffen ist, Daten erfassen und zugängig machen kann, die der medizinischen Forschung als solcher verschlossen sind, weil ihr notwendiges Fachwissen und Methodik nicht zur Verfügung stehen. Wenn auch mehr und mehr Mediziner, besonders in Sozial- und Präventionsmedizin, Epidemiologie und öffentlichem Gesundheitswesen, sich mit dem Grenzgebiet zur Medizinsoziologie befassen, bestehen immer noch große Lücken sowohl in bezug auf gegenseitiges Verständnis als auch hinsichtlich aktiver Zusammenarbeit. Es ist nicht nur zu erhoffen, sondern zu erwarten, daß Projekte wie das von Professor Badura und seinen Kollegen dazu beitragen werden, symbolische Beziehungen zwischen den genannten Gebieten zu fördern. Nutznießer werden Menschen sein, deren Gesundheit unter den Wechselwirkungen zwischen organisch und psychosozial bedingten Störungen Schaden erlitten hat.

Zürich, im Dezember 1986   *Prof. Dr. F. H. Epstein*
(Institut für Sozial-
und Präventivmedizin,
Universität Zürich)

---

[1] *Rehabilitation and comprehensive secondary prevention after acute myocardial infarction. Report on a Study.* EURO Reports and Studies 84. World Health Organization, Regional Office for Europe.

Vorwort

Ist es nur ein Zufall, daß der Titel dieser Schrift übereinstimmt mit Etikettierungen von Broschüren, Tonbandkassetten und ähnlichem, die zur Beratung von Patienten verfaßt wurden, also eine *Sollsituation* anstreben? Diese sozialepidemiologische Studie gibt aber die *Istsituation* in der BRD aus nichtärztlicher Sicht wieder und hält allen, die mit Herzinfarktpatienten zu tun haben, einen Spiegel über die Effizienz und Effektivität ihrer Arbeit vor. Sie geht also nicht nur uns Ärzte und Soziologen an, sondern auch Sozialpolitiker und Sozialversicherungsträger. Als Rehabilitationskliniker habe ich den Bericht natürlich mit besonderer Aufmerksamkeit und auch Sorge gelesen. Wer zum Schreiben eines Vorworts eingeladen wird, ist ja immer auch zur Übernahme einer doppelten Rolle aufgefordert: einerseits als engagierter Promotor der vorliegenden Schrift wirksam zu werden, andererseits als wohlwollender, aber auch kritischer Rezensent der Publikation zu fungieren. Beide Aufgaben hier zu erfüllen, müßte mir nicht schwer fallen: sowohl als Arzt Promotor zu sein für eine medizinsoziologische Bestandsaufnahme, die gerade jetzt in der BRD hochaktuell ist (nur eine umfassende Erhebung zur Istsituation erleichtert und beschleunigt die Annäherung an die Sollsituation der Infarktnachsorge), aber auch als kardiologischer Rehabilitationskliniker erster Rezensent zu sein für eine Studie, die natürlich auch die Praxis der medizinischen Rehabilitation wiedergibt.

Unter diesem Aspekt muß ich mich allerdings auch als befangen erklären, weil in dem noch jungen Fachbereich der Rehabilitationskardiologie manche Probleme und Aufgaben kontrovers diskutiert werden. Verständlicherweise habe ich mich für die Erhebung zur Situation des Patienten in der stationären Rehabilitation besonders interessiert und daraus wichtige Anregungen für künftige Bemühungen bekommen. Und so stelle ich mir vor, daß jeder Leser - der sicher breitest gefächerten Zielgruppe, vom Mediziner bis zum Sozialpolitiker - spezifische Informationen bekommt. Über sie sollte er dann in seminarartigen Begegnungen mit den Autoren diskutieren können. So wird sich z. B. der Krankenhausarzt mit jenen Studienergebnissen auseinandersetzen müssen, die darauf hinweisen, daß im Bereich der Akutkrankenhausversorgung noch Defizite bestehen, besonders im Hinblick auf die stationäre und ambulante Rehabilitation (definiert als „Leben lernen mit der chronischen Krankheit").

Für Politiker sind wiederum die Feststellungen nachdenkenswert, die die Grenzbereiche der freien Arztwahl und die Möglichkeiten zur Mitbetreuung der Lebenspartner betreffen.

Die drei Hauptgründe, warum die Autoren diese wichtige Studie unternommen haben – nämlich die Häufigkeit des Herzinfarkts, die schwerwiegende Bedeutung der psychosozialen Aspekte sowohl individuell als auch sozialmedizinisch und schließlich die verbreitete Unsicherheit im Umgang mit den Problemen nach einem Herzinfarkt –, sollten auch die Hauptmotive sein, diese Studienergebnisse gründlich, kritisch und selbstkritisch zu lesen, aufzuarbeiten und die nächsten Schritte einer modernen Evaluationsforschung in diesem Bereich durch die Kostenträger vorzubereiten. Die Thesen des Abschlußkapitels sind eine heilsame Herausforderung an Gesellschaft und Politik.

Innsbruck, im Dezember 1986   *Prof. Dr. M. J. Halhuber*

(Bad Berleburg und
Parksanatorium Igels/Innsbruck)

Danksagung

Das vorliegende Werk enthält die Ergebnisse einer nahezu 8jährigen sozialepidemiologischen und sozialpolitischen Forschungsarbeit, die ohne die Unterstützung zahlreicher Personen und Institutionen nicht hätte begonnen und zu Ende geführt werden können. Unser erster Dank gilt dem Bundesministerium für Forschung und Technologie, dessen Förderprogramm „Forschung und Entwicklung im Dienste der Gesundheit" das Zustandekommen dieser Arbeit ermöglichte. Sehr herzlich danken wir hier besonders den Herren Dr. Lorenzen, Dr. Szeplabi, Dr. Salz und Dr. Dr. Uhl und Herrn Kanzler für ihr mutiges, wirkungsvolles und dauerhaftes Engagement. Unser zweiter Dank gilt den 1000 Herzinfarktpatienten, die die Mühe einer mehrfachen Befragung auf sich nahmen. Zu danken haben wir weiter den 288 Kontaktärzten und den Chefärzten aus 213 Krankenhäusern, den 476 Hausärzten, die sich an dieser Untersuchung beteiligten, sowie den 10 Krankenhäusern im Großraum München, die uns gestatteten, einen Pretest durchzuführen. Besonderer Dank gebührt ferner den Kollegen im Forschungsverbund „Laienpotential, Patientenaktivierung und Gesundheitsselbsthilfe" für ihre anregende und kritische Unterstützung. Dieser Dank gilt im besonderen Prof. Christian von Ferber, der diesen Forschungsverbund überaus umsichtig koordinierte. Die Ergebnisse dieser Verbundforschung werden unter dem Titel: „Gesundheitsselbsthilfe und professionelle Dienstleistungen. Soziologische Grundlagen einer bürgerorientierten Gesundheitspolitik." im gleichen Verlag veröffentlicht (von Ferber 1987). Zahlreichen Ärzten, speziell aus dem Gebiet der Rehabilitationsmedizin, sind wir zu Dank verpflichtet, insbesondere Prof. Max Halhuber für seine anhaltende Förderung und Ermutigung sowie der Deutschen Arbeitsgemeinschaft für kardiologische Prävention und Rehabilitation für die Möglichkeit zur Diskussion unserer Forschungsergebnisse. Unser Dank gilt in gleicher Weise den Herren Dr. Silomon, Dr. Flöthner, Dr. Leuner sowie Frau Dr. Halhuber für wertvolle Hinweise und Anregungen zu inhaltlichen Fragen der Untersuchung sowie Vertretern der Rentenversicherung, Senator Beck, Dr. Eissenhauer, Herrn Hodel und Dr. Kulpe für die Diskussion institutioneller Aspekte. Für die Entwicklung unserer Fragestellung von besonderem Gewicht waren Gespräche mit zwei amerikanischen Kollegen: mit Leonard Pearlin und

David Jenkins; danken müssen wir auch für ihre Bereitschaft, uns von ihnen entwickelte Befragungsinstrumente zur Verfügung zu stellen. Ihre Vorarbeiten, ihr Rat und ihre Hilfe haben unsere Auseinandersetzung mit zahlreichen methodischen und inhaltlichen Problemen dieser Studie erheblich erleichtert. Unser Dank gilt ferner der Firma Socialdata, hier insbesondere Herrn Haeberle und Frau Dr. Holldack, für die Vorbereitung und Durchführung der Feldarbeit. Danken möchten wir den Herren Prof. H. Bourmer, Dr. W. Muschallik, Dr. K. Roos, Prof. W. Scharper, Dr. J. Hoppe, Prof. K. König, Prof. G. Schettler und den durch sie vertretenen Institutionen für ihre Hilfe bei der Felderschließung. Für die Unterstützung bei der Vorbereitung der Untersuchung möchten wir uns bedanken bei dem Bundesverband und den Landesverbänden der AOK Hamburg, Bayern, Südwest, Württemberg-Baden, Saarland. Zum Schluß, aber nicht zuletzt möchten wir uns bei Frau Gnoerich bedanken für ihre Ausdauer beim Umschreiben und Korrigieren der Manuskripte.

Oldenburg/Berlin, im Dezember 1986   *Die Autoren*

Inhaltsverzeichnis

Einleitung: Fragestellung und Studiendesign

B. BADURA

Die Bedeutung des Wortes „Gesundheit" scheint heute kontroverser denn je. Dies und die Tatsache, daß sich die vorliegende Studie mit einer zunächst paradox klingenden Thematik: der Gesundung chronisch Kranker, beschäftigt, legen nahe, eingangs die 2 Hauptströmungen neuzeitlicher Gesundheitstheorie in Erinnerung zu rufen. Für die Anhänger von *Hygieia* bedeutete Gesundheit etwas Positives und Erstrebenswertes, das von der natürlichen Ordnung der Dinge und von einer klugen Lebensführung abhängt. Als wichtigste Aufgabe wurde hier die Entdeckung und praktische Nutzanwendung von Gesetzmäßigkeiten angesehen, die für Wohlbefinden und Gesundheit verantwortlich sind. Für die Anhänger von Äskulap ging es nicht primär um Förderung von Gesundheit, sondern um Behandlung von Krankheit, um die Korrektur gesundheitlicher Schäden, von denen man annahm, daß sie durch Geburt oder Lebensumstände verursacht werden, und um die dafür erforderlichen kurativen Fertigkeiten (Dubos 1959). Der vorliegenden Studie liegt die Annahme zugrunde, daß für den Genesungserfolg nach einer schweren Erkrankung beides erforderlich ist: kurative Aktivitäten im Sinne von Äskulap, aber auch gesundheitsförderliche Aktivitäten im Sinne von Hygieia. In den vergangenen Jahrzehnten ist diese 2. Problemstellung oft vernachläßigt oder gänzlich übersehen worden. Die Anhänger der Ideen von Hygieia verloren stark an Einfluß – trotz ihrer unbestreitbar großen Erfolge bei der Bekämpfung von Infektionskrankheiten, den Haupttodesursachen zu Beginn der Industrialisierung (McKeown 1982). Inzwischen zeichnet sich jedoch wieder eine Wende zu ihren Gunsten ab. Die Idee einer gesundheitsförderlichen Gestaltung von Umwelt, Verhalten und medizinischer Versorgung findet mehr und mehr Anhänger. Mediziner, Psychologen und Soziologen arbeiten heute gemeinsam an der Überwindung eines einseitig naturwissenschaftlichen zugunsten eines positiven, ganzheitlichen und sozialökologischen Gesundheitsverständnisses. Die Sozialepidemiologie ist ein Produkt dieser Zusammenarbeit. Sie verbindet Fragestellungen und Methoden von Sozialwissenschaft und klassischer Epidemiologie zur Erforschung sozialer Bedingungen von Gesundheit, Krankheit und Krankheitsbewältigung. Mit dem analytischen und methodischen Instrumentarium insbesondere von Soziologie und Epidemiologie, aber auch von Medizin und Psychologie soll in dieser Untersuchung der Frage nachgegangen werden, wie weit neben medizinischer Behandlung auch gesundheitsförderliche Aktivitäten und Lebensumstände für den Genesungsprozeß nach Herzinfarkt bedeutsam sind.

Fragestellung

Der Herzinfarkt trifft Menschen in ihren „besten Lebensjahren", reißt sie aus ihrem Alltag, bedroht ihre Zukunftspläne und beeinträchtigt ihre Leistungsfähigkeit und ihre Beziehungen zur sozialen Umwelt. Zur unmittelbaren Todesangst und zur Ungewißheit über die weitere physische Existenz gesellen sich oft auch die soziale Existenz betreffende Ängste, Befürchtungen und Verlusterlebnisse, z. B. eine befürchtete Verschlechterung der Ehebeziehung oder der drohende oder tatsächliche Verlust der gewohnten Erwerbstätigkeit, deren Wirkungen sich gegenseitig verstärken, die Genesung behindern und die Lebensqualität zu beeinträchtigen vermögen. Die Gründe für das sozialwissenschaftliche Interesse an der Bewältigung koronarer Herzkrankheiten liegen v. a. in der starken Verbreitung dieser Krankheiten und in der Tatsache, daß sie meist erhebliche psychische und soziale Folgeprobleme auslösen. In der Todesursachenstatistik der Bundesrepublik (BRD) hält der akute Herzmuskelinfarkt wie in den meisten hochindustrialisierten Ländern seit geraumer Zeit eine Spitzenposition. Die jährliche Neuerkrankungsrate wird auf über 100000 geschätzt. Offenbar müssen wir uns bis auf weiteres damit abfinden, daß das Leben mit dem Herzinfarkt für eine große Zahl unserer Mitmenschen zu einem unentrinnbaren Schicksal wird, d. h. zu einer Lebenstatsache, die über den Organschaden hinaus oft weitreichende Konsequenzen für das psychische Wohlbefinden und für die Lebenssituation hat.

Das Erleben und die Bewältigung einer schweren chronischen Krankheit wird in dieser Studie als Streßprozeß begriffen. Streß ist nicht nur eine Ursache, sondern, so wird hier angenommen, auch eine Folge des Herzinfarkts. Gegenstand unserer Untersuchungen ist also nicht der Streß, der zur Krankheit führt, sondern der Streß, der durch sie ausgelöst wird und den Genesungsprozeß begleitend mitbestimmt. Erinnert sei in diesem Zusammenhang daran, daß es ja auch die Beobachtung kranker und nicht gesunder Menschen war, die dem Medizinstudenten Hans Selye, dem späteren „Vater" der Streßforschung, während einer Vorlesung zu seiner richtungweisenden Idee verhalf:

> Alle fünf [in einer Vorlesung des bekannten Prager Hämatologen Prof. von Jaksch] präsentierte Patienten hatten – was auch immer ihre Krankheit sein mochte (einer hatte Magenkrebs, einer Tuberkulose, ein Dritter starke Verbrennungen) – etwas gemeinsam: Sie sahen alle krank aus und fühlten sich krank. Dies mag sicherlich kindisch und selbstverständlich erscheinen, aber das Konzept des „Streß" wurde geboren, weil ich mich über das Selbstverständliche wunderte (1984, S. 85).

Stand und Fragestellung der Streßforschung haben sich seit den Pionierleistungen eines Hans Selye wesentlich vertieft und erweitert. Mittlerweile beschäftigen sich auch Psychologen und Soziologen mit der Frage, was Streß bedeutet und welche Folgen er für Gesundheit und Wohlbefinden hat. In den vergangenen Jahrzehnten widmete man sich dabei nicht mehr nur Zusammenhängen zwischen bestimmten Stressoren und Streßreaktionen, sondern verstärkt einer Gruppe von Faktoren, von denen angenommen wird, daß sie die Streßbewältigung erleichtern oder einen positiven Einfluß auf das Wohlbefinden haben. Auch wir vermuten, daß es solche „Antistressoren" gibt und daß sie insbesondere für die Bewältigung belastender Lebensumstände wie Verlust einer wichtigen Bezugsperson oder eben Erleiden einer chronischen Krankheit von großer Bedeutung sind. In Familie, Arbeit und Freizeit sind wir stets einer Vielzahl belastender, zugleich aber auch unterstützender Einflüsse ausgesetzt. Wer einen Infarkt erleidet, muß zusätzlich mit dem Streß einer schweren chronischen Krankheit fertig werden. Der Herzpatient in unkündbarer Stellung beispielsweise und mit eher glücklichem Familienleben wird die Krankheit vermutlich als weniger bedrohlich empfinden und sich weniger Sorgen über seine Zukunft machen müssen als ein Mitpatient, dem seine Erwerbstätigkeit sehr viel bedeutet und dem nun vorzeitige Berentung und zunehmende Partnerschaftsprobleme drohen.

Der Genesungsprozeß variiert in Abhängigkeit von den körperlichen, psychischen und sozialen Voraussetzungen des einzelnen erheblich. Dessen ungeachtet lassen sich in der Krankheitsbewältigung gewisse Verlaufsmuster unterscheiden, die einer systematischen Beschreibung und Erklärung zugänglich sind. Der durch den Infarkt ausgelöste Schock, die oft sehr starken Schmerzen, anhaltende Atemnot und Herzbeschwerden, Schwächegefühle, aber auch die Tatsache, unerwartet aus dem vertrauten Lebenskreis und Lebensrhythmus herausgerissen und für viele Wochen zur Tatenlosigkeit und Abhängigkeit verurteilt zu sein – dies alles versetzt die Betroffenen zunächst in große Angst und Unsicherheit. Dieser 1. Phase hoher emotionaler Erregung und kognitiver Desorientierung folgt dann in der Regel eine 2. Phase der Durcharbeitung des Erlebten und der versuchsweisen Wiederaufnahme gewohnter Aktivitäten und sozialer Rollen. Gelingt dem Erkrankten in dieser Periode – die bereits kurz nach dem Krankheitsausbruch ansetzen und sich dann über mehrere Wochen und Monate hinziehen kann – eine allmähliche Wiedergewinnung seines seelischen Gleichgewichts und eine Anpassung seines Selbstbildes an eine möglicherweise erheblich veränderte soziale Situation, sind damit wichtige Voraussetzungen für einen längerfristig günstigen Genesungsverlauf erfüllt.

Richtung und Geschwindigkeit des Genesungsprozesses hängen von einer Vielzahl von Faktoren ab, zunächst einmal von Qualität und Dauer medizinischer Behandlung. Medizinische Maßnahmen konzentrieren sich v. a. auf eine positive Beeinflussung somatischer Prozesse und Risikofaktoren. Wie sich zeigen wird, haben Art und Dauer der medizinischen Behandlung aber auch eine erhebliche Bedeutung für das psychische Befinden und die soziale Reintegration der Behandelten. Darüber hinaus haben wir uns in dieser Studie bemüht, Auswirkungen medizinischer Rehabilitation und der Arbeitsweise der Sozialversicherung nachzugehen. Wie wir unseren Befunden entnehmen müssen, scheinen Einrichtungen und Dienste unseres Sozialstaates, bedingt durch mangelhafte Beratung, überlange stationäre Behandlung, mangelhafte Bürgernähe und Trägervielfalt unserer Sozialversicherung, den Genesungsverlauf von Herzpatienten durchaus nicht nur positiv, sondern z. T. auch unerwartet negativ zu beeinflussen. Bei der Planung und Durchführung unserer Studie ließen wir uns schließlich insbesondere von der Tatsache leiten, daß selbst in Gesellschaften wie der BRD mit zahlreichen und hochentwickelten Versorgungseinrichtungen die Langzeitbewältigung einer chronischen Krankheit und ihrer Folgen in erster Linie in den Händen der Betroffenen selbst und ihrer nächsten Angehörigen liegt. Die dieser Studie zugrundeliegende These lautet: Was gemeinhin unter „innerer Gesundungsbereitschaft" eines Erkrankten verstanden wird, seine Einstellung zur Krankheit und sein Bewältigungsverhalten, hängen nicht allein vom erlittenen körperlichen Schaden und auch nicht allein von der Qualität medizinischer Behandlung ab. Die Bewältigung einer schweren chronischen Krankheit ist vielmehr ein überaus komplexer Vorgang, in dem neben physiologischen auch kognitive, emotionale und soziale Faktoren eine erhebliche Rolle spielen. Daher sind neben dem Handeln des Arztes und weiterer Einrichtungen des Sozialstaats insbesondere die familiären Umstände und die Arbeitsbedingungen für den Genesungsverlauf nach Herzinfarkt von großer Bedeutung. Die Aufklärung der für eine erfolgreiche Bewältigung chronischer Krankheiten bedeutsamen soziopsychischen und psychophysiologischen Bedingungen steckt erst in ihren Anfängen. Unsere Studie will zur systematischen Erforschung psychischer und sozialer Folgen eines Herzinfarkts und zum Verständnis der Bedingungen beitragen, die Krankheitsbewältigung und Lebensqualität nach Herzinfarkt beeinflussen.

Seit wir über entsprechende Statistiken verfügen, sprechen die Zahlen dafür, daß soziale Ungleichheit – geringe Bildung, niedriger Berufsstatus, geringes Einkommen – mit dem erhöhten Risiko eines vorzeitigen Todes einhergeht. Trotz mittlerweile erheblich verlängerter Lebenserwartung und ausgebautem Wohlfahrtsstaat besteht dieser Zusammenhang, in verschiedenen hochindustrialisierten Ländern mehr oder weniger deutlich ausgeprägt, auch heute noch (Helberger 1977; Black Report 1982; Marmot et al. 1984; Ruberman et al. 1984). Arbeiter stehen nicht nur generell in einem größeren Risiko vorzeitigen Todes als der Rest der Bevölkerung, dies gilt auch für das Risiko eines vorzeitigen Herztodes. Erheblich gemindert scheinen auch ihre Chancen erfolgreicher Rehabilitation. Eine jüngst veröffentlichte deutsche Studie zum Genesungsverlauf nach gefäßchirurgischen Eingriffen kommt zum Ergebnis, daß die Überlebensrate von gefäßchirurgisch operierten Arbeitern in der BRD wesentlich geringer ist als die von gefäßchirurgisch operierten Angestellten (Loose et al. 1982). Wie die vorliegende Untersuchung zeigen wird, ist auch die Lebensqualität chronisch Kranker schichtabhängig. Die von uns untersuchten Arbeiter schneiden ein Jahr nach Erstinfarkt bei einer Vielzahl wichtiger Indikatoren psychischen und physischen Befindens und sozialer Reintegration schlechter ab als Angestellte, Beamte oder Selbständige. Größe und Auswahl unserer Stichprobe sprechen für die Repräsentativität dieser Ergebnisse für die BRD. Wie unsere Befunde weiter zeigen, sind medizinische Versorgung und Sozialversicherung daran nicht ganz unbeteiligt. Arbeiter werden häufiger, ohne daß dies medizinisch gerechtfertigt erscheint, auch gegen ihren Willen frühberentet oder bleiben länger krankgeschrieben mit z. T. erheblichen negativen Folgen für ihren Genesungsverlauf. Kranken- und Rentenversicherungen der BRD betreiben gerade bei der Versorgung von Herzinfarktpatienten einen international gesehen beispiellosen Aufwand. Dennoch kann – wie die Befunde dieser Studie zeigen – das Ergebnis nicht befriedigen.

Insgesamt gesehen spricht dreierlei dafür, nicht mehr nur der primären Verursachung des Herzinfarkts, sondern auch seiner Bewältigung eine verstärkte Aufmerksamkeit zuzuwenden: die in diesem Jahrhundert stark gestiegene Zahl derjenigen, die einen Herzinfarkt erleiden und überleben; die Tatsache, daß die psychischen und sozialen Folgen dieser Krankheit für die Betroffenen oft ebenso große, gelegentlich sogar noch schwerwiegendere Probleme aufwerfen, wie die sie auslösende Grunderkrankung; und schließlich die verbreitete Unsicherheit im Umgang mit diesen Problemen von seiten der Patienten und ihrer Angehörigen, von seiten der medizinischen Versorgung, der zuständigen Sozialversicherungsträger und Gesundheitspolitiker. Die vorliegende Arbeit dient der systematischen Erforschung von

Genesungsverlauf und Lebensqualität nach Herzinfarkt, das ist ihre sozialepidemiologische Problemstellung. Die vorliegende Arbeit will aber auch Mängel und Fehlentwicklungen in der Versorgung chronisch Kranker aufdecken und beseitigen helfen, das ist ihre sozialpolitische Problemstellung.

Studiendesign

Bei der Planung des Studiendesigns 1979-1981 waren für uns insbesondere 3 Anforderungen richtungweisend. Erstens sollte die Untersuchung den Genesungsverlauf als prozeßhaftes, d. h. als zeitlich strukturiertes und in unterschiedlichen sozialen Kontexten ablaufendes Geschehen zu erfassen erlauben. Nur eine Längsschnittstudie, also nur eine zeitlich nacheinander erfolgende Mehrfachbefragung von Herzpatienten würde dies ermöglichen. Wir entschlossen uns daher für eine Longitudinalstudie mit 5 Meßzeitpunkten. Die 1. Befragung fand kurz vor Entlassung aus dem Akutkrankenhaus (ab Juni 1981) statt (t_1). Unsere Erwartung war, daß zu diesem Zeitpunkt die Phase größter psychischer Erregung und kognitiver Desorientierung bereits vorüber ist und erste Muster psychosozialer Bewältigung sich zu stabilisieren beginnen und auch die wichtigsten medizinischen Maßnahmen (intensivmedizinische Versorgung, Beratung und Frühmobilisierung) vorüber sind. Die 2. Befragung erfolgte nach ca. 6 Monaten (t_2) zur Erfassung einer „Zwischenbilanz", nachdem die Masse der Patienten eine Anschlußheilbehandlung hinter sich und Erfahrungen mit ihrem Ehe- und Familienleben nach Herzinfarkt und ggf. bereits auch mit der Wiederaufnahme der Arbeit gemacht haben. Die 3. Befragung fand nach ca. 12 Monaten statt (t_3). Zu diesem Zeitpunkt sollte nach unseren Erwartungen eine weitgehende Normalisierung im Leben der ehemaligen Herzpatienten unseres Samples eingetreten bzw. deutlich geworden sein, welche Langzeitwirkungen auftreten, d. h. welche Umstände für einen eher günstigen oder eher ungünstigen Genesungsverlauf verantwortlich zu machen sind. Die letzten beiden Befragungswellen sollen uns v. a. Aufschluß über längerfristig auftretende Wechselwirkungen zwischen somatischen, psychischen und sozialen Faktoren geben.

Unsere 2. Anforderung an das Studiendesign bezog sich auf die Verallgemeinerungsfähigkeit unserer Ergebnisse. Unsere Absicht war es, empirische Befunde über das Leben mit einer chronischen Krankheit zu produzieren, die nicht nur international üblichen Standards sozialepidemiologischer Forschung genügen, sondern auch allgemeine Schlußfolgerungen über die spezifisch bundesrepublikanische Situation der Herzinfarktrehabilitation erlauben. Da wir in der BRD nicht über ein Herzinfarktregister verfügen, mußte der Zugang zu den Patienten über die Kliniken gesucht werden. Zu diesem Zweck mußte eine geschichtete Zufallsstichprobe aus der Grundgesamtheit all jener Kliniken gezogen werden, in denen medizinische Akutversorgung und damit auch Akutversorgung von Infarktpatienten betrieben wird. Da wir von der begründeten Vermutung ausgingen, daß mittlerweile nahezu jeder, der hierzulande einen Herzinfarkt erleidet, in eine solche Akutklinik überwiesen wird, hofften wir, über eine entsprechende Klinikstichprobe zu einer für die BRD repräsentativen Patientenstichprobe kommen zu können. Für die konkrete Durchführung der Untersuchung hatte dies insbesondere 2 folgenschwere Konsequenzen. Es mußte uns erstens der Zugang zu einer sehr großen Zahl von Kliniken quer über die gesamte BRD gelingen, und wir mußten zum zweiten – um die Studie nicht völlig unbezahlbar zu machen – auf eine mündliche zugunsten einer schriftlichen Befragung verzichten. Die außerordentlich hohen Rücklaufquoten in jeder unserer Befragungswellen – sie lagen bei oder über 85% – belegen, daß eine schriftliche Befragung chronisch Kranker in der Tat die für unsere Zwecke effizienteste Vorgehensweise war.

Die 3. Anforderung schließlich ergab sich aus einer inhaltlichen Fragestellung unserer Studie. Unsere Absicht war es, verläßliche und gültige Ergebnisse über den Zusammenhang von somatischen, psychischen und sozialen Faktoren im Genesungsgeschehen nach Herzinfarkt zu erhalten. Insbesondere das Postulat der Verläßlichkeit ausgewählter somatischer und sozialer Daten machte es notwendig, Angaben der Patienten mit Angaben und Befunden der behandelnden Ärzte und mit Angaben des (Ehe)partners als den u. E. in der Regel wichtigsten Bezugspersonen chronisch Kranker zu verknüpfen und zu validieren. Aus diesem Grunde bemühten wir uns – in den meisten Fällen erfolgreich – um (ebenfalls schriftlich eingeholte) Daten von den unsere Patienten behandelnden Krankenhausärzten (zu t_1) und Hausärzten (zu t_3) sowie um eine sehr ausführliche Befragung des (Ehe)partners (zu t_3). Für alle übrigen Details unseres Studiendesigns verweisen wir auf Anhang A.

Die Auswahl des Patientensamples wurde durch 3 weitere wichtige Vorgaben eingeschränkt: Wegen der Homogenität der Stichprobe sollte es sich ausschließlich um Patienten mit medizinisch gesichertem Erstinfarkt handeln. Auf männliche Infarktpatienten konzentrierten wir uns v. a. deshalb, weil Männer von dieser Krankheit weitaus häufiger betroffen sind und weil das Thema Frau und Herzinfarkt Fragestellung und Studiendesign zu sehr kompliziert hätten. Die Altersgrenze der Stichprobe legten wir schließlich auf das vollendete 60. Lebensjahr fest, weil wir uns u. a. besonders für die Probleme chronisch Herzkranker bei der Wiederaufnahme der Arbeit interessierten.

1 Krankheitsbewältigung als psychosozialer Prozeß

B. BADURA

Aus medizinischer Sicht führt der Herzinfarkt zu einem bleibenden Defekt des Herzmuskels. Seine Behandlung zielt nicht auf Heilung, sondern darauf, ein Fortschreiten der Grunderkrankung – konkret: der atherosklerotischen Wandveränderung an den Herzkranzgefäßen – zu verhindern (Hopf u. Kaltenbach 1984, S.6). Aus sozialwissenschaftlicher Sicht löst der Herzinfarkt einen psychosozialen Streßprozeß aus. Dieser Vorgang ist kurz und treffend als „Ego-Infarkt" (Cassem u. Hackett 1973, S.382) bezeichnet worden, weil seine vielleicht wichtigste Folge in der dramatischen, häufig chronisch werdenden Beeinträchtigung des Selbstvertrauens und Selbstwertgefühls besteht. Eine Vernachlässigung psychosozialer Folgen eines Herzinfarkts kann die „innere Gesundungsbereitschaft" der Betroffenen beeinträchtigen und zu vermeidbaren seelischen Störungen mit ebenso vermeidbaren Folgelasten für Ehe, Familie und Erwerbstätigkeit beitragen. Auch kurzfristige somatische Rückwirkungen psychischer Krankheitsfolgen sind nicht auszuschließen (Pancheri et al.1978). Wer sich um das Verständnis einer schweren chronischen Krankheit bemüht, muß deshalb u.E. von einem ganzheitlichen Krankheitsbegriff (Milz 1985) ausgehen. Er muß akzeptieren, daß eine solche Erkrankung meist zugleich eine außerordentliche seelische Beanspruchung darstellt. Da eine Vielzahl von Wechselwirkungen zwischen somatischen, psychischen und sozialen Prozessen möglich sind, muß er berücksichtigen, daß die durch den Organschaden und seine Begleitumstände – z.B. starke Schmerzen, Überweisung in die ungewohnte Umgebung einer Intensivstation, lange stationäre Behandlung – ausgelösten seelischen Prozesse den Genesungsverlauf erheblich zu erschweren vermögen. Unsere theoretischen Überlegungen fußen insbesondere auf den Arbeiten des Soziologen Leonard I.Pearlin und des Psychologen Richard S.Lazarus, v.a. aber auf Grundeinsichten der soziologischen Klassik und hier insbesondere auf Überlegungen von Emile Durkheim, Charles H.Cooley und George H.Mead. Die Bewältigung einer schweren chronischen Krankheit ist ein prozeßhaftes, komplexes und hochinterdependentes Geschehen. Bei seiner theoretischen Rekonstruktion sind daher gelegentliche Überschneidungen beabsichtigt und gelegentliche Wiederholungen unvermeidlich.

1.1 Der Streß des Herzinfarkts

Die Streßforschung begann mit der Entdeckung somatischer Streßreaktionen. Heute beschäftigen sich Physiologen, Psychologen und Soziologen mit einem breiten Spektrum von Stressoren und intervenierenden Faktoren sowie mit kurz- und längerfristigen Streßreaktionen (Goldberger u. Breznitz 1982; Nitsch 1981a). Insgesamt betrachtet hat man sich hier bisher nahezu ausschließlich mit belastenden Lebensbedingungen, negativen Emotionen und krankheitsrelevanten Streßfolgen beschäftigt. Die mögliche Bedeutung gesundheitsfördernder Lebensbedingungen und positiver Emotionen für die Streßvermeidung und Streßbewältigung wurde dabei weitgehend vernachlässigt (Lazarus et al. 1980). Ausgehend von Beiträgen der soziologischen Klassik (Durkheim, Cooley, Mead), der Lebensqualitätsforschung (Bradburn 1969) und vom Konzept sozialer Unterstützung (z. B. Cobb 1976) setzen hier unsere eigenen Überlegungen an.

Grundbegriffe einer ganzen Forschungsrichtung wie der Begriff „Streß" lassen sich stets nur im Zusammenhang mit theoretischen Vorstellungen über den zu untersuchenden Vorgang oder Sachverhalt – hier: das Streßgeschehen – sinnvoll einführen und verständlich machen. Mit Lazarus und anderen Sozialwissenschaftlern verstehen wir unter Streß einen Prozeß, der durch Wechselwirkungen zwischen Mensch und Umwelt ausgelöst wird (vgl. dazu die Beiträge von Lazarus u. Launier sowie McGrath in Nitsch 1981a). Erst durch seine Wahrnehmung als Bedrohung, Verlust, Schädigung oder Herausforderung wird ein Umweltfaktor oder Ereignis zu einem Stressor. Erst in Verbindung mit einer derartigen Deutung kommt es zu emotionalen und somatischen Streßreaktionen, findet also „Streß" statt. Für die sozialwissenschaftliche Streßforschung von Bedeutung sind demnach nicht bestimmte, potentiell streßauslösende Bedingungen an sich, sondern diese immer im Zusammenhang mit Voraussetzungen oder Merkmalen der Menschen, die mit ihnen kognitiv, emotional oder praktisch handelnd fertig werden müssen. Für unsere Problemstellung ist ein ganzes Stressorsyndrom von Bedeutung, dessen Elemente sich 3 Kategorien zuordnen lassen: vor Krankheitsausbruch gegebene Belastungen, das belastende Lebensereignis Herzinfarkt selbst und krankheitsbedingte Folgelasten.

Vor Krankheitsausbruch gegebene Belastungen: Daß psychosozialer Streß in der einen oder anderen Form an der Entstehung eines Herzinfarkts beteiligt ist, wird heute weithin anerkannt (z. B. Jenkins 1979). In einer aus Erstinfarktpatienten bestehenden Stichprobe wird daher die Mehrzahl bereits vor der Erkrankung der einen oder anderen schwerwiegenden chronischen oder akuten Belastung ausgesetzt gewesen sein. Chronische Belastungen, z. B. andauernde Partnerkonflikte, familiäre Probleme, ständige „Reibereien" mit Vorgesetzten oder Arbeitskollegen oder das immer wiederkehrende Gefühl beruflicher Benachteiligung oder enttäuschter Karriereerwartung, aber auch ständige Arbeitsüberlastung können zum Ausbruch der Krankheit beitragen (Siegrist et al. 1980). Sie können sich darüber hinaus auch, soweit sie nach der Erkrankung fortbestehen, negativ auf die Krankheitsbewältigung auswirken. Eine jüngst im *New England Journal of Medicine* veröffentlichte Studie bestätigt die auch unserer Untersuchung zugrundeliegende Hypothese, daß psychosoziale Belastungen auf der einen Seite und ein Mangel sozialer Antistressoren auf der anderen das Risiko für einen (Re)infarkt erhöhen oder zumindest – und auf diesen Nachweis kommt es uns hier zunächst einmal an – die Krankheitsbewältigung erschweren (Ruberman et al. 1984). Eine engere Verknüpfung von Krankheitsursachen- und Rehabilitationsforschung scheint zukünftig daher dringend geboten.

Der Herzinfarkt als belastendes Lebensereignis: Ausgangspunkt und zentraler Stressor dieser Studie ist der Herzinfarkt als ein meist extrem belastend empfundenes Lebensereignis. Ein Herzinfarkt reißt die Betroffenen, oft ohne jede Vorwarnung, aus ihrem Alltag, verursacht starke Schmerzen und unbekannte Symptome, löst Furcht vor weiteren Komplikationen und vor einem vorzeitigen Tode aus, macht abhängig und hilfebedürftig, raubt dadurch das Gefühl, sich selber und die eigenen Lebensumstände kontrollieren zu können, durchkreuzt Zukunftspläne und liebgewonnene Lebensgewohnheiten, weckt oder verstärkt Sorgen über das Familienleben, die Erwerbstätigkeit und die finanzielle Situation, weckt nicht zuletzt oft auch erhebliche Selbstzweifel an der Angemessenheit bisheriger Lebensformen, Einstellungen und Absichten. Das konkrete Krankheitsereignis Herzinfarkt wird oft zwar recht unterschiedlich wahrgenommen und verarbeitet (Reif 1975; Monteiro 1979; Ziegeler 1980). Dennoch erzwingt es in den meisten Fällen erhebliche Lebensumstellungen, bedeutet einen kritischen Lebenseinschnitt, der, bedingt u. a. durch Dramatik (z. B. Aufenthalt auf einer Intensivstation) und Zeitaufwendigkeit der Behandlung, auch seelisch an kaum jemandem „spurlos" vorübergeht (Badura 1981 b).

Begonnen hatte die sozialwissenschaftliche Streßforschung mit Krankheit nicht als Stressor, sondern als Streßreaktion. Ausgangspunkt war die Frage, wieweit einzelne Lebensereignisse wie z. B. Arbeitslosigkeit (Jahoda et al. 1933) oder Tod des Ehepartners (Parkes 1974) Folgen für das psychische oder somatische Befinden haben könnten. Vermutet wurde, daß einzelne besonders schwerwiegende Lebensereignisse psychische Nöte oder Krankheiten auslösen. Weiter ging man davon aus, daß es objektiv feststellbare Merkmale wie Schwere (gemessen am bewirkten Schaden) oder Folgen (gemessen am Umfang notwendiger Lebensumstellungen) eines Lebensereignisses seien, die eine solche Wirkung haben können – unabhängig von seiner subjektiven Deutung durch die Betroffenen (Holmes u. Rahe 1967). Zu diesem Ansatz sind bereits frühzeitig eine Reihe schwerwiegender Einwände formuliert worden (Rabkin u. Struening 1976). Zwei dieser Einwände sollen kurz angesprochen werden, da sie für die Fragestellung unserer Untersuchung von Bedeutung sind. Im klassischen Life-event-Ansatz wird, wie eben erwähnt, die objektive Bedeutung eines Ereignisses als für die Streßreaktion entscheidend angesehen. Wir gehen dagegen mit Lazarus (z. B. Lazarus 1982) davon aus, daß das Streßgeschehen wesentlich von der subjektiven Deutung eines Ereignisses oder Umweltfaktors abhängt. Erst die bewertende Wahrnehmung („appraisal") oder, wie Vertreter des symbolischen Interaktionismus seit jeher annehmen, die „Definition" einer Situation durch den Betroffenen hat Einfluß auf Streßreaktion und Verhalten. Unsere Hypothese lautet: Die psychischen und sozialen Auswirkungen des Lebensereignisses Herzinfarkt hängen davon ab, inwieweit diese Krankheit als Verlust oder als Bedrohung empfunden wird. Das Ausmaß der empfundenen Bedrohung bzw. des empfundenen Verlusts, und das leitet über zum 2. Einwand, wird davon abhängen, ob der Erkrankte neben den gesundheitlichen auch schwerwiegende soziale, z. B. berufliche oder finanzielle Krankheitsfolgen befürchten muß und wie schwer er die Belastungen empfindet, mit denen er ohnehin in seinem Leben bereits konfrontiert ist. Mit Pearlin et al. sind wir der Auffassung, daß einzelne belastende Lebensereignisse oft erst in Verbindung mit bereits vorhandenen oder befürchteten (Dauer)belastungen negative Gesundheitsfolgen hervorrufen. Vielleicht trifft gerade unter dem Eindruck einer schweren Krankheit die Behauptung zu, es sei die „neue Bedeutung alter Probleme, die Streß erzeugt" (Pearlin et al. 1981, S. 339).

Krankheitsbedingte Folgelasten: Nach dem Motto, „Ein Unglück kommt selten allein", kann auch der Infarkt eine ganze Serie von Folgelasten auslösen. Er kann in Ehe und Familie oder Arbeitswelt vorhandene Probleme verschärfen, sie als nunmehr noch bedrückender erscheinen lassen oder aber auch ganz neue Probleme aufwerfen. Wie unsere Untersuchung zeigt, ergeben sich krankheitsbedingte Folgelasten aus der Organisation der medizinischen Versorgung und unseres Sozialversicherungssystems, aus der Ehe- und Familiensituation sowie aus den gegebenen Arbeits- und Arbeitsmarktbedingungen soweit sie dazu beitragen, Ängste, Ungewißheiten oder Depressivität der Patienten zu verstärken indem sie z. B. deren volle soziale Wiedereingliederung überlange hinauszögern oder verhindern. Auch eine krankheitsbedingte unerwartete und vielleicht auch unerwünschte vorzeitige Berentung kann die Last der zu bewältigenden Alltagsprobleme erhöhen. Und selbst wenn der einzelne unter günstigen körperlichen Voraussetzungen rasch in seine gewohnten Rollen zurückfindet, muß er zusätzlich zum Streß der Krankheit wieder mit seinem gewohnten Alltagsstreß fertig werden.

Bereits vor der Krankheit gegebene und möglicherweise zu ihrem Ausbruch beitragende chronische Belastungen, die Krankheit selbst sowie krankheitsbedingte Folgelasten werden vom einzelnen als für seine Situation spezifisches Stressorsyndrom erlebt, führen zu negativen emotionalen Reaktionen und bedrohen oder beeinträchtigen sein Selbstvertrauen und Selbstwertgefühl. Wir glauben, daß dieses Konzept des situations- und personenspezifischen Stressorsyndroms gegenüber dem bisherigen Vorgehen in der Literatur, Listen sog. adaptiver Aufgaben chronisch Kranker aufzustellen (z. B. Moos u. Tsu 1977, S.9; Cohen u. Lazarus 1980), theoretisch überzeugender und empirisch angemessener ist: 1) weil zwischen Menschen erhebliche Unterschiede bestehen in bezug auf Art und Umfang ihrer alltäglichen (d.h. hier krankheitsunabhängigen) Belastungen und Ressourcen, 2) weil der Herzinfarkt ein Lebensereignis ist, das die alltäglichen Belastungen der Betroffenen in unterschiedlicher Weise zu verstärken oder zu reduzieren vermag; und 3) weil der Streß des Herzinfarkts seine Wurzeln auch in einer krankheitsbedingten Verringerung der Ressourcen der Betroffenen haben kann. Durch eine solche Betrachtungsweise wird auch dem Prozeßcharakter und der Komplexität der Krankheitsbewältigung besser Rechnung getragen.

Ambivalenz sozialer Beziehungen: In unserer Untersuchung spielen soziale Beziehungen eine sehr unterschiedliche, beim ersten Hinsehen sogar scheinbar widersprüchliche Rolle: in diesem Abschnitt über Stressoren als potentielle Belastungs-, weiter unten jedoch als potentielle Schutz- oder Stützfaktoren. Auch wenn man eine grundsätzliche Ambivalenz sozialer Beziehungen unterstellt, glauben wir, daß Menschen, zumal im fortgeschrittenen Teil ihres Lebenszyklus, sehr wohl zu einer eher positiven oder negativen Gesamteinschätzung etwa ihrer Beziehung zum Vorgesetzten oder zum Ehepartner neigen und daß diese Einschätzung Resultat einer Bilanz aus positiven oder negativen Alltagserfahrungen in diesen Beziehungen ist. Da Menschen in der Regel über ein ganzes Netzwerk sozialer Beziehungen zu verschiedenen Menschen verfügen, kann durchaus ein bestimmtes Beziehungssegment als stark belastend, ein anderes als eher unterstützend, ein drittes als weder noch empfunden werden. Wenn wir in unserer Untersuchung einen engen Zusammenhang zwischen den Reaktionen der sozialen Umwelt auf ein Krankheitsereignis, dem Selbstbild und dem seelischen Gleichgewicht der Betroffenen vermuten und wenn wir weiter annehmen, daß Vorhandensein und Qualität bestimmter sozialer Beziehungen und die unterstützende Wirkung von Signalen und Hinweisen insbesondere vom Arzt und vom (Ehe)partner wahrscheinlich entscheidend dafür sind, inwieweit jemand fähig ist, mit der Krankheit und auch mit gravierenden Lebensumstellungen wie z. B. einer unerwarteten vorzeitigen Berentung fertigzuwerden, dann werden damit selbstverständlich beide Möglichkeiten offengelassen: ein eher negativer oder ein eher positiver Einfluß sozialer Beziehungen. Eine Lebenskrise kann – jeder weiß das – (zusätzliche) psychische und soziale Energie mobilisieren; sie kann ebensogut auch eine (weitere) Schwächung der gegebenen Bewältigungspotentiale zur Folge haben. Die soziale Umwelt kann durch Reaktionen, die wenig Verständnis, wenig Unterstützung oder sogar eine zunehmende emotionale oder soziale Zurückweisung signalisieren, die krankheitsbedingte Selbstentwertung eines Menschen noch erheblich verstärken: „Zurückweisendes oder abwertendes Verhalten anderer sind die wahrscheinlich wichtigste Ursache für Selbstentwertung" (Rose 1962, S. 541). In der Psychoanalyse und in der eben angesprochenen interaktionistischen Auffassung über die Entstehung von Neurosen stehen – weil es sich hierbei um krankheitsbezogene Ansätze handelt – die negativen, belastenden Aspekte sozialer Beziehungen im Vordergrund. Für den Ansatz sozialer Unterstützung gilt, weil er gesundheitsbezogen ist, das Umgekehrte: Soziale Beziehungen werden hier in ihrer eher schützenden oder gesundheitsförderlichen Bedeutung gesehen. Empirische Studien müssen, um der Komplexität und auch der Ambivalenz sozialer Realität gerecht zu werden, beide Möglichkeiten erfassen können. Vielleicht liegt das Risiko eines Typ-A-Verhaltensmusters (Halhuber 1982, S. 26 ff.) auch darin, daß die gesundheitsförderliche Kraft sozialer Beziehungen von einem Typ-A-Menschen in zu geringem Umfang gepflegt oder wahrgenommen wird. Maßgeblich für die hier vertretene Deutung sozialer Beziehungen ist die These Emile Durkheims, wonach Beziehungen mit „unseresgleichen" einen „Herd" bilden, an dem wir uns „moralisch wärmen" können. Der folgende Satz desselben Autors formuliert, wenn auch etwas überspitzt, eine Grundannahme unserer Studie: „Die einzigen moralischen Kräfte, durch die wir unsere eigenen Kräfte erneuern und steigern können, sind jene, die uns ein anderer verleiht" (Durkheim 1984, S. 569).

1.2 Ein sozialökologisches Modell der Krankheitsbewältigung

Dieser Studie liegt ein sozialökologisches Modell der Krankheitsbewältigung zugrunde. Wir messen der sozialen, einschließlich der sozialpolitischen Umwelt in ihrer jeweils spezifischen Wechselwirkung mit den physischen Voraussetzungen und persönlichen Ressourcen der Betroffenen eine für deren Bewältigungsverhalten und Genesungsverlauf entscheidende Bedeutung zu. Das Konzept einer „sozialen Ökologie" übernehmen wir von dem Sozialisationsforscher Urie Bronfenbrenner. Für Bronfenbrenner ist die alltägliche Umwelt die „wichtigste Bestimmungsgröße" (1974, S. 203) menschlicher Entwicklung – eines Vorgangs, der mit Kindheit und Adoleszenz nicht abbricht, sondern ein Leben lang anhält. Er unterscheidet 3 Elemente der sozialen Umwelt: soziale Netzwerke, Institutionen und ideologische (Wert)systeme, die ihrerseits soziale Netzwerke und Institutionen mit Sinn und Motivation versehen. Er betont, daß die Variablen eines ökologischen Modells ein „integriertes System" wechselseitig voneinander abhängiger Größen bilden und beruft sich dabei auf den deutsch-amerikanischen Sozialpsychologen Kurt Lewin (ebd. S. 207). Für die Zwecke dieser Studie unterscheiden wir folgende Elemente einer sozialen Ökologie chronisch Kranker: medizinische Versorgung, Familie, Sozialversicherung und Arbeitswelt. Wie zu zeigen sein wird, üben sie einen bedeutenden Einfluß auf das Genesungsgeschehen von Herzpatienten aus. Zur genaueren Bestimmung dieses Einflusses verwenden wir 2 Variablengruppen, die sich in der neueren sozialwissenschaftlichen Gesundheitsforschung (Badura 1981a) als überaus erklärungskräftig erwiesen haben: soziale Unterstützung und Belastung. Wenn im folgenden soziale Unterstützung abweichend vom bisherigen Sprachgebrauch auch als „Antistressor" bezeichnet wird, so nur um ihrer hauptsächlichen Bedeutung in dieser Studie als Ressource für die Bewältigung eines folgenreichen Lebensereignisses gerecht zu werden. Zur Erfassung des Genesungsverlaufs greifen wir auf zentrale Variablen der Streßbewältigungs- und Lebensqualitätsforschung zurück. Das Selbstbild eines chronisch Kranken ist für uns eine einerseits überaus umweltsensible und andererseits das gesamte Bewältigungsgeschehen mitbestimmende Variable (Abb. 1). Weiter unten wird darauf ausführlicher einzugehen sein.

Lautete die zentrale Frage psychosozialer Streßforschung ursprünglich: Welche Belastungen machen Menschen krank?, so hat sich die Fragestellung mittlerweile erweitert und lautet jetzt: Warum gelingt Menschen auch unter großen Belastungen die Bewahrung oder Wiederherstellung ihrer psychischen und körperlichen Gesundheit? Nicht mehr nur auf Stressoren richtet sich mithin das Interesse, sondern auch auf „Antistressoren" und auf die sozialen Bedingungen insgesamt, unter denen Belastungen erfahren und bewältigt werden. Patienten mit vergleichbarem Herzschaden und körperlichem Zustand zeigen oft ganz unterschiedliche Genesungsverläufe. Mancher erholt sich recht rasch, und die Erkrankung hat keinen dauerhaften Einfluß auf sein psychisches Wohlbefinden. Manch anderem ergeht es indes sehr viel schlechter, und er erlebt sich noch Monate und Jahre nach der Erkrankung als kränklich, unsicher und niedergeschlagen (Doehrman 1977; Gulledge 1979). Nach dem hier vertretenen sozialökologischen Modell der Krankheitsbewältigung ist dafür nicht nur das jeweilige Stressorsyndrom des einzelnen verantwortlich. Eine wesentliche, vielleicht ebenso bedeutsame oder sogar wichtigere Rolle spielen sog. Antistressoren (vgl. dazu auch Vester 1976; Nitsch 1981 c, S. 565 ff.). Unter Antistressoren oder Förderfaktoren verstehen wir persönliche und soziale Ressourcen, die den Streß der Krankheit bewältigen helfen. Damit angesprochen sind Verhaltensweisen und soziale Bedingungen, die in der angelsächsischen Literatur unter dem Stichwort „coping", „social support" und „resistance resources" behandelt werden. Antistressoren können die Krankheit als weniger bedrohlich erscheinen lassen oder vorhandene seelische Nöte mildern oder beseitigen helfen. Sie können das Selbstvertrauen festigen, das Selbstwertgefühl stärken und die Rückkehr in den gewohnten oder in einen veränderten Alltag erleichtern.

Vor allem als Beitrag von Psychologen entstand in den vergangenen Jahrzehnten eine Richtung, die sich mit verschiedenen Formen individueller Streßbewältigung beschäftigt. In diesem Forschungszweig geht man davon aus, daß Menschen auf ihre Umwelt nicht nur passiv reagieren, sondern auf sie auch aktiv gestaltend einzuwirken vermögen, daß Menschen im Verlauf ihres Lebens also Belastungen zu vermeiden, zu beseitigen und auch leichter zu ertragen lernen. Der einzelne wird hier

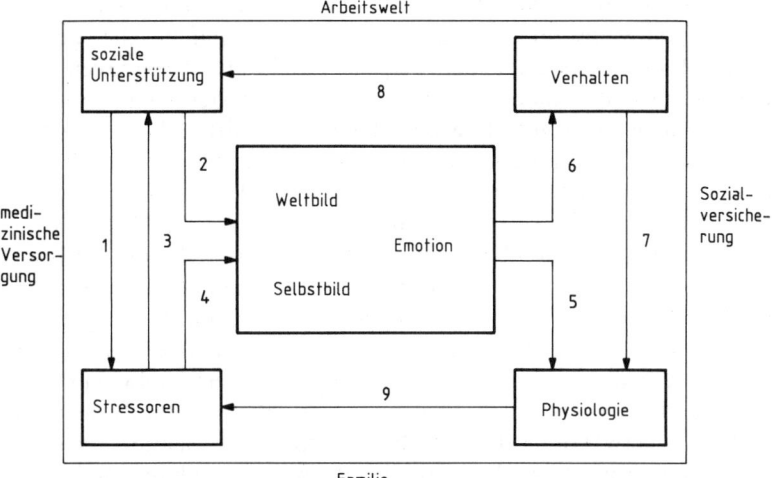

Abb. 1. Ein sozialökologisches Modell der Krankheitsbewältigung. Es werden die wichtigsten Variablen und Annahmen der Oldenburger Longitudinalstudie vorgestellt. Soziale Unterstützung aus dem informellen Netzwerk oder durch Experten kann potentielle oder aktuelle Belastungsfaktoren (Stressoren) beim Patienten reduzieren oder vermeiden helfen oder leichter ertragbar machen *(Pfeile 1 und 2)*. Die Belastungen durch eine schwere Krankheit können sich ihrerseits negativ auf das soziale Netzwerk eines Erkrankten und auf die Leistungsfähigkeit dieses Netzwerks auswirken, z. B. wenn dadurch bereits bestehende Partnerschaftsprobleme verstärkt werden *(Pfeil 3)*. Eine lebensbedrohende chronische Krankheit wird in den meisten Fällen – unabhängig von der erfahrenen sozialen Unterstützung – zunächst als schwere Belastung empfunden, löst Angst und Unsicherheit aus und führt zur Beeinträchtigung des Selbstwertgefühls *(Pfeil 4)*. Wir vermuten, daß gesundheitsrelevante physiologische Reaktionen, vermittelt über das zentrale Nervensystem und/ oder gesundheitsrelevante Verhaltensweisen wie z. B. Rauchverhalten oder Ernährungsverhalten *(Pfeile 5,6,7)* abhängen von der je nach Person unterschiedlichen Art der kognitiven und emotionalen Verarbeitung der Krankheit und ihrer Folgen („coping") und von dem Ausmaß und der Qualität der dabei erfahrenen sozialen Unterstützung. Das Verhalten z. B. eines auf die Krankheit chronisch depressiv reagierenden Patienten kann seinerseits wiederum erhebliche negative Auswirkungen auf seine Partnerschaft und sein übriges soziales Umfeld haben *(Pfeil 8)*, sei es, daß der Betreffende sich selbst sozial zunehmend isoliert oder daß sich sein Partner oder andere Mitglieder seines sozialen Netzwerks durch seinen psychischen Zustand oder seine Verhaltensweisen überfordert fühlen. Eine Verschlechterung des Gesundheitszustands kann schließlich bestehende Ängste und Unsicherheiten weiter verstärken und so die durch die Krankheit ausgelöste Belastung weiter erhöhen *(Peil 9)*. Familie, medizinische Versorgung, Sozialversicherung und Arbeitswelt sind die wichtigsten Elemente einer sozialen Ökologie chronisch Kranker

nicht nur als Objekt gesellschaftlicher Prozesse, sondern auch als handelndes Subjekt begriffen, das durch Mobilisierung seiner psychischen, sozialen und materiellen Ressourcen imstande ist, drohende Schädigungen entweder zu verhindern oder, wo dies nicht möglich ist, sie in ihren Folgen abzumildern (Mages u. Mendelsohn 1980). Im Falle eines Herzinfarkts oder anderer nicht mehr heilbarer Gesundheitsschäden muß sich das Bewältigungsverhalten zwangsläufig auf eine Verarbeitung negativer Folgewirkungen beschränken, die auf der kognitiven, emotionalen oder auf der Verhaltensebene ansetzen kann. Gelingt es nicht, einen als bedrohlich empfundenen Sachverhalt aus der Welt zu schaffen, so läßt sich vielleicht mit ihm leben, indem man lernt, ihn zu tolerieren, z. B. in seiner Bedeutung „herunterzuspielen", oder ihn einfach zu ignorieren. Haben derartige Bemühungen keinen Erfolg, macht die erkannte Bedrohung also tatsächlich ängstlich und unsicher, gelingt es vielleicht durch Mobilisierung zusätzlicher eigener psychischer Ressourcen oder durch beruhigende oder beratende Hilfestellungen anderer Menschen, wirksam gegen diese Angstgefühle anzugehen. Erst wenn beides ohne Erfolg bleibt – so die Grundüberlegung der Bewältigungsforschung –, schlägt der Stressor gleichsam voll auf das emotionale Befinden und schließlich auch auf den körperlichen Zustand der Betroffenen durch (Henry u. Stephens 1977, S. 119; Weiner 1982) und/oder wird zum Auslöser gesundheitsschädigender Verhaltensweisen (Badura 1984a). Die individuelle Streßverarbeitung wird also von zwei eng zusammenhängenden Faktorengruppen beeinflußt: zum einen von den persönlichen Voraussetzungen der Betroffenen, ihren Erfahrungen, Fähigkeiten und psychischen Energien, zum anderen von ihren sozialen Voraussetzungen, von der Stabilität und dem Umfang ihrer sozialen Netzwerke und der Supportivität erfahrener Interaktionen und Zuwendungen.

Bei der Verwendung des Bewältigungskonzepts orientieren wir uns an Überlegungen der Gruppe zum Lazarus, die sich in der Forschung mittlerweile auch weitgehend durchgesetzt zu haben scheinen. Eine zentrale Rolle spielen hier zum einen kognitive Bewertungsprozesse, die einen Lebensumstand oder ein Ereignis als Schädigung, Verlust, Bedrohung oder Herausforderung oder aber als angenehm oder auch irrelevant bestimmen, zum zweiten die Regulierung von Emotionen wie Angst, Niedergeschlagenheit, Ärger oder Trauer, also gleichfalls intrapersonelle Prozesse, die darauf abzielen, das seelische Gleichgewicht zu erhalten oder wiederzugewinnen. Eine zentrale Rolle spielt schließlich zum dritten das Problemlösungsverhalten. Problemlösungsverhalten liegt vor, wenn beeinträchtigte Mensch-Umwelt-Beziehungen durch praktische Handlungen wieder ins Gleichgewicht gebracht, Stressoren also aktiv bekämpft oder zumindest erträglich gemacht werden (Lazarus u. Launier 1981; aber auch schon Goffman 1967). Jemand, der einen Infarkt als akutes Ereignis einschätzt, d.h. als eine vorübergehende Krankheit ohne längerfristige Folgen, wird vermutlich weit weniger Zukunftsängste entwickeln als jemand, der sich als dauerhaft geschädigt ansieht. Der Kranke kann sich aber auch durch Abwehrmechanismen wie Leugnung und Vermeidung vor negativen Emotionen schützen, die ihn sonst zu überwältigen drohen (Cassem u. Hackett 1973; Hackett u. Cassem 1978). Er kann die ihn möglicherweise zutiefst verunsichernde Ungewißheit über seinen körperlichen Zustand durch aktive Suche nach Information und durch mehr oder weniger deutlich und beharrlich angemeldete Wünsche nach Beratung zu überwinden trachten und auf diese Weise das durch das Krankheitsereignis verlorengegangene Gefühl der Verstehbarkeit, Kontrollierbarkeit und Vorhersehbarkeit seines Schicksals zurückgewinnen (Krantz 1980). Wie rasch und wie erfolgreich ihm dies gelingt, wieweit es also möglich ist, unnötige Ängste und Unsicherheiten zu vermeiden, hängt im Falle einer schweren somatischen Erkrankung entscheidend davon ab, wieweit das Krankenhauspersonal und v.a. der behandelnde Arzt entsprechenden Wünschen und Bemühungen des Betroffenen entgegenkommt (Wenger 1982).

In der psychologischen Bewältigungsforschung verbleibt die Auseinandersetzung mit den Belastungen moderner Gesellschaften meist auf der Ebene einzelner Individuen. Es ist der einzelne Mensch, dessen Fähigkeiten und Formen der Problembewältigung hier im Mittelpunkt stehen. Organisierte oder kollektive Formen der Problemvermeidung oder Problembewältigung bleiben dabei oft unberücksichtigt oder werden in ihrer Bedeutung unterschätzt. Medizinische Dienste und Sozialversicherungen sind organisierte Formen der Problembewältigung und für unseren Zusammenhang von großer Bedeutung. Sie werden in dieser Untersuchung eine entsprechende Berücksichtigung finden. Die alltägliche Bewältigung einer schweren chronischen Krankheit können sie zwar ganz wesentlich unterstützen und ergänzen – oder auch erschweren –, ersetzen können sie sie nicht. Der einzelne bleibt angewiesen auf den gesundheitsfördernden Einfluß sozialer Beziehungen und interpersoneller Prozesse, d. h. auf Hilfe, Schutz, Zuwendung und Ermunterung aus seiner unmittelbaren sozialen Umwelt.

Die *gesundheitsförderliche Kraft interpersoneller Prozesse* zwischen Betroffenen und ihrer Umwelt (soziale Unterstützung) setzt bereits bei der kognitiven Bewertung eines Krankheitsereignisses ein. Wer sich von seiner Umwelt, insbesondere von seinem (Ehe)partner, geliebt und geschätzt fühlt und schon in früheren Lebenssituationen die Stabilität und Solidarität seiner Familie erfahren hat, wird – so vermuten wir – ein schweres Krankheitsereignis als weniger bedrohlich erleben. Er wird deshalb auch mit weniger negativen Gefühlen fertig werden müssen als der sozial und emotional weniger gut Integrierte. Kognitive Prozesse beeinflussen Wahrnehmung und Bewertung einer Krankheit, das Hilfesuchverhalten, die Erwartungen der Betroffenen an ihre Umwelt und schließlich auch die Wahrnehmung und Akzeptanz der von anderen gewährten expliziten Hilfeleistungen.

Vom Arzt erwarten Herzpatienten zunächst eine kompetente Behandlung ihres Herzschadens. Von ihm erwarten sie aber auch verständliche und konsistente Informationen über ihren Gesundheitszustand, damit sie den erlittenen körperlichen Schaden und die Auswirkungen der Krankheit auf ihr zukünftiges Leben abzuschätzen vermögen, sich keine unnötigen Sorgen machen und die kognitive Kontrolle über ihr Leben zurückgewinnen, d. h. ihr Leben wieder sinnvoll zu deuten und zu planen vermögen. Tägliche Ärgernisse und Probleme, erst recht aber belastende und auch für das soziale Netzwerk eines Menschen folgenreiche Lebensereignisse werden in der Regel zum Gegenstand gemeinsamer Erörterung und Bewertung mit Netzwerkangehörigen: mit Freunden, mit dem Lebenspartner oder innerhalb von Familie und Verwandtschaft. Wie schwer krank jemand tatsächlich ist, was er sich selbst noch zutraut, was andere ihm noch zumuten können, ist also – sofern verständnisvolle Bezugspersonen zur Verfügung stehen – immer auch Gegenstand interpersoneller Deutungs- und Aushandlungsprozesse nicht nur zwischen Arzt und Patient, sondern insbesondere innerhalb des informellen Netzwerks eines Menschen (Ziegeler 1982a). Unsere Selbst- und Weltdeutungen sind daher immer auch „sozial konstruiert" (Berger u. Luckmann 1970). Das gilt für durch ihre Krankheit möglicherweise zutiefst Verunsicherte mehr noch als für Gesunde. Von anderen geteilte Selbst- und Weltdeutungen bestärken zugleich auch Zugehörigkeitsgefühle und soziale Integration und tragen bei zu einer als subjektiv sinnvoll, als vorhersehbar und als geordnet empfundenen Lebenswelt. So verstandene soziale Unterstützung ist nach Aaron Antonovsky eine der wichtigsten „Widerstandsressourcen" („resistance resources") – neben einer „starken Konstitution", „finanziellen Mitteln" und einem „flexiblen Bewältigungsstil". Sie trägt wesentlich bei zu dem von ihm als so gesundheitsrelevant erachteten „Kohärenzempfinden" („sense of coherence") und damit zur Vermeidung von Hilf- und Hoffnungslosigkeit (Antonovsky 1979, S. 152).

Soziale Unterstützung wirkt weiterhin mit bei der *Wiedergewinnung des seelischen Gleichgewichts*. Beruhigende Gespräche mit dem medizinischen und dem Pflegepersonal, Trost und Zuspruch durch Angehörige und Freunde können dazu beitragen, daß durch die Krankheit ausgelöste Ängste und Hilflosigkeitsgefühle abgemildert und schließlich überwunden werden. Auch der Umgang mit immer wieder auftretenden negativen Gefühlen kann durch die Hilfe und das Verständnis anderer erleichtert werden. Wer das Bedürfnis und auch die Möglichkeit hat, seine Gefühle und Sorgen auszusprechen, wird mit einer Krankheit vermutlich emotional besser fertig als derjenige, der diese Möglichkeit nicht oder nur unzureichend hat oder nicht genügend wahrnimmt. Aussprache mit Experten, Angehörigen und Mitbetroffenen gibt die Gelegenheit, „Trauerarbeit" zu leisten, „Dampf abzulassen" oder sich auf sonstige Weise emotionale Erleichterung zu verschaffen. Auch die so wichtige Remobilisierung der eigenen psychischen Energien kann dadurch erheblich erleichtert werden. In diesem Zusammenhang fällt auf, daß die Streßforschung sich bisher kaum mit der gesundheitsförderlichen Bedeutung positiver, lebensbejahender Emotionen beschäftigt hat. Das Buch von Norman Cousins *(Der Arzt in uns selbst)* ist ein eindrucksvolles Dokument für den therapeutischen Wert von Liebe, Hoffnung, Glauben, Vertrauen, Willen zum Leben und Heiterkeit bei der Bewältigung einer schweren rheumatischen Wirbelsäulenentzündung. Cousins kommt zu dem Ergebnis, daß es eine der Hauptaufgaben des Arztes sei, „im Kampf gegen die Krankheit die Fähigkeit des Patienten zur Mobilisierung seiner seelischen und körperlichen Kräfte voll auszuschöpfen" (Cousins 1984, S. 133). Erforderlich dafür seien v. a. physische Präsenz und Hautkontakt des Arztes und des Pflegepersonals und alles, was sonst dem Patienten das Gefühl vermittelt, „am richtigen Ort zu sein", und „daß ihm Gutes wiederfährt" (Cousins 1984, S. 145 und S. 166). Die Erfassung positiver Wirkungen sozialer Beziehungen und interpersoneller Prozesse innerhalb der medizinischen Versorgung, in Familie und Arbeitswelt auf das subjektive Wohlbefinden, auf Selbstvertrauen und Selbstwertgefühl ist ein wichtiges Anliegen dieser Studie.

Das Erleiden einer schweren Krankheit erschüttert nicht nur das seelische Gleichgewicht eines Menschen, sondern auch bislang möglicherweise unbefragte Welt- und Selbstvorstellungen, insbesondere dann, wenn sich aus dem Krankheitsereignis weitreichende Lebensveränderungen ergeben. Die Betroffenen werden sich fragen, inwieweit sie selbst zum Ausbruch der Krankheit beigetragen haben und wieweit ihre übrigen Lebensumstände dafür verantwortlich sind oder welche liebgewonnene Gewohnheit aufgegeben werden muß. Und sie werden sich Gedanken machen über den Sinn ihres Lebens mit einem Herzinfarkt. Ein wesentlicher Teil des Bewältigungsverhaltens nach der Überwindung des ersten Schocks konzentriert sich daher auf das Bemühen, das eigene Selbstbild entweder zu behaupten oder der veränderten Realität anzupassen und zu einem positiven Selbstwertgefühl zurückzufinden. Krankheitsbewältigung bedeutet also zu einem wesentlichen Teil *Selbstbildmanagement* – zunächst einmal in grübelnder Abschätzung gegebener und möglicher zukünftiger Verlusterlebnisse, später dann, bei der Rückkehr in den Alltag, in der praktischen Auseinandersetzung mit den hier sich stellenden alten und neuen Problemen. Bereits schon bei der gedanklichen Vorwegnahme, erst recht aber bei der praktischen Bewältigung krankheitsbedingter Folgelasten hängt ein erfolgreiches Selbstbildmanagement v. a. von Umfang und Intensität egobestärkender Informationen, Signale und Hinweise ab, die die Betroffenen aus ihrer sozialen Umwelt erhalten. Soziale Schutz- und Stützfaktoren sind aus dieser Sicht für die Langzeitbewältigung einer chronischen Krankheit von großer, vielleicht entscheidender Bedeutung.

Zuletzt kann soziale Unterstützung hilfreich sein bei erforderlichen *Verhaltensmodifikationen* und *Lebensumstellungen.* Der Ehepartner kann durch Rücksichtnahme und Verständnis die Wiederaufnahme ehelicher und familiärer Rollen erleichtern und durch sein eigenes Handeln zur Reduzierung medizinischer Risikofaktoren (z. B. Ernährung, Rauchverhalten) beitragen. Arbeitskollegen und Vorgesetzte können, falls gewünscht, eine Belastungsminderung ermöglichen und die soziale Reintegration der Betroffenen fördern. Im Falle einer Berentung können auch Kinder, Freunde und Nachbarn bei der Anpassung an diese neue Situation hilfreich sein, indem sie Ratschläge erteilen oder durch Eröffnung neuer Betätigungsmöglichkeiten zur Sinnstiftung beitragen. Orientierung an geliebten oder geschätzten Menschen gibt uns, das ist eine der ehrwürdigsten und am besten belegten soziologischen Einsichten, Maßstäbe und Modelle für die Entwicklung oder Festigung eigener Einstellungen, Wertungen und Verhaltensweisen. Über den Kontakt zu solchen Bezugspersonen erhalten wir zudem für die alltägliche Lebensgestaltung wichtige Informationen und Hinweise. Schließlich sorgen sie oft für ein gewisses Maß an sozialer Kontrolle, damit einmal als sinnvoll, z. B. als gesundheitsrelevant erachtete Verhaltensweisen auch tatsächlich beibehalten werden (Katz u. Lazarsfeld 1955, S. 43 ff.).

Auf das bisher Gesagte rückblickend läßt sich der Prozeß der psychosozialen Bewältigung einer schweren chronischen Krankheit als ein komplexes System von Wechselwirkungen darstellen, dessen Ergebnis zu dem jeweils betrachteten Zeitpunkt wesentlich von 2 Faktorengruppen beeinflußt wird: von Gewicht und Anzahl der zu bewältigenden Stressoren und von Qualität und Umfang der verfügbaren persönlichen und sozialen Ressourcen bzw. Antistressoren (vgl. dazu Abb. 1). Bei dem dargestellten Zusammenhang zwischen gesundheitsförderlichen Umweltbedingungen und individueller Streßbewältigung handelt es sich – so wird hier vermutet – um einen allgemeinen soziopsychosomatischen Bewältigungsmechanismus, von dessen Leistungsfähigkeit die Erhaltung der Gesundheit ebenso abhängt wie die Bewältigung von Krankheit. Unterstellt wird eine enge Verbindung zwischen gesundheitsförderlichen, sozialen, psychischen und somatischen Faktoren, wobei das Konzept der kognitiven, emotionalen und lebenspraktischen Bewältigung („coping") das Bindeglied zwischen sozialwissenschaftlichen und biomedizinischen Forschungsansätzen bildet (Badura 1985). Unsere Ergebnisse legen nahe, daß Herzpatienten mit hohen Werten auf der Typ-A-Skala dazu neigen, durch ihr Verhalten ihrer unmittelbaren sozialen Umwelt gegenüber diesen Bewältigungsmechanismus zu blockieren. Das Typ-A-Verhaltensmuster erhält seine Bedeutung im Rahmen dieser Studie also nicht nur durch seinen Einfluß auf die Streßbewältigung bzw. auf den persönlichen Copingstil, sondern auch durch seine Auswirkungen auf das soziale Netzwerk, insbesondere auf die für die Krankheitsbewältigung wichtige Partnerbeziehung. Im folgenden sollen nun mit sozialer Unterstützung und Selbstbildmanagement 2 Konzepte ausführlicher erörtert werden, die in der bisherigen

Streßforschung noch sehr unzureichend begriffen und berücksichtigt wurden, für das Verständnis der Bewältigung chronischer Krankheiten aber von zentraler Bedeutung sind.

1.3 Soziale Unterstützung

Innerhalb der sozialwissenschaftlichen Ätiologieforschung sind bisher im wesentlichen 3 Thesen formuliert und, zumeist unabhängig voneinander, diskutiert und erforscht worden: die Armutsthese, die soziale Unterstützungsthese und die Streßthese. Die Streßthese ist wissenschaftsgeschichtlich betrachtet der jüngste Zweig sozialwissenschaftlicher Ätiologieforschung. Theoretisch wie empirisch stellt die Streßforschung mittlerweile jedoch die wohl bedeutendste Richtung dar. Auch der hier erreichte Grad an Interdisziplinarität der Ansätze und Fragestellungen darf als am weitesten fortgeschritten bezeichnet werden (vgl. dazu 1.1).

Die Armutsthese ist die älteste der traditionellen Sozialmedizin zugrundeliegende Annahme. Sie besagt, kurz zusammengefaßt, daß materielles Elend gleichbedeutend ist mit mangelhafter Ernährung, schlechten Wohn- und Arbeitsverhältnissen und wenig gesundheitsbewußtem Verhalten und dadurch einerseits zu einer Schwächung der körpereigenen Widerstandskräfte und andererseits zu einer erhöhten Exposition gegenüber krankmachenden Umweltfaktoren (z. B. Bakterien, Unfallrisiken) beiträgt (Rosen 1975). Diese Forschungstradition behandelt heute mit erweiterter Fragestellung das Thema soziale Ungleichheit und Gesundheit. Soziale Schichtzugehörigkeit ist in der Tat auch heute noch einer der besten Prädiktoren selbstdestruktiver Verhaltensweisen (z. B. Rauchen) und vorzeitigen Todes (Helberger 1977; Black Report 1982; Marmot et al. 1984). Da statistische Zusammenhänge, z. B. zwischen Schicht und Mortalität, nicht ohne weiteres gleichgesetzt werden dürfen mit Kausalzusammenhängen, bedarf dieser Ansatz der Ergänzung und Differenzierung durch die Streß- und Unterstützungsforschung.

Im folgenden wird die bereits am Ende des vergangenen Jahrhunderts von Soziologen und Verhaltensforschern formulierte soziale Unterstützungsthese eingehend erörtert. Stabilität, Umfang und Qualität sozialer Beziehungen zu Netzwerkangehörigen bestimmen – so wird hier angenommen – im Zusammenwirken mit kulturellen Faktoren (Wertesystem, Religion, Ideologie) den Grad der soziokulturellen und emotionalen Integration eines Menschen, beeinflussen Wahrnehmungen, Wertungen und Verhaltensweisen, sorgen für seelischen Halt, Sicherheit und Selbstbestätigung, können grundlegende soziale und emotionale Bedürfnisse nach Zuwendung, Anerkennung, Sinnstiftung und Verhaltensorientierung befriedigen. Je nach Möglichkeiten und Bedarf können Angehörige unseres sozialen Netzwerks darüber hinaus auch handlungsrelevantes Wissen liefern, praktische Hilfen und finanzielle Unterstützung leisten und vielfältige Entlastungsmöglichkeiten gewähren. Die 3 genannten Thesen sollten in Zukunft stärker aufeinander bezogen und in eine Theorie sozialwissenschaftlicher Gesundheitsforschung integriert werden. Unser sozialökologisches Modell der (Krankheits)streßbewältigung ist ein Versuch in diese Richtung.

Die Sicherung der materiellen Lebensgrundlagen ist heute in erster Linie Sache des Marktes und des Sozialstaats. Weit schwieriger und weniger eindeutig zuzuordnen ist die mit der sozialen Unterstützungsthese angesprochene Sicherung psychosozialer Lebensgrundlagen (Badura 1985). Während der Kindheit liegt sie nach wie vor in erster Linie bei der Familie. In der frühen Jugend wird sie dann zunehmend abhängig von Schulsituation und Freundschaftsbeziehungen und später – für die längste und bisher immer noch als am wichtigsten anerkannte Lebensperiode – insbesondere von der Berufssituation. Im 3. Lebensabschnitt schließlich, nach Ausscheiden aus dem Erwerbsleben, ist der einzelne hierfür wieder weitgehend auf informelle Beziehungen zum Partner, zu Angehörigen oder Freunden angewiesen. Die Problematik der psychosozialen Lebensgrundlagen in der modernen Industrie- und Dienstleistungsgesellschaft wird zudem verschärft durch den stark zurückgegangenen Einfluß gemeinsam geteilter Werte und Vorstellungen (Religion, Weltanschauung). Sie stellt uns vor eine Vielzahl noch weitgehend unerforschter wissenschaftlicher und praktischer Probleme. Im folgenden soll der Schwerpunkt der theoretischen Überlegungen daher bei der Bedeutung sozialer Netzwerke und unterstützender zwischenmenschlicher Prozesse für die kognitive, emotionale und lebenspraktische Bewältigung eines Herzinfarkts liegen.

Der französische Soziologe Emile Durkheim und der russische Verhaltensforscher Peter Kropotkin dürfen als die Wegbereiter der sozialen Unterstützungsthese gelten. In einer erstmals 1886 erschienenen Studie beschäftigte sich Durkheim mit den sozialen Ursachen des Selbstmords. Seine vergleichenden sozialstatistischen Analysen der Selbstmordraten verschiedener Regionen und Gruppen zeigten, daß Religionszugehörigkeit und Ehestatus einen nachweisbaren Einfluß auf die Selbstmordneigung haben. Katholiken seien vor dem Selbstmord stärker geschützt, so seine Interpretation, da der Katholizismus die Menschen nicht „alleine durch gegenseitigen Austausch von Diensten, ein nur vergängliches Band", sondern v. a. durch einen gemeinsam geteilten und fest verbindlichen „Lehrkodex" aneinander binde (1973, S. 171). Je zahlreicher und verbindlicher die „Dogmen" und „Praktiken" einer Religionsgemeinschaft, „um so mehr hat sie Schutzfunktion" (1973, S. 184). Festgefügte kulturelle Traditionen und von den Mitmenschen geteilte Glaubens- und Verhaltensregeln scheinen durch ihren Einfluß auf Sinngebung und Verhaltensstrukturierung dem einzelnen Halt und Sicherheit zu geben und sein seelisches und körperliches Wohlbefinden zu fördern. Neue Forschungsergebnisse bestätigen insbesondere Durkheims These über den Zusammenhang zwischen Ehestatus und Gesundheit. Auch in modernen Gesellschaften haben Verheiratete wesentlich größere Aussichten auf ein längeres Leben als Unverheiratete, Geschiedene und Verwitwete (Berkman u. Syme 1979), schützen vertrauensvolle Beziehungen auch in kritischen Lebenssituationen vor Depression (Brown u. Harris 1978), ist der Zustand erzwungener sozialer Isolation ein außerordentliches Gesundheitsrisiko (Lynch 1979) – um nur einige wenige Belege ausdrücklich hervorzuheben (für weiteres vgl. Waltz 1981; Broadhead et al. 1983). Wenige Jahre nach Erscheinen von Durkheims Selbstmordstudie veröffentlichte Kropotkin seine Beobachtungen aus dem Tier- und Menschenleben, die als Beleg für seine These dienen sollten, daß „gegenseitige Hilfe und gegenseitige Unterstützung ... einen Faktor von großer Wichtigkeit für die Erhaltung eines Lebens und jeder Spezies, sowie ihrer Fortentwicklung" bilden (1902; 1975, S. 13). Neuere Erkenntnisse der Sozialepidemiologie, der Soziobiologie und der Lebensqualitätsforschung müssen als Bestätigung dieser Thesen Durkheims und Kropotkins gedeutet werden.

Das Verdienst, die soziale Unterstützungsthese für die sozialwissenschaftliche und epidemiologische Forschung wiederentdeckt zu haben, gebührt dem Amerikaner John Cassel. Cassel spricht – unter Hinweis nicht nur auf epidemiologische, sondern auch auf tierexperimentelle Studien – von psychosozialen Schutzfaktoren, „allen voran Art und Stärke der dem Individuum zur Verfügung stehenden Gruppenunterstützung" („group supports"; 1973, S. 407; vgl. dazu auch bereits Kagan u. Levi 1974). Inzwischen liegt eine derartige Vielzahl gutgesicherter Befunde vor, daß an der Gesundheitsrelevanz sozialer Unterstützung nicht mehr gezweifelt werden kann (Badura 1981 a; Broadhead et al. 1983; Cohen u. Syme 1985; Sarason u. Sarason 1985). Dabei zeichnen sich in der aktuellen Forschung eine Reihe unterschiedlicher Akzentsetzungen ab. Eine 1. Gruppe hält sich strikt an die Fragestellung Durkheims und konzentriert sich ganz auf den Einfluß sozialer Beziehungen auf Morbidität und Mortalität (Gove 1972, 1973; Berkman u. Syme 1979). Eine 2. Gruppe bemüht sich um eine Verknüpfung der sozialen Unterstützungsthese mit Fragestellungen der Streßforschung (Brown u. Harris 1978; Pearlin et al. 1981; House 1981; Ruberman et al. 1984). Eine 3. Gruppe schließlich erforscht in der Tradition der verhaltenswissenschaftlichen Fragestellung Kropotkins sozio- und psychobiologische Grundlagen und Wirkungsmechanismen sozialer Bindung und Unterstützung (Wilson 1975; Henry u. Stephens 1977; Temoshok et al. 1983; Reite u. Field 1985).

Von Sozialepidemiologen, Verhaltensforschern und Soziobiologen bislang weitgehend unbeachtet blieb der Beitrag der Lebensqualitätsforschung zur hier behandelten Fragestellung. Die Lebensqualitätsforschung beschäftigt sich mit dem Zusammenhang von Lebensbedingungen und individuellem Wohlbefinden (Glatzer u. Zapf 1984). Sie orientiert sich dabei auch an der bekannten Definition der Weltgesundheitsorganisation, wonach Gesundheit nicht nur als Abwesenheit von Krankheit oder Behinderung, sondern auch positiv als Zustand physischen, psychischen und sozialen Wohlbefindens zu verstehen sei (Campbell 1981). Die Frage nach den sozialen Bedingungen positiven und negativen Wohlbefindens innerhalb einer Population chronisch Kranker steht ja auch im Zentrum der vorliegenden Studie (vgl. dazu auch Wenger et al. 1984). Wichtige Vorarbeiten hierfür lieferte v. a. Norman Bradburn, der bereits 1969 erste Befunde über den Einfluß sozialer Alltagserfahrungen auf positive und negative Gefühle vorgelegt hat (Bradburn 1969).

Die Grundannahme der klassischen Psychosomatik, daß zwischen seelischen und körperlichen Vorgängen ein enger Zusammenhang besteht, findet ihre Bestätigung in den experimentellen Befunden der modernen Psychobiologie. Obwohl immer noch in einem frühen Entwicklungsstadium, liefert diese Forschungsrichtung bereits heute schon wichtige Einsichten über den Einfluß von Emotionen auf das Herz-Kreislauf- und das Immunsystem (Weiss et al. 1981; The Lancet Editoral, Juli 1985). Wie im vorangegangenen Abschnitt dargestellt, hängen Emotionen wiederum sehr eng mit kognitiven Welt- und Selbstdeutungen zusammen, die ihrerseits durch Wechselwirkungen zwischen Person und sozialer Umwelt beeinflußt werden. Während die Zusammenhänge zwischen Psyche und Soma sich auf experimentellem Wege immer präziser bestimmen lassen, ist über die gesundheitsrelevanten Wechselwirkungen zwischen sozialer Umwelt und Psyche sehr viel weniger bekannt, läßt sich auch – ein methodisch nicht zu unterschätzender Sachverhalt – die Grenze zwischen Verstehen und Erklären hier weit weniger präzise ziehen.

1.3.1 Soziale Unterstützung und Herzinfarktbewältigung

Ausgangspunkt für ein Verständnis der Mechanismen sozialer Unterstützung muß u. E. die vom symbolischen Interaktionismus und der phänomenologischen Soziologie immer wieder betonte Tatsache sein, daß der Mensch ein intersubjektives, auf soziale Kommunikation angewiesenes Wesen ist, das seine Gefühle und Situationseinschätzungen anderen gegenüber durch direkten Körperkontakt, v. a. aber durch ein System sinnhafter Zeichen und Hinweise verbaler und nonverbaler Art übermittelt (Luckmann 1980). Die schützende oder stützende Wirkung alltäglicher Signale, Zuwendungen und Selbstbestätigungen aus der sozialen Umwelt kann sich nur dementsprechend entfalten, bleibt also gebunden an zurückliegende oder akute kommunikative Handlungen, mit denen Menschen sich untereinander verständigen und mitteilen, die sie aber keinesfalls immer in ihrem gemeinten Sinn akzeptieren müssen. Ob Handlungen eines Gegenübers, z. B. ein Augenzwinkern, ein Körperkontakt, eine tröstende, ermutigende oder schmeichelhafte Äußerung, tatsächlich als emotionale Zuwendung oder soziale Anerkennung wirken, hängt deshalb letztlich davon ab, wie sie vom Adressaten gedeutet und ob sie auch als solche akzeptiert werden. Ebenso wie bei der Krankheitsrelevanz sozialer Stressoren kommt es bei der Gesundheitsrelevanz sozialer Unterstützung auch auf die Wahrnehmung der Betroffenen an – darauf, wieweit sie Hinweise, Handlungen oder praktische Hilfeleistungen aus ihrer sozialen Umwelt als tatsächlich unterstützend empfinden. Ganze soziale Netzwerke, einzelne soziale Beziehungen und akute zwischenmenschliche Prozesse entfalten, insgesamt betrachtet, ihre gesundheitsförderliche wie auch ihre destruktive Wirkung über ihren Einfluß auf die kognitive, emotionale und praktische Lebensbewältigung des einzelnen und deren physiologische Korrelate. Im Falle einer schweren Krankheit erleichtert soziale Unterstützung, z. B. in Form von Gesprächen und Beratung, die Verstehbarkeit dieses Ereignisses und die Vorhersehbarkeit seiner Folgen, reduziert Ängste und Befürchtungen, trägt dadurch und durch Trost und Zuspruch zur Wiedergewinnung des seelischen Gleichgewichts, eines positiven Selbstwertgefühls und zur Wiedergewinnung von Zuversicht und Selbstvertrauen bei. Verbunden mit den kurativen und pflegerischen Bemühungen fördert so verstandene soziale Unterstützung die Krankheitsstreßbewältigung und weckt und bestärkt die Selbstheilungskräfte des Patienten. Es folgt der Versuch einer systematischen Beschreibung von Quellen, Formen und Folgen sozialer Unterstützung innerhalb medizinischer Versorgung, in der Familie und am Arbeitsplatz.

Krankheitsbedingte Hilfeleistungen durch Ärzte, Pflegepersonal und Angehörige: In allen modernen Wohlfahrtsstaaten finden wir – sei es als Ergänzung oder als Ersatz informeller Unterstützung und familiärer Krankenversorgung – eine Vielzahl institutionalisierter Angebote finanzieller, medizinischer und psychosozialer Hilfen (v. Ferber 1975; Badura u. von Ferber 1981; von Ferber u. Badura 1983). Nahezu jeder, der einen Herzinfarkt erleidet, wird heute in der BRD in ein Krankenhaus eingewiesen. Dort wird er zunächst intensivmedizinisch überwacht und verbringt dann noch eine recht lange Zeit auf einer Normalstation. In der BRD wird zudem die große Mehrheit der Infarktpatienten immer häufiger unmittelbar nach dem Aufenthalt in einem Akutkrankenhaus in eine eigens dafür vorgesehene Rehabilitationsklinik geschickt. Die Langzeitgenesung liegt dann ganz in den Händen der niedergelassenen Ärzte, insbesondere aber wieder in Händen der Betroffenen selbst und ihres sozialen Umfelds.

Der durch den Infarkt ausgelöste Schock, die oft sehr starken Schmerzen, anhaltende Atemnot und Herzbeschwerden, Schwächegefühl, aber auch die Tatsache, unerwartet aus dem vertrauten Lebenskreis und Lebensrhythmus herausgerissen und für viele Wochen zur Tatenlosigkeit verurteilt zu sein, dies alles versetzt die Betroffenen zunächst in große Angst und Unsicherheit und in einen Zustand ungewohnter Abhängigkeit von medizinischer Hilfe und seelischer Unterstützung. Wir vermuten, daß die Art und Weise, wie von seiten des medizinischen und pflegerischen Personals in den Wochen nach dem Infarkt insbesondere mit den seelischen Problemen der Herzpatienten umgegangen wird, sowohl kurzfristig wie auch längerfristig für den Krankheitsverlauf von außerordentlicher Bedeutung ist. Der behandelnde Arzt wird in dieser Situation – neben den unmittelbaren Angehörigen – für die Betroffenen zur wichtigsten Bezugsperson. Neben den somatischen sind es v. a. auch die seelischen Probleme, zu deren Bewältigung Unterstützung durch Ärzte und Pflegepersonal beitragen kann.

Eine als lebensbedrohlich eingeschätzte Krankheit wie der Herzinfarkt muß zunächst nahezu zwangsläufig zu Todesängsten und zur Furcht vor neuen Schmerzen, Komplikationen oder vor einem Reinfarkt führen. Hier kann eine möglichst frühzeitig einsetzende Aufklärung über die Art der Erkrankung, über den festgestellten Schaden, über Therapiemöglichkeiten und über positive Zukunftsperspektiven unbegründete Ängste reduzieren sowie aus möglichen Vorurteilen oder Fehlinformationen stammende Befürchtungen beseitigen helfen. Wichtig erscheint in diesem Zusammenhang die Verständlichkeit und die Konsistenz der den Patienten über sein körperliches Befinden gegebenenen Informationen und ihre wiederholte Bekräftigung.

Neben den angesprochenen Ängsten lösen das meist sehr schmerzhafte Krankheitserlebnis, seine Begleitumstände und die ärztliche Diagnose Herzinfarkt auch Gefühle der Trauer über den erlittenen Verlust an physischer Integrität sowie Gefühle der Hilflosigkeit wegen der plötzlich erlebten Abhängigkeit und dem damit verbundenen Verlust an Kontrolle über das eigene Leben aus. Die Betroffenen sind zunächst oft zutiefst verunsichert und wissen nicht mehr, was sie sich noch zutrauen dürfen und wie überhaupt ihr zukünftiges Leben aussehen wird. „Der Herzinfarkt ist ein körperliches und seelisches Trauma, und die seelischen Narben sind oft viel gefährlicher als die Narben, die auf dem Herzmuskel zurückbleiben" (Lynch 1979, S. 161). Zur Verhinderung dauerhafter seelischer Störungen bedarf es mehr als bloßer Aufklärung über die Krankheit und auch mehr als Trost, Zuspruch und Verständnis, so wichtig sie in den ersten Stunden und Tagen der Erkrankung auch sein mögen. Hierzu bedarf es zusätzlicher Maßnahmen, die zur Wiederbelebung der psychischen Energien des Patienten führen, die also mit wachsendem Selbstvertrauen in die körperliche Leistungsfähigkeit auch zur Stärkung seines Selbstwertgefühls beitragen. Neben Frühmobilisierung wäre in vielen Fällen eine eingehende „Umweltdiagnose" (Moos u. Tsu 1977, S. 19) der Situation des Betroffenen, seiner krankheitsunabhängigen Belastungen und möglicher krankheitsbedingter Folgelasten von großem Nutzen, aber auch eine Diagnose seiner seelischen Widerstandskräfte und sozialen Unterstützungspotentiale verbunden mit einem ausführlichen Beratungsgespräch. Umweltdiagnose und Beratung können unnötige Zukunftssorgen und Befürchtungen über sexuelle, familiäre und berufliche Probleme und Schwierigkeiten zerstreuen helfen oder den Umgang mit ihnen erleichtern. Gesundheitserziehung kann schließlich dazu beitragen, daß notwendige Lebensumstellungen (Diät, Vermeidung von Tabak- und Alkoholkonsum, Belastungsreduzierung, Verrentung) akzeptiert werden und keine unnötigen Einschränkungen oder zusätzlichen seelischen Komplikationen zur Folge haben.

Der Ehepartner des Erkrankten sollte von Anbeginn in die Behandlung, Aufklärung und Beratung einbezogen werden. Dies einmal, weil ja auch er von der schweren Krankheit eines Angehörigen ganz erheblich seelisch wie lebenspraktisch mitbetroffen ist. Seine Ängste und Befürchtungen können die des Erkrankten verstärken; sein überprotektives Handeln kann der nach Normalität strebende Rekonvaleszent als ständige Bedrohung seines Selbstwertgefühls empfinden (v. Ferber 1972). Ist der Lebenspartner dagegen gut beraten, motiviert und verständnisvoll, so kann er, und das ist der 2. Grund für seine frühzeitige Einbeziehung, zur wichtigsten Stütze für eine erfolgreiche Bewältigung dieser Lebenskrise werden. Insgesamt gesehen teilen wir die in der Literatur immer häufiger vertretene Auffassung, daß seelische Langzeitfolgen sich um so wahrscheinlicher vermeiden lassen, je zügiger der Patient das Gefühl der Kontrolle und der Verantwortung über seinen Körper und in der Folge über sein übriges Leben zurückerhält (je weniger lange er also in der Patientenrolle verbleibt, d.h. zu Abhängigkeit, Untätigkeit und Passivität gezwungen ist; Gulledge 1979; Cohen u. Lazarus 1979; Wenger 1982; Peach u. Holland 1982).

Die Wirksamkeit der ärztlichen Versorgung von Herzpatienten hängt nicht nur von der Qualität der medizinischen Maßnahmen (Diagnose, Medikamentierung) im engeren Sinne ab. Wenn die hier vertretene Betrachtung eines Herzinfarkts als Streßprozeß zutrifft, dann hängt die Wirksamkeit ärztlicher Maßnahmen auch vom Ausmaß der dem Patienten gewährten emotionalen Unterstützung (Trost, Zuspruch, Verständnis) sowie von der Qualität der gewährten Information und Beratung und auch davon ab, wie weit es gelingt, seine psychischen Kräfte und sozialen Unterstützungspotentiale zu mobilisieren.

Qualität und Stabilität der (Ehe)partnerbeziehung: Ständige explizite Hilfeleistungen praktischer oder psychosozialer Art durch Ärzte, Pflegepersonal, Psychologen, Soziologen oder Sozialarbeiter sind auch im Falle einer schweren chronischen Krankheit nur über einen verhältnismäßig kurzen Zeitraum während der stationären Behandlung möglich. Auch in Gesellschaften mit hochmodernen und wohlausgestatteten Versorgungseinrichtungen liegt die alltägliche Bewältigung einer chronischen Krankheit und ihrer Folgelasten in erster Linie in den Händen der Betroffenen selbst und ihrer nächsten Angehörigen. Die Bewältigung chronischer Krankheit in der Familie ist hauptsächlich ein Problem der „Alltagsgestaltung, wobei die üblicherweise in der Familie eingespielten Funktionen wie Sexualität, Kindererziehung, Berufstätigkeit und Hausarbeit im Vordergrund stehen. Eine medizinische Perspektive kommt überhaupt nicht oder eher beiläufig ins Spiel" (Gerhardt u. Friedrich 1982, S. 13). Der Ehepartner ist - neben dem behandelnden Arzt - das zeigen alle uns bekannten Untersuchungen, die wichtigste Bezugsperson eines chronisch Kranken. Auch Kinder, Freunde, Nachbarn und, im Falle einer Rückkehr zur Arbeit, Vorgesetzte und Arbeitskollegen können hierbei eine wichtige Rolle spielen. Die Wiedergenesung eines Herzpatienten wird jedoch, so unsere Hypothese, in erster Linie davon beeinflußt, wie die Ehepartnerin die Diagnose aufnimmt und in welchem Ausmaß sie sich in ihren Zuwendungen und Hilfen auf die Bedürfnisse des Patienten einstellt. Wir gehen davon aus, daß bei einer guten Ehebeziehung die Partnerin durch ihr Verhalten versuchen wird, den Erkrankten seelisch wiederaufzurichten. Sie wird ihm Mut zusprechen und zu verstehen geben, daß sie ihn liebt und schätzt wie früher; sie wird ihm auch helfen, Ängste und Ungewißheiten zu mindern und depressive Zustände zu überwinden, realistische Ziele zu setzen und zu erreichen. Sollten in Familie und Eheleben Umstellungen notwendig werden, so wird sie dies so unauffällig wie möglich bewerkstelligen, um seinem durch die Krankheit ohnehin beeinträchtigten Selbstwertgefühl nicht weiter zu schaden und um seiner möglicherweise gesteigerten Nervosität und Erregbarkeit Rechnung zu tragen. Qualität der Ehebeziehung und Verständnis der Partner füreinander variieren indes beträchtlich. Und je weiter sich eine Ehebeziehung von den eben geschilderten und überaus gesundheitsförderlichen Voraussetzungen entfernt, je spannungs- und konfliktgeladener sie ist bzw. je entfremdeter die Partner einander bereits vor der Erkrankung waren und bleiben, um so ungünstiger wird sich dies auf den gesamten Genesungsprozeß auswirken. Selbst eine Ehebeziehung, die den Partnern kaum noch positive Gefühlserlebnisse ermöglicht, kann jedoch gleichwohl durch ihre bloße Existenz und Stabilität, in einem gewissen Umfang zumindest, Grundbedürfnisse nach Sicherheit, Zugehörigkeit und Geborgenheit befriedigen. Wo emotionale Isolation vorherrscht, kann immer noch ein Stück weit soziale Integration wirksam sein. Wie wir zahlreichen epidemiologischen (z. B. Kitagawa u. Hauser 1973, aber auch einer eigenen qualitativen Studie (Schafft u. Töpfer 1984) entnehmen können, scheint gerade in kritischen Lebenssituationen der Ehestatus, die bloße Tatsache, „daß da jemand ist", einen gewissen Halt und ein Gefühl der Sicherheit zu geben. Wir vermuten, daß Alleinstehende einen Herzinfarkt meist weniger gut bewältigen werden als Verheiratete. Die Gründe dafür können einmal in einem „biologischen Bedürfnis nach menschlicher Beziehung" liegen. James Lynch behauptet: „Zwischenmenschliche Beziehungen sind von fundamentaler Bedeutung. Sie sind eine unerläßliche Voraussetzung für unser seelisches und körperliches Wohlergehen" (1979, S. 15, 17). Sie können weiter auch darin liegen, daß es Alleinstehenden generell schwerer fällt, mit dem Streß der Krankheit und mit den zahlreichen krankheitsbedingten Folgelasten fertigzuwerden. Alleinstehende sind, das zeigen mittlerweile die Ergebnisse einer ganzen Reihe sozialepidemiologischer Studien, nicht nur einem größeren Risiko ausgesetzt, einen Herzinfarkt zu erleiden; ihnen fehlt auch eine wichtige Stütze bei seiner Bewältigung (vgl. z. B. Berkman u. Breslow 1983; Ruberman et al. 1984; Badura u. Waltz 1984).

Zuwendung, Anerkennung und Ermutigung im Alltagsleben: Für Wohlbefinden und Lebensqualität nach Herzinfarkt ist auf Dauer das Ausmaß expliziter Hilfeleistungen weit weniger von Bedeutung als das Ausmaß der bereits vor der Erkrankung gewährten und in Situationen besonderer seelischer Not verstärkten Signale alltäglicher Zuwendung, Anerkennung und Ermutigung aus der sozialen Umwelt. Die gesundheitsfördernde Bedeutung sozialer Umweltfaktoren erschöpft sich also keinesfalls in expliziter Hilfeleistung, wie dies etwa die bekannte Unterscheidung in emotionale, soziale, praktische und informationsbezogene Unterstützung (z. B. House 1981) nahelegt. Ein Zuviel an expliziter Hilfeleistung oder Rücksichtnahme durch den Ehepartner oder durch Arbeitskollegen kann sich im Gegenteil sogar außerordentlich kontraproduktiv auswirken, sofern sie den Betroffenen in eine Krankheitsrolle (zurück)verweist, die er selbst längst abgelegt zu haben glaubt. Zuviel an expliziter Hilfeleistung oder Rücksichtnahme signalisiert stets zugleich eine gestörte Normalität. Und gerade wer nach einer schweren Krankheit wieder als „voll leistungsfähig" oder „ganz der Alte" angesehen und behandelt werden möchte, wird ein Zuviel an Hilfeleistung und Rücksichtnahme als eher lästig oder sogar als Bedrohung seines Selbstvertrauens oder Selbstwertgefühls empfinden. Versucht jemand, „anderen Menschen ständig zu helfen", so sind „die Aussichten ziemlich gut", daß er ihnen „ständig auf die Nerven geht" (Mead 1973, S. 323).

Alltäglicher sozialer Umgang umfaßt neben konkreten sprachlichen Äußerungen oder praktischen Handlungen auch eine Reihe sprachbegleitender oder außersprachlicher Hinweise, mit deren Hilfe die Beteiligten ihre Situationseinschätzungen, wechselseitigen Gefühle und den Grad ihrer persönlichen Anteilnahme signalisieren (Badura 1981 c). Daß ich z. B. jemandem, mit dem ich ein Gespräch führe, ins Gesicht sehe, seinen Blickkontakt suche, ihm geduldig zuhöre, mich auf das, was er sagt, konzentriere, ihn nicht dauernd unterbreche und durch eine Reihe weiterer direkter oder gleichsam nebenbei vermittelter Hinweise und Signale zu verstehen gebe, daß ich ihn voll akzeptiere und achte – dies alles kann für den Betroffenen eine wesentliche Quelle positiver interpersoneller Erfahrungen und damit auch eine wichtige Form sozialer Unterstützung bilden. Dieser Sachverhalt hat in der sozialwissenschaftlichen Gesundheitsforschung bisher wenig Beachtung gefunden. Auf die egobestärkende Bedeutung ganz alltäglicher sozialer Kontakte verweist auch der bekannte Soziologe Erving Goffman, wenn er vom „heilsamen Feedback des täglichen sozialen Umgangs" spricht (1967, S. 22). Darauf verweisen auch Berger u. Luckmann mit ihrer Behauptung: „In Krisensituationen geht es im wesentlichen nicht anders als bei der routinemäßigen Wirklichkeitssicherung zu, außer daß sie ausdrücklicher und intensiver sein muß" (1970, S. 166). In Prozesse alltäglichen Umgangs eingebettete Signale emotionaler Nähe oder Distanz, sozialer Anerkennung oder Herabwürdigung, sozialer Zugehörigkeit oder Zurückweisung sind für das seelische Befinden gesunder und erst recht für das kranker Menschen von elementarer Bedeutung. In ihrer Wirkung unterstützend oder belastend bilden derartige Beziehungssignale ein konstitutives Element interpersoneller Prozesse jedweder Art (Bateson 1972, S. 201 ff.; Argyle 1975). Auf das seelische Befinden und das Selbstbewußtsein wirkende soziale Alltagsunterstützung ist meist etwas Selbstverständliches. Als ein oft kaum noch ausdrücklich registriertes Nebenprodukt interpersoneller Prozesse rückt das Ausmaß dieser Form sozialer Unterstützung meist erst dann voll ins Bewußtsein, wenn sich etwas ändert; wenn sie sich z. B. bei einem Verlust von Ansehen oder Einfluß verringert oder wenn sie durch den Verlust einer wichtigen Bezugsperson plötzlich völlig entfällt (Parkes 1974).

Empirisch gut fundierte Belege der Bedeutung alltäglicher Sozialkontakte für die seelische Gesundheit finden sich bei Norman Bradburn. Bradburn beschäftigt sich mit „psychischen Reaktionen normaler Menschen auf ihren Alltagsstreß" (1969, S. 1). Es geht ihm um eine systematische Erforschung der sozialen Bedingungen positiver wie negativer Gefühlszustände, die Menschen in ihrem Alltag durchleben. Die wichtigsten Ergebnisse seiner Studie lassen sich folgendermaßen zusammenfassen: Positive und negative Gefühle variieren unabhängig voneinander. Positive und negative Gefühle haben unterschiedliche Ursachen. Während der Umfang als

erfreulich oder anregend empfundener sozialer Kontakte und Kommunikations-
möglichkeiten und die Möglichkeit, neue Menschen kennenzulernen, wichtige Ursachen positiver Gefühle zu sein scheinen, steigt mit der Anzahl alltäglicher Belastungen und Probleme die Wahrscheinlichkeit negativer Gefühle (vgl. dazu auch
schon Herzberg 1966). Auch die keineswegs auf Situationen expliziter Hilfeleistung
oder expliziter Hilfsbedürftigkeit beschränkte Erfahrung alltäglicher Zuwendung
und Anerkennung ist also empirisch erfaßbar und hat eine nachweisbare positive
Wirkung auf das seelische Befinden (vgl. Campbell 1981). Wir vermuten, daß die
positive Einschätzung einer sozialen Beziehung, z. B. einer Ehe, sehr eng mit der
Häufigkeit und der Intensität positiver Alltagserlebnisse zusammenhängt, die solch
eine Beziehung gewährt. Die bloße Stabilität einer solchen Beziehung schützt vielleicht vor negativen Gefühlen wie Unsicherheit und Einsamkeit; positive Gefühle
hervorzurufen vermag sie indes nicht.

   Sinnstiftung und Verhaltensstrukturierung durch soziale Rollen, kulturelle Traditio-
nen und Glaubenssysteme: Menschen unterhalten für sie bedeutsame Beziehungen
auch außerhalb von Ehe und Familie. Zu ihrem sozialen Netzwerk gehören meist
auch Nachbarn, gute Freunde, Angehörige sowie Bekannte, Arbeitskollegen und
Vorgesetzte. Und zunächst sind es v. a. diese übrigen Netzwerkbeziehungen, die
durch die krankheitsbedingte stationäre Unterbringung und durch die Tatsache in
der Regel langanhaltenden Krankgeschriebenseins unterbrochen oder ganz in Frage gestellt werden. Ein Herzinfarkt führt zwangsläufig zu einem vorübergehenden
oder aber endgültigen Rollenverlust und damit zum Verlust einer Reihe subjektiv
überaus bedeutsamer, weil verhaltensstrukturierender, Anerkennung und Orientierung gewährender Kontakte und Aktivitäten. Schmerzlich an diesem Rollenverlust
ist nicht nur die Tatsache einer plötzlichen Schrumpfung des sozialen Netzwerks,
sondern der gleichzeitige Verlust oft stillschweigend liebgewonnener Verpflichtungen, entlastender, weil Ablenkung gewährender Routinen und als sinnvoll empfundener Betätigungsmöglichkeiten.

   Neben diesem „alltäglichen Regelwerk" können auch kulturelle Traditionen und
Glaubenssysteme, kann insbesondere echte Religiosität durch ihre außerweltliche
Bindung und lebensorientierende Wirkung zum Erhalt des emotionalen Gleichgewichts in Lebenskrisen beitragen. Hinweise dazu fanden wir in der bereits erwähnten Studie über psychische und soziale Probleme der Krebsbewältigung (Schafft u.
Töpfer 1984). Krebspatientinnen, die so etwas wie eine konsequente Lebensphilo-
sophie oder persönliche Kosmologie haben, scheint es leichter zu fallen, Gefühle
der Depressivität zu überwinden. Darauf, daß tief internalisierte Verhaltensnormen
und von Bezugspersonen geteilte Glaubens- und Verhaltensregeln dem einzelnen
gerade in kritischen Lebenssituationen Halt und Sicherheit bieten, hatte ja auch
schon Durkheim mit der These aufmerksam gemacht, daß je zahlreicher und verbindlicher die Dogmen und Praktiken einer Religionsgemeinschaft seien, sie um so
mehr vor Selbstmordneigung schützten. Und in seiner letzten großen Untersuchung
findet sich die folgende Äußerung: „Der Gläubige … ist ein Mensch, der mehr
kann. Er fühlt mehr Kraft in sich, entweder um die Schwierigkeiten des Lebens zu
ertragen oder um sie zu überwinden" (Durkheim 1984, S. 558).

   Auch verbreitete Werthaltungen und Einstellungen schließlich spielen bei der
Selbst- und Fremdeinschätzung Kranker eine nicht zu unterschätzende Rolle. Solange Herzpatienten als „Leuchten der Leistungsgesellschaft" (Halhuber 1982,

S. 151) gelten, wird diese Krankheit auf das Selbstwertgefühl der Betroffenen einen vergleichsweise weniger negativen Effekt haben. Krebskranke haben es da, auch des negativen Images ihrer Krankheit wegen, weit schwerer. Die allgemein hohe Werteinschätzung des Leistungsethos verbunden mit dem verbreiteten Image einer Krankheit beeinflussen die Reaktionen Betroffener wie Nichtbetroffener und dadurch auch die Krankheitsbewältigung.

1.4 Selbstbildmanagement

Unter dem Selbstbild verstehen wir Vorstellungen und Gefühle, die ein Mensch im Laufe seines Lebens über sich als physisches, soziales und moralisches Wesen, über seine persönlichen Fähigkeiten und Zielvorstellungen und über seine Stellung in der Gesellschaft entwickelt hat (Epstein 1973; Rosenberg 1981; Gecas 1982). Diese Vorstellungen enthalten kognitive Elemente: Wer bin ich? Was habe ich bisher gewollt und getan? Und sie enthalten evaluative Elemente: Welche Gefühle habe ich über mich? Bin ich ein moralisch integrer, kompetenter, angesehener und wertvoller Mensch? Wir alle erwerben unser Selbstbild durch persönliche Erfahrungen. Als Ergebnis vergangener Ereignisse und Interaktionen kann das Selbstbild eines Menschen auch durch neue Ereignisse und Interaktionen entweder bestätigt oder aber in Frage gestellt werden (Luckmann 1980, S. 90 ff.). Unterstellt wird hier ein enger Zusammenhang zwischen der Art und Weise, wie für mein Selbstverständnis wichtige Andere mich sehen, und meiner eigenen Selbsteinschätzung. Es ist also die Achtung in den Augen für mich maßgeblicher Menschen, die meine eigene Selbstachtung und damit mein Wohlbefinden wesentlich mitbestimmt.

Die hier angedeutete Theorie des Selbstbilds fußt auf der Sozialpsychologie von Charles H. Cooley und George H. Mead. Die beiden zentralen Annahmen ihres Ansatzes lauten: Das Selbstbild eines Menschen spiegelt wesentlich das Verhalten anderer ihm gegenüber wider („looking-glass self"); und: Das Selbstbild eines Menschen hat erheblichen Einfluß auf Wohlbefinden und Verhalten. Werde ich im Umgang mit für mich maßgeblichen Menschen darin bestärkt, bei mir handele es sich um eine wertvolle, attraktive, leistungsfähige oder einflußreiche Person, wird sich dies entsprechend positiv auf mein Gefühlsleben auswirken. Treten Ereignisse ein, die mein Ansehen in den Augen mir wichtiger Anderer gefährden oder schmälern, meine Attraktivität und meinen Einfluß bedrohen oder mindern, sind die Konsequenzen für Selbstwertgefühl und Wohlbefinden entsprechend negativ, stellen sich Ängste oder Gefühle der Niedergeschlagenheit oder Hilflosigkeit ein. Dem Selbstbild kommt so gesehen für das seelische Gleichgewicht eines Menschen eine Schlüsselrolle zu.

Ein schwerwiegendes Lebensereignis wie der Herzinfarkt erschüttert die Selbsteinschätzung eines Menschen. Führt die Krankheit zusätzlich zu weitreichenden Veränderungen der Lebensumstände, so zwingt dies unweigerlich auch zu einer gewissen „inneren Wende", d. h. dazu, das bisherige Selbstbild an die veränderte Realität anzupassen. Geschieht dies nicht, vermeidet der Betroffene eine aktive Auseinandersetzung mit der Krankheit und ihren Folgen und entsteht dadurch eine chronische Diskrepanz zwischen Realität und Selbstbild, dann hat das auf Dauer meist erhebliche Folgen für seine seelische Verfassung (Horowitz 1983) und seinen

Umgang mit Ärzten und Angehörigen. Eine schwere chronische Krankheit zwingt den einzelnen in jedem Falle zu verstärkten Bemühungen: entweder zur Verteidigung oder Bewahrung seiner alten oder zum Erwerb einer teilweise veränderten Identität. Diese Bemühungen bezeichnen wir als Selbstbildmanagement. Leugnen oder auch nur Vermeiden der Krankheit und ihrer Konsequenzen sind Formen eines sehr regiden Selbstbildmanagements, d. h. eines starren Festhaltens am alten Selbst. Wo die Krankheit mit erheblichen Verlusten z. B. an Leistungsfähigkeit oder an Zukunftschancen verbunden ist, muß Leugnung und Vermeidung den Bewältigungsprozeß nahezu zwangsläufig erschweren. Aktive Konfrontation mit den seelischen und lebenspraktischen Problemen einer Krankheit – so unsere Vermutung – erleichtert soziale Unterstützung durch andere und die Wiedergewinnung von Selbstvertrauen und Selbstwertgefühl (Mages u. Mendelsohn 1980, S. 272). Je geringer indessen die Diskrepanz zwischen Realität und Selbstbild nach einem Krankheitsereignis, um so geringer auch die möglichen Risiken anhaltenden Leugnens oder Vermeidens und um so geringer daher auch die Notwendigkeit zum aktiven Selbstbildmanagement. Übereinstimmung zwischen realem und idealem Selbst und Wiedergewinnung von Selbstvertrauen und positivem Selbstwertgefühl sind wichtige selbstbildbezogene Aufgaben chronisch Kranker oder Behinderter.

Das Selbstbild ist nicht statisch fixiert, sondern Produkt alltäglicher Erfahrungen, Interaktionen, Grübeleien und Reflexionen. Wir unterscheiden zwischen internem und externem Selbstbildmanagement. Internes Selbstbildmanagement bezieht sich auf die kognitive und emotionale Auseinandersetzung mit der Krankheit und ihren möglichen Folgen. Externes Selbstbildmanagement wird v. a. dann notwendig, wenn der ehemalige Herzpatient bei der Rückkehr in seinen Alltag gegenüber anderen, z. B. seinem Partner oder seinen Arbeitskollegen, entweder sein altes Selbstbild zu verteidigen oder ein teilweise verändertes Selbstbild zu erproben und durchzusetzen sucht. Hilfe anderer beim Erhalt oder bei der teilweisen Veränderung des Selbstbilds ist ein wesentlicher Wirkungsmechanismus sozialer Unterstützung. Wo hierfür aus verschiedenen Gründen weder der behandelnde Arzt noch der Partner oder andere enge Angehörige oder Freunde als potentielle Unterstützungsquellen in Frage kommen oder wo sie (bei Alleinstehenden) nicht vorhanden sind, können Selbsthilfegruppen einen letzten „Fluchtpunkt" oder die einzige verbleibende „Stütze" bilden (Schafft u. Töpfer 1984).

Körperselbst, soziales Selbst, Leistungsselbst: Wesentliche Dimensionen des Selbstbildes sind das Körperselbst, das soziale Selbst und das Leistungsselbst. Obwohl eine systematische Behandlung dieser Thematik noch aussteht, finden sich in der Literatur bereits zahlreiche Hinweise und Belege dafür, daß eine chronische Krankheit oder Behinderung negative Auswirkungen auf alle Dimensionen des Selbstbilds haben kann (Goffman 1967; Moos u. Tsu 1977). Dauerhafte seelische Störungen in der Folge einer chronischen Krankheit lassen sich u. E. als Resultat gar nicht ernsthaft unternommener oder wiederholt mißlungener Versuche deuten, das eigene Selbstbild an die neue Realität anzupassen. Die Gründe dafür können vielfältiger Art sein. Die Ursachen können in einer weitgehenden Leugnung der Krankheit überhaupt liegen, aber auch in der Schwere der empfundenen körperlichen oder befürchteten sozialen Schäden. Verantwortlich dafür können aber auch als defizitär erlebte Lebensbedingungen und mangelhafte soziale Unterstützung sein.

Von einer schweren Krankheit Betroffene werden sich fragen, wie weit und wie lange diese Krankheit ihre Körperfunktion beeinträchtigt, wie lange sie noch zu leben haben, was sie sich in Zukunft noch zutrauen können, ob und wieviel sie an körperlicher Anziehungskraft eingebüßt haben. Schon bei der Beurteilung des Körperselbst also spielen gesellschaftliche Werte wie Leistungsfähigkeit oder Attraktivität eine erhebliche Rolle (Field 1978). Als zweites ist die soziale Dimension des Selbst zu berücksichtigen: Welche Auswirkungen wird die Krankheit auf die soziale Umwelt haben? Wie wird der Partner reagieren? Wird er/sie Verständnis zeigen und Rücksicht nehmen? Wird er/sie „mitziehen" oder sich eher abwenden? Werden sich aus der Krankheit neue oder vermehrte Abhängigkeiten ergeben? Inwieweit kann der/die Betroffene es überhaupt mit seinem/ihrem Selbstverständnis vereinbaren, auf Hilfe anderer angewiesen zu sein? Werden die Freunde weiter Kontakt halten und werden sie die gleiche Wertschätzung entgegenbringen wie bisher? Als drittes ist schließlich die berufliche Dimension des Selbst von Bedeutung: Wie steht es mit der Rückkehr zur Arbeit und mit der verbliebenen beruflichen Leistungsfähigkeit? Werden die Vorgesetzten, Kollegen, Untergebenen sich wie früher verhalten oder werden sie jemanden, der von der Krankheit X oder Y befallen ist, trotz aller gegenteiligen Beteuerung nicht mehr ganz „für voll" nehmen? Wird man „kürzer treten", Aufgaben und Einfluß abgeben oder langgehegte Karriereerwartungen aufgeben müssen? Welche Rolle spielt der Beruf überhaupt im Leben? Wird das vorzeitige Ausscheiden aus der gewohnten Erwerbstätigkeit zu verkraften sein und welchen Sinn wird das Leben dann noch haben? Diese oder ähnliche Gedanken macht sich vermutlich jeder, der eine schwere Krankheit wie einen Herzinfarkt erleidet. Und je weniger das Ergebnis solcher Grübeleien (internes Selbstbildmanagement) akzeptabel erscheint, um so negativer wird sich dies auf das Selbstvertrauen und das Selbstwertgefühl auswirken und um so größer ist die Wahrscheinlichkeit für Überempfindlichkeiten, negative Stimmungen, Ängstlichkeit oder Depressivität. Durch den Schock der Erkrankung ausgelöste Unsicherheiten und Zukunftsängste zwingen früher oder später, solche Überlegungen anzustellen, um Klarheit über die neue Lebenssituation zu gewinnen, den erlittenen Schaden abzuschätzen, Probleme zu antizipieren, und notwendige Anpassungsprozesse und Handlungsalternativen zu erwägen, um zunächst wenigstens eine kognitive Kontrolle über das Lebensereignis Herzinfarkt und seine Folgen zu gewinnen. Der zentrale Punkt, um den diese inneren Auseinandersetzungen mit der Krankheit und ihren Folgen vermutlich immer wieder kreisen, ist: Werde ich wieder in mein normales Leben zurückkehren, d. h. auch mein altes Selbstbild erhalten können, werde ich mit anderen Worten - wie dies in Gesprächen mit Herzpatienten vielfach formuliert wurde - „wieder der Alte" sein? Sollte es zu größeren Lebensumstellungen kommen, lautet die Frage: Wieviel von meinem alten Selbst werde ich in dieses veränderte Leben hinüberretten können und wieviel geht dabei verloren? Hat das Leben bei all diesen Verlusten dann überhaupt noch einen Sinn?

Der eigentliche „Realitätstest" für den Herzpatienten - und damit die Bestätigung oder Zerstreuung seiner Befürchtungen oder aber die unerwartete Konfrontation mit möglicherweise bis dahin geleugneten Problemen - kommt erst nach Abschluß der stationären Behandlung. Erst jetzt, bei der mehr oder weniger schrittweisen Wiederaufnahme gewohnter Aktivitäten, erweist sich, ob und wieweit die Krankheit tatsächlich zu dauerhaften Lebensumstellungen und damit vielleicht auch zum endgültigen Verlust liebgewordener Aktivitäten, Pflichten und Gewohnheiten zwingt. Spätestens jetzt wird dem ehemaligen Herzpatienten voll bewußt, welche Konsequenzen die Krankheit für sein zukünftiges Leben tatsächlich hat, was er sich noch zutrauen kann und mit wieviel (zusätzlichen) Schwierigkeiten er fertig werden muß. Werden sich bei der Erprobung der eigenen körperlichen Leistungsfähigkeit, bei der Wiederaufnahme gewohnter Aktivitäten und schließlich bei der (Re)integration in Familie, Ehe und Erwerbsleben seine ursprünglichen Befürchtungen eher bestätigen, so ist die Wahrscheinlichkeit einer dauerhaften Beeinträchtigung seines Befindens groß. Erweisen sie sich jedoch als weitgehend grundlos, gewinnt der Betroffene bei der Rückkehr in die Normalität sein Selbstvertrauen zurück oder gelingt es ihm, innerlich auch mit einer wesentlich veränderten Realität fertig zu werden und ihr Sinn abzugewinnen, dann wird sich dies auf sein Selbstwertgefühl entsprechend positiv auswirken. Wir vermuten, daß die Stabilität und die Supportivität seines sozialen Netzwerks mitentscheidend dafür sind, in welchem Maß der einzelne sein Selbstbild durch die Krankheit in Frage gestellt sieht und wie rasch er sein Selbstvertrauen zurückzugewinnen vermag, eben weil er sich dabei vielleicht v. a. durch seine engste soziale Umgebung oder durch andere Personen, mit denen er häufig zusammentrifft, ermutigt und unterstützt fühlt, mit den anstehenden Veränderungen und Problemen fertigzuwerden.

Da das Selbstbild mehrere Aspekte aufweist, wird das Ausmaß der durch die Krankheit ausgelösten Bedrohung oder Entwertung davon abhängen, welcher Teil des Selbstbilds davon tangiert wird und wie wichtig er dem Betroffenen ist. Je subjektiv bedeutsamer also die drohende oder tatsächliche Selbstentwertung, um so schmerzlicher werden die erzwungenen Anpassungsprozesse empfunden werden. Wer z. B. in einem hohen Niveau körperlicher Leistungsfähigkeit und sportlicher Aktivität ein wesentliches Element seines Selbstbilds sieht, wird einen Herzinfarkt möglicherweise als stärkere Bedrohung empfinden als jemand, der auf körperliche Leistungsfähigkeit weniger Wert legt. Wer in der beruflichen Anerkennung die wichtigste Quelle der Selbstbestätigung sieht, wird vermutlich mit möglichen krankheitsbedingten Änderungen in diesem Bereich oder mit dem möglichen Verlust der Erwerbstätigkeit schlechter fertig werden als jemand, für dessen Selbstachtung die Erwerbstätigkeit von weniger großer Bedeutung ist; denn die notwendig werdenden Anpassungsprozesse, um das alte Selbstbild mit der neuen Realität in Übereinstimmung zu bringen, werden als um so weitreichender erachtet und dadurch emotional schwerer zu verkraften sein.

Selbstvertrauen bzw. Kontrollüberzeugung: In der psychologischen und psychosomatischen Streßforschung wird vielfach angenommen, wiederholt erlebte Unfähigkeit eines Menschen, ein gewohntes oder angestrebtes Maß an Kontrollierbarkeit oder Vorhersehbarkeit seiner Lebensbedingungen herzustellen, sei eine wesentliche Ursache für Depression. Je häufiger ein Mensch bei dem Versuch scheitert, Dinge, die ihm im Leben wichtig sind, in seinem Sinne zu beeinflussen, um so größer die Gefahr für sein seelisches Gleichgewicht (Seligman 1983) und auch für seine physische Gesundheit (Henry u. Stephens 1977). Seligman spricht in der reformulierten Fassung seiner Theorie von „erlernter Hilflosigkeit", wenn der einzelne seine Unfähigkeit – z. B. mit einer Krankheit und ihren Folgen in einer bestimmten Weise fertigzuwerden – sich selbst und nicht Einflüssen zuschreibt, für die er keine Verantwortung zu tragen glaubt. Der von uns verwendete Begriff des Selbstvertrauens steht in dieser Tradition der kognitiven Lerntheorie (z. B. Bandura 1977). Unter Selbstvertrauen („mastery") verstehen wir mit Pearlin et al. „das Maß, in dem Menschen überzeugt sind, Kontrolle über die Kräfte auszuüben, die ihr Leben entscheidend beeinflussen" (Pearlin et al. 1981, S. 40). Wir dürfen annehmen, daß ein Herzinfarkt das so verstandene Selbstvertrauen der Betroffenen erheblich erschüttert. Einmal weil die Krankheit mit ihren Begleiterscheinungen zu großer Ungewißheit über das eigene Schicksal führt und zu ungewohnter Abhängigkeit und weil sie mit zahlreichen neuen Situationen konfrontiert (z. B. Aufenthalt auf einer Intensivstation). Zum zweiten, weil die Behandlung in vielen Fällen durch Art und Dauer eine rasche Rückgabe der Verantwortung über den Körper und die übrigen Lebensumstände an die Betroffenen verzögert oder erschwert. Erzwungene Abhängigkeit und Passivität durch lange Phasen stationärer Behandlung oder lange Phasen des Krankgeschriebenseins verbunden mit Schwierigkeiten und Mißerfolgen bei der Wiederaufnahme gewohnter sozialer Rollen kann das Selbstvertrauen des Patienten nachhaltig erschüttern und dadurch zur dauerhaften Beeinträchtigung des subjektiven Wohlbefindens beitragen (Krantz 1980; Wenger 1982).

Selbstwertgefühl: Mit Rosenberg verstehen wir unter Selbstwertgefühl die allgemeine Wertschätzung, die ein Mensch von sich selbst hat (Rosenberg 1979). Neben dem Selbstvertrauen hat auch das Selbstwertgefühl eine erhebliche Bedeutung für Wohlbefinden und Verhalten. Beide hängen oft eng miteinander zusammen. Die Erhaltung des eigenen Selbstbilds und das Streben nach einem positiven Selbstwertgefühl bilden, so eine unter Soziologen und Psychologen verbreitete Auffassung, ein dem Menschen innewohnendes Bedürfnis. In einer seiner eindrucksvollsten Arbeiten hat der Soziologe Erving Goffman die vielfältigen Anstrengungen beschrieben, mit denen Behinderte oder anderweitig stigmatisierte Menschen ihre Minderwertigkeitsgefühle zu überwinden trachten (Goffman 1967). Für Goffman und die Anhänger des symbolischen Interaktionismus ist, wie oben bereits angedeutet, die eigene (positive) Selbstdarstellung, ihre Zurückweisung oder Bestätigung durch andere eine mehr oder weniger bewußte Begleiterscheinung jedweden alltäglichen sozialen Umgangs. Aus psychologischer Sicht wurden in der Vergangenheit hierbei v. a. die negativen Erfahrungen und ihre seelischen Folgen betrachtet: „Täglich erleben wir Bedrohungen unseres Selbstwertgefühls: Wir fühlen uns minderwertig, unsicher, ungeliebt ... Unser Ego gerät ins Schwitzen. Wir fühlen uns unbehaglich, vielleicht ängstlich und sind eifrig bemüht, unsere narzißtischen Wunden wieder zu heilen" (Allport 1961, S. 155 ff.; nach Rosenberg 1979, S. 260). Und tatsächlich darf vermutet werden, daß jemand, der ohnehin wegen einer schweren chronischen Krankheit bereits psychisch verwundbarer ist, diesen alltäglichen Bedrohungen seines Selbstbilds weniger entgegenzusetzen vermag und deshalb verstärkt zu Minderwertigkeitsgefühlen neigt. Nach der hier vertretenen Auffassung enthält der soziale Alltag in Familie, Arbeit und Freizeit jedoch auch mehr oder weniger häufige und mehr oder weniger intensive Ich-Bestärkungen. Sie können für das Selbstwertgefühl eine Art „Schutzwall" bilden. Durch ihren Einfluß können auch dem Ich einmal zugefügte Wunden schneller wieder heilen.

Der Begriff des Selbstbilds ermöglicht die Identifikation als subjektiv wichtig empfundener Lebensbedingungen und damit auch eine Abschätzung ihrer Relevanz für Wohlbefinden und Gesundheit des einzelnen. Während sich Soziologen überwiegend mit der Frage beschäftigen, wie soziale Bedingungen bei der Entstehung, Erhaltung und Entwertung eines Selbstbilds mitwirken, widmen sich Psychologen überwiegend den Auswirkungen des Selbstbilds auf Motivation und Verhalten (Gecas 1982). Der Mensch wird dabei als Wesen gesehen, das aktiv und kreativ zu handeln vermag, Situationen also nicht nur passiv ausgesetzt ist, sondern sie auch konstruktiv bewältigen kann. Der von uns gewählte Begriff des Selbstbildmanagements soll diese aktive Komponente betonen helfen.

1.5 Zusammenfassung und Ausblick

Das Erleiden einer schweren Krankheit wird in dieser Studie als ein zugleich physisches, psychisches und soziales Geschehen begriffen. Zur Erfassung der vielfältigen Einflüsse, die auf das individuelle Bewältigungsverhalten und auf den Genesungsverlauf von Herzpatienten wirken, bedienen wir uns eines sozialökologischen Modells. Medizinische Versorgung, Familie, Sozialversicherung und Arbeitswelt beeinflussen Lebensqualität und Verhalten der Betroffenen. Sie tun dies vermittelt über Rahmenbedingungen, Aktivitäten und Entscheidungen, die sich gesundheitsförderlich, aber auch kontraproduktiv auf den Genesungsprozeß auswirken können, ohne daß dies den jeweiligen Akteuren und Institutionen immer ausreichend bewußt sein muß. In sozialer Unterstützung aus der Umwelt chronisch Kranker vermuten wir einen bislang weitgehend vernachlässigten und unterschätzten Faktor von außerordentlicher gesundheitsförderlicher Kraft und im Zusammenwirken von sozialer Unterstützung und Selbstbild eines Menschen einen allgemeinen soziopsychosomatischen Wirkungsmechanismus. Ob und inwieweit die Ergebnisse unserer Forschungsarbeit diese Annahmen bestätigen, werden die folgenden Kapitel zeigen. Daß angesichts der Komplexität des untersuchten Geschehens und der relativen Grobheit unserer Meßverfahren viele Fragen offen bleiben und vieles in nur recht unbefriedigender Form geleistet werden konnte, versteht sich von selbst. Die einzelnen Kapitel folgen der Patientenkarriere eines chronisch Kranken.

2 Der somatische Krankheitsverlauf

H. LEHMANN, J. BAUER und G. KAUFHOLD[1]

Die Konzeptualisierung der Krankheitsbewältigung als Streßprozeß beinhaltet – wie in Kap. 1 dargelegt –, daß das Erleiden einer schweren Krankheit nicht nur ein somatisches, sondern auch ein psychisches und soziales Geschehen ist. Medizinische Behandlungsprogramme, insbesondere auch Rehabilitationsprogramme akzeptieren heute grundsätzlich diesen Leitsatz, sie unterstellen aber implizit, daß die somatischen Faktoren den Genesungsprozeß dominieren, d. h. erst auf der Grundlage eines möglichst gut wiederhergestellten Somas kann sich auch die psychische Wiederherstellung und soziale Reintegration eines Erkrankten vollziehen. Die sozialepidemiologische Sichtweise betont im Vergleich dazu die Wechselwirkung zwischen somatischen, psychischen und sozialen Faktoren im Genesungsprozeß. Bei der Betrachtung der Rehabilitation rückt hier die Frage in den Vordergrund, wieweit neben medizinischen bzw. somatischen Aspekten auch andere Faktoren für den Genesungs- und Reintegrationsprozeß von Bedeutung sind.

Diesem Ansatz folgend muß eine breite Anlage der Untersuchung gewählt werden. Die Erfassung vieler Rehabilitationsaspekte bei einer hohen Fallzahl ermöglicht verallgemeinerungsfähige Aussagen über die Krankheitsbewältigung der untersuchten Patientengruppe. Solche Aussagen sind in der Regel durch klinische Studien, die für sich den Vorteil einer in die Tiefe gehenden Erhebung medizinischer Indikatoren haben, nicht möglich. Epidemiologische bzw. sozialepidemiologische Studien müssen meist zugunsten der „Breitenwirkung" aus Kosten- und Praktikabilitätsgründen die „Tiefenwirkung" beschneiden. Dies gilt auch konkret für die vorgestellten medizinischen Daten. Bei ihrer Erfassung muß den Gegebenheiten der Praxis Rechnung getragen werden, d.h. wegen unterschiedlicher Ausstattung und verschiedener Verfahrensweisen in den beteiligten Krankenhäusern war es beispielsweise nicht möglich, in der Literatur häufig genannte medizinische Indizes (Norris et al. 1969; Peel et al. 1962) zu bilden. Das Fehlen standardisierter Verfahren zur Bestimmung des Schweregrades des Infarkts und zur Festlegung prognostischer Faktoren für die Überlebenswahrscheinlichkeit nach einem Infarkt läßt – bei dem gewählten Untersuchungsdesign – nur begrenzte Aussagen über den somatischen Zustand und den somatischen Genesungsverlauf der Patienten zu. In dieser Situation spiegelt sich aber auch ein Stück Realität bundesdeutscher Akutkrankenhäuser und Nachsorgeeinrichtungen, die hier in ihrer Unterschiedlichkeit erfaßt wurden – in einer Unterschiedlichkeit, die nur mit einem hohen Aufwand durch eine für alle Patienten gleiche kardiologische Standarduntersuchung hätte ausgeglichen werden können.

Für den Zweck der vorliegenden Untersuchung kann die Qualität und die Differenziertheit der erfaßbaren medizinischen Daten als gut bezeichnet werden, zumal

es in erster Linie darum ging, die somatischen Hauptbefunde zu erheben, aufgrund
derer die behandelnden Ärzte ihre Therapie aufbauen und das Gespräch mit dem
Patienten führen. Die medizinischen Daten beschreiben daher die „notwendigen"
somatischen Grundlagen a) zur Erfassung des körperlichen Zustandes, b) zur Darstellung des somatischen Genesungsverlaufs und c) zur Operationalisierung des somatischen Faktors als Erklärungsvariable im Rehabilitationsprozeß. Sie beschreiben – im Vergleich zum subjektiven Erleben des Infarkts durch den Betroffenen
und seine Umgebung – die medizinisch-objektive Seite im Prozeß der Krankheitsbewältigung.

Im folgenden wird – als Einführung für Nichtmediziner – zunächst der medizinische Diskussionsstand zur Herzinfarktrehabilitation dargestellt. Dieser kurze Abriß
ist zugleich der Hintergrund für die Bildung der medizinischen Indizes, die in Anhang B beschrieben sind. Es folgt die Beschreibung der somatischen Ausgangssituation des untersuchten Patientenkollektivs sowie eine Beschreibung des Genesungsverlaufs im 1. Jahr nach dem Infarkt aus medizinischer Sicht. Der Darstellung
der Behandlungssituation wird dabei besondere Aufmerksamkeit gewidmet. Im abschließenden Teil wird die psychische und soziale Situation von Rehabilitanden mit
unterschiedlichem somatischen Zustand geschildert.

2.1 Der Herzinfarkt aus medizinischer Sicht –
Anmerkungen zum medizinischen Stand der Herzinfarktrehabilitation

Die folgenden Ausführungen sollen die medizinische Betrachtungsweise verdeutli-
chen, die das Krankheitsgeschehen beim Herzinfarkt in 2 Phasen unterteilt. Jede
Phase ist dabei durch eine spezielle diagnostische und therapeutische Problematik
gekennzeichnet. Die Darstellung des medizinischen Diskussionsstandes zu Fragen
der Herzinfarktrehabilitation bildet zugleich auch die Grundlage für die Auswahl
der medizinischen Indikatoren.

Der Herzinfarkt kann allgemein als eine akute Episode in einem chronischen – in
der Regel in einem atherosklerotischen – Krankheitsgeschehen begriffen werden
(Bauer u. Lehmann 1981, S. 195; WHO 1982, S. 8). Genesungszustand und Genesungsverlauf des Herzinfarktpatienten werden daher aus medizinischer Sicht nicht
nur durch das Infarktereignis selbst und seine Folgen beeinflußt, sondern auch
durch das Fortschreiten der Grunderkrankung. Ärztliche Bemühungen haben deshalb einerseits eine kurzfristige Perspektive und sind auf die Akutphase gerichtet,
andererseits müssen sie in der Langzeitperspektive die chronischen Aspekte der Erkrankung berücksichtigen. Nach der medizinischen Lehrmeinung wird das Schicksal eines Infarktpatienten neben den Risikofaktoren in erster Linie vom Ausmaß
der Myokardschädigung und der Gefäßveränderungen sowie von der medikamentösen und chirurgischen Behandlung bestimmt. Aussagen über den Verlauf nach einem Infarkt betreffen v. a. die Letalität während des Aufenthalts im Krankenhaus
(Kurzzeitprognose) und nach der Entlassung aus stationärer Behandlung (Langzeitprognose) sowie die körperliche Belastbarkeit im Postinfarktstadium.

2.1.1 Die akute Phase des Herzinfarkts

Die Sterblichkeit im Krankenhaus konnte in den letzten Jahren auf ca. 20 % gesenkt werden (Kupper u. Bleifeld 1982, S. 125). Um frühzeitig Hinweise auf gefährdete Patienten zu erhalten, wurden verschiedene „Prognoseindizes" aus klinischen, hämodynamischen und metabolischen Parametern entwickelt, unter denen der Index von Norris et al. am brauchbarsten erscheint (Friesinger 1978). Allgemein hat sich dieses Verfahren – zumindest in der BRD – jedoch nicht durchgesetzt. Die Prognosekraft des Index für den individuellen Fall scheint nicht wesentlich höher zu sein als die klinische Einschätzung der Symptome, die für seine Errechnung benutzt werden. Erfolgversprechender sind hämodynamische Messungen während der ersten Tage nach dem Herzinfarkt sowie die Herzbinnenraumszintigraphie (Kupper u. Bleifeld 1982). Da diese Untersuchungen aber nur bei einem Teil der Infarktpatienten durchgeführt werden, muß in der alltäglichen Praxis zur Prognosestellung meist auf klinische Symptome und technisch weniger aufwendige Verfahren zurückgegriffen werden. Große transmurale Infarktzeichen im Ruhe-EKG sowie mechanische und/oder elektrische Komplikationen (Schock, Herzinsuffizienz, Arrhythmien) sind als prognostisch ungünstig anzusehen (Roskamm u. Reindell 1982), desgleichen eine Erhöhung infarkttypischer Serumenzyme über das 5 fache des Normalwerts (Friesinger 1978). Die prognostische Wertigkeit der Infarktlokalisation wird in der Literatur unterschiedlich beurteilt.

Die Behandlung in der Akutphase des Herzinfarkts hat sich im Laufe der letzten 10-15 Jahre erheblich gewandelt von einer passiv abwartenden Therapie hin zu einer eingreifenden Therapie, von der Nachbehandlung hin zu Vorwärtsstrategien. Dieser Wandel dokumentiert sich zum einen in der stetigen Zunahme der Frühmobilisation als gültiger Behandlungsstrategie sowie in jüngerer Zeit in der Anwendung invasiver Therapieverfahren zur Begrenzung des Herzschadens (Ballondilatation, Lysebehandlung) und zum anderen in den Fortschritten bei der Medikamentierung.

2.1.2 Die chronische Phase des Herzinfarkts

Die Sterblichkeit im Verlauf des 1. Jahres nach dem Herzinfarkt liegt bei 10-18 %. 80 % der Todesfälle sind kardiovaskulär bedingt, nach 5 Jahren leben noch 55-75 % der Infarktpatienten (Kupper u. Bleifeld 1982, S. 128). Neben dem Ausmaß der Myokardschädigung sind die Ausprägung der Koronarveränderungen und das Vorliegen von gefährlichen Rhythmusstörungen langfristig von ausschlaggebender Bedeutung. Da invasive Untersuchungen nur bei einem Teil der Infarktpatienten durchgeführt werden, muß sich die Beurteilung der Überlebenswahrscheinlichkeit meist auf klinische Symptome und Befunde stützen. Faktoren, die mit einer ungünstigen Prognose einhergehen, sind Angina pectoris, Herzvergrößerung, Linksherzinsuffizienz, dauerhafte EKG-Veränderungen (Friesinger 1978). Was die Herzrhythmusstörungen betrifft, wird ihre Prognosekraft als unabhängiger Parameter in der Literatur nicht einheitlich beurteilt. Den Standardrisikofaktoren scheint nach dem Eintritt eines Herzinfarkts nur ein geringer prognostischer Wert hinsichtlich der Letalität zuzukommen (Taylor et al. 1980).

Wie im akuten, so ist es auch im chronischen Stadium des Herzinfarkts von großer praktischer Bedeutung, Patienten mit einem erhöhten kardialen Letalitätsrisiko frühzeitig zu erkennen. Während hierfür in der angloamerikanischen Literatur die Durchführung je eines ergometrischen Belastungstests im Verlauf des 1. Monats und ca. 2–3 Monate nach Herzinfarkt zur Feststellung pathologischer Symptome und EKG-Veränderungen empfohlen wird (Kellermann 1982; Wenger 1982), beurteilt man den prognostischen Wert einer solchen Untersuchung vor Entlassung aus dem Krankenhaus in der BRD nicht einheitlich. Die Wahrscheinlichkeit eines Reinfarkts oder plötzlichen Herztodes ist bei denjenigen Postinfarktpatienten gering, die bei Entlassung keine Herzbeschwerden und keinen erhöhten Blutdruck aufweisen sowie ein unauffälliges EKG und ein unauffälliges Röntgenbild des Brustkorbs haben (Kupper u. Bleifeld 1982).

Morbidität und Mortalität nach einem Herzinfarkt werden aber nicht nur von der somatischen Schädigung, sondern auch von der medikamentösen Behandlung im Rahmen der Sekundärprävention und von der chirurgischen Therapie beeinflußt. Ein zentrales Problem der Langzeitmedikation stellt die Frage einer generellen Verordnung bestimmter Substanzen dar. In verschiedenen Studien konnte eine Senkung der Häufigkeit des akuten Herztodes durch Verordnung von β-Rezeptorenblockern nachgewiesen werden, so daß ihr Einsatz für 1–2 Jahre nach dem Herzinfarkt generell empfohlen wird. Bei den Mitteln zur Beeinflussung der Thrombenbildung geht die Tendenz eher in die entgegengesetzte Richtung. Langfristige Verordnung von Antikoagulanzien erfolgt zunehmend nur bei Patienten, die an zusätzlichen Erkrankungen mit erhöhtem thromboembolischen Risiko leiden; eine generelle Verordnung von Thrombozytenaggregationshemmern wird überwiegend abgelehnt. Wie deren Auswirkungen bedürfen auch die einer medikamentösen Behandlung metabolischer (stoffwechselbedingter) Risikofaktoren einer weiteren Überprüfung und Klärung (Kellermann 1982; Weisswange 1981).

Was die chirurgische Therapie betrifft, wird heute allgemein anerkannt, daß die aortokoronare Bypassoperation bei einem Großteil der Patienten pektaginöse Beschwerden bessert oder ganz beseitigt. Ferner läßt sich für bestimmte Subgruppen von Koronarkranken eine Verbesserung der Überlebenskurven wenigstens für einige Jahre nachweisen, und es besteht weitgehende Einigkeit darüber, bei welchen Patienten die Indikation zum operativen Eingriff gegeben ist (Schmuziger 1982). Patienten, die zum Zeitpunkt der Entlassung aus dem Akutkrankenhaus eine medikamentös nicht beeinflußbare Belastungsangina oder Belastungsinsuffizienz aufweisen und in operationsfähigem Zustand sind, sollten schnell einer Koronarangiographie zugeführt werden, um eine mögliche aortokoronare Bypassoperation zu prüfen (Kupper u. Bleifeld 1982).

Neben der Langzeitprognose ist bei der Entlassung aus dem Krankenhaus die Beurteilung der körperlichen Belastbarkeit als zentrale Größe eines umfassenden Therapie- und Rehabilitationskonzepts von entscheidender Bedeutung. Die Ausprägungen von Myokardschädigung, Koronarveränderungen und Rhythmusstörungen können sowohl für die Überlebenswahrscheinlichkeit als auch für die Belastbarkeit limitierende Faktoren darstellen.

Die einfachste Methode zur Leistungsbeurteilung beruht auf der anamnestischen Erhebung und klinischen Erfassung typischer Symptome und deren Zuordnung zur entsprechenden Kategorie der Klassifikation der New York Heart Association

(NYHA). Sie scheint in ihrem Aussagewert durch technisch ermittelte Parameter
nur partiell übertroffen zu werden (Gitter u. Heilmeyer 1978). Um diese Parameter
zu ermitteln, stehen nichtinvasive und invasive Untersuchungsmethoden zur Verfügung, die sich sowohl hinsichtlich ihres Aussagewertes als auch ihres apparativen
und personellen Aufwands erheblich voneinander unterscheiden. Eine Beurteilung
der medizinischen Problematik von Infarktpatienten kann mittels klinischer Symptome und nichtinvasiver Befunde (Ruhe- und Langzeit-EKG, Röntgenaufnahme
des Brustkorbs, Ergometrie) erfolgen (Roskamm u. Reindell 1982). Je nachdem, ob
vorrangig ein Myokard-, ein Koronar- oder ein Arrhythmieproblem vorliegt, können therapeutische Entscheidungen und institutionelle Weichenstellungen vorgenommen werden.

Die Beschreibung des medizinischen Diskussionsstandes zeigt, daß zu Behandlung und Therapie gerade in der „chronischen Phase" die Meinungen der Fachleu-
te zum Teil stark differieren. Seit den frühen 70er Jahren liegen zwar von der WHO
(1969, 1973) Richtlinien zur Herzinfarktrehabilitation vor, die Ausführungen dieser
Richtlinien und die Befolgung der Empfehlungen werden aber je nach Land und
vorherrschender Behandlungsphilosophie sehr unterschiedlich gehandhabt (Kellermann u. Denolin 1977; Mathes u. Halhuber 1982). Die medizinische Lehrmeinung präsentiert sich nicht als ein monolithischer Block.

2.2 Beschreibung des Gesundheitszustands und des Genesungsverlaufs

Die folgende Beschreibung basiert auf Angaben aus der Patientenanamnese, auf
medizinischen Befunden und Aussagen zum Behandlungsprogramm durch die behandelnden Ärzte. Bei der Vielzahl der beteiligten Krankenhäuser (213 Einheiten)
und Hausärzte (476) mußte ein kleinster gemeinsamer Nenner für die Erfassung der
medizinischen Daten gefunden werden, der die unterschiedlichsten Ausstattungen
und Qualifikationen der Behandler berücksichtigt[2]. Das heißt, es konnte nur ein
grobes medizinisches Raster angelegt werden, eine differenzierende Erfassung medizinischer Indikatoren war aus den genannten Gründen nicht möglich.

Da das Hauptthema der Untersuchung der langfristige Rehabilitationsprozeß ist,
werden besonders die medizinischen Befunde dargestellt, denen nach medizinischer Lehrmeinung eine große Bedeutung für die Langzeitprognose und für die Leistungsbeurteilung zukommt (vgl. 2.1). Medizinische Befunde, die die Situation der
Akutphase detailliert beschreiben, stehen daher hier nicht im Mittelpunkt.

2.2.1 Beschreibung des Gesundheitszustands der Patienten bei Entlassung
         aus dem Akutkrankenhaus

Risikofaktoren. Die Risikofaktoren beschreiben hier Eigenschaften und Verhaltensweisen von Personen, die zu einem erhöhten Morbiditäts- bzw. Mortalitätsrisiko bei Herz-Kreislauf-Krankheiten führen können (Greiser 1981; Epstein 1982).
Tabelle 1 zeigt die Verteilung der „klassischen" Risikofaktoren in der Stichprobe,
wie sie vom Akutkrankenhausarzt mitgeteilt wurden. Das Zigarettenrauchen ist -
wie bei vergleichbaren deutschen Studien (Weiß et al. 1983) - der häufigste Risiko-

Tabelle 1. Verteilung der Risikofaktoren nach Angaben des Krankenhausarztes (n = 998)

Risikofaktoren	n^a	[%]
Hypertonie	253	(27,2)
Fettstoffwechselstörungen	262	(28,1)
Hyperurikämie	111	(11,9)
Diabetes mellitus	110	(11,8)
Zigarettenrauchen	636	(63,3)
Übergewicht	381	(40,9)
Bewegungsmangel	211	(22,7)
Erblich belastet für koronare Herzkrankheit	93	(10,0)

[a] Mehrfachnennungen möglich.

Tabelle 2. Anzahl der epidemiologisch gesicherten[a] Risikofaktoren vor dem Infarkt (n = 998)

Anzahl der Risikofaktoren	n	[%]
0	135	(14,5)
1	491	(52,9)
2	249	(26,8)
3	54	(5,8)
Keine Angaben	69	–
Gesamt	998	(100,0)

[a] Epidemiologisch gesichert: Zigarettenrauchen, Hypertonie, Fettstoffwechselstörungen.

Tabelle 3. Altersverteilung der epidemiologisch gesicherten Risikofaktoren vor dem Infarkt (n = 998)

Risikofaktoren	Altersgruppe n	26-40 71	41-45 141	46-50 199	51-55 270	56-60 240	Keine Angaben 77
Hypertonie [%]		21,1	19,9	31,2	27,9	28,9	–
Fettstoffwechsel- störungen [%]		35,2	30,5	34,2	23,0	25,4	–
Zigarettenrauchen [%]		88,7	77,3	68,8	66,3	57,5	–

faktor; Hypertonie und Fettstoffwechselstörungen sind neben dem Übergewicht auch noch bei mehr als 25 % der Patienten vertreten. Die als gesichert geltenden Risikofaktoren – Zigarettenrauchen, Hypertonie, Fettstoffwechselstörungen – verteilen sich wie in Tabelle 2 dargestellt. Die Altersverteilung bei diesen Risikofaktoren (s. Tabelle 3) zeigt, daß das Zigarettenrauchen insbesondere bei jüngeren Herzinfarktpatienten vermehrt anzutreffen ist, während bei älteren der Risikofaktor Hypertonie häufiger ist. Unterschiede hinsichtlich der beruflichen Stellung (Arbeiter, Angestellte, Beamte, Selbständige) konnten nicht festgestellt werden[3]. Die Risikofaktorensituation ist also für die genannten Berufsgruppen im wesentlichen gleich.

Die Bedeutung der Risikofaktoren, insbesondere der medizinischen, für die Entstehung und Verhinderung des Herzinfarkts ist nicht endgültig geklärt (Blank 1981; Kober 1982; Waschk 1981). Einerseits zeigen die groß angelegten epidemiologischen Studien (z. B. Framingham-Studie, MRFIT-Studie, Nordkarelien-Studie) statistische Zusammenhänge auf zwischen dem Vorliegen von somatischen Risikofaktoren und den Infarktereignissen. Dies gilt gerade für die – als gesichert angesehenen – Risikofaktoren Hypertonie, Fettstoffwechselstörungen und Zigarettenrauchen. Andererseits kommen führende Vertreter des Risikofaktorenkonzepts (Epstein 1978) in ihren Aussagen zu dem Ergebnis, daß die somatischen Risikofaktoren nur etwa die Hälfte der Varianz an koronaren Herzkrankheiten erklären. Der hohe Anteil (85,5 %) an Probanden (s. Tabelle 2), die mindestens einen der gesicherten Risikofaktoren aufweisen, kann hier zwar als Hinweis auf ein verstärktes Auftreten der genannten Risikofaktoren bei Herzinfarktpatienten interpretiert werden, andererseits macht der Anteil von 14,5 % Probanden ohne diese Risikofaktoren deutlich, daß das klassische Risikofaktorenkonzept ergänzt und erweitert werden muß. Da das Studiendesign aber nicht daraufhin angelegt war, sind keine Aussagen über Wirkung und Umfang der Risikofaktoren in einem ätiologischen Sinn möglich oder beabsichtigt. Die Erhebung dient vielmehr dem Zweck, die Risikofaktorensituation zu Beginn des Rehabilitationsprozesses festzustellen und die Entwicklung im Jahresverlauf zu verfolgen. Die Risikofaktoren werden als ein Faktor unter anderen im Genesungsprozeß gewertet, d. h. es wird für die Genesung ein multikausales Modell (vgl. Kap. 1) unterstellt. Wir sehen deshalb, wie von Epstein (1977) für die Ätiologie des Herzinfarkts postuliert, in den psychischen und sozialen Faktoren, also in den „Lebensumständen" der Betroffenen wesentliche Elemente, die die Bewältigung des Herzinfarkts beeinflussen.

Medizinische Befunde. *Klassifikation des Infarktereignisses.* Das Infarktereignis wird durch die Arztangaben zur Infarktgröße (Ausmaß elektrokardiographischer und blutchemischer Veränderungen) und zu Komplikationen (Lungenödem, Schock, Herzstillstand) beschrieben. Die genauen Zuordnungskriterien für die Klassifikation in die Gruppen „leicht", „mittel" und „schwer" sind im Anhang dargestellt. Wegen der vorgegebenen Auswahlkriterien stellt das untersuchte Kollektiv eine positive Auswahl unter den Infarktpatienten dar. Die in Tabelle 4 angegebene Verteilung bezieht sich nur auf Patienten, die den Infarkt auch in den ersten Wochen im Akutkrankenhaus überlebt haben. Es ist zu vermuten, daß bei einer Erfassung aller Infarktereignisse die Anzahl der „schweren" Fälle steigen würde. In der

Tabelle 4. Klassifikation des Infarktereignisses (n = 998)[a]

Klasse	Absolut	[%]
Leicht	175	(19,5)
Mittel	532	(59,4)
Schwer	189	(21,1)
Keine Angaben	102	–
Gesamt	998	(100,0)

[a] Klassifikationskriterien s. Anhang B.

Infarktnachsorgestudie (Hamburg) wird der Anteil der Patienten mit einem mittelschweren bis schweren Infarkt mit ⅔ angegeben (Weiß et al. 1983). Da in dieser Studie ebenfalls Patienten mit einem überlebten Erstinfarkt untersucht wurden, kann man bei Berücksichtigung der unterschiedlichen Stichproben von einer ähnlichen Verteilung nach dem Schweregrad reden. Unterschiede in der Verteilung nach dem Schweregrad konnten hinsichtlich der beruflichen Stellung und des Alters der Patienten nicht festgestellt werden.

Klassifikation nach den Kriterien der New York Heart Association.   Die funktionelle Klassifikation nach der NYHA umfaßt 4 Gruppen:

I   keine Angina pectoris oder Atemnot;
II   Angina pectoris oder Atemnot bei überdurchschnittlicher Belastung;
III Angina pectoris oder Atemnot bei alltäglicher Belastung;
IV   Angina pectoris oder Atemnot in Ruhe (Weisswange 1981).

Da man u. E. in der Alltagspraxis des Akutkrankenhauses überdurchschnittlichen Belastungen nicht ausgesetzt wird bei der Feststellung der funktionellen Merkmale, haben wir uns für die in Tabelle 5 dargestellte Gruppeneinteilung entschlossen. Betrachtet man die funktionelle Klassifikation getrennt für Angina-pectoris-Beschwerden und Atemnot (Dyspnoe), so ergibt sich die in Tabelle 6 aufgeführte Verteilung. Ein Vergleich mit der Infarktnachsorgestudie ergibt auch hier bei Berücksichtigung der Altersklassen ein ähnliches Bild. Mit dem Alter nimmt die Häufigkeit der Angina pectoris zu. Dagegen konnte eine Abhängigkeit von der beruflichen Stellung der Patienten nicht festgestellt werden, dies gilt auch für Dyspnoebeschwerden zu diesem Zeitpunkt. Das Beschwerdebild ist insgesamt für die untersuchte Gruppe recht günstig.

Tabelle 5. Funktionelle Klassifikation nach der NYHA (n = 998)

Klasse	n	[%]
Keine Angina pectoris oder Atemnot	717	(79,0)
Angina pectoris oder Atemnot bei Belastung	154	(17,0)
Angina pectoris oder Atemnot in Ruhe	36	(4,0)
Keine Angaben	91	–
Gesamt	998	(100,0)

Tabelle 6. Angina pectoris und Atemnot nach der Klassifikation der NYHA (n = 998)

Klasse	Angina pectoris		Atemnot	
	n	[%]	n	[%]
Keine Beschwerden	785	(86,6)	826	(88,7)
Beschwerden bei Belastung	90	(9,9)	94	(10,1)
Beschwerden in Ruhe	32	(3,5)	11	(1,2)
Keine Angaben	91	–	67	–
Gesamt	998	(100,0)	998	(100,0)

Klassifikation nach Art der medizinischen Problemstellung.   Die medizinische Literatur (Weidemann u. Samek 1982; Roskamm u. Reindell 1982) unterscheidet 3 Arten der medizinischen Problemstellungen: a) die Koronarinsuffizienz, d. h. das Ausmaß der Koronarsklerose, b) die Myokardinsuffizienz, d. h. den funktionellen Zustand des Restmyokards, c) die Arrhythmie, d. h. das Vorliegen bedeutender Rhythmusstörungen. Diese medizinischen Problemstellungen, die bereits der chronischen Phase des Herzinfarkts zugeordnet sind, können für den Zeitraum der Krankenhausentlassung nur unzureichend mit den zur Verfügung stehenden Daten beschrieben werden, da die meisten Untersuchungen im Krankenhaus – und auch bei der Entlassung des Patienten – nicht durchgeführt werden. Wenn auch die genannten Problemstellungen zum Zeitpunkt der Krankenhausentlassung (ca. 4–5 Wochen nach dem Infarkt) noch nicht deutlich ausgeprägt sind, insbesondere a) und b), so schlägt Roskamm (1982) doch ein diagnostisches Routineprogramm für die Krankenhäuser zu ihrer Erfassung bzw. vorläufigen Bestimmung vor. Sein Programmvorschlag umfaßt eine Anamneseerhebung, eine allgemeine klinische Untersuchung mit Bestandsaufnahme der Risikofaktoren, ein Ruhe-EKG, ein Langzeit-EKG, eine röntgenologische Beurteilung von Herzform und Herzgröße und ein Belastungs-EKG. Von diesem Programm werden wesentliche Bestandteile in der Praxis der Krankenhäuser nicht bzw. noch nicht ausgeführt (vgl. 2.2.3), entsprechend werden die oben angeführten Begriffe medizinischer Problemstellungen in den Krankenhäusern nicht verwendet. Mit dem Hinweis, daß sich diese Problemstellungen erst später ausentwickeln, wird diese Thematik aus dem Bereich der Akutversorgung hinausgedrängt, einschließlich der erforderlichen Diagnostik. Es hat den Anschein, daß nur ein sehr geringes Interesse an der notwendigen Diagnostik besteht, weil die Patienten in aller Regel kurz danach an nachgeordnete Rehabilitationseinrichtungen abgegeben werden, denen man dann auch die Arbeit der Diagnose überläßt.

Eine Ausnahme bilden die Arrhythmien, sie treten schon in der Akutphase auf, werden diagnostiziert und therapiert. In unserer Stichprobe (n = 998; keine Angaben: 91) wurde bei 64 Patienten (7%) eine ventrikuläre Extrasystolie festgestellt, bei 62% dieser Patienten wurden diese Rhythmusstörungen als medikamentös behandlungsbedürftig eingestuft. Hinweise auf das Vorliegen oder auf die Entwicklung eines Myokard- bzw. Koronarproblems sind aus folgenden Befunden ableitbar. Bei 9% der Patienten wurde eine Herzvergrößerung festgestellt und bei 12% ein Aneurysmaverdacht im Ruhe-EKG. 16% der Patienten wiesen ischämische ST-Senkungen im Ruhe-EKG auf. Prognostische Aussagen und eine patienten- bzw. problemgerechte Selektion zur Überweisung in Rehabilitationsfachkliniken sind auf dieser Grundlage nur sehr bedingt möglich.

Begleiterkrankungen.   Zum Zeitpunkt der Entlassung aus dem Akutkrankenhaus weisen insgesamt 55% der Patienten eine oder mehrere Begleiterkrankungen auf. Am häufigsten nannten die Krankenhausärzte Stoffwechselkrankheiten und Endokrinopathien (24%) und andere Krankheiten (außer KHK) des Kreislaufsystems (17%), es folgen Krankheiten des Skeletts, der Muskeln und des Bindegewebes (7%) und Krankheiten der Verdauungsorgane (7%). In allen Berufsgruppen sind die Stoffwechselkrankheiten an 1. Stelle zu finden. Allgemein kann für die untersuchte Stichprobe festgestellt werden, daß die Begleiterkrankungen mit dem Alter zunehmen.

Faßt man die medizinischen Befunde zusammen, so bestätigt sich ein insgesamt recht positives Gesamtbild, d. h. der Anteil der Patienten mit extrem schlechten Befunden ist gering. Dies liegt allerdings im Rahmen der Erwartungen, da Patienten mit schlechten Befunden in der Regel in den ersten Tagen des Krankenhausaufenthalts versterben und somit nicht im Untersuchungsdesign berücksichtigt werden, das nur die Patienten in der Entlassungswoche erfaßt. Darüber hinaus trägt die gewählte Obergrenze für das Alter der Probanden (60 Jahre) dazu bei, daß extrem schlechte Befunde nicht so häufig vorkommen.

Die Beschreibung der medizinischen Befunde bestätigt aber auch, daß das Aufgabenfeld des Akutkrankenhauses z. Z. noch begrenzt ist. Es ist eine offene Frage, ob sich die zweifellos äußerst wichtige Aufgabenstellung des Akutkrankenhauses in der Sicherung des Überlebens und in der Beherrschung von Komplikationen erschöpfen soll. Die nur teilweise Einhaltung der Checkliste wünschenswerter Routinediagnosen für die chronische Phase nach Roskamm (1982) zeigt deutlich, daß im Akutkrankenhaus kaum Maßnahmen getroffen werden, die die Behandlung in der chronischen Phase intensiver vorbereiten. Die inhaltliche Begrenzung der Maßnahmen auf die Akutphase hat zur Folge, daß eine Funktionsdiagnostik praktisch nicht durchgeführt wird, nicht einmal in ausreichender Zahl Ergometertests. Es existiert somit nur eine dünne medizinische Basis, auf der prognostische Aussagen über den somatischen Rehabilitationsverlauf möglich wären. Für den Verweisungsprozeß in nachgeordnete Rehabilitationseinrichtungen fehlen aber wichtige Selektionskriterien, die dafür sorgen könnten, daß die richtigen Patienten in die richtigen Fachkliniken oder in die adäquate ambulante Behandlung kommen. Zum Abschluß des Krankenhausaufenthalts müßte diese wichtige Überweisungsfunktion noch sachgerecht erfüllt werden.

2.2.2 Beschreibung des Genesungsverlaufs im 1. Jahr nach dem Infarkt[4]

Zur Beschreibung des Genesungsverlaufs wird ein Vergleich zwischen den Daten, die den Gesundheitszustand zum Zeitpunkt der Krankenhausentlassung beschreiben, und den Daten, die den Gesundheitszustand ein Jahr später beschreiben, durchgeführt. Es werden die Veränderungen aufgezeigt, die sich bei den Risikofaktoren, den klinischen Befunden, den medizinischen Problemstellungen und den Begleiterkrankungen ergeben haben.

Die Risikofaktoren im 1. Jahr nach dem Infarkt.   Tabelle 7 zeigt die Veränderungen der Risikofaktorenhäufigkeiten im 1. Jahr. Die Risikofaktoren, die diagnostisch festgestellt werden müssen, zeigen im Verlauf dieses Jahres einen z. T. erheblichen Anstieg. Besonders deutlich ist dieser Anstieg bei den Fettstoffwechselstörungen, aber auch Hyperurikämie und Hypertonie steigen steil an, während bei Diabetes mellitus eher eine mäßige Zunahme zu verzeichnen ist. Die großen Differenzen zwischen den beiden Jahreswerten können teilweise auf ein niedriges Niveau zum Zeitpunkt der Krankenhausentlassung zurückgeführt werden[5]. So reagieren allgemein die Blutwerte Zucker, Fette und Harnsäure als Meßgrößen für die Risikofaktoren Diabetes, Fettstoffwechselstörungen und Hyperurikämie schnell auf entsprechende diätetische oder medikamentöse Einflüsse, der Bluthochdruck nimmt in der Regel

Tabelle 7. Veränderungen der Risikofaktorenhäufigkeiten im 1. Jahr (n = 463)

Risikofaktoren	Bei Krankenhaus-entlassung[a]		1 Jahr später[b]		Abgang im 1. Jahr	Zugang im 1. Jahr
	n	[%]	n	[%]	n	n
Hypertonie	128	(27,6)	164	(35,4)	43	79
Fettstoffwechsel-störungen	126	(27,2)	261	(56,3)	30	165
Hyperurikämie	54	(11,6)	132	(28,4)	19	97
Diabetes mellitus	57	(12,3)	62	(13,4)	27	32
Erblich belastet für KHK[c]	44	(9,5)	60	(12,9)	36	52
Zigarettenrauchen	305	(65,7)	155	(33,4)	177	27
Übergewicht	195	(42,0)	170	(36,8)	79	54
Bewegungsmangel	110	(23,7)	92	(19,8)	86	68
Keine Risikofaktoren	34	(7,3)	82	(13,4)	27	55

[a] Angaben des Arztes im Akutkrankenhaus.
[b] Angaben des Hausarztes ca. 1 Jahr später.
[c] *KHK* koronare Herzkrankheiten.

nach dem Infarktereignis auch ab, d. h. zum Zeitpunkt der Krankenhausentlassung ist ein sehr günstiges Niveau erreicht, auf dem sich jede Veränderung besonders stark abhebt. Die Verschlechterungen bei den genannten Risikofaktoren wären somit in erster Linie auf eine Übernahme der alten und schlechten Eß- und Lebensgewohnheiten der Patienten zurückzuführen.

Gegen letzteren Interpretationsversuch spricht, daß bei den Risikofaktoren, die Verhaltensweisen der Patienten beschreiben – nämlich bei Zigarettenrauchen, Übergewicht und Bewegungsmangel – ein z. T. starker Rückgang zu beobachten ist. Die Rückkehr zu alten, sich negativ auswirkenden Verhaltensweisen dürfte somit nicht – zumindest nicht allein – die Verschlechterungen hinsichtlich der im Labor bestimmten Risikofaktoren begründen, obwohl andererseits der hohe Neuzugang bei den Risikofaktoren Übergewicht und Bewegungsmangel für die erste Interpretation spricht. Beim Zigarettenrauchen ist im Vergleich zu allen anderen Risikofaktoren der stärkste Rückgang bei gleichzeitig schwächstem Neuzugang zu beobachten. Die Angaben zum Zigarettenrauchen sind allerdings generell mit Vorsicht zu interpretieren, da auch aus anderen Untersuchungen (Croog u. Levine 1977; MRFIT 1982) bekannt ist, daß diese Mitteilungen der Patienten an ihre Ärzte wenig verläßlich sind. Zum Meßzeitpunkt 1 Jahr nach dem Infarkt konnten in unserer Stichprobe (n = 608) immerhin 63 Falschantworter identifiziert werden. Der starke Rückgang bei den „Verhaltensrisikofaktoren" kann also teilweise unecht sein, da er auf schönfärberischen Angaben der Patienten beruht. Dies kann mit ein Erklärungsgrund sein für das Auseinanderlaufen der Entwicklung bei den „Labor"- und „Verhaltensrisikofaktoren".

Der Hauptgrund für die auseinanderlaufende Entwicklung und für den Anstieg bei den „Laborrisikofaktoren" dürfte jedoch in der Tatsache zu finden sein, daß zu den beiden Meßzeitpunkten unterschiedliche Behandler – Krankenhausarzt zu Beginn des Beobachtungsjahres und Hausarzt am Ende – die Angaben zu den Risikofaktoren machten. Offensichtlich legen beide sehr unterschiedliche Maßstäbe bei der Beurteilung der Risikofaktoren an. Die Zahlen in Tabelle 7 legen nahe, daß die Krankenhausärzte die strengeren Beurteilungsmaßstäbe haben für die Feststellung, ab welcher Höhe bestimmte Laborwerte als Risikofaktoren zu werten sind (vgl. 2.2.3). Die unterschiedlichen Beurteilungsmaßstäbe können dabei m. E. auf den jeweiligen Kenntnisstand der Ärzte zurückgeführt werden. Die strikte Trennung von ambulanter und stationärer Versorgung scheint eine Diffusion medizinischer Erkenntnisse und – wie später gezeigt wird – Behandlungsmethoden nicht gerade zu fördern.

Ein weiterer Grund, der zur Erklärung der auseinanderlaufenden Entwicklung beitragen kann und besonders den hohen Anteil der diagnostizierten Risikofaktoren nach einem Jahr betrifft, ist in der Motivation der Hausärzte zu suchen. Wohl wissend, daß ihre Patienten nicht immer die gebotenen Verhaltensmaßregeln beachten, und aus der Kenntnis der Lebensweise ihrer Patienten heraus operieren sie „on the safe side", d. h. sie konstatieren eher einen Risikofaktor und behandeln auch danach. Dies kann dazu führen, daß trotz eines vom Patienten berichteten Absinkens der „Verhaltensrisikofaktoren" im Labor nach Risikofaktoren gesucht wird, um die entsprechenden Medikamentierungen vornehmen zu können. Eine begleitende ökonomische Motivation bei den Hausärzten, ein Interesse an der Verschreibung kann dabei wegen der Höhe der Neuzugänge im Jahresverlauf nicht ausgeschlossen werden.

Vergleicht man die Anzahl der epidemiologisch gesicherten Risikofaktoren zu den 2 Meßzeitpunkten miteinander, so ergibt sich aus den oben genannten Gründen ebenfalls ein uneinheitliches Bild. Die Zahl der Patienten ohne Risikofaktoren steigt zwar an, aber gleichzeitig auch die Zahl der Patienten mit allen 3 Risikofaktoren. Von den insgesamt in die Analyse einbezogenen 463 Patienten haben sich im Laufe des Jahres 148 hinsichtlich der Anzahl der Risikofaktoren verschlechtert und 140 verbessert.

Die Altersverteilung der Risikofaktoren Hypertonie, Fettstoffwechselstörungen und Zigarettenrauchen nach einem Jahr zeigt nicht mehr das markante Bild der Verteilung zum Zeitpunkt der Krankenhausentlassung. Die deutliche Tendenz, daß der Risikofaktor Zigarettenrauchen stark bei jüngeren Infarktpatienten auftritt und der Risikofaktor Hypertonie eher bei den Älteren, ist nun nicht mehr so ausgeprägt. Unterschiede in der Verteilung der epidemiologisch gesicherten Risikofaktoren nach Berufsgruppen konnten nicht festgestellt werden.

Die Diskussion der Entwicklung der Risikofaktoren hat gezeigt, daß ein absoluter Vergleich wegen der unterschiedlichen Meßsituation nicht möglich ist. Es können somit lediglich Tendenzen gewertet werden. Diese zeigen aber gerade bei den diagnostisch festzustellenden Risikofaktoren deutlich nach oben. Dies bedeutet, daß sich die Risikofaktorensituation insgesamt verschlechtert hat und daß therapeutische Interventionen im Akutkrankenhaus und in der Rehabilitationsklinik offenbar ohne längerfristigen Erfolg geblieben sind. Dies bedeutet aber auch, daß während des 1. Jahres in der Nachsorge ebenfalls keine nennenswerten Erfolge im Kampf gegen die Risikofaktoren errungen worden sind, will man nicht unterstellen, daß die tendenziellen Anstiege zum überwiegenden Teil auf die Beurteilungsmaßstäbe der niedergelassenen Ärzte zurückzuführen sind. Folgt man letzterem Gedanken trotzdem, impliziert dies die Feststellung, daß es in der Nachsorgepraxis keine

Tabelle 8. Veränderungen bei Angina-pectoris-Beschwerden im 1. Jahr (n = 463)

Beschwerden	Zur Krankenhausentlassung[a]		Ein Jahr später[b]	
	n	[%]	n	[%]
Keine Angina pectoris	389	(86,3)	295	(67,4)
Angina pectoris bei Belastung	48	(10,6)	60	(13,7)
Angina pectoris in Ruhe	14	(3,1)	83	(18,9)
Keine Angaben	12	–	25	–
Gesamt	463	(100,0)	463	(100,0)

[a] Krankenhausdaten.
[b] Hausarztdaten.

Tabelle 9. Veränderungen bei Atemnotbeschwerden im 1. Jahr (n = 463)

Beschwerden	Zur Krankenhausentlassung[a]		Ein Jahr später[b]	
	n	[%]	n	[%]
Keine Atemnot	421	(91,1)	285	(84,1)
Atemnot bei Belastung	37	(8,0)	43	(12,7)
Atemnot in Ruhe	4	(0,9)	11	(3,2)
Keine Angaben	1	–	124	–
Gesamt	463	(100,0)	463	(100,0)

[a] Krankenhausdaten.
[b] Hausarztdaten.

medizinischen Standards gibt, die eine vergleichbare Bewertung der Risikofaktoren zulassen. Die vorgestellten Interpretationen zur Entwicklung der Risikofaktorensituation sollten hier als „plausibele Spekulationen" verstanden werden, da eine standardisierte Messung im gegebenen Rahmen nicht möglich war.

Angina pectoris und Dyspnoe nach der funktionellen Klassifikation der New York Association im 1. Jahr nach dem Infarkt.   Im Gegensatz zur Entwicklung der Risikofaktoren ist bei den klinischen Befunden nach der Klassifikation der NYHA ein einheitlicher Trend zur Verschlechterung des Beschwerdebildes der Patienten bei Brustschmerzen (Angina pectoris) und/oder Atemnot (Dyspnoe) zu erkennen. Obwohl aus Gründen der besseren Vergleichbarkeit die Gruppe II der Klassifikation „Beschwerden bei überdurchschnittlicher Belastung" mit der Gruppe I „keine Beschwerden" zusammen gewertet wurde als „beschwerdefrei", sinkt im Laufe des 1. Jahres der Anteil der Patienten, die keine Beschwerden haben. Dagegen steigt der Anteil der Patienten mit Angina pectoris und Dyspnoe bei Belastung und in Ruhe, wie die Tabellen 8 und 9 zeigen.

Diese Entwicklung entspricht den Erwartungen, denn nach der Entlassung aus der Akutklinik und nach dem Aufenthalt in einer Rehabilitationsklinik kommt die Nagelprobe des Alltags. Erst jetzt, in der tagtäglichen Auseinandersetzung mit den Bedingungen am Arbeitsplatz, in der Familie, im Freizeitbereich, werden alte und neue Belastungen wieder direkt spürbar und führen in verstärktem Maße zu Beschwerden. Trotzdem ist der Anstieg der Angina-pectoris-Beschwerden im 1. Jahr vielleicht etwas überzeichnet. Die geringe Anzahl der Patienten mit pektanginösen Beschwerden bereits in Ruhe deutet darauf hin, daß die Zeit im Akutkrankenhaus zu kurz war, um das Auftreten dieser Beschwerden voll erfassen zu können, zumal der Patient noch nicht alltäglichen Belastungen ausgesetzt ist; d. h. die Ausgangsbasis in dieser Beschwerdegruppe ist sehr niedrig. Ein weiterer Grund für eine mögliche Überzeichnung bei den Angina-pectoris-Beschwerden in Ruhe oder bei Belastungen ist darin zu sehen, daß die Hausärzte den Befund aufgrund der Patientenangaben überschätzen. So werden in gut ⅓ der Fälle die Beschwerden bei Angina pectoris vom Arzt als schwerwiegender eingeschätzt als vom Patienten. Nur in 25% der Fälle ist die Einschätzung des Patienten schlechter als die des Arztes. Die Aussagen von Monteiro (1979), daß Patienten eine konservativere Einschätzung der Beschwerden haben, kann somit nicht bestätigt werden.

Insgesamt gesehen verschlechtern sich zwar bei dem Beschwerdebild Brustschmerzen und/oder Atemnot mehr Patienten als sich verbessern, dies liegt aber auch an der hohen Ausgangszahl der Patienten ohne Beschwerden, die sich ja nicht mehr weiter verbessern können. Betrachtet man dagegen nur die Patienten mit Beschwerden bei Belastung, so haben sich von ihnen im Laufe dieses 1. Jahres 70% verbessert und nur 19% verschlechtert. Therapeutische Erfolge und gelungene Anpassungsprozesse können sich in diesem Ergebnis widerspiegeln. Dies gilt allerdings in erster Linie nur für die Berufsgruppen der Angestellten und Beamten und in abgeschwächtem Maße für die Selbständigen. Die Arbeiter sind dagegen eher unter denen anzutreffen, die sich verschlechtern. Sie haben 1 Jahr nach dem Infarkt noch häufiger als die anderen Berufsgruppen unter Angina pectoris und Dyspnoe zu leiden.

Medizinische Problemstellungen 1 Jahr nach dem Infarkt.   Wie bereits unter „Klassifikation nach der Art medizinischer Problemstellung" ausgeführt, ist eine Unterscheidung in die Problemstellungen der Koronarinsuffizienz, der Myokardinsuffizienz und der Arrhythmie für die Akutphase noch unüblich, nicht zuletzt aufgrund der schwachen Befundlage. Bei der Befragung der Hausärzte – 1 Jahr später – ist die diagnostische Basis für die Beschreibung der genannten Problemstellungen viel besser. In 43% der Fälle liegt ein Koronarangiographiebefund vor und bei 62% der Befund des Belastungs-EKG. Hier schlägt sich das diagnostische Programm der Rehabilitationskliniken nieder, in denen 86% der Patienten waren. Bei den medizinischen Problemstellungen ergibt sich das in Tabelle 10 dargestellte Bild. Fast die Hälfte der Patienten hat 1 Jahr nach dem Infarkt Anzeichen für eine Koronar- oder eine Myokardinsuffizienz. Die Anzeichen für diese medizinischen Problemstellungen sind jedoch nicht deutlich genug ausgeprägt, daß man die Patienten – aufgrund der erhebbaren Daten – eindeutig der Gruppe mit diesen Problemstellungen zuordnen könnte. Definitiv ist demnach bei 35,9% der Patienten ein Koronarproblem vorhanden und bei 15,5% ein Myokardproblem. Da auch 12,6% der Patienten behandlungsbedürftige Arrhythmien aufweisen, kann man behaupten, daß diese Problemstellungen noch in starkem Maße den Gesundheitszustand und die Leistungsfähigkeit des Patienten negativ beeinflussen. Obwohl der Einjahreszeitraum für eine gesicherte Aussage zu kurz ist, kann in dem hohen Anteil definitiver Koronarinsuffizienzen ein Hinweis auf die Progredienz der Grunderkrankung gesehen wer-

Tabelle 10. Medizinische Problemstellungen 1 Jahr nach dem Infarkt (n = 463)

	Koronar-problem[a]		Myokard-problem[a]		Arrhythmie-problem[a]	
	n	[%]	n	[%]	n	[%]
Eindeutig vorhanden	165	(35,9)	60	(15,5)	58	(12,6)
Nicht eindeutig zuzuordnen	221	(48,2)	189	(48,7)	–	–
Eindeutig nicht vorhanden	73	(15,9)	139	(35,8)	404	(87,4)
Keine Angaben	4	–	75	–	1	–
Gesamt	463	(100,0)	463	(100,0)	463	(100,0)

[a] Die Bildung der Variablen „Koronarproblem", „Myokardproblem", „Arrhythmieproblem" ist im Anhang B dargestellt.

Tabelle 11. Veränderungen bei den Begleiterkrankungen im 1. Jahr (n = 463)

Begleiterkrankungen	Zur Kranken-hausentlassung[a]		Ein Jahr später[b]		Abgang im 1. Jahr	Zugang im 1. Jahr
	n	[%]	n	[%]	n	n
Andere Krankheiten des Kreislaufsystems	67	(14,5)	22	(4,8)	62	17
Krankheiten der Verdauungsorgane	37	(8,0)	45	(9,7)	28	36
Krankheiten des Skeletts, der Muskeln und des Bindegewebes	32	(7,0)	104	(22,5)	12	84
Krankheiten der Atmungsorgane	26	(5,6)	37	(8,0)	14	25
Krankheiten der Harn- und Geschlechtsorgane	16	(3,5)	33	(7,1)	7	24
Psychische Krankheiten	6	(1,3)	36	(7,8)	2	32
Sonstige Krankheiten und Behinderungen	22	(4,8)	35	(7,6)	17	30
Keine Krankheiten	189	(40,8)	178	(38,4)	95	84

[a] Krankenhausdaten.
[b] Hausarztdaten.

den, denn Finlayson u. McEwen (1977) konnten in einer Follow-up-Studie zeigen, daß nach 3–4 Jahren eine deutliche Zunahme der Koronarinsuffizienz zu erwarten ist.

Entwicklung bei den Begleiterkrankungen. Mit Ausnahme der anderen Krankheiten des Kreislaufsystems ist bei den Begleiterkrankungen ein Anstieg im Verlauf des 1. Jahres festzustellen, wie Tabelle 11 zeigt. Verglichen mit der Zahl der diagnostizierten Begleiterkrankungen bei Entlassung aus dem Akutkrankenhaus sind die Zugänge innerhalb des 1. Jahres besonders hoch bei den Krankheiten des Skeletts, der Muskulatur und des Bindegewebes, bei den Krankheiten der Harn- und Geschlechtsorgane, der Atmungsorgane sowie der Verdauungsorgane. Akute Krankheitsepisoden können hier u. a. den Anstieg der festgestellten Begleiterkrankungen bewirken. Der teilweise hohe Zuwachs dürfte sich aber auch aus der insgesamt höheren Anzahl an diagnostischen Maßnahmen im Zusammenhang mit dem Herzinfarkt erklären. Die mehrfachen Untersuchungen in der Akutklinik, in der Rehabilitationsklinik und beim niedergelassenen Arzt bringen – sozusagen als Nebenprodukt – neue Befunde an den Tag. Unterschiedliche Bewertungskriterien von Krankenhaus- und Hausarzt bei der Diagnose der Begleiterkrankungen können die hohen Zuwächse ebenfalls zum Teil erklären. Wie bei den zuvor berichteten Ergebnissen zum somatischen Genesungsverlauf im 1. Jahr ist auch hier die Einschränkung zu machen, daß die vorgestellten Daten auf den Aussagen der jeweils behandelnden Ärzte beruhen und nicht auf standardisierten und somit exakt vergleichbaren Befunden.

Die unterschiedliche Bewertung von Krankheitsmerkmalen scheint auch ein wesentlicher Grund für den außerordentlichen Anstieg bei den festgestellten psychischen Krankheiten zu sein. Der Anstieg um das 6fache im Jahresverlauf erscheint zu hoch, als daß er sich allein aus der Zunahme von Belastungen infolge des Infarkts und sich daraus neu entwickelnder psychischer Krankheiten erklären könnte. Gerade die Kommunikationsprobleme zwischen Ärzten und Psychologen im Bereich der Rehabilitationspsychologie (Koch 1981) deuten darauf hin, daß die diagnostischen Begriffe auf seiten nichtspezialisierter Ärzte unscharf verwendet werden, d. h. nicht hinter jeder festgestellten psychischen Störung ist ein ausgesprochener Krankheitswert zu vermuten. Die Daten des Mikrozensus von 1978 (Bundesminister für Jugend, Familie und Gesundheit 1980, S. 13, 14, 86) ergeben für die – unserem Sample vergleichbare – Altersgruppe der 15- bis 65jährigen Männer eine Anzahl von 143 000 Personen mit geistigen und seelischen Störungen, Schwachsinn oder Krankheiten des Nervensystems. Verglichen mit der entsprechenden Normalbevölkerung sind also ca. 0,7 % von den so erfaßten psychischen Krankheiten betroffen. Diese Rate liegt etwa 10 mal niedriger als die hier bei den Erstinfarktpatienten mit 8 % festgestellte. Die Vermutung von großen Diagnoseunsicherheiten gerade bei diesem Krankheitsbild hat also einen sehr realistischen Hintergrund. Der starke Rückgang bei den anderen Krankheiten des Kreislaufsystems kann als Therapieerfolg gewertet werden, besonders wenn man unterstellt, daß die Hausärzte – ähnlich wie bei den Risikofaktoren – auch Begleiterkrankungen eher konstatieren. Der Anteil der Patienten ohne Begleiterkrankungen ist leicht auf 38,4 % gesunken. Dies zeigt, daß trotz der oben formulierten Einwände bei mehr als der Hälfte der befragten Personen der Infarkt kein singuläres Krankheitsereignis ist.

2.2.3 Diagnostik und Behandlung

Diagnostik. Die Beschreibung der Diagnose konzentriert sich a) auf die Ergometrie als eine Maßnahme, die zum Standardprogramm vor der Entlassung aus dem Akutkrankenhaus gehören sollte und b) auf die Koronarangiographie, die als Entscheidungshilfe für die Notwendigkeit operativer Behandlung und für die Beurteilung der Leistungsfähigkeit der Patienten (Berentung, Erwerbsminderung etc.) von großer Bedeutung ist.

Tabelle 12. Ergometrien im 1. Jahr nach dem Infarkt (n = 608)

Behandler	Innerhalb des 1. Halbjahres [%][a]	Innerhalb des 2. Halbjahres [%][a]
Akutkrankenhaus	20,7	11,8
Rehabilitationsklinik	78,8	17,8
Hausarzt	16,9	24,5
Betriebsarzt	1,0	0,9
Vertrauensarzt	0,8	2,0
Kein Ergometertest durchgeführt	8,7	48,0

[a] Mehrfachantworten möglich.

Die Ergometrie (Belastungs-EKG) gilt als eine sichere und einfache Diagnosemethode zur Bestimmung von Koronarveränderungen, der eine hohe prognostische Kraft zukommt. Sie wird von Roskamm et al. (1983) bereits 2 Wochen nach dem Infarkt als Maßnahme empfohlen. Bei der Befragung nach einem halben Jahr gaben aber lediglich 20,7 % unserer Patienten an, im Akutkrankenhaus ergometriert worden zu sein, während 78,8 % berichteten, sie seien erst in der Rehabilitationsklinik dieser Diagnostik unterzogen worden. Dieses Ergebnis zeigt (s. Tabelle 12), daß den Empfehlungen einer frühzeitigen Ergometrierung nicht entsprochen wird und daß die Akutkrankenhäuser diese Diagnose den weiterbehandelnden Rehabilitationskliniken überlassen. Mit diesem Vorgehen wird aber zugleich eine Möglichkeit der Ergometrie vergeben, nämlich ihre Funktion als Selektionsinstrument für die anschließende Rehabilitationsbehandlung. Ohne den Ergometriebefund kann nur eine unzureichend abgesicherte Verweisung in geeignete Rehabilitationseinrichtungen und nur eine unzulängliche Planung des Rehabilitationsprogramms erfolgen. Von dem diagnostischen Routineprogramm der Akutkrankenhäuser, wie es von Roskamm (1982) gefordert wird, werden lediglich die Diagnosemaßnahmen durchgeführt, die im engeren Sinne zur Akutphase zu rechnen sind, nämlich Ruhe-EKG, röntgenologische Untersuchung und Labortests zur Bestimmung der Blutwerte. Ein Belastungs-EKG wird – wie gezeigt – nur bei rund 20 % der Patienten durchgeführt, und ein Langzeit-EKG kommt nach Auskunft von Experten noch seltener zur Anwendung. Damit wird deutlich, daß die Qualität der Selektion von den diagnostischen Möglichkeiten des verlegenden Akutkrankenhauses abhängt. Weidemann (1979, S. 6) führt in diesem Zusammenhang weiter aus, daß damit auch die Entscheidung, ob im Einzelfall eine ambulante Rehabilitation möglich wird oder eine stationäre Rehabilitation nötig ist, auch von eben diesen diagnostischen und den therapeutischen Fähigkeiten des Akutkrankenhauses bestimmt wird. Daß diese Diagnosemaßnahmen in so unzureichendem Maße durchgeführt werden und daß damit auf wichtige Selektionskriterien für eine fachlich abgesicherte und nicht nur routinemäßige Verweisung in nachgeordnete Rehabilitationseinrichtungen verzichtet wird, ist auf ein gewisses Desinteresse der Akutkrankenhausärzte zurückzuführen. Dieses Desinteresse erklärt sich aus den fehlenden Handlungs- und Therapiekonsequenzen, die diese Diagnostik in der Regel für das Akutkrankenhaus hat. Da die überwiegende Mehrzahl der Patienten (86 %) zur direkten Weiterbehandlung in Rehabilitationskliniken gelangt, überläßt man diesen Kliniken auch die erforderliche Diagnostik zur weiteren Behandlung. Leider wird bei dieser Entwicklung übersehen, daß eine Chance für eine problemgerechte Überweisung der Patienten vergeben wird. Dies kann als Indiz für ein noch unterentwickeltes Rehabilitationsbewußtsein bei den Akutkrankenhausärzten gewertet werden.

In den Rehabilitationskliniken gehört – wie die Zahlen im 1. Halbjahr zeigen – die Ergometrie zum Routineprogramm, während sie bei den Hausärzten als Kontrollmaßnahme noch nicht stark verbreitet ist. Der hohe Anteil (48 %) der Patienten, die im 2. Halbjahr nicht mehr ergometriert wurden, deutet ebenfalls darauf hin, daß die Ergometrie als Kontrolluntersuchung noch wenig praktiziert wird. Daraus läßt sich schließen, daß das Belastungs-EKG in der Nachsorge noch nicht zur diagnostischen Routine gehört.

Die Koronarangiographie stellt mit der Lävokardiographie in der Regel die höchste Stufe der diagnostischen Maßnahmen dar. Da es sich um eine invasive Untersuchungsmethode handelt, die mit Komplikationen verbunden sein kann, ist die Indikationsstellung sehr streng (Mathes et al. 1983). Der Angiographie wird allgemein die höchste Aussagekraft über den Koronarzustand beigemessen und damit auch eine hohe prognostische Kraft (Buchwalsky et al. 1984). Nach den Angaben der Hausärzte wurde bei 194 Patienten (42 %) des untersuchten Kollektivs (n = 463) eine Koronarangiographie durchgeführt. Nur bei ca. 6 % wurden keine Gefäßerkrankungen festgestellt, und nur bei ca. 22 % war die Auswurffraktion nicht eingeschränkt, falls dieser Befund mit erhoben wurde. Dieses Ergebnis zeigt, daß in fast allen Fällen, in denen die Koronarangiographie eingesetzt wurde, sich auch ein positiver Befund ergab. Der strengeren Indikation wird somit weitgehend gefolgt, sonst wäre die „Erfolgsquote" nicht so hoch. Über die strenge Indikationsstellung herrscht unter den deutschen Experten Einigkeit, während der günstigste Zeitpunkt für die Koronarangiographie umstritten ist (DMW-Standpunkte 1984). Noch vor der Entlassung aus dem Akutkrankenhaus wurden 29 Patienten (6 %) der Vergleichsstichprobe (n = 463) angiographiert. Dies deutet darauf hin, daß die Koronarangiographie erst mit dem Beginn der Rehabilitationsbehandlung durchgeführt wird, in der Regel aber somit zu spät, als daß dieser Befund zu einem Entscheidungskriterium für die direkte Überweisung der Patienten in eine geeignete stationäre Einrichtung, z. B. zur operativen Weiterbehandlung, werden könnte. In Anbetracht der langen Verweildauer im Akutkrankenhaus von durchschnittlich 32 Tagen müßte es möglich sein, eine größere Anzahl der notwendigen Koronarangiographien – für die in der Fachliteratur (S. E. Epstein et al. 1982) als günstiger Zeitpunkt 3–5 Wochen nach dem Infarkt genannt wird – so rechtzeitig durchzuführen, daß Mehrfachverweisungen vermieden werden und Patienten direkt in geeignete, d. h. entsprechend ausgestattete und programmatisch ausgerichtete stationäre Rehabilitationseinrichtungen gelangen können.

Behandlung. Die Beschreibung der Behandlungen konzentriert sich a) auf die Situation im Akutkrankenhaus mit den wichtigen Stationen Intensivbehandlung und Frühmobilisation, b) die Diskussion der medikamentösen Behandlung durch Akutkrankenhausärzte und Hausärzte und c) auf die operative Behandlung.

Verweildauer im Akutkrankenhaus. Die Patienten unserer Stichprobe liegen im Durchschnitt 32 Tage im Akutkrankenhaus. Dieses Ergebnis entspricht den Werten

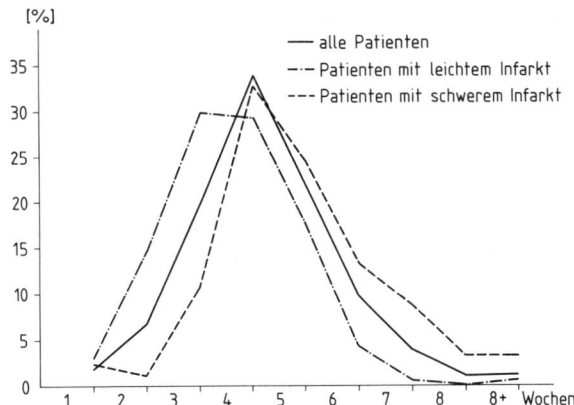

Abb. 1. Verweildauer der Patienten im Akutkrankenhaus

vergleichbarer deutscher Studien, liegt aber weit über den Werten, die beispielsweise für den angloamerikanischen Raum angegeben werden. Für Großbritannien gibt das Department of Health and Social Security (1972, 1977) an, daß die Aufenthaltsdauer für Infarktpatienten unter 65 Jahren von 23 Tagen 1968 auf 15 Tage 1973 gesunken ist. In den USA geht man von einer Verweildauer von 7–14 Tagen aus für Patienten mit unkomplizierten Infarktverläufen (Wenger 1982). Wie Abb. 1 zeigt, schwankt die Aufenthaltsdauer für unser Patientenkollektiv mit der Schwere des Infarktereignisses, aber trotzdem liegen noch mehr als die Hälfte der Patienten mit der Klassifikation „leichter Infarkt" länger als 4 Wochen im Krankenhaus. Auch werden diese Patienten nicht etwa länger zur Beobachtung im Krankenhaus gehalten, um eine Entlassung nach Hause vorzubereiten. Die lange Verweildauer hat andere Gründe, denn auch diese Patienten gehen zu über 80 % in Anschlußheilverfahren stationärer Art. Es muß festgestellt werden, daß im Vergleich zu Großbritannien und den USA die Verweildauer im Akutkrankenhaus entschieden zu lang ist.

Zwischen den Indikatoren, die den somatischen Zustand des Patienten beschreiben (Schwere des Infarktereignisses, Beschwerdebild nach der NYHA, Entlassungsstatus)[6] und der Aufenthaltsdauer besteht ein Zusammenhang, der ausdrückt, daß der Aufenthalt länger wird, je schlechter der somatische Zustand des Patienten ist. Trotzdem wird die Verweildauer nicht allein durch die somatischen Aspekte bestimmt. Die Größe des Krankenhauses und seine Zugehörigkeit zu einer bestimmten Versorgungsstufe haben ebenfalls – und zwar unabhängig von dem Schweregrad des Infarkts – einen Einfluß auf die Aufenthaltsdauer[7]; d.h. je kleiner das Krankenhaus ist und je niedriger die Versorgungsstufe, der es angehört, desto länger ist die Aufenthaltsdauer.

Das 1. Ergebnis läßt darauf schließen, daß – in Anbetracht der insgesamt langen Verweildauer – in der BRD noch konservativ behandelt wird mit Zeiten langer Ruhigstellung der Patienten. Den Behandlungsempfehlungen der WHO (1969, 1973) wird somit nur bedingt Rechnung getragen. Die Behandlungsrichtlinien für die bundesrepublikanischen Verhältnisse (König 1979) decken sich eher mit dieser langen Verweildauer.

Das 2. Ergebnis läßt den Schluß zu, daß entweder in kleineren Krankenhäusern generell konservativer behandelt wird oder daß diese Krankenhäuser aus Gründen

Tabelle 13. Dauer des Aufenthalts auf der Intensivstation
(n = 998)

Dauer in Tagen	n	[%]
0 Tage	62	(6,7)
1 und 2 Tage	68	(7,4)
3 und 4 Tage	288	(31,1)
5 und 6 Tage	252	(27,3)
7 und 8 Tage	129	(14,0)
9 und 10 Tage	69	(7,5)
Mehr als 10 Tage	55	(6,0)
Keine Angaben	75	–
Gesamt	998	(100,0)

der Kapazitätenauslastung sich gehalten sehen, die Herzinfarktpatienten länger stationär zu versorgen. Eine hohe Plausibilität spricht für die letztere Behauptung, denn je schwerer das Infarktereignis ist, desto weniger bestimmt die Krankenhausgröße die Aufenthaltsdauer. Dies bedeutet, daß die „leichten" und „mittelschweren" Infarkte als eine Manövriermasse zur Kapazitätenauslastung benutzt werden können.

Intensivbehandlung.   Die Intensivbehandlung ist heute ein Standardprogramm in der Versorgung von Herzinfarktpatienten. Lediglich 62 unserer Patienten erhielten keine Intensivbehandlung. Tabelle 13 zeigt die Verteilung der Patienten nach der Dauer des Aufenthalts auf der Intensivstation. Die mittlere Verweildauer auf der Intensivstation beträgt 5–6 Tage. Diese Aufenthaltsdauer ist abhängig von der Schwere des Infarktereignisses; so liegen Patienten mit leichten Infarktverläufen nur etwa 3 Tage auf der Intensivstation, während Patienten mit schweren Verläufen durchschnittlich etwa 8 Tage dort verbringen (v. Grote et al. 1983; Sprenger 1984). Die Zugehörigkeit eines Krankenhauses zu einer bestimmten Versorgungsstufe beeinflußt nur in geringerem Maße die Verweildauer, lediglich in Krankenhäusern der Regelversorgung liegen die Patienten durchschnittlich bis zu 1 Tag länger auf der Intensivstation. Behandlungsmaßnahmen der Akutphase wie Ballondilatation und Lyse, die erst in letzter Zeit eine vermehrte Anwendung finden, konnten in der Untersuchung nicht berücksichtigt werden.

Frühmobilisation.   Nach den Empfehlungen der WHO (1968) ist die Frühmobilisation ein integraler Bestandteil der Behandlungsstrategie in der Akutphase (Phase I) der Erkrankung. Notwendigkeit und Nützlichkeit der Frühmobilisation sind heute unbestritten (Halhuber 1982). Nach dem 7stufigen Modell der WHO ist es ab dem 22. Tag erlaubt, im Zimmer umherzugehen, das „Göteburger Modell" (Reindell u. Roskamm 1977) empfiehlt dies bereits ab dem 7.–8. Tag. Generell ist eine Tendenz zur frühen, beschleunigten physischen Rekonditionierung (Messin u. Demaret 1982) im Sinne des „Göteburger Modells" zu verzeichnen. Tabelle 14 gibt die Zeitpunkte an, zu denen die Patienten unseres Kollektivs zum ersten Mal mit der Erlaubnis des Arztes im Zimmer umhergehen dürfen. Dieser Zeitpunkt wird als Indiz für eine erfolgte bzw. nicht erfolgte Frühmobilisation gewertet.

Tabelle 14. Zeitpunkte der Frühmobilisation in Abhängigkeit vom Schweregrad des Infarktereignisses

Zeitpunkt der Frühmobilisation	Bei Patienten mit leichtem Infarkt (n = 177) [%]	Bei allen Patienten (n = 998) [%]	Bei Patienten mit schwerem Infarkt (n = 190) [%]
Bis zum 8. Tag	34,7	25,1	16,3
Bis zum 12. Tag	24,1	21,7	21,3
Bis zum 16. Tag	20,6	25,4	29,3
Bis zum 20. Tag	8,2	11,0	14,0
Mehr als 20 Tage	12,4	16,8	19,1
Gesamt	100,0	100,0	100,0

Legt man den strengeren Maßstab des „Göteburger Modells" an, sind lediglich ein Viertel unserer Patienten frühmobilisiert worden. Nach den Empfehlungen der WHO sind es dagegen über 80 %. Da die Frühmobilisation in der Regel nur von qualifizierten Fachkräften durchgeführt wird und 22 % der Patienten im Krankenhaus keinen Kontakt zur Krankengymnastik hatten, kann festgestellt werden, daß die Maßnahme der Frühmobilisation wohl breit angewandt wird, aber doch nicht in allen Krankenhäusern zum Standardprogramm zählt. Wie Tabelle 14 zeigt, hängt der Zeitpunkt der Mobilisierung von dem Schweregrad des Infarktereignisses ab; d. h. allgemein gilt, daß um so später mobilisiert wird, je schwerer der Infarkt eingeschätzt wurde. Aber auch die Zugehörigkeit des Krankenhauses zu einer bestimmten Versorgungsstufe hat einen Einfluß. In Krankenhäusern der Grundversorgung wird im Durchschnitt am spätesten mit der Mobilisation begonnen. Je besser das Krankenhaus ausgestattet ist, desto früher wird mobilisiert, und zwar unabhängig von der Schwere des Infarktereignisses. Dies bedeutet, daß gerade auch bei schweren Infarktverläufen in größeren Krankenhäusern die Mobilisation früher betrieben wird. Ob tatsächlich „früh" mobilisiert wird, ist letztlich eine Frage der im Krankenhaus geltenden Behandlungsphilosophie. Unsere Daten legen nahe, daß das Konzept der Frühmobilisation eher in größeren, spezialisierten Einheiten verfochten wird.

Die Durchführung der Frühmobilisation beeinflußt die Verweildauer im Krankenhaus positiv, d. h. je früher die Patienten – unabhängig von der Schwere des Infarktereignisses – mobilisiert wurden, desto kürzer war ihre Verweildauer. Wie bereits im Abschnitt zur Verweildauer ausgeführt, sind es die kleineren bzw. die Krankenhäuser der Grundversorgung, die die längste Verweildauer aufweisen. Diese Einheiten folgen aber auch – wie oben gezeigt – einer eher konservativen Behandlungsphilosophie. Damit wird bestätigt, daß ein Grund für die langen Liegezeiten in diesen Krankenhäusern im späteren Beginn der Mobilisation liegt.

Medikamentöse Behandlung.   In die medikamentöse Behandlung wurden fast alle Patienten einbezogen. Lediglich 2 % des untersuchten Kollektivs erhielten keines der in Tabelle 15 aufgeführten Medikamente über eine längere Zeit.

Bei der Medikamentierung des Koronarproblems ist auf einem hohen Niveau noch eine leichte Steigerung im Verlauf des 1. Jahres feststellbar. Von den 93,4 % der

Tabelle 15. Veränderungen in der Medikamentierung während des 1. Jahres (n = 463)

Medikament	Verordnung im Akutkrankenhaus[a]		Verordnung 1 Jahr später[b]		Weiterver-ordnung	Neuverord-nung
	n	[%]	n	[%]	n	n
Koronartherapeutika	401	(86,1)	435	(93,4)	379	56
Herzglykoside	102	(21,9)	132	(28,3)	58	74
Antiarrhythmika	69	(14,8)	58	(12,4)	17	41
Antikoagulanzien	197	(42,3)	95	(20,4)	72	23
Thrombozyten-aggregationshemmer	130	(27,9)	142	(30,5)	63	79
Antihypertonika	55	(11,8)	68	(14,6)	16	52
Medikamente zur Senkung des Blutfettspiegels	57	(12,2)	94	(20,2)	21	73
Gichtmittel	36	(7,7)	77	(16,5)	27	50
Antidiabetika	17	(3,6)	22	(4,7)	14	8
Psychopharmaka	30	(6,4)	82	(17,6)	12	70

[a] Krankenhausdaten.
[b] Hausarztdaten.

Patienten, die 1 Jahr nach dem Infarkt Koronartherapeutika einnehmen, erhalten gut 75% Nitropräparate, etwa die Hälfte β-Rezeptorenblocker und gut 25% Kalziumantagonisten. Mehr als die Hälfte der Patienten nimmt mindestens 2 der 3 aufgeführten Koronartherapeutika ein. Von den 68 Patienten ohne manifestes Koronarproblem – d.h. diese Patienten haben keine Angina pectoris und keine ST-Senkungen im Belastungs-EKG – nehmen rund 60% Nitropräparate ein, rund 40% erhalten β-Blocker und rund 10% Kalziumantagonisten. Daraus läßt sich ableiten, daß von den Koronartherapeutika in erster Linie die Nitropräparate und die β-Blocker in einem prophylaktischen Sinn verwendet werden bzw. auch für Indikationen außerhalb der Hauptindikation Koronarinsuffizienz. Die Verschreibung von Herzglykosiden steigt noch an. Bei mehr als der Hälfte der Patienten, die nach 1 Jahr diese Medikamentengruppe bekommen, handelt es sich um Neuverordnungen. Immerhin erhalten sogar 11,4% der Patienten ohne Hinweis auf ein Myokardproblem ein Herzglykosid. Es ist zu vermuten, daß in diesen Fällen prophylaktisch digitalisiert wird – eine Maßnahme, deren Wert höchst umstritten ist (Roskamm u. Reindell 1982). Bei der Medikamentierung des Arrhythmieproblems fällt auf, daß nur in 15% der Fälle (17 von 69) die vom Arzt im Akutkrankenhaus begonnene Behandlung fortgesetzt wurde und daß 70% aller nach 1 Jahr behandelten Fälle Neubehandlungen sind (41 von 58). Die hohe Neubehandlungsrate verwundert insofern nicht, als man allgemein davon ausgeht, daß Arrhythmien im 1. Jahr nach dem Infarktereignis besonders häufig sind und daß sie zudem mit einem erhöhten Risiko des plötzlichen Herztodes verknüpft sein können (Meinertz 1983). Unzureichende diagnostische Möglichkeiten (Freyland 1983) bei den niedergelassenen Ärzten können auch – falls den Behandlungsempfehlungen der Rehabilitations- oder Akutkliniken nicht gefolgt wurde – die hohe Neubehandlungsrate erklären. Verdachtsbehandlungen sind deshalb nicht auszuschließen, zumal lediglich die Hälfte der Neubehandlungsfälle im 2. Halbjahr nach dem Infarkt einem Belastungs-EKG un-

terzogen wurde. Da Rhythmusstörungen mit Ausnahme der schweren, meist töd-
lich verlaufenden in der Regel symptomlos sind, sind sie ohne EKG nur schwer dia-
gnostizierbar. Nach Ansicht von Experten kommt eine weitere Erschwernis bei der
Diagnosestellung hinzu. Sie besteht darin, daß beim Ergometertest zwar im Regelfall Rhythmusstörungen erkannt werden, daß es sich dabei aber meist um Störungen handelt, die nicht behandlungsbedürftig sind. Diese Problemlage läßt die Vermutung begründet erscheinen, daß den Medikamentierungsentscheidungen der
niedergelassenen Ärzte zum Arrhythmieproblem unzureichende oder vorschnelle
Diagnosen zugrunde liegen. Es hat den Anschein, daß ein Verdacht auf Rhythmusstörungen in Kenntnis des vorherigen Infarkts bei manchen Hausärzten ausreicht,
die Behandlung einzuleiten.

Die Verordnung von Antikoagulanzien zur Verhinderung der Thrombenbildung
nimmt während des 1. Jahres ab, während die Behandlungen mit Antiaggreganzien
insgesamt zunehmen. In dieser Entwicklung spiegelt sich ein Substitutionsprozeß
wider. Die Hausärzte verschreiben Antiaggreganzien häufiger als Ersatz für Antikoagulanzien, wohl als Reaktion auf sehr unterschiedliche Ergebnisse und Empfehlungen zur Langzeittherapie mit Antikoagulanzien (Landgraf 1983).

Bei der Behandlung der Risikofaktoren ist festzustellen, daß die Hausärzte häufiger Medikamente (Antihypertonika, Medikamente zur Senkung des Blutfettspie-
gels, Gichtmittel, Antidiabetika) verordnen als die Krankenhausärzte. Dies ist in erster Linie auf die unterschiedlichen Bewertungskriterien bei der Diagnose der
Risikofaktoren zurückzuführen, denn der Anteil der medikamentierten an der Gesamtzahl der erkannten Risikofaktoren ist bei den beiden Ärztegruppen etwa gleich
hoch. Betrachtet man jedoch die Medikamentierung nach 1 Jahr getrennt für die
Allgemeinärzte und die niedergelassenen Fachärzte, so zeigt sich, daß die Fachärzte
bedeutend zurückhaltender verordnen, sogar noch zurückhaltender als ihre Kollegen im Akutkrankenhaus. Der Anstieg der Verordnungen allgemein und der teilweise hohe Anteil an Neuverordnungen bei den Medikamenten zur Therapie der
Risikofaktoren Hypertonie, Fettstoffwechselstörungen, Hyperurikämie und Diabetes ist also in erster Linie auf das Verschreibungsverhalten der Allgemeinärzte zurückzuführen.

Auch bei den Psychopharmaka ist ein auffälliges Verschreibungsverhalten feststellbar. 85% der nach 1 Jahr verschriebenen Medikamente werden von den Hausärzten neu verordnet. Insgesamt sind diese Verordnungen fast 3mal so häufig wie
bei den Krankenhausärzten. Unsicherheiten bei der Diagnosestellung können - wie
die Ergebnisse bei den Begleiterkrankungen vermuten lassen - ein Grund für die
stark steigende Medikamentierung mit Psychopharmaka sein. Zu bedenken ist allerdings auch, daß nach der Rückkehr der Patienten aus der beschützenden stationären Versorgung in den Alltag die Probleme zunehmen (vgl. Kap. 5-10). Ihre psychischen und sozialen Problemlagen entwickeln sich erst voll in der tagtäglichen
Auseinandersetzung mit den Folgen des Infarkts. Vor diese Situation sieht sich der
Hausarzt bei der Behandlung gestellt, und er unternimmt offensichtlich den Versuch, diese Problemlagen medizinisch zu interpretieren, indem er die medikamentöse Behandlung vorzieht, anstatt verstärkt andere Maßnahmen (s. Kap. 3) einzuset-
zen. Zu denken ist hier in erster Linie an eine intensivierte Beratung, die über die
somatische Problemlage hinausgeht: an die Mobilisierung des Netzwerks des Betroffenen durch die Einbeziehung ihm wichtiger anderer Personen sowie an eine

Verweisung an Herzgruppen oder an Selbsthilfegruppen, die sich mit der Problematik des Betroffenen auseinandersetzen.

Da gerade Patienten mit einem Koronarproblem oder mit Angina pectoris häufiger Psychopharmaka bekommen als Patienten ohne diese Befunde, kann vermutet werden, daß diese Medikamentierung bei den Hausärzten häufiger als begleitende Therapie gewählt wird. Darin kann man zwar einerseits eine medikamentöse Hilfestellung zur Bewältigung psychischer Folgen des Infarkts sehen, andererseits steht diese Medikamentierung aber als Dauertherapie einer Erfassung sich neu entwickelnder Symptome und einer tatsächlichen Problembewältigung im Wege.

Faßt man die Ergebnisse zur medikamentösen Behandlung zusammen, so überraschen die großen Differenzen, die zwischen der Medikamentierung durch Haus- und Krankenhausärzte bestehen. Obwohl die Verordnungen in unterschiedlichen Krankheitsstadien erfolgen, sind die Differenzen teilweise so groß, daß sie sich nicht aus der jeweils spezifischen Behandlungssituation allein erklären lassen. Medizinische Unsicherheiten in der medikamentösen Langzeittherapie werden sichtbar, insbesondere wenn man das Verschreibungsverhalten der Ärzte für Allgemeinmedizin betrachtet. Diese Aussage ist sicherlich haltbar, auch wenn man bedenkt, daß das gewählte Studiendesign nicht den Anspruch einer Evaluation der medikamentösen Behandlung hat.

Diese medizinischen Unsicherheiten sind u. a. auch darauf zurückzuführen, daß offenbar die in Akut- und Rehabilitationsfachkliniken konzentrierten Fachkenntnisse nicht schnell genug in den ambulanten Bereich diffundieren, um ein angemessenes Verschreibungsverhalten der Allgemeinmediziner und einen bestimmten Qualitätsstandard zu ermöglichen. Die Kontroversen der Experten der kardiologischen Rehabilitation tragen ein übriges zu dieser Situation bei. Aus Gründen des Selbstschutzes wird in der Nachsorge dann z.T. eine überzogene Medikamentierung praktiziert, um sich später – besonders im Falle einer schnellen Verschlechterung – nicht dem Vorwurf auszusetzen, nicht alles getan zu haben.

Ein positiver Erklärungsversuch für das Verschreibungsverhalten stellt auf die spezielle Situation in der Nachsorge ab. Dabei wird angenommen, daß der niedergelassene Allgemeinarzt die Lebensumstände seines Patienten gut kennt und eben aus dieser Kenntnis heraus entsprechend medikamentiert, d.h. er stellt gerade die Schwierigkeiten einer Änderung der Lebensgewohnheiten bei seinen Patienten verstärkt in Rechnung und behandelt dementsprechend unterstützend und prophylaktisch.

Operative Behandlung.   Die wichtigste operative Maßnahme im Zusammenhang mit dem Herzinfarkt ist die aortokoronare Bypassoperation. Daneben werden auch Komplikationen (Aneurysma und infarktbedingter Ventrikelseptumdefekt) operativ behandelt (Schmuziger 1982). Die Bypassoperation dient durch die Schaffung neuer „Blutversorgungsbahnen" der Besserung der Myokardischämie und damit einer Besserung der Angina-pectoris-Beschwerden und führt meist zu einer Steigerung der Leistungsfähigkeit (Roskamm 1982). Eine solche Operation stellt einen schwerwiegenden Eingriff in das Leben des Betroffenen dar, der in aller Regel die anderen Krankheitssituationen überschattet. Da wir die Bedeutung des Herzinfarkts und nicht die Bedeutung einer Herzoperation untersuchen wollten, wurden diejenigen Patienten ausgeschlossen, bei denen sich bereits im Akutkrankenhaus eine Bypassoperation abzeichnete. Dies erklärt die relativ geringe Zahl von Patienten in unserem Kollektiv (36 entsprechend 8 %), die im Verlauf des 1. Jahres einer solchen Operation unterzogen wurden. In der medizinischen Fachliteratur wird der Anteil der Patienten, die für eine chirurgische Intervention in Frage kommen, auf bis zu 40 % geschätzt (Mathes et al. 1983).

2.2.4 Rehospitalisierung im 1. Jahr nach dem Infarkt

Die Rehospitalisierungen charakterisieren in gewisser Weise Verschlechterungen im Gesundheitszustand der Rehabilitanden, denn die Wiedereinweisungen – das kann unterstellt werden – erfolgen nur dann, wenn mit den Mitteln der ambulanten Versorgung die Behandlung nicht mehr sichergestellt werden kann. Eine Rehospitalisierung ist in der Regel angezeigt bei einer vom behandelnden Arzt festgestellten, schwerwiegenden Verschlechterung oder wenn spezielle diagnostische oder therapeutische Maßnahmen erforderlich werden. Innerhalb des 1. Jahres wurden 31 % der Rehabilitanden rehospitalisiert. Die in ihrem Aufbau vergleichbare US-Studie von Croog u. Levine (1977) nennt 21 % Rehospitalisierungen im 1. Jahr. Durchschnittlich wurden 1,5 Einweisungen durchgeführt, d. h. rund 10 % bzw. 64 Personen der untersuchten Stichprobe (n = 608) wurden mehrfach ins Akutkrankenhaus eingewiesen. Wie Tabelle 16 zeigt, sind diagnostische Maßnahmen und Beschwerden im Zusammenhang mit dem Herzinfarkt die häufigsten Einweisungsgründe. Die insgesamt hohe Anzahl der Krankenhauseinweisungen im 2. Halbjahr macht deutlich, daß in diesem Zeitraum der Rehabilitationsprozeß für viele Patienten – auch aus rein medizinischer Sicht – noch nicht zu einem ersten Abschluß gelangt ist. Die Krankheitskarriere dieser Personen ist somit von langer Dauer. Dies spiegelt sich auch in ihrem psychischen Zustand wider, vergleicht man sie mit Rehabilitanden, die nicht rehospitalisiert wurden. Rehabilitanden, die innerhalb des 2. Halbjahrs rehospitalisiert wurden, befanden sich sowohl zu Beginn wie auch am Ende dieses Halbjahrs in einem schlechteren psychischen Zustand als ihre Mitpatienten, die nicht wieder in ein Krankenhaus eingewiesen werden mußten; d. h. sie fühlten sich stärker durch die Krankheit belastet, waren ängstlicher und depressiver und zeigten ein geringeres Selbstvertrauen. Arbeiter fanden sich in dieser Patientengruppe häufiger als insbesondere Beamte, aber auch häufiger als Angestellte und Selbständige.

Tabelle 16. Rehospitalisierung im 1. Jahr nach dem Infarkt (n = 608)

Rehospitalisierungen	Innerhalb des 1. Halbjahres[a]		Innerhalb des 2. Halbjahres[a]	
	n	[%]	n	[%]
Gesamt	117	(19,7)	120	(20,2)
Wegen Beschwerden im Zusammenhang mit dem Herzinfarkt	57	(9,6)	51	(8,6)
Wegen diagnostischer Maßnahmen	80	(13,5)	78	(13,1)
Wegen operativer Maßnahmen am Herzen	29	(4,9)	28	(4,7)
Wegen anderer Erkrankungen	27	(4,5)	17	(2,9)

[a] Mehrfachnennungen möglich.

2.2.5 Reinfarkte und Mortalität im 1. Jahr nach dem Infarkt

Die behandelnden Ärzte berichten, daß im 1. Jahr nach dem Infarkt bei 48 Rehabilitanden ein Reinfarkt eintrat. In 10 Fällen war das Vorliegen eines Reinfarkts den behandelnden Ärzten nicht bekannt, und in 31 Fällen wurde auf die entsprechende Frage nicht geantwortet. Von den 463 Patienten, die den Erstinfarkt überlebten und von denen 1 Jahr später die medizinischen Daten durch den Hausarzt bekannt sind, erlitten somit rund 10 % einen nichttödlichen Reinfarkt. Diese Reinfarktrate liegt im Bereich der Ergebnisse der norwegischen Multicenterstudie (1981), die für den Einjahreszeitraum eine Rate von 7 % bzw. 12 % nennt, aber weit über dem Resultat der Infarktnachsorgestudie (Weiß et al. 1982), bei der knapp 4 % der überlebenden Erstinfarktpatienten einen nichttödlichen Reinfarkt erlitten.

Ein Vergleich der Patienten mit überlebtem Reinfarkt mit den anderen Patienten, die den Einjahreszeitraum überlebten, ergibt hinsichtlich der somatischen Ausgangsbedingungen bei der Entlassung aus dem Akutkrankenhaus nur geringe Unterschiede. Bei den Reinfarktpatienten wurden im Krankenhaus häufiger ischämische ST-Senkungen im Ruhe-EKG festgestellt, während bei anderen prognostisch ungünstigen Faktoren wie Herzvergrößerung, Aneurysmaverdacht im Ruhe-EKG und ventrikulärer Extrasystolie keine Unterschiede festgestellt werden konnten. Dies gilt auch für die klinische Beurteilung nach der Klassifikation der NYHA für Angina pectoris und Dyspnoe und das Vorliegen der klassischen Risikofaktoren. Das Reinfarktrisiko für den Einjahreszeitraum kann aufgrund dieser Ergebnisse nicht beurteilt werden, zumal sich die Patientengruppen auch hinsichtlich ihrer psychischen Ausgangslage nicht unterscheiden und auch nicht im Hinblick auf die Unterstützung, die sie von ihren Partnern oder Kindern erfahren haben. Als Wirkung des Reinfarkts bleibt festzuhalten, daß die Betroffenen eine deutlich höhere Krankheitsbelastung empfinden und insbesondere somatische Verschlechterungen befürchten. Sie werden zudem signifikant häufiger begutachtet als die Überlebenden ohne Reinfarkt. Unter den Betroffenen sind alle Berufsgruppen gleichermaßen vertreten.

Während des 1. Jahres wurden 30 Todesfälle aus unserem Untersuchungskollektiv bekannt, 12 im 1. Halbjahr und 18 im 2. Halbjahr. Bezogen auf die Gesamtzahl der Teilnehmer zu Beginn der Studie (n = 998) entspricht dies einer Mortalitätsrate von ca. 3 %. Vergleichbare Studien (Weiß et al. 1982; Croog u. Levine 1977), in denen die Todesfälle aufgrund des Studiendesigns genauer verfolgt werden konnten, geben eine doppelt so hohe Mortalitätsrate an. Es ist zu vermuten, daß trotz der positiven Patientenauswahl die echte Mortalitätsrate unserer Studie höher liegt. Die geringe Zahl vollständiger Befundberichte bei den beobachteten Todesfällen erlaubt keine detaillierte Analyse, so daß aufgrund der vorliegenden Daten keine Aussagen möglich sind über das relative Mortalitätsrisiko in Abhängigkeit vom somatischen Zustand, insbesondere in Abhängigkeit vom Vorliegen eines Myokard- und/oder Koronarproblems wie es bei Weidemann (1979, S. 7) berichtet wird.

2.3 Der Herzinfarkt als Stressor

Ausgehend von der These, daß es Wechselwirkungen zwischen den somatischen, psychischen und sozialen Faktoren im Rehabilitationsprozeß gibt, soll im folgenden der Frage nachgegangen werden, wie sich der somatische Zustand nach 1 Jahr im psychischen Wohlbefinden und in der sozialen Lage der Patienten widerspiegelt. Es ist naheliegend, daß der körperliche Genesungszustand der Patienten ihr psychisches und soziales Wohlbefinden beeinflußt. Um diese Hypothese zu testen, wurden Extremgruppen gebildet, d. h. Rehabilitanden mit schlechten und guten somatischen Einjahresbefunden wurden zusammengefaßt und hinsichtlich ihres psychischen und sozialen Rehabilitationserfolges verglichen.

Zunächst wurden Rehabilitanden mit manifestem Koronarproblem Rehabilitanden gegenübergestellt, die diese Problemstellung nicht aufweisen. Diejenigen, die ein manifestes Koronarproblem haben, zeigen auch ein durchweg schlechteres psychisches Zustandsbild als die Vergleichsgruppe; d. h. sie sind nach 1 Jahr noch ängstlicher und depressiver, haben ein geringeres Selbstwertgefühl und weniger Selbstvertrauen, allgemein fühlen sie sich noch stärker durch die Krankheit belastet. Ihre soziale Lage ist gekennzeichnet durch Einkommenseinbußen sowie durch einen verstärkten Rückzug von gesellschaftlichen Aktivitäten. Ein nahezu identisches Bild ergibt sich, vergleicht man die Rehabilitanden mit und ohne Myokardproblem. Auch hier zeigen die Personen, die 1 Jahr nach dem Infarkt eine manifeste Herzinsuffizienz aufweisen, das geringere psychische Wohlbefinden und die größeren sozialen Beeinträchtigungen. Hinsichtlich der 3. medizinischen Problemstellung (Arrhythmieproblem) konnten keine Unterschiede im psychischen Befinden und in der sozialen Lage zwischen den Extremgruppen festgestellt werden. Offensichtlich hat also das Vorliegen von behandlungsbedürftigen Arrhythmien nicht die deutlichen psychischen und sozialen Konsequenzen, die für Koronar- bzw. Herzinsuffizienz festgestellt werden konnten. Faßt man die medizinischen Problemstellungen zusammen und bildet Gruppen, die keine Problemstellung aufweisen bzw. mindestens 2 der 3 Problemstellungen aufweisen, so zeigt sich wieder ein deutlich schlechteres psychisches und soziales Zustandsbild bei den Rehabilitanden, die die ungünstigeren somatischen Befunde haben.

Im Erreichen der altersspezifischen Wattleistung kann ebenfalls ein Indiz für den guten oder schlechteren somatischen Zustand gesehen werden. Tabelle 17 zeigt die Verteilung der Wattleistungen im Untersuchungskollektiv. 188 Patienten erreichen ihre altersentsprechende Wattleistung, 150 Patienten bleiben unter ihrem Sollwert. Vergleicht man beide Patientengruppen miteinander, so zeigt sich ein erwartetes Bild ihrer psychischen und sozialen Situation. Patienten, die die altersspezifische Wattleistung erreichen oder überschreiten, sind vergleichsweise weniger ängstlich und empfinden eine geringere Krankheitsbelastung. Ihre soziale Lage ist unkomplizierter, da sie eher keine Einbußen hinnehmen mußten und mit ihrem Einkommen zufriedener sind. Diese positiven Feststellungen treffen weniger auf Arbeiter zu, da sie nicht so häufig in der guten Leistungsgruppe zu finden sind wie insbesondere die Beamten.

Die vorgestellten Ergebnisse haben gezeigt, daß sich die somatische Situation des Patienten - gemessen an der Anzahl medizinischer Problemstellungen und der altersspezifischen Wattleistung - durchaus in seiner psychischen und sozialen Lage

Tabelle 17. Altersspezifische Wattleistungen[a] 1 Jahr nach dem Infarkt (n = 463)

Wattleistungen	n	[%]
Mehr als 50 W unter Alterssoll	11	(3)
50 W unter Alterssoll	59	(18)
25 W unter Alterssoll	80	(24)
Alterssoll	90	(27)
25 W über Alterssoll	48	(14)
50 W über Alterssoll	31	(9)
75 W über Alterssoll	8	(2)
Mehr als 75 W über Alterssoll	11	(3)
Keine Angaben	125	–
Gesamt	463	(100)

[a] Klassifikation nach Klepzig u. Frisch (1981).

widerspiegelt. Die somatischen Bedingungen sind – soweit man, wie hier geschehen, extreme Zustände miteinander vergleicht – bestimmende Einflußgrößen für den psychosozialen Rehabilitationserfolg. In den folgenden Kapiteln zu Ehe und Familie und zur Arbeitsaufnahme und Berentung wird allerdings auch gezeigt werden, daß die Bedingungen in der Familie, am Arbeitsplatz und in der Freizeit ebenfalls – und zwar unabhängig vom somatischen Zustand – einen Einfluß auf den psychosozialen Rehabilitationserfolg haben. Die somatischen Bedingungen sind somit nur ein Faktor unter anderen, die den Rehabilitationserfolg bestimmen. Rückwirkungen der psychosozialen Situation auf die somatische Entwicklung lassen sich wegen der Kürze der nur 1jährigen Beobachtungszeit noch nicht nachweisen. Wir gehen aber davon aus, daß bei einer längeren Beobachtungszeit (ca. 5 Jahre) solche Rückwirkungen durchaus feststellbar sein werden.

2.4 Zusammenfassung

Ausgehend von dem eingangs formulierten Leitgedanken, daß eine Krankheit nicht nur ein somatisches, sondern auch ein psychisches und soziales Geschehen ist, muß festgestellt werden, daß bei der Behandlung der Herzinfarktpatienten in der BRD die somatischen Erfordernisse und Aspekte eindeutig im Vordergrund stehen. Ist diese Betonung der somatischen Behandlung für die 1. Phase des Infarktgeschehens noch verständlich, so muß doch für den weiteren Genesungsverlauf diese einseitige somatische Ausrichtung problematisiert werden (vgl. Kap. 3). Die hier vorgestellten Ergebnisse legen die Vermutung nahe, daß die nicht immer einheitlichen, somatisch orientierten Behandlungsrichtlinien den gesamten Ablauf des Rehabilitationsverfahrens bestimmen. Es ergibt sich ein Bild der Versorgungspraxis, das in etlichen Punkten nicht an die Vorgaben einer umfassenden, zügigen und nahtlosen Rehabilitation heranreicht. Da an unserer Untersuchung 213 Krankenhäuser aller Versorgungsstufen und 463 niedergelassene Ärzte teilnahmen, kann man davon ausgehen, daß die abgebildete Versorgungssituation durchaus der bundesrepublikanischen Realität entspricht. Der folgende Überblick hebt einige Schwachstellen und Problemlagen der gegenwärtigen Herzinfarktrehabilitation hervor.

Beginnend mit der Versorgung im Akutkrankenhaus gewinnt man den Eindruck, daß das Rehabilitationsbewußtsein vieler Krankenhausärzte noch nicht voll entwickelt ist. Die Aufgabenstellung des Akutkrankenhauses scheint zu sehr auf die reine Überlebenssicherung ausgerichtet zu sein. Zwar ist diese Aufgabe von außerordentlicher Bedeutung, und es ist ihr deshalb in einer ersten Phase alle Aufmerksamkeit zu widmen, aber einige Anzeichen deuten darauf hin, daß nach der Akutversorgung nur eine unzureichende Vorbereitung auf die chronische Phase der Krankheit erfolgt. Solche Anzeichen sind einmal in der nur zögerlichen Praktizierung der Frühmobilisation als einem Element der Frührehabilitation zu sehen, zum zweiten ist das diagnostische Programm der Akutkrankenhäuser nicht geeignet, eine problemgerechte Selektion der Patienten für die Verweisung in nachgeordnete Rehabilitationseinrichtungen zu gewährleisten. Die hohe Überweisungsrate in Anschlußheilbehandlungen von 86% in unserem Patientenkollektiv läßt zusammen mit den nur spärlichen Diagnosen, die Aussagen über die Langzeitprognose erlauben könnten, darauf schließen, daß diese Überweisungen zwar beinahe routinemäßig für den untersuchten Personenkreis erfolgen, aber wenig differenziert und auf einer dünnen medizinischen Entscheidungsgrundlage.

Die im internationalen Vergleich gesehen zu lange Verweildauer im Akutkrankenhaus ist ein weiteres auffälliges Merkmal der Versorgungspraxis. Wie gezeigt, beeinflussen auch andere Gründe als der somatische Zustand des Patienten die Länge des Krankenhausaufenthalts. Diese anderen Gründe sind u. a. in der praktizierten Behandlungsphilosophie und in Kapazitätsauslastungsproblemen der Krankenhäuser zu finden. Vollends fragwürdig werden die langen Verweilzeiten aber dann, wenn man bedenkt, daß diese Zeiten nicht für eine problemgerechte Selektion oder zur Vorbereitung der Entlassung des Patienten nach Hause genutzt werden. Die überwiegende Zahl der beobachteten Patienten (86%) fällt nach der Entlassung aus dem Akutkrankenhaus nicht in ein „therapeutisches Loch" und benötigt deshalb keine längere Betreuung im Krankenhaus. Vielmehr gelangen sie in aller Regel innerhalb weniger Tage in die kardiologische Spezialversorgung der Rehabilitationskliniken, deren medizinischer Standard heute von Experten hoch eingeschätzt wird. Da eine medizinisch qualifizierte Weiterversorgung für diese Patienten durchaus gewährleistet ist und eine erste differenzierende Funktionsdiagnostik ohnehin meist den Rehabilitationskliniken überlassen bleibt, spricht nichts gegen eine kürzere Verweildauer im Akutkrankenhaus. Die im Durchschnitt langen Aufenthaltszeiten im Akutkrankenhaus ließen sich nur begründen, wenn es nicht gelänge, die Mehrzahl der Patienten innerhalb kürzerer Zeit „rehabilitationsfähig" zu machen, d. h. ihren somatischen Zustand so weit zu stabilisieren, daß eine stationäre Rehabilitationsbehandlung beginnen kann. Die somatischen Befunde bei Krankenhausentlassung sprechen allerdings eher dafür, daß bei der Mehrzahl der Patienten diese Rehabilitationsfähigkeit früher erreicht werden kann.

Die Differenzen in Diagnostik und Behandlung zwischen stationärem und ambulantem Bereich lassen erhebliche Zweifel an einer einheitlichen und nach verbindlichen medizinischen Standards ausgerichteten Rehabilitation aufkommen. Auch wenn man berücksichtigt, daß bei den vorgestellten Ergebnissen Krankenhausdaten und Hausarztdaten miteinander verglichen wurden[8], also Daten, die sich auf unterschiedliche Versorgungssituationen beziehen, so kommt man nicht um die Feststellung herum, daß in beiden Bereichen unterschiedliche medizinische Standards gelten. Auch wenn diese Feststellung nicht in aller Pauschalität Gültigkeit besitzt und sich in erster Linie auf die Diagnose und Medikamentierung der Risikofaktoren und Begleiterkrankungen bezieht, so drängt sich doch der Eindruck auf, daß es ein medizinisches Qualitätsgefälle hin zum ambulanten Bereich gibt. Insgesamt spiegelt sich in den referierten Ergebnissen zur medikamentösen Behandlung ein Grundproblem der medizinischen Versorgung wider, nämlich die Trennung von stationärer und ambulanter Versorgung und als Folge davon eine uneinheitliche Behandlung bzw. eine Behandlungskette, deren Glieder nur sehr unzureichend untereinander verbunden sind. Die Koordinations- und Kooperationsprobleme der Ärzte im Akutkrankenhaus, in der Rehabilitationsklinik und in der freien Praxis wirken sich negativ auf den Genesungsverlauf aus.

War früher von einem therapeutischen Loch nach der Krankenhausentlassung die Rede, so kann man heute sagen, daß dieses Defizit für die Patienten, die nicht einer stationären Rehabilitation zugeführt werden, weiterhin besteht. Patienten mit einer stationären Rehabilitation müssen sich nur um einige Wochen zeitversetzt mit diesem Defizit abfinden. Die Infarktrehabilitation präsentiert sich – wie Gespräche mit verschiedenen Experten verdeutlichten – dreigeteilt mit wenig Koordination zwischen Akutkrankenhaus, Rehabilitationsklinik und niedergelassenem Arzt, wobei speziell der Übergang von der stationären in die ambulante Behandlung problematisch ist. Die Mehrzahl der niedergelassenen Ärzte ist zur Zeit noch mit der Rehabilitationsaufgabe überfordert. Aufgrund ihrer Ausbildung sind offenbar besonders Ärzte für Allgemeinmedizin gezwungen, in der Infarktnachsorge nach dem Schrotschußprinzip zu behandeln: möglichst viel zu versuchen, insbesondere zu verschreiben – in der Hoffnung, einige Treffer dabei zu erzielen.

Von hoher sozialpolitischer Bedeutung ist die Feststellung, daß Arbeiter 1 Jahr nach dem Infarkt ein schlechteres somatisches Befundbild haben. Sie unterscheiden sich hinsichtlich ihres somatischen Zustands zum Zeitpunkt der Krankenhausentlassung aber nicht von den Angestellten, Beamten und Selbständigen. Obwohl ihre somatische Ausgangssituation zu Beginn der Behandlung insgesamt nicht schlechter ist als die anderer Berufsgruppen, erreichen sie seltener ihre altersspezifische Wattleistung, leiden noch signifikant häufiger unter Angina pectoris und Dyspnoe und werden auch häufiger als insbesondere Beamte und Angestellte rehospitalisiert. Im Genesungsprozeß wird eine soziale Schichtung (Blümchen 1982) am Indikator „Stellung im Beruf" sichtbar. Offenbar schlägt die medizinische Behandlung bei den Arbeitern im Durchschnitt nicht so gut an wie bei den übrigen Berufsgruppen. Es kann vermutet werden, daß die Art und Weise der ärztlichen Behandlung hier ebenso eine Rolle spielt, wie die Lebensumstände der Arbeiter, die eine flexible Anpassung an die Nachinfarktsituation nur bedingt zulassen (vgl. Kap. 7–10). Die geringeren somatischen Rehabilitationserfolge bei den Arbeitern machen aber deutlich, daß dieser Gruppe und ihrem Umfeld bei der Rehabilitation eine verstärkte Aufmerksamkeit gewidmet werden muß.

Wie in den folgenden Kapiteln belegt wird, ist es für Arbeiter, aber auch für alle übrigen Herzpatienten in allen Stadien der Genesung von besonderer Wichtigkeit, ihre soziale und psychische Situation im Behandlungskonzept zu berücksichtigen. Erst eine um psychische und soziale Aspekte erweiterte Sicht des Rehabilitationsgeschehens erlaubt gezielte Maßnahmen, die auch in die Alltagswelt der Rehabilitanden hineinwirken. Solche Maßnahmen erfordern aber eine bessere Aus- und Weiterbildung der behandelnden Ärzte, beispielsweise durch die Einbeziehung des Faches Rehabilitation in medizinische Curricula. Vor allem eine stärkere Betonung sozialmedizinischer Inhalte in den Ausbildungsprogrammen könnte die Grundlage für ein breiteres Verständnis der Rehabilitation schaffen und damit dazu beitragen, die „umfassende Rehabilitation" (WHO 1969; C.Halhuber 1980; M.J. Halhuber 1982) ihrer Verwirklichung ein Stück näher zu bringen.

Neben dieser generellen Forderung zur Entwicklung und Durchsetzung eines interdisziplinären Rehabilitationsverständnisses sind es v. a. Forderungen nach einer verbesserten Koordination und Kooperation, die an den stationären und ambulanten Bereich zu richten sind. Im stationären Bereich bedeutet dies: Praktizierung der Frührehabilitation und Durchführung einer patientengerechten Verweisung (Selektion) zu nachgeordneten Behandlern ohne nachteilige Verzögerungen, wie sie sich heute aus betriebswirtschaftlichen Zwängen der Kapazitätenauslastung immer wieder ergeben, sowie eine enge Zusammenarbeit zwischen Akutkrankenhäusern und Rehabilitationskliniken in Diagnostik und Therapie, um eine bruchlose Behandlung zu garantieren. Im ambulanten Bereich bedeutet dies: Aufbau von interdisziplinären Rehabilitationsteams vor Ort, die eine qualitativ gesicherte, umfassende Rehabilitation beginnen oder fortsetzen können. Sollten sich diese Hauptforderungen erfüllen lassen, würde auch dem Auftrag des Rehabilitationsangleichungsgesetzes von 1974 entsprochen, das eine ganzheitliche, zügige und nahtlose Durchführung der Rehabilitation verlangt.

Anmerkungen

[1] Dieses Kapitel basiert auf den Beiträgen von Dr. med. Josef Bauer M.A., der als wissenschaftlicher Angestellter der Projektgruppe von 1979-1982 die medizinisch-fachlichen Voraussetzungen für Erhebung und Interpretation der vorgestellten Daten schuf. Die Darstellungen zum medizinischen Stand der Herzinfarktrehabilitation (s.2.1) liegen ebenfalls in seiner Verantwortung. Dipl.-Psych. Gary Kaufhold besorgte die statistische Aufbereitung, Auswertung und Hypothesentestung des vorgestellten Materials.

[2] Da im Einzelfall die Auswahl der Patienten, die an der Untersuchung teilnehmen sollten, nicht kontrolliert werden konnte, ist es möglich, daß besonders schwere Fälle, obwohl sie die Auswahlkriterien erfüllten (vgl. Anhang A), nicht in die Studie aufgenommen wurden, weil die behandelnden Ärzte eine Befragung für nicht zumutbar hielten. Obwohl die Gefahr von Verzerrungen aus diesem Grund gering ist, ist bei der Darstellung der medizinischen Daten zu bedenken, daß die teilnehmenden Patienten eine nach dem somatischen Gesamtzustand positive Auswahl unter allen überlebenden Infarktpatienten darstellen können.

[3] Dieses Ergebnis ist insofern etwas überraschend, als in Mortalitätsstudien über Herzkrankheiten (Marmot et al.1978; Haynes et al.1980) eine schichtabhängige Verteilung insbesondere des Risikofaktors Rauchen festgestellt wurde. Für die überlebenden Herzinfarktpatienten unseres Samples kann eine Schichtspezifität anhand des Indikators „Stellung im Beruf" nicht nachgewiesen werden. Dieser Ergebnisunterschied beruht im wesentlichen auf anderen Grundgesamtheiten (Überlebende vs. Tote) und auf verschiedenartigen Indikatoren für soziale Schicht.

[4] Zur Beschreibung des Genesungsverlaufs im 1.Jahr werden die Daten einer Substichprobe verwendet. Diese Substichprobe umfaßt alle Patienten, die sowohl an der Befragung zum Zeitpunkt der Krankenhausentlassung teilnahmen als auch 1 Jahr später (n = 608). Soweit nur medizinische Daten untereinander verglichen werden, umfaßt die Substichprobe nur die Patienten, von denen sowohl der Fragebogen des Krankenhausarztes als auch der des Hausarztes vorlagen (n = 463). Etwaige Abweichungen von den Angaben im vorhergehenden Kapitel sind auf die unterschiedlichen Stichproben zurückzuführen

[5] Dabei wird unterstellt, daß die Krankenhausärzte beim Ausfüllen des Arztfragebogens kurz vor der Entlassung des Patienten – parallel zur Erstellung des Arztbriefes – die Risikofaktorensituation eben zum Entlassungszeitpunkt berichten und nicht die Situation zum Zeitpunkt der Einlieferung. Die relativ geringe Häufigkeit bei den diagnostisch festgestellten Risikofaktoren bestätigt diese Vermutung.

[6] Pearson-Produktmomentkorrelation zwischen Aufenthaltsdauer und Schwere des Infarktereignisses $r = 0,28$, Beschwerdebild nach der NYHA $r = 0,14$ und Entlassungsstatus (Anzahl prognostisch ungünstiger Faktoren wie Herzvergrößerung, Aneurysmaverdacht, ischämische ST-Senkung im Ruhe-EKG, ventrikuläre Extrasystolie) $r = 0,25$, jeweils $p < 0,001$.

[7] Partialkorrelation zwischen Aufenthaltsdauer und Größe des Krankenhauses $r = -0,15$ und zur Versorgungsstufe (Grund-, Regel-, Schwerpunkt-, Zentralversorgung) $r = -0,15$, kontrolliert für Schwere des Infarktereignisses, jeweils $p < 0,001$.

[8] Aus Kostengründen und Gründen der Durchführbarkeit konnten in den Rehabilitationskliniken keine Daten erhoben werden, die in einem Vergleich miteinzubeziehen wären.

3 Die psychosoziale Dimension im Rehabilitationsverfahren

H. Lehmann

Nahezu jeder, der heute in der BRD einen Herzinfarkt erleidet, wird umgehend in ein Akutkrankenhaus eingeliefert und auf einer Intensivstation behandelt. Diese Menschen finden sich meist unerwartet aus ihrer gewohnten Lebenssituation herausgerissen und in die fremde und oft auch bedrohlich erlebte Welt des Krankenhauses versetzt. Zur unmittelbaren Todesangst und zur Ungewißheit über die weitere physische Existenz gesellen sich dort zudem die soziale Existenz betreffende Ängste, Befürchtungen und Verlusterlebnisse. Diesen psychischen Nöten wird aber zunächst kaum und auch später – wie die Daten zeigen werden – nur wenig Beachtung geschenkt. Die medizinische Behandlung konzentriert sich auf das Abarbeiten kardiologischer Routineprogramme zur Sicherung des physischen Überlebens der Patienten. Diese alles andere weitgehend verdrängende medizinisch-somatische Behandlung ist in der Akutphase besonders augenfällig. Ist sie aber in der gegenwärtig auch während der Langzeitbehandlung beibehaltenen Form sinnvoll?

Folgt man den Ausführungen des Mediziners und Psychiaters George L. Engel (1977), so verwundert die Dominanz rein medizinischer Behandlung nicht. Engel zeigt, daß das heute gültige Krankheitsmodell auf einer Trennung von Körper und Geist basiert. Die Molekularbiologie wird von ihm als die wichtigste Grundlagenwissenschaft der modernen Medizin angesehen. Dieses von den medizinischen Fachvertretern oft geradezu dogmatisierte Krankheitsmodell läßt seiner Meinung nach keinen Raum für die sozialen und psychischen Dimensionen einer Krankheit. Unterstellt man dieses biomedizinische Leitbild, so wird verständlich, warum sich ärztliches Handeln auf die somatische Dimension, in diesem Falle auf das Spezialgebiet der Kardiologie konzentriert. Die herausragende Bedeutung dieses Leitbildes dokumentiert sich nicht zuletzt auch in dem Ausbau der „apparativen Medizin" zur Behandlung von Herzinfarktpatienten sowie in der geringen Zahl von Psychologen und Sozialarbeitern an Akutkrankenhäusern, in Rehabilitationsfachkliniken und im ambulanten Bereich. Im Bereich der Rehabilitationsmedizin und der medizinischen Forschung beginnt jedoch das biomedizinische Dogma abzubröckeln. Mit Blick auf die Tradition psychosomatischer Forschung (Henry u. Stephens 1977; v. Uexküll 1981) und unter Beachtung der WHO-Gesundheitsdefinition (WHO 1978, 1969) setzt sich auch im deutschen Schrifttum zur Rehabilitation (Jochheim 1975; Gleichmann u. Fassbender 1977; M.J. Halhuber, 1977; Paeslack 1979) eine ganzheitliche Betrachtung durch, die Platz läßt für die psychische und soziale Dimension des Krankheitsgeschehens. Diese Einsicht – v.a. bei Rehabilitationsmedizinern – beruht auf Beobachtungen der täglichen Praxis, die zeigen, daß Menschen eine schwere Krankheit wie den Herzinfarkt oft sehr unterschiedlich bewältigen, selbst wenn im wesentlichen ähnliche körperliche Voraussetzungen vorliegen. Manche Infarktpatienten erholen sich auch psychisch recht schnell, und die Tatsache, einen Herzinfarkt erlitten zu haben, hat keine schwerwiegenden Folgen für ihr späteres Leben. Anderen gelingt die Bewältigung schlechter. Sie sind noch lange Zeit kränklich und unsicher, haben wenig Selbstvertrauen und fühlen sich durch Krankheitsfolgen in der Ehe und bei der Wiederaufnahme der Arbeit belastet.

Ausgehend von diesen Beobachtungen und der Grundannahme, daß eine Krankheit nicht nur ein somatisches, sondern auch ein psychisches und soziales Geschehen ist, lautet eine zentrale These unserer Untersuchung: Von großer Bedeutung für eine erfolgreiche Rehabilitation nach einem Herzinfarkt ist die soziale Umwelt des Rehabilitanden, d. h. der Rehabilitationserfolg wird bestimmt a) durch die als hilfreich und stützend empfundenen sozialen Beziehungen und Interaktionen und b) durch das Ausmaß psychosozialer Belastungen, denen der Betroffene ausgesetzt ist – seien es Belastungen, die bereits vor der Erkrankung bestanden, oder seien es Belastungen, die in der Tatsache der Erkrankung selbst begründet sind.

Die folgenden Ausführungen beschränken sich auf das, was im medizinischen Bereich als unterstützend oder belastend empfunden wurde, d. h. auf das, was in den verschiedenen Rehabilitationsphasen als zusätzlicher Stressor oder als Antistressor wirkt. Das Ausmaß patientenorientierten ärztlichen Handelns wurde dabei im folgenden Sinne erfaßt: 1) in der Zufriedenheit des Patienten mit den empfangenen Leistungen bzw. im Grad der Erfüllung seiner Bedürfnisse, 2) in den Auswirkungen ärztlicher Handlungen auf das Wohlbefinden des Patienten. Vorgestellt werden unter 3.1 und 3.2 die Beratungs- und Vermittlungstätigkeit des Arztes sowie Auswirkungen dieser Tätigkeiten auf das Wohlbefinden und Verhalten der Rehabilitanden. Abschnitt 3.3 beschäftigt sich mit einem iatrogenen Effekt der Krankenhausbehandlung, und Abschn. 3.4 geht der Frage nach, inwieweit in der Anschlußheilbehandlung und in der Vorbereitung auf diese Maßnahme dem Ziel der Patientenorientierung entsprochen wird. Unter 3.5 werden die ambulanten Herzgruppen als Modell einer patientenorientierten Versorgung vorgestellt, und zum Abschluß werden sozialbürokratische Hindernisse im Rehabilitationsverfahren beschrieben, die einer patientenorientierten Versorgung entgegenstehen.

3.1 Die Beratungstätigkeit der Ärzte

In der Beratung drückt sich am sinnfälligsten die Hinwendung des Arztes zum Patienten aus. Eine gute Beratung ist ohne Orientierung an den Problem- und Bedürfnislagen des Patienten nicht möglich. Die Beratung sollte aber nicht nur Hilfestellungen für den Patienten geben, sie sollte auch eine Chance für den Arzt sein, seine Vorstellungen über die Person des Patienten auf eine breite Grundlage zu stellen. So verstanden ist die Beratung eine ideale Interaktionsleistung, mit der die Dominanz einer medizinisch-somatischen Sichtweise durchbrochen werden kann.

3.1.1 Themenbereiche

Betrachtet man die Themenbereiche, über die die Ärzte in den Krankenhäusern am ausführlichsten beraten (s. Tabelle 1), so stellt man fest, daß es die im engeren Sinn medizinischen Themen „Krankheit und Medikamenteneinnahme", „Übergewicht

Tabelle 1. Beratung im Akutkrankenhaus (n = 998)

Beratungsthemen	Wunsch des Patienten nach Beratung		Beratungsleistung des Arztes	
	ausführlich [%]	knapp oder gar nicht [%]	ausführlich [%]	knapp oder gar nicht [%]
Krankheit und Medikamenteneinnahme	97	3	92	8
Gewichtskontrolle und Diät	85	15	70	30
Rauch- und Trinkgewohnheiten	76	24	87	13
Sexualität	74	26	19	81
Körperliche Belastung im Alltag	95	5	80	20
Nervliche Belastung in Beruf und Familie	88	12	59	41
Wiederaufnahme der Arbeit	92	8	63	37
Berentung, Pensionierung	68	32	23	77
Stationäre Heilmaßnahme	91	9	72	28
Ambulante Koronargruppen	70	30	25	75

und Diät" sowie „Rauch- und Trinkgewohnheiten" sind. Im Unterschied dazu werden Gespräche über konkrete Infarktfolgen wie Arbeit oder Berentung, nervliche Belastungen im Alltag und speziell die Sexualität nach dem Infarkt nur in unzureichender Weise geführt. Gerade das Intimleben nach dem Infarkt scheint für viele Ärzte immer noch ein Tabuthema zu sein, obwohl bereits einschlägige Patientenratgeber (Halhuber und Halhuber 1981) ihm eine verstärkte Aufmerksamkeit widmen. Vergleicht man den Wunsch der Patienten nach einer ausführlichen Beratung zum Thema Sexualität mit der tatsächlich erfolgten Beratungsleistung, so ergibt sich, daß von den 649 Patienten, die eine ausführliche Beratung wünschten, lediglich rund 20 % ausführlich beraten wurden. 80 % erhielten also nur eine knappe oder gar keine Beratung. Von den Patienten, die ein halbes Jahr nach dem Infarkt über Probleme mit der Sexualität berichteten, weil sie glaubten, ihren „ehelichen Pflichten" nicht mehr nachkommen zu können, wurden ebenfalls rund 80 % nicht oder nur knapp zu diesem Thema beraten; d. h. es zeigt sich gerade dort eine große Beratungslücke, wo sich später Probleme tatsächlich entwickeln bzw. zum Vorschein kommen. Von vorbeugender Aufklärung und Hilfe durch das Arztgespräch kann hier also gewiß nicht die Rede sein.

Auch bei 2 anderen wichtigen Themen, bei der Wiederaufnahme der Arbeit und der Berentung, gehen die Beratungswünsche der Patienten weit über die tatsächlich geleistete Beratung hinaus (s. Tabelle 1). Eine große Differenz ist auch beim Thema ambulanter Koronargruppen zu verzeichnen. Nur bei den Themen also, die eng mit der Krankheit und den medizinischen Risikofaktoren zusammenhängen, erfüllt bzw. übertrifft die ärztliche Beratung den Patientenwunsch.

Die Themenauswahl und der jeweilige Grad der Ausführlichkeit, mit der beraten wurde, deuten darauf hin, daß noch viele Ärzte dem geschilderten reduktionistischen Leitbild bewußt oder unbewußt anhängen. Sie beschränken ihre Beratungstätigkeit auf das biomedizinisch Notwendige und dies zudem oft nur - wie in Patienteninterviews zu erfahren war - in der Form von Geboten oder Verboten. Nur ein geringer Teil der Ärzte im Akutkrankenhaus ist bereit, die medizinisch relevanten

Tabelle 2. Beratung durch den Hausarzt ein halbes Jahr nach dem Infarkt (Patientenangaben; n = 608)

Beratungsthemen	Beratungsintensität	
	ausführlich [%]	knapp oder gar nicht [%]
Krankheit und Medikamenteneinnahme	79	21
Gewichtskontrolle und Diät	55	45
Rauchgewohnheiten	51	49
Trinkgewohnheiten	43	57
Sexualität	23	77
Körperliche Belastung im Alltag	64	36
Nervliche Belastung in Beruf und Familie	45	55
Wiederaufnahme der Arbeit	52	48
Berentung, Pensionierung	26	74
Heilverfahren, Kur	36	64
Gesprächs- und Sportgruppen	28	72
Hinweise auf Literatur zum Herzinfarkt	23	77
Inanspruchnahme nichtmedizinischer Leistungen	13	87

Informationen auch im psychosozialen Kontext des Patienten zu interpretieren und zu besprechen.

Daß diese Situation nicht nur für die Beratung im Akutkrankenhaus Gültigkeit hat, zeigen die Ergebnisse zur Beratungstätigkeit des Hausarztes (s. Tabelle 2). Ein halbes Jahr nach dem Infarkt geben die Rehabilitanden an, wiederum besonders ausführlich über die „medizinischen Themen" beraten worden zu sein. Die Infarktprobleme wurden weniger ausführlich behandelt, und auch Gespräche über Möglichkeiten der Inanspruchnahme nichtmedizinischer Leistungen (beispielsweise der Krankenkasse, des Arbeitsamtes etc.) und über die Teilnahme an Sport- und Gesprächsgruppen für Infarktpatienten wurden nur in geringerem Umfang angeboten. Ausführliche Hinweise des Arztes auf Bücher, Broschüren und Artikel zum Thema Herzinfarkt für den Patienten gehören zu den seltenen Beratungsleistungen. Darüber hinaus wird auch bei den Hausärzten das Thema Sexualität aus der Beratung weitgehend ausgeklammert mit der Folge, daß von den Patienten, die zu diesem Zeitpunkt über starke Behinderungen bei sexuellen Aktivitäten durch den Infarkt klagten, lediglich 25% ausführlich beraten wurden, d. h. daß trotz des Vorliegens konkreter Probleme eine ärztliche Beratung oft unterbleibt. Die Angaben, die der Hausarzt zu seinen Beratungsleistungen 1 Jahr nach dem Infarktereignis macht, bestätigen allgemein die aufgezeigten Schwerpunkte und Defizite ärztlicher Beratung, obwohl mit der Zeit auch über einige Folgeprobleme wie körperliche und nervliche Belastbarkeit und die Wiederaufnahme der Arbeit ausführlicher gesprochen wurde. Darüber hinaus ist festzuhalten, daß sich rund ein Viertel der Patienten durch die Beratung im Krankenhaus verunsichert fühlte, weil sie unterschiedliche Informationen erhielten. An der Hausarztberatung bemängelte ebenfalls rund ein Viertel der Befragten, daß die Ärzte nicht in der Lage waren, hilfreiche Ratschläge zur Lebensumstellung zu geben. Die fehlende Konkretheit ist somit ein weiteres Charakteristikum ärztlicher Beratung, das einer Vielzahl von Patienten negativ auffällt.

3.1.2 Auswirkungen der Beratungsleistungen

Die ärztliche Beratung wirkt sich auf das Wohlbefinden der Patienten aus. Patienten, die im Krankenhaus eine gute Beratung erfuhren, d.h. ihre Beratung als problemgerecht, ausreichend und persönlich einstuften (ca. 75%), zeigten ein besseres psychisches Befinden, insbesondere war ihre allgemeine Stimmungslage positiver, und ihre Werte auf der Depressivitätsskala waren niedriger (s. Tabelle 3). Am deutlichsten ist die Wirkung einer guten Beratung bei Patienten mit schwerwiegenderen somatischen Befunden. Bei diesen Patienten wurde zudem eine deutliche Steigerung des Selbstwertgefühls und des Selbstvertrauens registriert. Die positiven Wirkungen der Beratungen sind unabhängig vom psychischen Zustand des Patienten vor dem Infarkt. War die Beratungsqualität schlecht, d.h. wurde die Beratung als verunsichernd eingestuft (ca. 25%), so zeigen sich deutliche negative Folgen. Das psychische Befinden der so beratenen Patienten verschlechtert sich - unabhängig von ihrem Befinden vor dem Infarkt. Besonders bei den Patienten, die eine relativ gute somatische Ausgangsposition haben, wirkt sich die verunsichernde Beratung negativ aus. Sie zeigen mehr Angst und Depressivität, ihr Selbstwertgefühl wird beeinträchtigt und ihre Kontrollüberzeugung nimmt ab (s. Tabelle 4). Die psychischen Folgewirkungen der Beratung sind nicht nur kurzfristiger Natur. Bei Patienten mit schwerem somatischen Zustandsbild beeinflußt die Beratung der Krankenhausärzte auch noch das psychische Wohlbefinden ein halbes Jahr später. Auch die Beratungen durch Hausärzte - die im wesentlichen ähnliche Wirkungen auf das Wohlbefinden der Rehabilitanden haben wie die Beratungen im Akutkrankenhaus - haben eine längerfristige Wirkung. Die Beratung tangiert aber nicht nur die psychische Seite im Genesungsgeschehen, sondern auch die soziale Seite.

Mit nur knapp der Hälfte der Befragten wurde bereits im Akutkrankenhaus ein Gespräch über die mögliche Wiederaufnahme der Arbeit geführt. Zwar waren in dieser Gruppe die Arbeiter leicht unterrepräsentiert, aber es zeigt sich deutlich, daß bei den Patienten, mit denen ein solches Gespräch nicht stattfand, eine spätere Rückkehr zur Arbeit erwartet wurde und daß diese Patienten allgemein skeptischer waren im Hinblick auf die künftige Erwerbstätigkeit. Dies heißt, daß durch eine

Tabelle 3. Zusammenhänge zwischen einer guten ärztlichen Beratung im Akutkrankenhaus und dem Wohlbefinden von Patienten bei Krankenhausentlassung (Pearson-Produktmomentkorrelation; n = 998)

Zusammenhang mit:	
Krankheitsbelastung	*** – 0,14
Positive Stimmung	*** 0,16
Negative Stimmung	*** – 0,09
Angst	* – 0,07
Depressivität	*** – 0,14
Selbstwertgefühl	*** 0,11
Gefühl der Wertlosigkeit	** – 0,10
Kontrollüberzeugung	* 0,07

*p < 0,05; **p < 0,01; ***p < 0,001

70   H. Lehmann

Tabelle 4. Zusammenhänge zwischen einer verunsichernden Beratung im Akutkrankenhaus und dem Wohlbefinden von Patienten bei Krankenhausentlassung (Pearson-Produktmomentkorrelation; n = 998)

Zusammenhang mit:	
Krankheitsbelastung	** 0,09
Positive Stimmung	n.s.
Negative Stimmung	*** 0,14
Angst	*** 0,13
Depressivität	*** 0,15
Selbstwertgefühl	n.s.
Gefühl der Wertlosigkeit	*** 0,14
Kontrollüberzeugung	** – 0,09

$* p < 0,05; ** p < 0,01; *** p < 0,001$

frühzeitige Besprechung dieses Themas auch die Weichen für das berufliche Schicksal der Betroffenen günstiger gestellt werden können. Die Notwendigkeit ärztlicher Beratung, dies zeigen die vorgestellten Ergebnisse deutlich, geht weit über die Grenzen rein medizinischer Thematik hinaus. Die Beratungsleistungen müssen sowohl hinsichtlich der jeweiligen Themen als auch hinsichtlich der beabsichtigten Wirkungen die verschiedensten Aspekte des Rehabilitationsgeschehens erfassen. Eine solche positive Breitenwirkung der Beratung setzt allerdings voraus, daß der beratende Arzt sich auf den Patienten bzw. Rehabilitanden einstellt, d.h. der Arzt muß in der Lage sein, seine biomedizinisch gewonnenen Faktoren auch im Kontext der Probleme und Fragen der Patienten zu interpretieren. Die eingangs erwähnte Chance für den Arzt, seine Vorstellungen über die Person des Patienten zu erweitern, wird offensichtlich nicht genügend genutzt. Es scheint vielmehr, daß eine Vielzahl der Ärzte von sich aus die Thematik des Beratungsgesprächs auf „die Medizin" begrenzt und wenig Engagement zeigt, die Alltags- und Lebensprobleme der Rehabilitanden im Zusammenhang mit dem Infarkt anzugehen. Die Beratung erscheint somit eher fachorientiert als patientenorientiert.

3.2 Die Vermittlertätigkeit der Ärzte

Die Einbeziehung wichtiger anderer Personen in den Behandlungsprozeß sowie die Verweisung der Rehabilitanden auf nichtmedizinische Einrichtungen zur weiteren Beratung sind ärztliche Handlungsweisen, die prinzipiell geeignet sind, den biomedizinischen Reduktionismus in der Alltagspraxis zu überwinden und auf den Rehabilitanden einzugehen.

3.2.1 Die Einbeziehung wichtiger anderer Personen

Tabelle 5 zeigt die Patientenwünsche nach Einbeziehung wichtiger anderer Personen und die Erfüllung dieser Wünsche durch den Arzt. Besonders stark ist der Wunsch nach Beteiligung der Partnerin am Behandlungs- und Beratungsprozeß

Tabelle 5. Patientenorientierte Behandlung durch die Einbeziehung wichtiger anderer Personen in den Behandlungs- und Beratungsprozeß (n = 608)

Wichtige andere Person(en)	Einbeziehungswunsch des Patienten			Davon erfolgte Einbeziehung durch den Arzt	
	n	[%]	keine Angaben	n	[%]
Partnerin	420	(76)	54	230	(55)
Erwachsene Kinder	120	(32)	227	16	(13)
Arbeitgeber/Vorgesetzte	104	(26)	219	11	(11)
Betriebsarzt	137	(36)	227	24	(18)

ausgeprägt. Noch von jeweils rund ⅓ der Befragten wird die Beteiligung erwachsener Kinder, des Arbeitgebers/Vorgesetzten und des Betriebsarztes gewünscht. Aber selbst der Wunsch nach Hinzuziehung der Partnerin wird nur etwa bei der Hälfte erfüllt, ganz zu schweigen von der Erfüllung der anderen Wünsche.

Der ausgeprägte Wunsch der Rehabilitanden nach Einbeziehung des „Arbeitsbereichs" und die Tatsache, daß derartigen Wünschen nur sehr unzureichend entsprochen wird, macht ein Dilemma der Rehabilitation deutlich sichtbar: die fehlende Verzahnung zwischen medizinischem und betrieblichem Bereich bei der Versorgung chronisch Kranker. Mit Ausnahme der Aktivitäten besonders engagierter Ärzte gilt die Feststellung, daß die Rehabilitationsbemühungen vor den Werkstoren halt machen.

3.2.2 Auswirkungen der Einbeziehung wichtiger anderer Personen

Die Lebenspartnerin ist in aller Regel die wichtigste Bezugsperson des Rehabilitanden. Ihre Beteiligung am Behandlungsprozeß hat positive Auswirkungen, z.B. auf die Compliance des Betroffenen. So ist die Therapietreue derjenigen Rehabilitanden besser, deren Partnerin auf die Medikamenteneinnahme und auf ausreichende Bewegung achtete, die Hilfestellungen zur Lebensumstellung gab und den Patienten vor nervlichen Belastungen abschirmte. Bei der Beteiligung der Partnerin an der Behandlung geht es aber nicht nur darum, ihre Fähigkeiten zur Unterstützung des Patienten zu fördern, sondern auch darum, ihre eigenen Ängste und Nöte, die mit dem Infarkt des Mannes aufgekommen sind (Kap. 6), abzubauen. Letzteres auch, um einem überfürsorglichen Verhalten gegenüber dem Rehabilitanden vorzubeugen. Wirksame und konkrete Unterstützungsleistungen sind aber nur dann gezielt zu erbringen, wenn die Partnerin auch früh und intensiv beteiligt wurde. Hier ist die Möglichkeit für den Arzt gegeben, die Partnerin des Patienten als Kotherapeutin zu gewinnen. Der Arzt selbst geht über die engen Grenzen medizinischen Handelns hinaus, wenn er diese Ressource im nächsten Umfeld des Patienten bewußter nutzt. Ähnliches gilt in anderer Form für die Einbeziehung von erwachsenen Kindern, engen Freunden und Arbeitskollegen in den Beratungs- und Behandlungsprozeß.

In der Einbeziehung wichtiger anderer Personen kann aber auch ein direkter Beitrag zur Patientenaktivierung gesehen werden, denn durch die Beteiligung dieser

Personen können sich für den Rehabilitanden neue Handlungsoptionen eröffnen. Der Rehabilitand muß sich nicht mehr allein auf die Beurteilungen und Einschätzungen des Arztes stützen, der ja i.allg. was die psychischen und sozialen Folgen des Infarkts betrifft auch nur über Laienwissen verfügt; der Rehabilitand kann sich mit der gezielten Hilfe der anderen Personen ein besseres, weil konkreteres Bild seiner Situation machen. Diese Klärung der eigenen Situation ist ein wichtiger Schritt im Prozeß der Krankheitsbewältigung (Idelson et al. 1974).

3.2.3 Die Verweisungstätigkeit der Ärzte

In den vorangegangenen Abschnitten wurde implizit eine Unterscheidung zwischen medizinischem und ärztlichem Handeln gemacht. Die nur analytische Trennung ist dann gerechtfertigt, wenn man einerseits unter medizinischem Handeln die auf medizinischem Fachwissen beruhende und andererseits unter ärztlichem Handeln zusätzlich die Tätigkeit versteht, die ein Arzt in Erfüllung seiner Funktion als Sozialagent erbringt.

Die Rolle als Agent und Vermittler im engeren sozialen Umfeld des Rehabilitanden wird nur unzureichend ausgefüllt, wie die Ergebnisse zur Beteiligung wichtiger anderer Personen gezeigt haben. Das sonstige Verweisungs- und Informationsverhalten des Arztes bestätigt, daß er einer Mittlerfunktion nur in begrenztem Maße nachkommt. So gaben rund 37% der Befragten an, vom Hausarzt auf einen Herzspezialisten aufmerksam gemacht worden zu sein, aber lediglich 10% bzw. 6% berichteten, von ihrem Hausarzt Informationen über und Hinweise auf Infarktgruppen und Selbsthilfeorganisationen für Infarktpatienten erhalten zu haben. In ähnlich geringem Maße wurde auf die Beratungsdienste der Sozialversicherungsträger aufmerksam gemacht. Auch hier zeigt sich die Konzentration ärztlicher Tätigkeit auf das rein medizinische Problemfeld durch die Vermittlung medizinischen Spezialwissens. So wichtig gerade diese Verweisungstätigkeit aus kardiologischer Sicht ist, sie macht den Rückgang im Vergleich zur Vermittlung anderer Hilfen, die mehr im sozialen und psychischen Bereich liegen, deutlich. Die Rolle des Arztes als Vertreter des Rehabilitanden in sozialen und psychischen Belangen ist nicht sehr ausgeprägt. Darin zeigt sich auch, daß das eingangs angesprochene biomedizinische Leitbild seine dominierende Wirkung beibehalten hat.

3.3 Iatrogene Effekte der Krankenhausbehandlung

Ausgehend von der Kritik an dem biomedizinischen Leitbild konnte gezeigt werden, daß ärztliches Handeln, folgt es diesem Leitbild, negative Wirkungen auf den Rehabilitanden haben kann. Der relative Erfolg einer individuellen Rehabilitation wird also durch die mehr oder minder ausgeprägte biomedizinische oder holistische Grundeinstellung der Behandler beeinflußt. Aber nicht nur die direkten Leistungserbringer beeinflussen das Rehabilitationsgeschehen, das Rehabilitationssystem als ganzes, seine Organisationsstruktur, kann schädigende Wirkungen zeitigen. Unter solchen schädigenden Wirkungen sollen hier die negativen Effekte auf das Wohlbefinden der Rehabilitanden verstanden werden, die durch Eigengesetzlichkeiten des Versorgungssystems verursacht werden, denen sich der behandelnde Arzt unterwirft. Solche Eigengesetzlichkeiten sind in den betriebswirtschaftlichen Zwängen der Akutkrankenhäuser zu sehen.

Betriebswirtschaftliche Zwänge, insbesondere Kapazitätsauslastungsprobleme, führen in der BRD zu einer im internationalen Vergleich gesehen zu langen Verweildauer der Herzinfarktpatienten im Akutkrankenhaus. In Abschn. 2.2.3 konnte gezeigt werden, daß neben dem körperlichen Zustand der Patienten die Größe des Krankenhauses bzw. seine Zugehörigkeit zu einer bestimmten Versorgungsstufe wichtige Bedingungsfaktoren für die langen Verweilzeiten sind. In den kleineren bzw. in den Krankenhäusern, die einer niedrigeren Versorgungsstufe angehören, bleiben die Patienten unabhängig von ihrem körperlichen Zustand länger liegen. Je schwerer aber das Infarktereignis ist, desto weniger bestimmt die Krankenhausgröße die Aufenthaltsdauer. Dies bedeutet, daß die Patienten mit leichten und mittelschweren Infarkten für diese Krankenhäuser eine Art Manövriermasse zur Kapazitätsauslastung darstellen. Es drängt sich der Eindruck auf, als sollten diese Patienten die hohen Kosten der Intensivbehandlung durch eine längere Verweildauer auf der Allgemeinstation wieder kompensieren.

Obwohl die Frühmobilisation allgemein als eine Standardbehandlung in der Akutphase (Phase I) anerkannt ist, wird sie in den kleineren Krankenhäusern nur zögerlich angewendet, d. h. mit der Mobilisation wird besonders in Krankenhäusern der Grundversorgung am spätesten begonnen. Diese konservative Behandlungsphilosophie ist ebenfalls ein wichtiger Grund für die langen Verweilzeiten.

Dieses in ökonomischer wie medizinischer Sicht fragwürdige Verhalten einiger Krankenhäuser ist nicht nur ein die Kosten treibender Faktor, es richtet sich auch letztlich gegen den Patienten. So konnten wir feststellen, daß die lange Verweildauer unabhängig vom Alter des Patienten und vom Schweregrad seines Infarkts einen eigenständigen Effekt auf die Zukunftsangst hat. Je länger die Patienten im Krankenhaus sind, desto mehr Angst haben sie vor einem Reinfarkt, vor dem Tod, vor der Wiederkehr der Schmerzen und allgemein vor der Zukunft. Die Patienten werten offenbar den langen Aufenthalt als negatives Signal und glauben deshalb, von dem Infarkt besonders schwer betroffen zu sein. Betriebswirtschaftliche Imperative (der Kostendeckung durch pauschalierte Pflegesätze) im Verbund mit einer konservativen Behandlungsphilosophie führen so zu psychischen Beeinträchtigungen bei den Patienten, die einer aktiven Krankheitsbewältigung sicherlich abträglich sind und gewiß nicht dem Leitbild einer patientenorientierten Behandlung entsprechen. Von iatrogenen – also ärztlich verursachten – Schäden kann man deshalb sprechen, weil die langen Verweilzeiten entweder wider besseres Wissen der behandelnden Ärzte von ihnen geduldet oder aufgrund fehlenden Wissens verschuldet werden.

3.4 Patientenorientierung im Anschlußheilverfahren

Das organisatorische Grundmodell für die Rehabilitation von Herzinfarktpatienten in der BRD ist durch 3 Eckpfeiler gekennzeichnet: a) die Akutbehandlung in Krankenhäusern, in der Regel mit einem Aufenthalt auf der Intensivstation, b) die stationäre Heilbehandlung in Rehabilitationszentren, Rehabilitationskliniken und Sanatorien, c) die Nachsorge durch den niedergelassenen Arzt. Die Aktivitäten dieser

Einrichtungen sind auf das Ziel einer schnellstmöglichen und umfassenden Rehabilitation ausgerichtet, wobei der Begriff der Rehabilitation von der WHO (1969) definiert wird als „the sum of activities required to ensure them the best possible physical, mental and social conditions so that they may, by their own efforts, resume as normal a place as possible in the life of the community".

Auf der organisatorischen Seite verlangt diese breit angelegte Zielvorstellung ein kooperatives Verhalten der Rehabilitationsträger (Rentenversicherung, Krankenversicherung, Arbeitsamt etc.) und eine koordinierte Zusammenarbeit der einzelnen genannten Einrichtungen. Auf der inhaltlichen Seite, der Leistungsseite, ist eine interdisziplinäre Teamarbeit gefordert, um möglichst die besten Genesungsvoraussetzungen in körperlicher, psychischer und sozialer Hinsicht („physical, mental and social conditions") zu schaffen. Zugleich wird aber dieses ganze Leistungsspektrum abgestellt auf die einzelne Person des Rehabilitanden („by their own efforts"), auf ihre Fähigkeiten und Möglichkeiten, einen Platz in der Gesellschaft einzunehmen. Eine solche Interpretation der Rehabilitation unterscheidet sich deutlich von der oben beschriebenen biomedizinisch-reduktionistischen Sichtweise. Sie gebietet eine Orientierung am Patienten bzw. Rehabilitanden, d. h. eine Ausrichtung der Leistungen an seinen Bedürfnissen nach sozialer Unterstützung und sozialer Reintegration.

Dieser umfassende Rehabilitationsgedanke ist nicht nur eine Proklamation der Weltgesundheitsorganisation, er findet sich auch – wenn auch verkürzt – im § 1 des Rehabilitationsangleichungsgesetzes von 1974 und gewinnt daher eine höhere Verbindlichkeit für Inhalte, Art und Gestaltung der Rehabilitation in der BRD. In den folgenden Abschnitten soll daher unter den Stichworten „umfassende Rehabilitation" und „Patientenorientierung" die Praxis der stationären Heilverfahren für Herzinfarktpatienten beleuchtet werden.

3.4.1 Die Vorbereitung auf die stationäre Rehabilitationsphase

Um dem angesprochenen Rehabilitationsziel zu entsprechen, hat sich – beginnend etwa Mitte der 70er Jahre – in der BRD die sog. Anschlußheilbehandlung (AHB) etabliert (Bauer u. Lehmann 1981, S. 216). Diese neue Form war die Abkehr von einer Behandlungsphilosophie, die lange Liegezeiten und längere Schonfristen für Herzinfarktpatienten vorsah. Inhalt der neuen Philosophie, die ihre organisatorische Form in dem AHB-Verfahren fand, ist die schnellstmögliche und umfassende Rehabilitation.

Die unter 2.2.3 und 3.3 diskutierten Befunde belegen jedoch, daß sich diese neue Philosophie im Bereich der Akutkrankenhäuser noch nicht in voller Breite durchgesetzt hat. Symptomatisch für diesen Zustand sind die langen Verweilzeiten im Krankenhaus bei einem eher späten Beginn der Frühmobilisation und einer oft nur unzureichenden diagnostischen Absicherung der Überweisung in die stationäre Rehabilitation. Diese Fakten, die als mangelndes Rehabilitationsbewußtsein der Akutkrankenhäuser interpretiert wurden, führen zusammen mit Regeln, die die Rehabilitationsträger für das AHB-Verfahren aufstellen, zu einer problematischen Auswahl der Patienten.

Die hohe Quote von 86% durchgeführten Anschlußheilbehandlungen in unserem Sample deutet darauf hin, daß die Verlegung der Patienten in eine Rehabilitationsklinik routinemäßig und ohne große Auswahlverfahren erfolgt. Bemühungen um eine patientengerechte Auswahl sind – wie bereits angesprochen – im Akutkrankenhaus eher bescheiden zu nennen. Dies wird belegt durch die geringe Anzahl durchgeführter Ergometeruntersuchungen (20,7%) und durch die recht seltenen Kontakte der Patienten zu Sozialarbeitern (23%) oder Rehabilitationsberatern (16%). Vergleicht man die Gruppe der Teilnehmer mit den Nichtteilnehmern an den Rehabilitationsmaßnahmen, so zeigt sich, daß eine Auswahl nach somatischen Kriterien wie z. B. Schwere des Infarkts oder Entlassungsstatus des Patienten nur bedingt erfolgt und daß psychische und soziale Kriterien eine gänzlich untergeordnete Rolle spielen.

Trotz der Nichtauswahl nach den angesprochenen Kriterien zeichnen sich doch Auswahlmuster ab, wobei institutionelle Gründe zu einer paradox zu nennenden Auswahl führen. So kommen Patienten, bei denen der Krankenhausarzt eine Wiederaufnahme der Erwerbstätigkeit nicht mehr erwartet, mit einer geringeren Wahrscheinlichkeit in den Genuß einer stationären Anschlußheilbehandlung. Die in der gesetzlichen Rentenversicherung fixierten Ziele der Rehabilitation, nämlich „Erhaltung, Besserung bzw. Wiederherstellung der Erwerbsfähigkeit", schlagen hier als Auswahlkriterien durch. Dies bedeutet aber gleichzeitig, daß der Personenkreis, bei dem eine Wiederaufnahme der Erwerbstätigkeit eher unwahrscheinlich ist, auch nicht in ausreichendem Maße über die Krankenkasse, die mit dem Rehabilitationsangleichungsgesetz in die Rehabilitation einbezogen wurde, zu einer Anschlußheilbehandlung gelangen kann. Die eingefahrene Verwaltungspraxis schließt, so scheint es, ein Jahrzent nach dem Rehabilitationsangleichungsgesetz noch einen ganzen Personenkreis von der Rehabilitation aus.

Patienten, die bereits in Ruhe Angina-pectoris-Beschwerden haben und/oder über Atemnot klagen, gehen weniger häufig in eine stationäre Rehabilitationseinrichtung. Diese Patienten werden in der Regel als „nicht kurfähig" angesehen, weil sie nicht am vollen therapeutischen Programm teilnehmen können (Lechinger 1982). Diese Auswahl ist paradox. Denn gerade Personen mit schwerwiegenden klinischen Zeichen sollten frühzeitig und bevorzugt in eine Rehabilitation, verstanden als Spezialbehandlung, eintreten. Geht man davon aus, daß zwischenzeitlich die Mehrzahl der Rehabilitationseinrichtungen für die AHB-Maßnahmen einen personellen wie apparativen Standard erreicht hat, der eine fachgerechte Behandlung garantiert, so sind derartige Ausschlußkriterien wie z. B. „Kurfähigkeit" nicht mehr angebracht. Hinsichtlich dieses Kriteriums muß man endlich der Tatsache Rechnung tragen, daß die traditionelle Sanatoriumskur für diesen Patientenkreis tot ist und daß es sich bei der Anschlußheilbehandlung für Herz-Kreislauf-Kranke um eine hochspezialisierte fachklinische Behandlung handelt.

Die Patienten selbst haben in der Regel auf die Auswahl nur einen geringen Einfluß, bestimmend ist die Routine der Versorgungseinrichtung. Eine Ausnahme bilden die Selbständigen. Sie nehmen weniger häufig an einer Rehabilitationsmaßnahme teil als die anderen Berufsgruppen. Dies weist darauf hin, daß die Selbständigen eher dazu neigen oder aus wirtschaftlichen Gründen dazu gezwungen sind, eine stationäre Rehabilitation nicht anzutreten. In die gleiche Richtung deutet ein anderes Ergebnis: Personen, die eine frühzeitige Rückkehr zur Arbeit erwarten (bzw. anstreben), nehmen eher nicht an einer stationären Rehabilitation teil.

Im Gegensatz zur Patientenauswahl ist es um die Information der Patienten über die AHB-Maßnahmen besser bestellt. Als erste wichtige Vorbereitungsmaßnahme auf die stationäre Rehabilitation ist die ausführliche Beratung der Patienten zu nennen. Auf seiten der befragten Patienten konnte ein stark ausgeprägter Wunsch nach Beratung registriert werden, denn 91% wünschten eine sehr ausführliche bzw. ausführliche Beratung zu stationären Heilmaßnahmen. Die Krankenhausärzte gaben ihrerseits zu 72% an, die Patienten zu diesem Thema ausführlich beraten zu haben. Insgesamt gesehen kann man diese Beratungssituation als befriedigend bezeichnen, wenn man bedenkt, daß Ärzte und Patienten sicherlich unterschiedliche Vorstellungen über die Ausführlichkeit einer Beratung haben. Allerdings machten immerhin noch 11% der befragten Krankenhausärzte die stationären Heilmaßnahmen nicht zum Gegenstand eines Beratungsgesprächs.

Zwar scheint hier die Beratung der Patienten auf den ersten Blick nicht problematisch zu sein, die unzureichende Auswahl – sowohl mit Blick auf den Patienten als auch auf die aufnehmende Rehabilitationsklinik – signalisiert aber, daß die Informationsbasis, auf der diese Beratung erfolgt, ebenfalls unzureichend ist. Die Qualität der zu diesem Thema erfolgenden Beratung muß in Frage gestellt werden, zumal sich in Gesprächen mit Rehabilitationsklinikern immer wieder bestätigte, daß das Wissen der verlegenden Krankenhausärzte über die Maßnahmen der stationären Rehabilitation sehr verbesserungswürdig ist. Der Selektionsprozeß als ganzer muß für den Patienten undurchsichtig bleiben, da weder sichtbar psychosoziale Kriterien, zu denen er eine Aussage machen könnte, eine Rolle spielen noch eine Beratung stattfindet, die ihm alternative Entscheidungsmöglichkeiten eröffnet. Lediglich die Selbständigen scheinen sich – aus welchen Gründen auch immer – stärker gegen die jetzige Verlegungsroutine durchsetzen zu können. Insgesamt gesehen scheint die Auswahl- und Verlegungspraxis an den Richtlinien der Träger und an den organisatorischen Bedürfnissen, respektive den mangelnden Möglichkeiten der durchführenden Einrichtungen orientiert zu sein und nicht so sehr an den Patienten. Zusammenfassend kann festgestellt werden, daß die Selektion der Patienten als wichtige Vorbereitung auf die eigentliche Rehabilitationsphase, ob nun stationär oder ambulant, vernachlässigt wird und damit auch eine Zuweisung in „geeignete" Rehabilitationseinrichtungen erschwert ist. Diese negative Feststellung wiegt um so schwerer, weil die Problematik seit Jahren bekannt ist, Lösungsvorschläge gemacht (Roskamm 1982; Schenk 1979; Silomon 1980), aber nicht in die Tat umgesetzt wurden. Das an sich richtige Motto: „Der richtige Patient zur rechten Zeit in die richtige Einrichtung", muß so ein Schlagwort bleiben.

3.4.2 Überweisung in die stationäre Rehabilitation

Die Befragung der behandelnden Ärzte im Akutkrankenhaus ergab, daß für 87% der Patienten unserer Stichprobe (erwerbsfähige männliche Erstinfarktpatienten bis 60 Jahre) eine Anschlußheilbehandlung, also eine stationäre Rehabilitationsmaßnahme, vorgesehen war. Die Patientenbefragung ein halbes Jahr nach der Entlassung zeigt, daß tatsächlich 86% der Patienten an einer solchen Maßnahme teilnahmen. Die Verlegung in die stationären Rehabilitationseinrichtungen (Sanatorien, Fachkliniken, Zentren) geht zügig und entspricht soweit den Vorstellungen einer

Tabelle 6. Verlegungszeiten zwischen Krankenhausentlassung und Aufnahme in die stationäre Rehabilitation (n = 608)

Verlegungszeit	n	[%]
Direktverlegungen	133	(25)
Verlegungen in der		
1. Woche	111	(21)
2. Woche	119	(22)
3. Woche u. später	169	(32)
Keine Angaben	76	–
Gesamt	608	(100)

nahtlosen Rehabilitation, wie Tabelle 6 zeigt. Aber auch einem in Interviews häufig geäußerten Patientenwunsch nach einigen Tagen Ruhe zu Hause wird entsprochen, da lediglich in 25 % der Fälle Direktüberweisungen stattfinden. Die Erfüllung dieses Wunsches ist allerdings eher ein Nebenprodukt des Verlegungsverfahrens und beruht nicht auf der Einflußnahme der Patienten, die zu 83 % angeben, keinen Einfluß auf den Zeitpunkt der Aufnahme zu haben. Die Verlegungsverfahren der Landesversicherungsanstalten für Arbeiter (LVA) und der Bundesversicherungsanstalt für Angestellte (BfA) sind unterschiedlich in ihrer Flexibilität, Patientenwünschen zu entsprechen. Lediglich 19 % der LVA-Versicherten hatten Einfluß auf den Ort der stationären Rehabilitation, während BfA-Versicherte immerhin in 45 % der Fälle den Ort der Maßnahme mitbestimmen konnten. Der Rahmen, innerhalb dessen Patientenwünschen entsprochen werden kann, ist allerdings sehr begrenzt, obwohl die Erfüllung solcher Patientenwünsche eine gute psychische Voraussetzung für den Aufenthalt ist (Lechinger 1982). Die Grenzen werden durch organisatorische und ökonomische Vorgaben abgesteckt, insbesondere durch die Notwendigkeit, die vorgehaltenen Bettenkapazitäten möglichst gleichmäßig auszulasten. Da auf dem Rehabilitationssektor kein freier Wettbewerb der Anbieter herrscht, sondern die Rehabilitationsträger die Patienten den (eigenen oder den vertraglichen) Kliniken zuweisen, ist für die Rehabilitanden das Recht der freien Arztwahl, das ihnen in anderen Versorgungsbereichen zuerkannt wird, nicht mehr voll gegeben. Insgesamt konnten lediglich 34 % der Befragten dieses Recht indirekt ausüben, indem sie Einfluß auf den Ort der stationären Rehabilitation nehmen konnten. Hinter diesem Wunsch nach Einfluß auf den Ort der Rehabilitationsmaßnahme steht aber nicht primär das Verlangen, das Recht der freien Arztwahl auszuüben, sondern vielmehr das Bedürfnis nach einer möglichst wohnortnahen Rehabilitation ohne Herauslösung aus den gegebenen sozialen Bezügen. 53 % der AHB-Patienten sehen in der Trennung von der Familie durch die stationäre Rehabilitation eine sehr starke bzw. starke Belastung. Ein Großteil der Rehabilitanden wendet sich damit gegen eine weiträumige Verschickungspraxis der Versicherungsanstalten, wie sie in Abb. 1 für unser Untersuchungskollektiv dargestellt ist. Die Karte zeigt die Entfernungen zwischen den Wohnorten der Patienten und den Standorten ihrer Rehabilitationskliniken. Dieses weit gespannte Wegenetz symbolisiert das Herausgenommensein der Rehabilitanden aus ihrem normalen sozialen Umfeld.

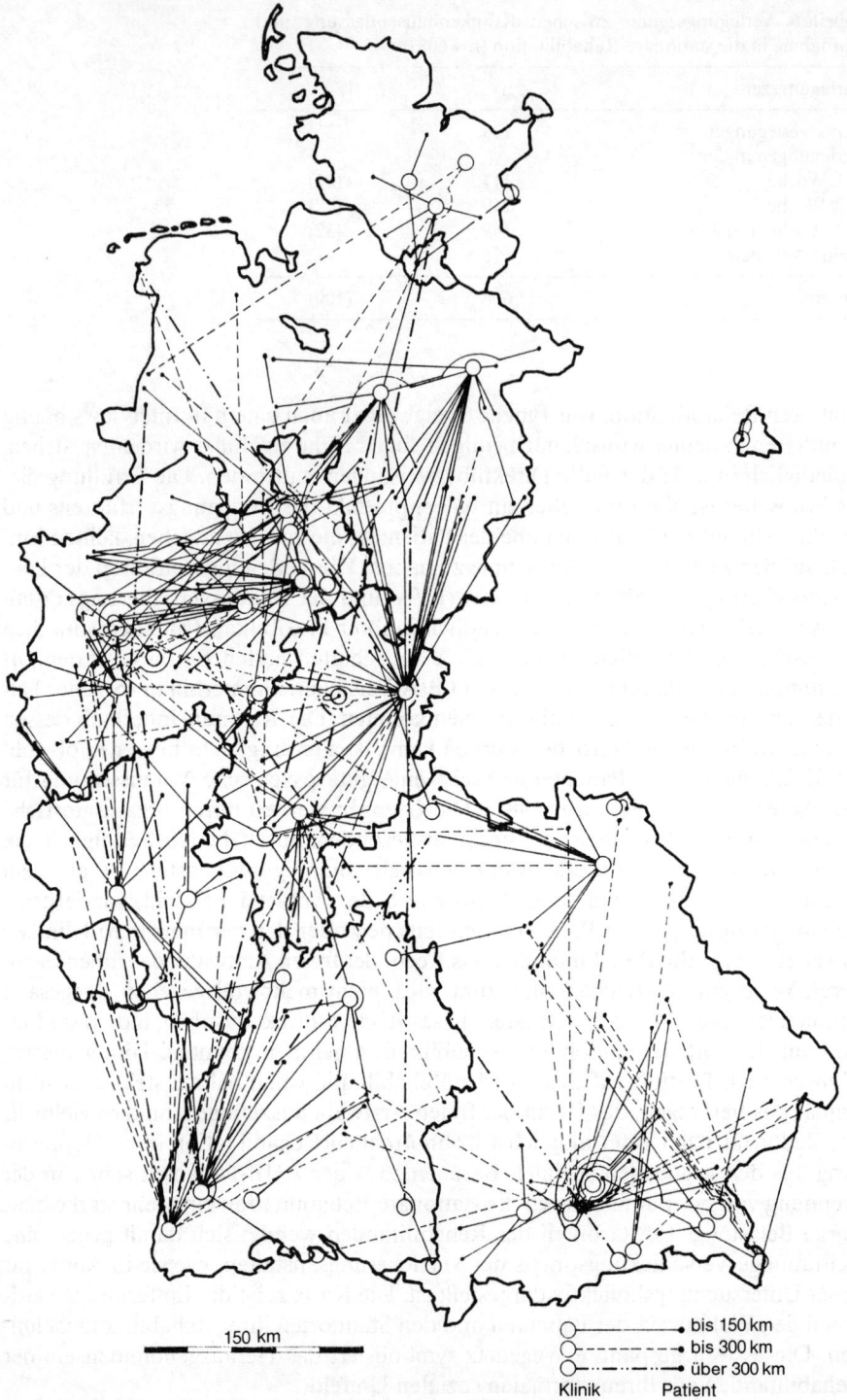

Abb. 1. Patientenströme von den Wohnorten zu den Rehabilitationskliniken

Die Ergebnisse zum Überweisungsverfahren zeigen, daß zwar im Sinne einer zügigen Durchführung - mehr als ⅔ der Patienten sind 2 Wochen nach Entlassung aus dem Akutkrankenhaus in der Rehabilitationsklinik - schnell gehandelt wird, daß aber andererseits Patientenwünsche und Patientenrechte bei diesem Verfahren noch zu wenig respektiert werden. Die mehr als 36 000 Heilbehandlungen, die jährlich wegen koronaren Herzkrankheiten allein bei Männern durchgeführt werden (VDR-Statistik 1981, S. 134), belegen, daß es sich um ein Massenverfahren handelt, das seine eigenen organisatorischen Gesetzmäßigkeiten entwickelt hat und offensichtlich nur sehr begrenzt eine individuelle Behandlungsweise zuläßt.

3.4.3 Die Programme der Rehabilitationskliniken

Da im Studiendesign aus organisatorischen und finanziellen Gründen keine Befragung der Ärzte in den Rehabilitationskliniken vorgesehen werden konnte, beschränken sich die folgenden Darstellungen und Ausführungen auf die Ergebnisse der Patientenbefragung und auf Interviewaussagen von Klinikärzten. Aus diesem Grund kann hier auch nur auf das nichtmedizinische Programm der AHB eingegangen werden, das diagnostische Programm sowie die im engen Sinne medizinische Behandlung mußten unberücksichtigt bleiben. Die vorgestellten Ergebnisse basieren auf einer Substichprobe von 608 Rehabilitanden, die an allen Befragungsaktionen teilnahmen.

Tabelle 7 zeigt, daß es die im engeren Sinne medizinisch orientierten Programmpunkte sind, die - weil wohl am häufigsten angeboten - auch am stärksten genutzt werden. Informationsveranstaltungen über das Krankheitsgeschehen, die Ursachen und Folgen wie auch über die Behandlung des Infarkts sowie die Durchführung eines bewegungstherapeutischen Programms bilden die Schwerpunkte des Angebots. Erfreulich hoch ist mit einer Rate von 63 % auch die Teilnahme an der Ernährungsberatung. Weniger stark ausgeprägt ist dagegen mit etwa je ⅓ die Teilnahme an Programmpunkten, die der psychosozialen Betreuung zuzurechnen sind.

Dieses Ergebnis weist eine deutliche Parallelität auf zu den Ergebnissen über die Beratungstätigkeit der Krankenhaus- und Hausärzte unter 3.1. Wie dort ist hier eine Konzentration auf die im engeren Sinne medizinischen Aufgabenstellungen zu be-

Tabelle 7. Teilnahme am nichtmedizinischen Programm der Rehabilitationskliniken (n = 608)

Programmpunkt	n^a	[%]	Keine Angaben
Bewegungstherapie	442	(91)	124
Aufklärung über den Herzinfarkt, seine Folgen und seine Behandlung	439	(91)	124
Aufklärung über Risikofaktoren	438	(91)	124
Ernährungsberatung/Lehrküche	306	(63)	124
Entspannungsübungen	257	(53)	124
Soziale Beratung	175	(36)	124
Infarktgesprächsgruppe	174	(36)	124
Psychotherapeutische Maßnahmen	115	(24)	124
Nichtrauchertraining	21	(4)	124

[a] Mehrfachantworten möglich.

obachten. Dies verwundert nicht, wenn man bedenkt, wie relativ unvorbereitet die Patienten in die Rehabilitationskliniken kommen. Die Wichtigkeit einer guten medizinischen Versorgung und Betreuung soll nicht bestritten werden, aber im Vergleich zu den medizinisch-somatisch orientierten Programmpunkten fällt die Teilnehmerzahl bei den psychosozial orientierten Programmpunkten um ein bis zwei Drittel ab. In diesem starken Rückgang ist ein Defizit psychosozialer Betreuung zu sehen, denn man kann nicht davon ausgehen, daß die geringere Teilnehmerzahl auf fehlendem Bedarf beruht. Dieses Defizit und seine negativen Auswirkungen sind in neueren Studien auch an der speziellen Population der Herzinfarktrehabilitanden nachgewiesen worden (Krampen u. Ohm 1985). Unterscheidet man die Teilnehmer an den einzelnen Programmpunkten nach ihrer Rentenversicherungszugehörigkeit, so sind zwar generell keine im statistischen Sinne signifikanten Unterschiede festzustellen, es zeichnen sich aber Tendenzen ab. So sind die LVA-Versicherten, also Arbeiter, weniger stark an psychologisch ausgerichteten Programmen beteiligt. In dieser Tendenz spiegelt sich die Erfahrung vieler Praktiker an LVA-Kliniken wider. Eine Erfahrung, die besagt, daß die Akzeptanz psychotherapeutischer Maßnahmen bei den Arbeitern relativ gering ist. Dieses Zugangsproblem scheint noch ungelöst zu sein, bzw. für diesen Rehabilitandenkreis stehen offensichtlich noch keine erprobten, alternativen Formen einer psychosozialen Betreuung zur Verfügung.

3.4.4 Die stationäre Rehabilitation aus Patientensicht

Die Teilnehmer an den AHB-Maßnahmen beurteilen ihren Aufenthalt überwiegend positiv. Am häufigsten wurde genannt (88%), der Aufenthalt habe die Teilnehmer in dem Glauben bestärkt, daß das Leben auch nach dem Infarkt noch wertvoll sein kann. Dieser neue Lebensmut geht einher mit Feststellungen wie: „Der Aufenthalt hat mir neuen Mut und Selbstvertrauen gegeben" (78%) und: „Der Aufenthalt nahm mir Ängste und Unsicherheiten über den Infarkt und seine Folgen" (76%). Neben dieser positiven Bewertung des Aufenthalts insgesamt wird aber auch die Rolle der Mitpatienten deutlich betont in den Aussagen: „Der Vergleich mit anderen Patienten half mir, meine eigenen Fortschritte zu sehen" (82%) oder: „Das Zusammensein mit anderen Patienten machte es mir leichter, mit meinen Problemen umzugehen" (77%). Zusammenfassend kann man sagen, daß die Vermittlung eines neuen Lebenssinns und praktischer Lebenshilfen gerade durch die Mitpatienten zu den unterstützenden Erfahrungen der Teilnehmer zu zählen sind. Der Rehabilitationsaufenthalt wird aber auch als Belastung empfunden. Die Hälfte der Teilnehmer stufte die Trennung von der Familie als sehr starke bzw. starke Belastung ein. Der Verzicht auf den gewohnten Umgang mit Freunden, Nachbarn und Arbeitskollegen (27%) sowie die räumliche Entfernung von zu Hause (31%) waren für viele Rehabilitanden Belastungen, die in die gleiche Richtung gehen. Es gibt also bei einem nicht unerheblichen Teil der AHB-Teilnehmer eine Art Trennungssyndrom, dessen Auswirkungen auf den Genesungserfolg noch genauer untersucht werden müßten. 39% der Befragten fühlten sich durch die ständigen Patientengespräche über den Infarkt belastet, 21% bezeichneten die Krankenhausatmosphäre der Rehabilitationsklinik als starke bis sehr starke Belastung.

Der Aufenthalt in den AHB-Kliniken ist also sowohl durch belastende als auch durch unterstützende Elemente gekennzeichnet. Sieht man in der Zufriedenheit der Teilnehmer mit dem Aufenthalt eine Bilanzierung der negativen und der positiven Erfahrungen während dieser Zeit, so muß man konstatieren, daß die positiven Momente stärker gewichtet werden. Die Mehrzahl der Teilnehmer (81%) drücken ihre Zufriedenheit in der Aussage aus, daß sie sofort wieder in eine Rehabilitationsklinik gehen würden. Im Vergleich dazu äußern rund 20% der Teilnehmer eine starke Unzufriedenheit, indem sie hervorheben, nur nach reiflicher Überlegung oder nicht wieder in eine Rehabilitationsklinik gehen zu wollen. Zwischen der Zufriedenheit mit dem Aufenthalt und den als unterstützend erlebten Erfahrungen besteht ein Zusammenhang, der auch erhalten bleibt, wenn man für die psychische Ausgangslage (Angst und Depressivität zu t_1) kontrolliert. Dies läßt sich dahingehend interpretieren, daß die Zufriedenheit mit dem Aufenthalt durch die Stärkung von Mut und Selbstvertrauen (partial-r = 0,44), durch die Entängstigung (partial-r = 0,43) und die Möglichkeit zur Lebensumstellung (partial-r = 0,44) wesentlich bestimmt ist. Es erscheint somit plausibel, von einem „Initialeffekt" der stationären Rehabilitation, von einem ersten psychischen Wiederaufbau der Betroffenen zu sprechen (Halhuber 1982, S.168) - einem Wiederaufbau, der sich letztlich in einer großen Zufriedenheit niederschlägt.

Ausgehend von der Annahme, daß sich dieser Initialeffekt längerfristig positiv auf Genesung und Reintegration auswirken müßte, wurde nach einer Methode gesucht, die längerfristigen Effekte der stationären Rehabilitation zu erfassen, obwohl das Studiendesign nicht auf eine Evaluation der Rehabilitationskliniken angelegt ist. Um trotzdem einige Hinweise auf diese Langfristeffekte zu bekommen, wurde zur Gruppe der Nichtteilnehmer eine gewichtete Parallelstichprobe aus den Teilnehmern an der AHB gezogen. Die Gewichtung erfolgte anhand der Verteilung der Merkmale „Alter", „Stellung im Beruf" und „klinisches Beschwerdebild bei Krankenhausentlassung" unter den Nichtteilnehmern. Die Nichtteilnehmer haben die Funktion einer Kontrollgruppe in dieser Auswertungsmethode. Der Vergleich beider Gruppen ergibt, daß die Teilnehmer eine höhere altersspezifische Wattleistung erbringen und weniger über Brustschmerzen und Atemnot berichten. Dies kann als therapeutischer Effekt des Aufenthalts gewertet werden. Im Gegensatz zu diesen somatischen Kriterien für den Rehabilitationserfolg sind bei den psychosozialen Kriterien keine Unterschiede feststellbar. Die Teilnehmer und Nichtteilnehmer unterscheiden sich nach einem halben Jahr wie auch nach einem Jahr nicht signifikant hinsichtlich ihres psychischen Befindens und ihrer subjektiven Genesungseinschätzung. Auch im Hinblick auf die Wiederaufnahme der Arbeit, die Dauer bis zur Wiederaufnahme der Arbeit und auf Behinderungen bei Arbeit und Freizeitaktivitäten konnten keine Unterschiede beobachtet werden. Die stationäre Heilbehandlung scheint sich langfristig somit nur auf den körperlichen Aspekt positiv auszuwirken. Die psychische und soziale Situation wird dagegen nicht wesentlich beeinflußt. Daß die stationäre AHB-Maßnahme keinen meßbaren Einfluß auf die psychosoziale Dimension des Genesungserfolgs 1 Jahr nach dem Infarktereignis hat, verwundert nur auf den ersten Blick. Man muß bedenken, daß 1) die Rehabilitationskliniken insgesamt sehr unterschiedliche Programme verfolgen - oft sehr stark auf die somatischen Aspekte begrenzt und mit wenig Wirkung in den Alltagsbereich der Betroffenen; daß 2) zwischen der Entlassung aus der Rehabilitationsklinik und dem gewählten Meßzeitpunkt bis zu 8 und mehr Monate verstrichen sind, in denen andere Lebensereignisse – auch als Folge des Herzinfarkts (s. 3.6) – die psychische und soziale Situation der Betroffenen stärker bestimmen; daß 3) in der ambulanten Nachsorge nur ein geringer Teil der Rehabilitanden (s. 3.5) in einem umfassenderen Sinn weiterbetreut und so der beschriebene Initialeffekt häufig nicht prolongiert wird. Die Patientenorientierung im Anschlußheilverfahren ist – dies läßt sich zusammenfassend sagen – von 2 Seiten permanent bedroht, erstens von sog. „Sachzwängen", die sich besonders bei der Auswahl und Überweisung zeigen und eine Respektierung von Patientenrechten und Patientenwünschen erschweren, zweitens von der klinischen Ausrichtung der stationären Rehabilitation, die tendenziell zu einer Überbetonung der somatischen Aspekte führt und die psychosozialen Belange der Rehabilitanden vernachlässigt. Aus diesen Gründen und weil es an einem abgestimmten Verhalten der verschiedenen Träger und Leistungserbringer in der Rehabilitation fehlt, wird das eingangs beschriebene Ziel einer umfassenden und schnellstmöglichen Wiederherstellung und Eingliederung nicht erreicht.

3.5 Die ambulante Herzgruppe als Modell einer patientenorientierten Versorgung

Die ambulanten Herzgruppen sind ein gutes Beispiel für die Überwindung der medizinisch-reduktionistischen Betrachtungsweise des Rehabilitationsgeschehens nach einem Herzinfarkt. Wie die Entwicklungsgeschichte des koronaren Gruppensports (Bock et al. 1973; Bock u. Ilker 1976; Dennhardt et al. 1976; Bock et al. 1980; C. Halhuber 1980) zeigt, waren die von den Ärzten gesteckten Ziele dieser Gruppen in erster Linie medizinischer Natur. Die fachgerechte Fortsetzung der Behandlung im nachstationären Bereich, die medizinische Kontrolle des Patienten, die Bewegungstherapie zur Stärkung der körperlichen Leistungsfähigkeit sowie die Reduzierung der Risikofaktoren waren und sind heute noch wichtige Ziele. Im Laufe der Entwicklung sind aber neue Ziele hinzugekommen, und die Schwerpunkte haben sich verlagert. Mit der Erkenntnis, daß die physischen Effekte der Bewegungstherapie auf den Koronarzustand nur gering bzw. nicht nachweisbar sind, daß aber andererseits eine allgemeine Steigerung der Leistungsfähigkeit gegeben ist, hat sich die Zielvorgabe des Bewegungstrainings verschoben: weg von dem dominanten Ziel der körperlichen Ertüchtigung und hin zu dem Ziel der Schaffung einer neuen Lebensqualität. Das heißt den psychischen und sozialen Belangen wird in der Programmgestaltung und in der Ausbildung der Übungsleiter und Ärzte mehr Platz eingeräumt (Krasemann u. Traenckner 1984). Bemerkenswert ist in diesem Zusammenhang, daß die bei M. Halhuber (1982) nach Kapustin abgedruckte Zielbeschreibung für die ambulanten Herzgruppen etwa 5mal so viele Unterziele im psychosozialen Bereich nennt wie im somatischen Bereich. Die Gewichtung der Ziele hat sich zumindest theoretisch zugunsten einer holistischen Betrachtungsweise der Krankheitsbewältigung verschoben.

Die ambulanten Herzgruppen stellen eine neue Form der Zusammenarbeit zwischen Arzt und Patient dar und können als Beispiel für patientenorientiertes Handeln gewertet werden. 83 % der von uns befragten Teilnehmer an diesen Gruppenaktivitäten bestätigen, daß der Arzt in der Gruppe viel mehr Partner ist als sonst.

Hier begegnen sich Arzt und Patient außerhalb der Praxisroutine und gewinnen ein anderes Verhältnis zueinander, man steht sich eher als Partner gegenüber und kann von Mensch zu Mensch miteinander reden. Situationsbedingt wird es für Arzt und Patient leichter, auch auf die nichtmedizinischen Problemstellungen einzugehen.

Die Gruppensituation überwindet aber auch noch auf eine andere Art eine rein medizinische Betrachtung des Infarkts und seiner Folgen. Die Teilnehmer selbst repräsentieren ein breites Spektrum von Fragen, Problemen und auch von Lösungsversuchen. Eine Beschränkung auf medizinische Fragestellungen wird so im gegenseitigen Austausch geradezu unwahrscheinlich. Das Gemeinschaftserlebnis wird als am stärksten unterstützend empfunden, weil es im Vergleich mit den anderen Gruppenmitgliedern möglich wird, den eigenen Standort besser einzuschätzen, und weil das Beispiel der anderen es leichter macht, mit den eigenen Problemen umzugehen.

Die Gruppenaktivitäten dienen so nicht nur dem körperlichen Training, sie können eine wichtige psychosoziale Bewältigungshilfe sein. Allerdings kann die Gruppe auch als Belastung empfunden werden, indem sie eine stete Erinnerung an den Infarkt darstellt und indem sie den Betroffenen seine geminderte Leistungsfähigkeit erleben läßt. Insgesamt gesehen überwiegen in der Auffassung der Teilnehmer aber die unterstützenden Momente. Dies scheint sich auch in Tabelle 8 niederzuschlagen, denn bei einem Vergleich von Teilnehmern und Nichtteilnehmern ergibt sich hier ein etwas positiveres Gesamtbild der psychischen Situation seitens der Teilnehmer. Die Prüfung der aufgeführten Mittelwertunterschiede ergibt, daß sich die Teilnahme - unabhängig vom Alter und vom jeweiligen Ausgangszustand - positiv auswirkt. Dies heißt, die Teilnehmer berichten über eine geringere Krankheitsbelastung, sie glauben besser mit ihrer Krankheit umgehen zu können, sie schätzen ihren Gesundheitszustand besser ein und glauben, weniger ängstlich und depressiv zu sein sowie ein höheres Selbstwertgefühl zu haben. Statistisch nicht signifikant, aber in der Tendenz die positiven Auswirkungen bestätigend sind die Ergebnisse bei der Variablen „positive Stimmung".

Die positiven Wirkungen der Herzgruppen kommen aber nicht allen Infarktrehabilitanden in gleichem Maße zugute. Eine Analyse der Teilnehmerstruktur - 13% bezeichnen sich als gegenwärtige Teilnehmer und 8,3% als ehemalige Teilnehmer -

Tabelle 8. Unterschiede im Wohlbefinden von Teilnehmern und Nichtteilnehmern an ambulanten Koronargruppen 1 Jahr nach dem Infarkt (n = 608)

Merkmal	Mittelwert der Teilnehmer[a]	Mittelwert der Nichtteilnehmer[a]	Signifikanz des T-Tests
Krankheitsbelastung	47,2	50,8	0,01
Umgang mit der Krankheitsbelastung	51,8	49,4	0,01
Einschätzung des Gesundheitszustandes	53,0	49,9	0,001
Depressivität	46,9	50,5	0,001
Angst	47,4	51,0	0,01
Positive Stimmung	53,1	49,6	0,01
Selbstwertgefühl	52,4	49,5	0,05

[a] Um mehr Übersichtlichkeit zu erreichen, wurden die erhobenen Rohwerte standardisiert: $T_i = 10 \cdot (X_i - \overline{X})/S_x + 50$.

ergibt, daß Selbständige und Arbeiter in den Gruppen unterrepräsentiert sind. Trifft man eine Unterscheidung in „Blue-collar-" und „White-collar-Berufe", so sind die „Blue-collar" deutlich in der Minderheit, gemessen an ihrem Anteil an der Gesamtstichprobe. Dieses Ergebnis reiht sich in die Beobachtungen von Kap. 2 ein, in dem festgestellt werden mußte, daß Arbeiter im Vergleich zu den anderen Berufsgruppen den schlechtesten somatischen Rehabilitationserfolg aufweisen.

Wenn auch die Herzgruppen noch verstärkt die Mittelschicht anzusprechen scheinen, so muß den hier angebotenen Aktivitäten doch eine allgemeine Orientierung am Patienten bzw. Rehabilitanden bescheinigt werden. Diese Orientierung drückt sich nicht zuletzt in dem stärker partnerschaftlichen Verhältnis zu dem betreuenden Arzt aus, sie konkretisiert sich v. a. in der Funktion der Herzgruppe als Forum zur Artikulation von Rehabilitationsbedürfnissen und Rehabilitationsvorstellungen. Die „Laienexperten" in Belangen ihrer eigenen Krankheit gewinnen hier einen Raum für den gegenseitigen Informations- und Erfahrungsaustausch unter Gleichbetroffenen. Dieser Selbsthilfeaspekt der Herzgruppen unterscheidet sie von allen anderen Therapieangeboten im ärztlich überwachten Rehabilitationsverfahren.

3.6 Mangelhafte Problemsensibilität der Sozialbürokratie

Eigengesetzlichkeiten des Versorgungssystems wurden als Grund für schädigende Einflüsse auf das Befinden der Rehabilitanden bereits unter 3.3 angesprochen. Zu diesen Eigengesetzlichkeiten müssen auch die Kontrollen der Sozialversicherungsträger gezählt werden. Sie können in der nachstationären Phase der Rehabilitation zu negativen psychischen und sozialen Folgen bei den Betroffenen führen und so bereits erzielte Erfolge zunichte machen und die Wiedereingliederung gefährden. Diese Kontrollen sind meist medizinische Begutachtungen des Gesundheitszustands eines Rehabilitanden zur Beurteilung seiner Erwerbs- oder Arbeitsfähigkeit, um Zuständigkeitsfragen und Leistungsverpflichtungen bestimmter Sozialleistungsträger – in der Regel der Krankenversicherung und der Rentenversicherung – zu klären.

Rund die Hälfte der von uns beobachteten Patienten wurde innerhalb des 1. Jahres nach dem Infarkt einer derartigen Begutachtung unterzogen. Bei etwa ⅓ wurden sogar mindestens 2 Begutachtungen durchgeführt. Gerade bei diesen Rehabilitanden liegt die Vermutung nahe, daß sie zu einem Streitfall zwischen den Sozialleistungsträgern geworden sind oder sich selbst nicht mit dem Beurteilungsergebnis identifizieren konnten. Die Begutachteten berichten – wie Tabelle 9 zeigt – über eine höhere Krankheitsbelastung, mehr Ängstlichkeit und Depressivität, eine allgemein schlechtere Stimmung und über ein gemindertes Selbstvertrauen. Diese Beobachtung gilt auch dann, wenn man für den jeweiligen psychischen Ausgangszustand kontrolliert. Auch der körperliche Zustand 1 Jahr nach dem Infarkt beeinflußt nicht die genannten Auswirkungen der Begutachtungen.

Es besteht ein deutlicher Zusammenhang zwischen den Begutachtungen und der Rollenunsicherheit bzw. Rollensicherheit der Rehabilitanden. So wurden die Personen, die bereits nach einem halben Jahr wieder eine definierte Rolle innehatten – d. h. sie waren wieder erwerbstätig oder berentet – im Durchschnitt nur 0,5mal be-

Tabelle 9. Zusammenhang zwischen der Anzahl sozialversiche-
rungsrechtlicher Begutachtungen und dem Wohlbefinden der Patienten 1 Jahr nach dem Infarkt kontrolliert für den jeweiligen
Befindenszustand zu Beginn der Behandlung (Partialkorrelation;
$n = 608$)

Zusammenhang mit:	
Krankheitsbelastung	0,26
Angst	0,27
Depressivität	0,21
Negative Stimmung	0,21
Kontrollüberzeugung	−0,20

*** $p < 0,001$ (für alle Werte)

gutachtet. Rehabilitanden, die einen definierten Sozialstatus erst 1 Jahr nach dem
Infarkt erreichten, wurden durchschnittlich 1,2mal begutachtet. Dagegen mußten
Personen, die nach einem Jahr immer noch ohne definierte Rolle, also krankgeschrieben (21%), arbeitslos (3%) oder auf Zeit berentet (19%) waren, im Durchschnitt 1,9 Begutachtungen mitmachen (Kap. 7).

Dieses Ergebnis zeigt, daß es nicht allein die Tatsache der Begutachung selbst ist,
die die negativen Effekte auf das Befinden der Rehabilitanden hat; vielmehr ist es
die lange Zeit der Nichtentscheidung, die diese Auswirkungen hervorruft. Gerade
die Gruppe der Personen, die 1 Jahr nach dem Infarkt noch in großer Statusunsi-
cherheit lebt, schneidet bei allen Parametern, die den psychischen Zustand messen,
am schlechtesten ab. Bei ihnen macht sich am deutlichsten ein Gefühl der Hilflosigkeit breit. Die bürokratische Nichtentscheidung bzw. die lange Zeit bis zur Zuweisung eines dauerhaften, gesellschaftlich akzeptierten Sozialstatus stört massiv den
Rehabilitationsprozeß, versteht man darunter nicht nur die somatische und psychische Wiedergenesung sondern auch die soziale Wiedereingliederung.

Die so entstehenden Folgekosten bei den Betroffenen können als Ergebnis mangelnder Problemsensibilität seitens der Versicherungsträger gewertet werden. Diese
fällen im wesentlichen nur gestützt auf die medizinische Befundlage ohne echten
Dialog mit den Betroffenen ihre Entscheidungen, wie einzelne Patienteninterviews
belegen und wie es die stattliche Anzahl der Mehrfachbegutachtungen vermuten
läßt. Ökonomische Imperative der Sozialleistungsträger (z.B. Kosten durch die Ver-
zögerung oder Nichtanerkennung von Leistungsansprüchen von ihrer jeweiligen
Solidargemeinschaft abzuwenden) bestimmen die rehabilitationsrelevanten Entscheidungen und nicht so sehr patientenorientierte Überlegungen.

3.7 Zusammenfassung

Die Absicht dieses Kapitels war es, Wege und Möglichkeiten aufzuzeigen, die geeignet sind, eine nach Engel (1977) biomedizinisch verkürzte Sichtweise des Krank-
heitsbewältigungsgeschehens zu überwinden. Die Analyse hat gezeigt, daß diese
Wege in einer eingehenden Beratung (3.1), wie auch einer Beteiligung wichtiger anderer Personen an der Behandlung (3.2) bestehen sollten, also in der Ausgestaltung

und Intensivierung der Kooperation zwischen Arzt, Patient und seinem sozialen Umfeld. Es wurde aber auch deutlich, daß zwischen dieser Möglichkeit einer „therapeutischen Partnerschaft" und ihrer konkreten Umsetzung in der Praxis im Sinne einer patientenorientierten Handlungsweise noch große Lücken klaffen. Die Beispiele aus dem Bereich der Akutkrankenhäuser (3.3) und dem Bereich der Versicherungsträger (3.6) haben gezeigt, daß neben der biomedizinisch verkürzten Sicht auch Eigengesetzlichkeiten des Versorgungssystems sich negativ auf den Genesungserfolg auswirken können. Gerade die ökonomischen Imperative, denen etliche Krankenhäuser und Sozialversicherungen folgen, führen zu Handlungsweisen und Entscheidungen, die nicht primär am Wohle des Rehabilitanden orientiert sind. Man muß geradezu von einem ökonomischen Reduktionismus reden bzw. von einer Verselbständigung betriebswirtschaftlicher Ziele, wenn Krankenhäuser aus Gründen der Kapazitätsauslastung Patienten überlang halten und Sozialversicherungen Fragen ihrer Kostenträgerzuständigkeiten auf dem Rücken der Rehabilitanden austragen. Auch bei den Anschlußheilbehandlungen (3.4) konnten „Sachzwänge" ausgemacht werden, die einer patientenorientierten Versorgung entgegenstehen. Die klinische Ausrichtung der stationären Heilbehandlungen blockiert ein zielgerichtetes Aufgreifen der psychischen und sozialen Situation der Rehabilitanden mit der Folge, daß langfristige Effekte der AHB sich nur in der somatischen Dimension des Genesungserfolgs nachweisen lassen – ganz im Gegensatz zu den Herzgruppen, die als ambulante Behandlungsform in der Nachsorge durchaus auch den psychosozialen Genesungserfolg positiv beeinflussen. Die zeitliche und räumliche Distanz zum Alltag der Rehabilitanden sowie die fehlende Situationsnähe drohen aus der 4- bis 6wöchigen Anschlußheilbehandlung lediglich eine Episode ohne große Wirkung werden zu lassen, wird sie nicht durch eine umfassende ambulante Nachsorge ergänzt.

Vor dem Hintergrund des zitierten Rehabilitationsbegriffs der WHO ist festzustellen, daß die psychischen Nöte und die sozialen Problemlagen der Betroffenen in der Beratung und Behandlung nicht ausreichend berücksichtigt werden bzw. noch weit hinter den medizinischen Behandlungsschwerpunkten zurückstehen. Diese Situation findet ihren besonderen Ausdruck auch darin, daß das familiäre Umfeld zu wenig an der Rehabilitation beteiligt wird und daß die Rehabilitation vor den Werkstoren haltmacht. Gerade die Arbeitswelt, die für das untersuchte Kollektiv der Erwerbstätigen von besonderer Bedeutung ist, bleibt von den Rehabilitationsbemühungen noch weitgehend ausgenommen. Ausgehend von diesen Feststellungen ergibt sich die Forderung nach einer orts- und situationsnahen Rehabilitation, die eine frühzeitige Orientierung in der gewohnten Umgebung für den Rehabilitanden ermöglicht. Der Patient und sein soziales Umfeld müssen im Mittelpunkt der Rehabilitationsbemühungen stehen, um den biomedizinischen Reduktionismus zu überwinden. Nur so kann m. E. auch dem Rehabilitationsziel einer schnellen (Re)normalisierung der Lebensverhältnisse des chronisch Kranken entsprochen werden. Dies setzt allerdings einige organisatorische Veränderungen voraus, deren Zielgrößen sich 1) mit der Überwindung der Trennung von ambulanter und stationärer Versorgung und 2) mit dem verstärkten Ausbau ambulanter und interdisziplinär betriebener Formen der Herzinfarktrehabilitation beschreiben lassen.

4 Krankheit und Lebensqualität

M. WALTZ

4.1 Einleitung

In der Rehabilitationsmedizin sind bislang relativ objektive Erfolgskriterien, die sog. „hard outcomes", verwendet worden, um die Wirksamkeit therapeutischer Maßnahmen zu evaluieren. Im Herz-Kreislauf-Bereich umfassen diese Kriterien versicherungsrechtliche und biomedizinische Aspekte der Rehabilitation wie Erwerbsfähigkeit, somatische Risikofaktoren, Reinfarkt, Überlebensdauer und Symptomfreiheit. Entscheidungsmodelle, die für die klinische Praxis relevant sind, sollten ebenfalls Indikatoren des sozialen Wohlbefindens und der seelischen Gesundheit des Patienten enthalten. Der Infarktinvalide oder „cardiac cripple" weist gerade bei seiner *sozialen Wiedereingliederung* und *Wiedererlangung seines psychischen Gleichgewichts* die größten Probleme auf. In der Oldenburger Longitudinalstudie wurde deshalb eine umfassende Quantifizierung von Lebensqualität anhand amerikanischer Vorbilder unternommen (vgl. hierzu Wenger et al. 1984; Derogatis 1986). Ein Fragebogeninstrument wurde entwickelt, um das physische, psychische und v. a. das soziale Wohlbefinden des Patienten im Zeitverlauf quantitativ zu erfassen. Soziale Prozesse nach dem Herzinfarkt und die positiven und negativen Emotionen, die sie auslösen, betrachten wir als wesentliche Elemente eines Entscheidungsmodells, das zukünftig in der Rehabilitationsmedizin von Nutzen sein könnte. In diesem und im folgenden Kapitel soll dieses Modell der Krankheitsbewältiging mit chronischer Behinderung dargestellt werden (vgl. hierzu Waltz 1986, im Druck; Baltrusch u. Waltz, im Druck). Unsere Studie fokussiert auf soziale Einflußfaktoren, weil anzunehmen ist, daß das soziale Wohlbefinden des Infarktpatienten in der Familie, am Arbeitsplatz und im sozialen Umfeld eine wesentliche Determinante der Erzielung langfristiger „Normalisierung" bildet (Lang u. Müller-Andritzky 1984; Moos 1977, 1984; Gerhardt 1976; Friedrich et al. 1981; Siegrist et al. 1983; Ziegeler 1982).

Unsere Ergebnisse und die Fragebogeninstrumente, die ihnen zugrunde liegen, können nützlich sein hinsichtlich

1) der Sensibilisierung des Klinikers in bezug auf die Probleme psychosozialer Art des Patienten, (von Ferber 1975; Novak 1978; von Troschke 1981; Raspe 1983)
2) der Entwicklung von klinischen Screeninginstrumenten und Interventionsmaßnahmen für Risikopatienten.

4.1.1 Lebensqualität und Rehabilitationsmedizin

In den letzten Jahrzehnten ist Lebensqualität das Objekt wissenschaftlicher Forschung geworden. Nationale Umfragen haben Faktoren identifizieren können, die
mit unterschiedlicher Lebensqualität einhergehen. Diese umfassen physische Gesundheit, Persönlichkeitsmerkmale und sozioökologische Faktoren wie Arbeits-
und Ehezufriedenheit. Zahlreiche wissenschaftliche Disziplinen haben dazu beigetragen, daß eine Wissenschaft von Lebensqualität entstehen konnte. Wie Abbey
u. Andrew (1985) betonen, ist die kontinuierliche Zunahme unseres Know how hinsichtlich der Quantifizierung zentraler Aspekte von Lebensqualität die Voraussetzung für diesen wissenschaftlichen Fortschritt. Dies gilt v. a. hinsichtlich der Messung von psychischen Befindlichkeitsstörungen (Angst, Depression usw.) sowie
hinsichtlich der Konzeptualisierung und Quantifizierung von Emotionen (Tomkins
1963; Costello 1976; Beck 1980; Gordon 1981; Averill 1984; Endicott 1984). Das
von Bradburn (1969) angeregte Zweifaktorenmodell definiert Lebensqualität als die
affektive Bilanz zwischen positiven und negativen Emotionen. Diese Gefühlszustände spiegeln positive und negative Erfahrungen wider, die der Mensch tagtäg-
lich in der Familie, am Arbeitsplatz und in anderen Lebensbereichen macht. Die
Erforschung von Strukturen, die mit unterschiedlicher Ehe-, Arbeits- und Selbstzufriedenheit zusammenhängen, ist das Ziel einer Wissenschaft des subjektiven Wohlbefindens. Da Streß und emotionale Reaktionen auf Streß Lebensqualität tangieren
können, sind unterschiedliche Muster der Streßbewältigung ein entscheidendes
Element einer Wissenschaft negativer Emotionen. Die Erforschung positiver Emotionen und ihrer Ursachen ist ein immer noch eher unterentwickeltes wissenschaft-
liches Gebiet (O'Regan 1984; Viney 1986).

Die WHO hat Gesundheit als physisches, psychisches und soziales Wohlbefinden definiert. Die Umsetzung dieses zunächst sehr weitgefaßten Begriffs in die klinische Praxis setzt voraus, daß man Wohlbefinden zu präzisieren und individuelle
Unterschiede festzustellen vermag. Die Verwendung von nichtmedizinischen Kriterien bei der Evaluation Therapiemaßnahmen gewinnt in der Rehabilitationsmedizin zunehmend an Bedeutung (Wenger et al. 1985; von Troschke 1976; Beckmann
u. Zittoun, im Druck). Verschiedene Fragebogeninstrumente sind entwickelt worden, um die WHO-Definition zu operationalisieren und Rehabilitationserfolg
quantifizierbar zu machen (De Haes 1985; Derogatis 1986). Die theoretischen und
empirischen Grundlagen, die in der Lebensqualitätsforschung geschaffen worden
sind, bilden den Ausgangspunkt einer empirischen Erforschung des Herzinfarkts
als psychisches und soziales Geschehen. Dies gilt v. a. hinsichtlich der Verwendung
von globalen Indikatoren von Lebensqualität. Gleichzeitig bilden sozialwissenschaftliche Theorien der Krankheitsbewältigung (von Ferber 1975; Gerhardt 1976;
Cohen u. Lazarus 1979; Dimatteo u. Hays 1981; Wortman u. Conway 1985; Moos
1984) den Ausgangspunkt einer Erforschung spezifischer Prozesse, die mit unterschiedlichen Rehabilitationsverläufen zusammenhängen. Moos u. Tzu (1977) for-
dern uns auf, spezifische Formen der psychosozialen Morbidität zu untersuchen,
die durch eine lebensbedrohende Erkrankung und anschließende chronische Beeinträchtigung ausgelöst werden. Eben dies soll im folgenden versucht werden.

4.1.2 Psychosoziale Morbidität und die adaptiven Aufgaben des Infarktpatienten

Jeder Patient zeigt Ängste und Unsicherheitsgefühle, Depression ist eine häufige Reaktion auf das Infarktereignis und seine Folgen. Eine adaptive Aufgabe ist die Wiedererlangung des seelischen Gleichgewichts, die unmittelbar mit der Erzielung einer angemesseneren Lebensqualität zusammenhängt. Die Krankheitsfolgen können das bisherige Selbstbewußtsein des Patienten tangieren, so daß die Aufrechterhaltung positiver Selbstgefühle eine zweite zentrale adaptive Aufgabe bildet. Dies bedeutet die Überwindung von Gefühlen der Hilf- und Wertlosigkeit. Schließlich gibt es adaptive Aufgaben, die mit dem sozialen Wohlbefinden bzw. mit der sozialen Wiedereingliederung des Patienten zusammenhängen. Krankheitsbewältigung hinsichtlich der Schaffung einer Lebenswelt nach dem Infarkt, die befriedigende und Ich-bestätigende Aktivitäten zuläßt, bildet die Voraussetzung des sozialen Wohlbefindens. Patienten, die sich aufgrund ihrer Ängste und ihrer schlechten Gesundheit psychisch und sozial zurückgezogen haben, werden sich nutzlos, einsam und orientierungslos fühlen. Globale Lebensqualität und spezifische Indikatoren des sozialen Wohlbefindens werden das Ausmaß der Probleme bei der Wiedereingliederung des Patienten in die Arbeitswelt und andere Lebensbereiche widerspiegeln. Wir konzeptualisieren Lebensqualität anhand verschiedener adaptiver Prozesse. Das Zweifaktorenmodell von Bradburn (1969) erlaubt es uns, diese Prozesse zu untersuchen und sowohl globale wie auch spezifische Indikatoren von Lebensqualität nach Herzinfarkt zu integrieren. Kognitive Prozesse der Krankheitsbewältigung, die von der ärztlichen Beratungstätigkeit beeinflußt werden und deshalb den geeigneten Interventionspunkt hinsichtlich flankierender psychosozialer Maßnahmen bilden, sind unserer Meinung nach eine wichtige Determinante des Rehabilitationsverlaufs (Krantz 1980; Garritty 1981; Raspe 1983).

4.1.3 Das Befragungsinstrument

Tabelle 1 beschreibt zentrale adaptive Aufgaben des Patienten nach dem Infarkt und die Fragebogeninstrumente, die wir gewählt haben, um unterschiedliche Rehabilitationsverläufe zu quantifizieren. Von unserem sozialepidemiologischen Ansatz her wollen wir die Merkmale von Patientengruppen feststellen, die anhand dieser Erfolgskriterien eine unterschiedliche langfristige Lebensqualität erzielen. Allmähliche *Normalisierung* einerseits und die Entwicklung starker *psychosozialer* Morbidität („cardiac invalidism") andererseits sind extreme Verläufe, die mit hohem bzw. geringem Wohlbefinden einhergehen. Unsere Fragebogeninstrumente liefern uns multifaktorielle Kriterien, um zwischen diesen Gruppen zu unterscheiden. Bisherige empirische Befunde aus der Sozialepidemiologie und anderen Disziplinen deuten an, welche Patientenmerkmale einen prognostischen Wert hinsichtlich unterschiedlicher Rehabilitationsverläufe haben dürften. Wir wollen die wichtigsten Befunde aus dieser Forschung kurz referieren und Ergebnisse, die auf der Analyse unserer eigenen Daten ($t_1 - t_3$) beruhen, diskutieren. Diese Befunde zeigen die Bedeutung des Gesundheitszustands des Patienten, aber auch den Einfluß psychosozialer Faktoren bei der Erzielung von Lebensqualität.

Tabelle 1. Übersicht über Fragebogeninstrumente zur Quantifizierung spezifischer und globaler Aspekte von Lebensqualität (x gemessen)

Kurzbezeichnung	Was wird gemessen?	Theoretisches Konstrukt	Meßpunkte		
			t_1	t_2	t_3
Globale Lebensqualität					
1) positive Stimmung	Ausmaß positiver Emotionen	Warr et al. 1983; Headey et al. 1984; Kamann et al. 1984; Watson u. Clark 1984	X	X	X
2) negative Stimmung	Ausmaß negativer Emotionen	Abbey u. Andrews 1985	X	X	X
Psychisches Wohlbefinden					
3) Angst	Angst	Taylor 1953; Spielberger 1972	X	X	X
4) Depressivität	Depressive Stimmung	Beck 1960; Brown u. Harris 1978; Endicott 1984	X	X	X
Zufriedenheit mit Selbst					
5) Selbstvertrauen/Kontrollüberzeugung	Gefühl, das Leben meistern zu können	Bandura 1977; Pearlin et al. 1981; Folkman 1983; Schenk u. Carbonari 1984	X	X	X
6) Krankheitsbilanz	Gefühl, den Infarkt meistern zu können			X	X
7) Selbstwertgefühl	Positive Selbstbewertung	Gecas 1982; Epstein 1983	X	X	X
9) Selbstbild als chronisch Kranker	Selbsteinschätzung als krank oder behindert	Charmaz 1983; Viney 1983		X	X
Zufriedenheit mit Gesundheit					
10) Subjektive Gesundheit	Einschätzung als schlecht/sehr gut	Goldstein et al. 1984	X	X	X
11) Krankheitsbelastung	Ausmaß der Bedrohung durch den Infarkt	Moos u. Tzu 1977; Cohen u. Lazarus 1979	X	X	X
Ehe-/Arbeitszufriedenheit		Campbell 1976; Glatzer u. Zapf 1984		X	X

Kausalmodelle, die sich auf die Normalbevölkerung beziehen, lassen sich für die besondere Problemlage chronisch Kranker modifizieren. Der gegenwärtige Versuch, psychosoziale Parameter des Rehabilitationserfolgs zu quantifizieren, sollte deshalb an sozialwissenschaftliche Ansätze in der Lebensqualitäts- und Rehabilitationsforschung anknüpfen (Moos u. Tzu 1977; de Haes 1985; Baltrusch u. Waltz, im Druck).

Eine Parallelentwicklung hierzu ist die zunehmende Integration biomedizinischer und sozialwissenschaftlicher Forschung. Diese interdisziplinäre Forschungsrichtung, die in den USA mit dem Namen „behavioral medicine" bezeichnet wird, verwendet einen multifaktoriellen Ansatz zur Erklärung des epidemischen Ausmaßes von sog. Zivilisationskrankheiten wie Herzinfarkt, Hypertonie, Krebs, Rheuma u.ä. (Herd u. Weiss 1983; Levy 1984; Matarazzo et al. 1984; Siegrist 1984; Solomon 1985; Natelson 1985; Schmidt et al. 1986; Baltrusch et al. 1986). Soziale und psychische Prozesse scheinen mit spezifischen physiologischen Prozessen verknüpft zu sein, die in der Ätiologie und beim klinischen Verlauf der oben genannten Krankheiten eine Rolle spielen. Diese integrative Forschungsperspektive ist schon vor 40 Jahren von Selye ausgelöst, aber v.a. vom technischen Fortschritt der letzten Jahrzehnte (z.B. Tomographie, Endokrino- und Immunoassays) ermöglicht worden. Die gleichen psychischen und sozialen Einflußfaktoren, die in der „behavioral medicine" erforscht werden, scheinen auch die wichtigsten Determinanten von Lebensqualität zu sein. Ein kurzer Überblick über bisherige Befunde in beiden Bereichen soll diese Parallelität aufzeigen. Es sollen kurz neuere Forschungsergebnisse aus den folgenden Disziplinen referiert werden: Psychoneuroimmunologie (Ader 1981), Sozialepidemiologie (Syme u. Seeman 1983), psychiatrische Epidemiologie (O'Connor u. Brown 1984), Gesundheitspsychologie (Stone et al. 1980; Temoshok et al. 1983) sowie der Psychoneurokardiologie (Herd 1981; Herd u. Weiss 1983; Natelson 1985; Schmidt et al. 1986).

4.2 Forschungsstand

4.2.1 Psychosoziale Determinanten von Lebensqualität

Lebensqualität hängt eng mit der Qualität der zwischenmenschlichen Beziehungen des einzelnen zusammen (Zautra 1983; Reis 1985). Die soziale Umwelt, in der Menschen leben, arbeiten und ihre Freizeit verbringen, ist eine Quelle von positiven und negativen Erfahrungen, die mit unterschiedlicher Lebensqualität einhergehen. Man kann hierbei zwischen sozialen Stressoren und sozialen Unterstützungen unterscheiden oder in der Terminologie von Lazarus „daily hassles" und „daily uplifts" (Kanner et al. 1981). Die Qualität der sozialen Ressourcen, die der einzelne in verschiedenen Lebensbereichen besitzt, beeinflußt die Bilanz von positiven und negativen Erfahrungen und ob er in diesem Bereich zufrieden ist oder nicht. Dies gilt für Ehe- und Arbeitszufriedenheit, aber auch für den Grad der Zufriedenheit mit dem Selbst (Gecas 1982). Nationale Umfragen haben immer wieder bestätigt, daß die kognitive Dimension von Lebensqualität mit der Wertung einzelner Lebensbereiche zusammenhängt. Dies bedeutet, daß Lebenszufriedenheit hoch ist, wenn der Mensch mit seiner Ehe, Arbeit, Freizeit und Gesundheit zufrieden ist sowie wenn er sich selbst positiv einschätzt und als kompetent erachtet (Bradburn 1969; Beiser 1974; Warr 1978; Costa u. McCrae 1980; Campbell 1981; Martinson et al. 1984; Glatzer u. Zapf 1984).

Eine prospektive Studie in Australien hat besonders die emotionale Qualität der Ehe als Ursache unterschiedlicher Lebensqualität betont. Unverheiratete Personen scheinen glücklicher zu sein als Individuen mit einer unbefriedigenden und konfliktreichen Ehe (Headey et al. 1984). Bei der Personengruppe mit geringer Lebensqualität schien der soziale Streß der Ehe größer zu sein als positive Erfahrungen mit der Partnerin, während hohe Lebensqualität mit einer engen emotionalen Bindung („intimacy attachment") einherging. Die gleiche Studie wie auch andere stellten eben-

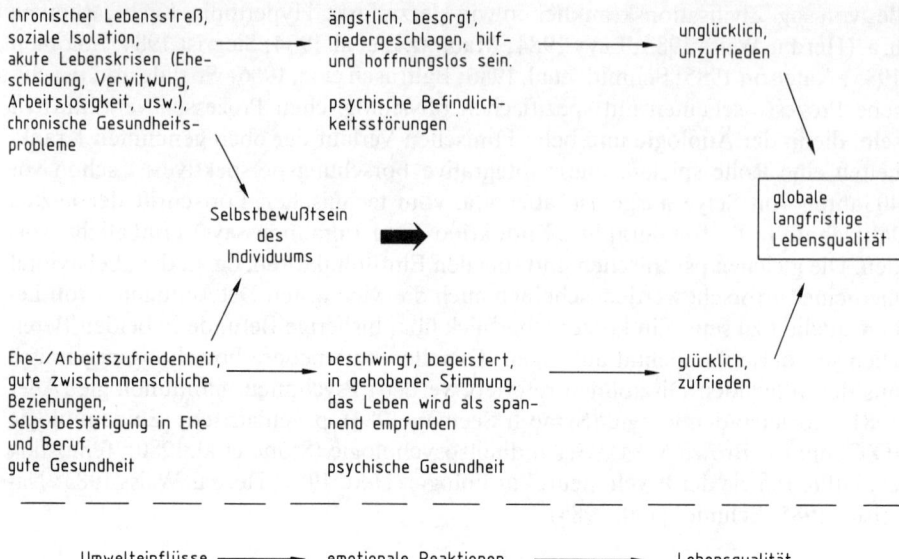

Abb. 1. Ein Modell kausaler Zusammenhänge zwischen Umwelt und globaler Lebensqualität

falls fest, daß *Zufriedenheit mit dem Selbst* einen zweiten wichtigen Grund unterschiedlicher Lebensqualität bildet (Campbell 1976; Abbey u. Andrews 1985). Diese Studien untersuchten unterschiedliche Aspekte des Selbstgefühls; die Studie von Headey hat sich auf eine sehr wichtige Dimension des Selbst konzentriert: Selbstvertrauen, d. h. die Einschätzung der eigenen Kontrollüberzeugung bzw. der persönlichen Kompetenz. Zufriedenheit mit diesem Aspekt des Selbst scheint eine wichtige Voraussetzung dafür, mit dem Leben insgesamt zufrieden zu sein. Geringes Selbstvertrauen korrelierte erheblich mit einer negativen Grundstimmung und scheint von Bedeutung zu sein hinsichtlich der Anfälligkeit für psychische und somatische Morbidität (Schunk u. Carbonari 1984).

Longitudinalstudien haben gezeigt, daß Lebensqualität eine gewisse Stabilität aufweist (vgl. hierzu Waltz 1986). Dies bedeutet, daß Teile der Bevölkerung von chronisch geringer oder hoher Lebenszufriedenheit über längere Zeiträume berichten. Diese negative Stimmungslage geht vermutlich einerseits auf chronische Gesundheits- und Lebensprobleme (z. B. Ehekonflikt, Arbeitsstreß) zurück. Andererseits haben Costa u. McCrae (1980) gezeigt, daß es *glückliche* und *unglückliche* Menschen aufgrund bestimmter Persönlichkeitsmerkmale gibt. Watson u. Clark (1984) haben dieses Phänomen mit dem Ausdruck *negative Affektivität* bezeichnet (Abb. 1).

Die psychiatrische Epidemiologie hat ähnliche psychosoziale Faktoren bei der Genese depressiver und anderer psychischer Befindlichkeitsstörungen untersucht (vgl. hierzu Waltz 1981). Brown et al. erforschten die Rolle sozialer Beziehungen als Teil der Soziogenese von Depression (Brown u. Harris 1978; O'Connor u. Brown 1984; Brown 1984). Eine emotional enge Ehebeziehung schien eine Art *Schutzfaktor* oder *Antistressor* zu sein, wenn Menschen mit Verlustereignissen und schweren

Lebensenttäuschungen konfrontiert wurden. Soziale Ressourcen in der Ehe pufferten psychischen Streß, während Individuen ohne ausreichende emotionale Zuwendung vom Partner anfälliger waren und ein hohes Risiko hatten, klinisch depressiv zu werden. Brown, aber auch Pearlin et al. (1981) betonen die Schlüsselrolle des *Selbstwertgefühls* in psychischen Prozessen, die zur Depression führen. Die psychiatrische Epidemiologie hat gleichzeitig gezeigt, daß psychische Morbidität sozial strukturiert ist. Einzelne soziale Gruppen weisen signifikante Unterschiede hinsichtlich ihrer Anfälligkeit für bestimmte psychische Störungen auf. Soziale Schicht, Geschlecht, Ehestatus, Grad der sozialen Integration und Arbeitslosenstatus sind Merkmale, die mit unterschiedlicher psychischer Gesundheit einhergehen (Liem u. Liem 1978; Kessler u. McLeod 1985). Umweltstreß und die Ausstattung mit Copingressourcen, die von einer sozialen Gruppe zu anderen variieren, scheinen die Ursache unterschiedlicher Morbiditätsraten zu sein. Die relative Stabilität von Lebensqualität hängt vermutlich mit der seelischen Gesundheit des einzelnen zusammen sowie mit den oben genannten und dauerhaften Faktoren, die zu psychischen Störungen führen. Die epidemiologische Forschung der letzten Jahrzehnte läßt vermuten, daß bestimmte soziale Gruppen überproportional stark Streß ausgesetzt sind und gleichzeitig mit Streß weniger gut umgehen können. Maladaptives Coping- bzw. Bewältigungsverhalten aufgrund persönlicher Eigenschaften und geringen sozialen Rückhalts hängt ursächlich mit Lebensqualität und psychischen Befindlichkeitsstörungen zusammen (Wheaton 1985).

4.2.2 Die Sozialepidemiologie somatischer Krankheit

Aufgrund einer Sekundäranalyse öffentlicher Statistiken hat man, genau wie in der psychiatrischen Epidemiologie, deutliche Unterschiede in Morbiditäts- und Mortalitätsraten in Abhängigkeit von Schicht, Ehestatus und anderen Merkmalen feststellen können (Weiss 1973; Gove 1972; Marmot 1978; Dittmann et al. 1981; Jenkins 1983; Joseph u. Syme 1983; McQueen u. Siegrist 1982; Syme u. Seemann 1984; Jones 1985). Drei prospektive Studien mit großen Stichproben haben nachweisen können, daß soziale Faktoren unterschiedliche Mortalitätsrisiken vorhersagen können (Berkman u. Syme 1979; House et al. 1982; Blazer 1982; Berkman u. Breslow 1983). Diese Studien stellten fest, daß sozial integrierte Menschen länger leben als sozial isolierte. Während der Alameda County Studie wiesen 39 Individuen eine Herz-Kreislauf-Krankheit als Todesursache auf; von diesen Individuen waren etwas mehr als 25% stark isoliert und beinahe 75% mäßig stark isoliert. Die sehr wichtige Studie von Ruberman et al. (1984) unter New Yorker Infarktpatienten stellte ebenfalls fest, daß soziale Isolation mit dem klinischen Verlauf bzw. mit der Überlebenschance zusammenhängt. Sie ist eine der ersten medizinischen Studien, die gleichzeitig den Einfluß von psychosozialen Faktoren untersucht hat. Weiss (1973) zeigte, daß verheiratete Männer in verschiedenen Altersgruppen ein deutlich geringeres Risiko haben, an Herz-Kreislauf-Erkrankungen zu sterben als ihre verwitweten, geschiedenen und ledigen Altersgenossen. Im ersten halben Jahr nach der Verwitwung wurde ein Anstieg der Infarktmortalität um das 2½fache in einer großen prospektiven englischen Studie festgestellt (Parkes 1972). Die Verwitwung scheint auch mindestens kurzfristige Auswirkungen auf die Immunokompetenz der Betroffenen zu haben (Bartrop et al. 1977; Schleifer et al. 1985; Samuel et al., im Druck). Der Verlust wichtiger Bezugspersonen durch Tod, Ehescheidung u. ä. scheint verschiedenartige neurobiologische Prozesse auszulösen, die in somatischer Krankheit enden können (vgl. hierzu Van Dyke et al. 1983). Neuere Studien auf dem Gebiet der Psychoneuroimmunologie deuten ebenfalls an, daß das Immunsystem soziale Prozesse widerspiegelt (Kiecolt-Glaser et al. 1984, 1985; Jemmot u. Locke 1984). In einer Reihe von psychoneuroimmunologischen Studien haben Kiecolt-Glaser et al. (1984, 1985) gezeigt, daß immunologische Prozesse von sozialen (z. B. Einsamkeit) und psychischen (z. B. Depression) Faktoren beeinflußt werden können. Soziale Isolation scheint mit einer Reduzierung der Immunokompetenz hinsichtlich der T-Lymphozyten und Makrophagen zusammenzuhängen. Radioaktive Bestrahlung zusammen mit psychosozialem Distress wirkt sich nachteilig auf die DNS-Instandsetzung („repair") von Immunzellen aus. Überblicke über den gegenwärtigen Stand dieser neuen Disziplin erscheinen in den beiden IWGN Publikationen (Proceedings... 1986, in Vorbereitung) und bieten eine Erklärung sozialepidemiologischer Befunde bezüglich sozialer Umwelt und Krankheit bzw. Mortalität (vgl. hierzu Berkman u. Breslow 1983; Badura 1981). Der soziale Streß, der durch eine mangelhafte Integration des Individuums in die Familie und andere menschliche Gruppen entsteht, scheint die Ursache physiopathologischer Prozesse und erhöhter Pathogenese zu sein. In der Sozialepidemiologie wird diese Soziogenese somatischer Krankheit die „Social-disconnectedness"-These genannt (Cassel 1976; Syme u. Seeman 1983). Diese These geht auf Durkheim (1897) zurück, der den Zusammenhang u. a. zwischen sozialer Isolation und Selbstmord untersucht hat.

Während viele epidemiologische Studien die Integration der Menschen in größere soziale Gebilde untersucht haben, gibt es andere, die die zentrale Rolle der Ehebeziehung betonen (Mc Farlane et al. 1980). Dies gilt für die Lebensqualitätsforschung (Bradburn 1969; Campbell 1981; Headley et al. 1984) sowie auch für die Infarktforschung (Groen 1986; Ziegler 1980, 1982 a, b). Die prospektive Studie von Medalie et al. (1973) stellte fest, daß eine emotional enge Partnerschaftsbeziehung in der Ehe mit einer unterdurchschnittlichen Herzinfarktrate einherging, Ehekonflikte dagegen waren mit erhöhtem Angina-pectoris-Risiko verknüpft. Es ist zu vermuten, daß positive und negative Erfahrungen in der Ehe mit chronischen Veränderungen des Herz-Kreislauf-Systems wie z. B. Erhöhung von Herzfrequenz oder Blutdruck zusammenhängen und deshalb unterschiedliche Erkrankungsrisiken prognostizieren lassen. Eine Tierstudie hat mögliche physiologische Mechanismen aufgedeckt, die positive Auswirkungen einer harmonischen Paarbeziehung erklären lassen (v. Holst, im Druck). Eine neue Forschungsrichtung, „positive emotions research" (O'Regan 1984), beschäftigt sich mit der physiologischen Transduktion positiver Umwelteinflüsse wie Ehezufriedenheit. Eines der wichtigsten gegenwärtigen Forschungsvorhaben ist die Studie der Gruppe Herberman in Pittsburg. Als bekannter Immunologe geht Herberman der Frage nach, ob soziale Unterstützung den klinischen Verlauf einer Krankheit und die Überlebenschancen beeinflussen kann und welche physiologischen Mechanismen diese Wirkung sozialer Faktoren vermitteln. Nach 2jährigem Verlauf der Studie deuten die ersten Befunde auf einen kausalen Zusammenhang zwischen sozialer Unterstützung und „hard outcomes" (Levy 1984) hin. Diese Studie wird gleichzeitig in Harvard repliziert (Locke, persönliche Mitteilung; vgl. hierzu Jemmott u. Locke 1984). Eine wachsende Anzahl empirischer Befunde aus prospektiven Studien zeigt, daß der soziale Kontext eines Menschen Auswirkungen auf seine physische Gesundheit haben kann. Zukünftige Forschungen werden sich auf solche sozialen und psychischen Prozesse konzentrieren müssen, die die Pathogenese begünstigen. Die Determinanten effektiven oder nichteffektiven Copingverhaltens sollten im Mittelpunkt dieser Forschungsaktivitäten stehen (Cohen 1983, 1984). Copingverhalten ist gemäß Sklar u. Anisman (1981) gleichzeitig der vermittelnde Mechanismus zwischen sozialwissenschaftlichen und biomedizinischen Forschungsansätzen.

Seit Selye wird Streß, v. a. Stressoren am Arbeitsplatz, als Ursache pathologischer Prozesse und somatischer Krankheit untersucht (Rose 1980; Pfaff 1981; Siegrist 1982 et al. 1986; Frankenhaeuser 1983). Zwei Fragestellungen werden hierbei besonders betont:

1) Weshalb führt der gleiche Streß zu unterschiedlichen Ergebnissen – weshalb das eine Individuum gesund bleibt, während ein anderes physische Krankheit entwickelt und vorzeitig stirbt?
2) Welche psychosozialen Merkmale definieren den Menschen, der gesund bleibt, und welche Merkmale hängen mit einem erhöhten Morbiditätsrisiko zusammen?

Seit langem wird vermutet, daß unterschiedliches Copingverhalten bzw. der Umgang mit Streß darüber entscheiden, ob jemand krank wird oder nicht. Verschiedene Merkmale einer Risikopersönlichkeit bzw. einer „healthy personality" sind identifiziert worden, die mit unterschiedlichen Mortalitäts- und Morbiditätsraten einhergehen. Die gleichen Faktoren scheinen auch den klinischen Verlauf zu beeinflussen (Dunbar 1944; Thomas 1981; Temoshok et al. 1983; Dembroski et al. 1985; Schmidt et al. 1986). Das Typ-A- und Typ-C-Verhaltensmuster (Waltz u. Baltrusch, im Druck), psychische Robustheit („hardiness"; Kobasa et al. 1981) sowie eine Reihe ähnlicher Konstrukte haben einen beträchtlichen prognostischen Wert. Prospektive Studien zeigen, daß Individuen mit diesen Merkmalen unterschiedliche Morbidität und Lebenschancen aufweisen. Auf der psychischen Ebene zeigen diese Individuen häufig ein nicht effektives Copingverhalten und reagieren auf Streß mit langandauernder Angst und Depression (Thomas 1981; Jenkins 1976). Auf der physiologischen Ebene reagieren sie mit einer Hyperreagibilität beispeilsweise des autonomen Nervensystems (Dembroski et al. 1985). Das Zusammentreffen von Streß mit bestimmten Mustern des Copingverhaltens geht mit pathogenen physiologischen Streßreaktionen einher (Glass 1983; Siegrist u. Dittmann 1971; Ursin et al. 1984; Aulmann et al 1986; Locke et al. 1984). Der erhöhte Streß in westlichen Industriegesellschaften im Zusammenhang mit ungenügenden Copingressourcen persönlicher und sozialer Art hat vermutlich zweierlei Folgen: 1) eine deutliche Steigerung psychischer Befindlichkeitsstörungen (Brown u. Harris 1978) und 2) eine Epidemie von Zivilisationskrankheiten wie Hypertonie, Myokardinfarkt, Neoplasien usw. (Siegrist et al. 1980; Pfaff 1981; Groen 1986; Baltrusch et al. 1986).

Das Typ-A-Verhaltensmuster als Copingdisposition scheint der Grund dafür zu sein, daß Typ-A-Individuen in bedrohlichen Lebenssituationen mit erhöhter Angst reagieren, unter langandauernden Belastungen jedoch mit Hilflosigkeit und Depression (Glass 1983; Schmidt et al. 1986). Eine wichtige Folge von Copingaktivitäten ist die Selbstbewertung des einzelnen, ob er persönlich kompetent ist oder nicht (Folkman 1984). Bandura (1982), der sich mit diesem Phänomen („self-efficacy")

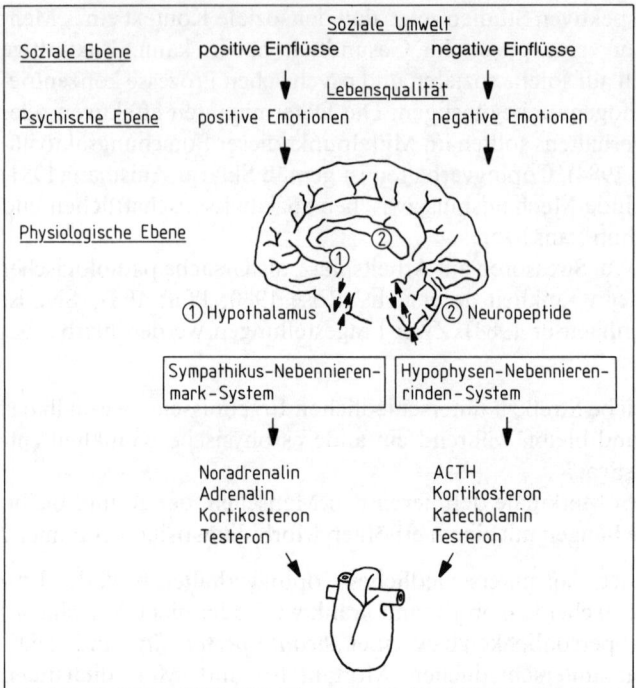

Soziale Umwelt

Soziale Ebene   positive Einflüsse   negative Einflüsse

Lebensqualität

Psychische Ebene   positive Emotionen   negative Emotionen

Physiologische Ebene

① Hypothalamus   ② Neuropeptide

| Sympathikus-Nebennieren-mark-System | Hypophysen-Nebennieren-rinden-System |

Noradrenalin   ACTH
Adrenalin   Kortikosteron
Kortikosteron   Katecholamin
Testeron   Testeron

Abb. 2. Ein biopsychosoziales Modell kausaler Zusammenhänge
zwischen Umwelt und dem Herz-Kreislauf-System

beschäftigt hat, hat eine Reihe von Studien unternommen, um die Psychophysiologie des *Selbstvertrauens* zu untersuchen. Wir haben schon gesehen, daß dieser Aspekt von Selbstzufriedenheit mit Lebensqualität und seelischer Gesundheit zusammenhängt. Bandura (1985) hat gezeigt, daß eine unterschiedliche Einschätzung der eigenen persönlichen Kompetenz mit verschiedenartigen Parameter des endokrinen und kardiovaskulären Systems korreliert. Seit Cannon u. Selye weiß man von diesen physiologischen Streßreaktionen. Banduras Verdienst ist es, psychische und biomedizinische Faktoren in einer Studie zu untersuchen und die Verknüpfung beider Forschungstraditionen hergestellt zu haben. In den folgenden Kapiteln soll ebenfalls gezeigt werden, daß die gleichen Faktoren Prozesse der Krankheitsbewältigung nach Herzinfarkt in entscheidender Weise beeinflussen (Abb. 2).

Zusammenfassung. Das Fazit aus dieser sehr umfassenden empirischen Forschung seit Selye (vgl. hierzu Henry 1982) scheint recht klar zu sein: soziale, psychische und physiologische Prozesse beeinflussen sich gegenseitig. Ein adäquater oder mangelhafter sozialer Rückhalt des Menschen in der Familie und in anderen Gruppen wirkt sich auf die seelische und physische Gesundheit des einzelnen in Form z.T. bekannter neurophysiologischer Mechanismen aus (Mueller 1983; Herd u. Weiss 1983). Dieses und das folgende Kapitel haben deshalb zum Schwerpunkt die Untersuchung möglicher Kausalzusammenhänge zwischen unterschiedlichen Ehesituationen und dem Herzinfarkt als psychosozialem Geschehen. Psychische

Prozesse, die mit dem Selbstkonzept zusammenhängen, sehen wir gleichzeitig als zentralen vermittelnden Mechanismus zwischen der sozialen Umwelt des Menschen und seiner seelisch-somatischen Gesundheit. Die neuere Forschung von Bandura hat diese zentrale Rolle von Selbstkognitionen des Menschen in psychophysiologischen Prozessen besonders hervorgehoben und scheint zukunftsweisend zu sein. Die Forschungsergebnisse, die hier referiert worden sind, zeigen die Bedeutung von theoretischen Konstrukten, die in der Oldenburger Longitudinalstudie operationalisiert und quantitativ erfaßt worden sind; diese umfassen die emotionale Qualität der Ehebeziehung, das Selbstkonzept sowie die Emotionen des Menschen als Auslöser neurophysiologischer Prozesse. Wir betrachten Lebensqualität als die Affektbilanz (Bradburn 1969) zwischen positiven und negativen Emotionen und deshalb als globales Indiz gesundheitsfördernder und -gefährdender Kausaleinflüsse (Berkman u. Breslow 1983; Temoshok et al. 1983; Waltz u. Baltrusch im Druck).

4.3 Objektiver Gesundheitszustand, subjektive Gesundheit und Lebensqualität: Ein Kausalmodell

Nationale Umfragen in Westeuropa und Nordamerika haben immer wieder festgestellt, daß Zufriedenheit mit der eigenen Gesundheit eine wichtige Komponente von Lebenszufriedenheit bildet (Bradburn 1969; Campbell et al. 1976; Allardt 1973; Glatzer u. Zapf 1984; Abbey u. Andrews 1985). In diesem Abschnitt soll versucht werden, den vermuteten Kausalzusammenhang zwischen dem Gesundheitszustand des einzelnen und Lebensqualität näher zu spezifizieren. Auf der Analyseebene sollen 4 Gruppen von Einflußfaktoren berücksichtigt werden:

1) der medizinisch definierte Gesundheitszustand des Patienten oder die *objektive Gesundheit,*
2) die Definition der Situation durch den Patienten oder die *subjektive Gesundheit,*
3) die emotionale Reaktion des Patienten auf den Herzinfarkt und seine Folgen,
4) die globale Lebensqualität als Resultat kognitiver und affektiver Prozesse der Krankheitsbewältigung.

Die Verknüpfung kann man sich folgendermaßen vorstellen:
biomedizinische Parameter → Diagnose/Prognose → subjektive Gesundheit → emotionale Reaktionen globale Lebensqualität.

4.3.1 Der medizinisch definierte Gesundheitszustand des Patienten

Biomedizinische Parameter, die im Akutkrankenhaus, in der Rehabilitationsklinik und vom Hausarzt gemessen werden, bilden eine Grundlage der medizinischen Diagnose und Prognose. Aggregierte Indizes wie die von Peel u. Norris haben das Ziel, den Gesundheitszustand des Patienten zu quantifizieren und somatischen Verlauf und Überlebenschance zu prognostizieren. In Kap. 2 sind wichtige biomedizinische Parameter diskutiert worden, die eine umfassende Definition der vom Infarkt verursachten physischen Schädigung und Beeinträchtigung erlauben. Diese umfassen z. B. Schweregrad des Infarkts, Ausmaß des Koronar-, Myokard- und Arrhythmieproblems, Begleiterkrankungen und somatische Risikofaktoren. Mit

Krantz (1980) unterstellen wir, daß nicht die *objektive, sondern die subjektive Gesundheit* das Verhalten, die Stimmungslage und die langfristige Lebensqualität bestimmen. Krantz referiert eine große Anzahl von Studien, z.T. mit kontrollierten therapeutischen Interventionen bei Infarktpatienten, die die große Bedeutung subjektiver Faktoren („subjective health perceptions") für den Rehabilitationsverlauf herausstellen. Der medizinisch definierte Gesundheitszustand beeinflußt die Krankheitseinschätzung, die der Patient und seine Familie vornehmen. Die ärztliche Diagnose und Prognose werden dem Patienten in verschiedener Weise mitgeteilt und bilden eine Komponente seiner eigenen Definition der Situation. Das gleiche gilt hinsichtlich der Entscheidung der Versicherungsträger über Arbeitsfähigkeit bzw. über den Zeitpunkt der Rückkehr zur Arbeit. Eine weitere Komponente sind die Erfahrungen des Patienten mit seiner Herzkrankheit und die Meinungen wichtiger Bezugspersonen wie Ehepartnerin, Freunde und Arbeitskollegen (Reif 1975; Ziegler 1982a,b). Ein Patient, der erhebliche Koronar- oder Myokardinsuffienz aufgrund der ärztlichen Diagnose aufweist oder der frühzeitig berentet wird, dürfte andere Erfahrungen mit seinem *kranken Herzen* machen als Patienten ohne solche somatischen Probleme, die wieder bei der Arbeit sind. Unterschiedliche subjektive Gesundheit geht mit unterschiedlicher objektiver Gesundheit aufgrund der ärztlichen Diagnose einher, aber der statistische Zusammenhang ist nur mäßig signifikant (Lehr 1982). Dies liegt daran, daß bestimmte psychische und soziale Merkmale des Patienten seine kognitive Verarbeitung des Krankheitsgeschehens beeinflussen können.

Eine zentrale Fragestellung, der auch in diesem Kapitel nachgegangen wird, ist die unterschiedliche Bewertung des medizinisch gleich definierten Gesundheitszustands durch verschiedene Patientengruppen. Die Identifizierung psychosozialer Merkmale dieser einzelnen Gruppen ist ein wesentliches Anliegen unseres sozialepidemiologischen Ansatzes. In der Ursachenforschung hat man festgestellt, daß Morbiditäts- und Mortalitätsraten sozial strukturiert sind. Inzidenz und Lebensdauer weisen häufig einen linearen Gradienten mit Schicht, Ehestatus und anderen sozialen Merkmalen auf. Sozial Isolierte, Arbeiter und Unverheiratete haben häufig ein vielfaches Risiko, an Herzinfarkt und an anderen Leiden zu erkranken und frühzeitig daran zu sterben als andere Teile der Bevölkerung (Finlayson u. McEwen 1977; Waltz 1981; Loose et al. 1982). Das gleiche gilt für das Typ-A-Verhaltensmuster und andere psychischen Merkmale des einzelnen. Wir gehen von der Annahme aus, daß unterschiedliche Rehabilitationsverläufe und Überlebenschancen nach Herzinfarkt ebenfalls sozial strukturiert sind. In der Ursachenforschung wird zunehmend ein multifaktorieller Ansatz befürwortet. Es ist anzunehmen, daß somatische und psychosoziale Risikofaktoren, die in der Pathogenese eine Rolle spielen, auch auf den Rehabilitationsverlauf einen Einfluß haben können. Hier (4.3) soll der Zusammenhang zwischen *objektiver und subjektiver Gesundheit* von dieser sozialwissenschaftlichen Perspektive aus betrachtet werden. Diese Fragestellung hat einige klinische Relevanz hinsichtlich der Entwicklung effektiver Interventionsmaßnahmen, wie der amerikanische Rehabilitationsmediziner Krantz (1980, 1986) betont hat. Sozialwissenschaftliche Forschung kann Risikogruppen, die besondere psychosoziale Unterstützung benötigen, identifizieren und Screeninginstrumente hierfür entwickeln. Sozialwissenschaftler können kognitive und affektive Verarbeitungsprozesse beschreiben, damit klinische Praktiker verstehen, weshalb einige Patientengruppen ihre Krankheit subjektiv wesentlich anders wahrnehmen als der Arzt dies in seiner Diagnose und Prognose tut. Die Beeinflußbarkeit *subjektiver Gesundheit* durch den behandelnden Arzt im Akutkrankenhaus und in der Rehabilitationsklinik sowie langfristig durch den Hausarzt dürfte ein zentraler Aspekt der Rehabilitation von chronisch Herzkranken sein. Wie diese positive Beeinflussung zu erzielen ist, wird zunehmend erforscht (Viney 1983; Matarazzo et al. 1984).

4.3.2 Die vom Patienten definierte Gesundheits- und Lebenssituation nach dem Herzinfarkt

Die meisten Studien haben festgestellt, daß Indikatoren objektiver und subjektiver Gesundheit nur mäßig korrelieren. Trotzdem hat subjektive Gesundheit in epidemiologischen Studien einen relativ großen prognostischen Wert hinsichtlich langfristiger Überlebenschancen. Medizinische Indizes wie die von Norris und Peel sind ebenfalls Prädiktoren unterschiedlicher Lebensdauer nach einem Herzinfarkt. Ursprünglich waren Epidemiologen der Ansicht, daß Indikatoren subjektiver Gesundheit ein preisgünstiger Ersatz für kostspielige medizinische Untersuchungen seien. Inzwischen ist man anderer Meinung. Indikatoren subjektiver und objektiver Gesundheit quantifizieren teilweise das gleiche, andererseits haben sie zusammen den größten prognostischen Wert (Mossey u. Shapiro 1982). Dies bedeutet, daß ein medizinischer Index alleine weniger gut vorhersagen kann, welche Individuen innerhalb eines bestimmten Zeitraums ihren Infarkt überleben werden als die gleichzeitige Verwendung von objektiven und subjektiven Indizes. Ein Index subjektiver Gesundheit enthält vermutlich etwas andere Information als die medizinische Diagnose und Prognose, und zwar Informationen über die Motivation des Patienten, sich an ärztliche Verordnungen und Ratschläge zu halten („compliance"). Die subjektive Bewertung des Patienten umfaßt ebenfalls die Überzeugung des einzelnen, *mit der Krankheit fertig zu werden* und *sein Leben zu normalisieren*. Daß das psychosoziale Rehabilitationsgeschehen den klinischen Verlauf beeinflussen kann, wird durch den hohen prognostischen Wert subjektiver Gesundheit in ca. 50 Studien belegt (Singer et al. 1976; Ware et al. 1978). In diesem Kapitel wollen wir versuchen zu zeigen, wie die Interaktion von biomedizinischen und psychosozialen Einflußfaktoren kognitive Verarbeitungsprozesse des Patienten bestimmen.

Das Infarktereignis bedeutet zunächst eine Infragestellung bisheriger Vorstellungen und Ziele des einzelnen. Der Myokardinfarkt ist ein physisches Geschehen, das unterschiedliche somatische Folgen hat und zentrale Lebensbereiche tangieren kann. Ein Teil der Patienten weist schwerwiegende Koronar- oder Myokardprobleme oder Herzrhythmusstörungen auf, die in belastenden Lebenssituationen als physische Symptome erlebt werden. Auf der kognitiven Ebene hat der behandelnde Arzt die Betroffenen über ihren Gesundheitszustand informiert und ihnen notwendige Einschränkungen in Familie und Beruf auferlegt. Die ärztliche Beratungstätigkeit sowie die eigenen Erfahrungen des Patienten mit seinem kranken Herzen führen dazu, daß das Individuum seine funktionelle Leistungsfähigkeit und gegenwärtige Gesundheit in bestimmter Weise bewertet. Während des Jahres nach dem Infarkt werden häufige Brustschmerzen, Atemnot und Müdigkeit als körperliche Signale vom Patienten wahrgenommen und bilden eine Komponente seiner Definition der Situation. Soziale Folgen der Myokardschädigung und der Koronarinsuffizienz sind häufig die frühzeitige Berentung, das Zurückstecken beruflicher Ziele und ein Rückzug des Einzelnen in den engsten Familienkreis. Entsprechende Folgen auf der psychischen Ebene sind das Aufkommen negativer Selbstbilder und ein Verlust an Selbstvertrauen. Diese physischen, sozialen und psychischen Folgen des Herzinfarkts betrachten wir als wichtige Determinanten subjektiver Gesundheit. Der Patient hat nach Epstein (1980) so etwas wie eine Theorie von sich selbst und seiner Beziehung zur sozialen Umwelt. Diese Theorie umfaßt die Vorzüge und Mängel seines Körpers, seine Fähigkeiten und Leistungen, sowie die soziale Anerkennung, die er von anderen Menschen erfährt. Je größer die physischen und sozialen Folgen des Herzinfarkts, umso mehr ist er veranlaßt, seine bisherige Theorie und Selbstkognitionen an eine veränderte Wirklichkeit anzupassen. Die gleichzeitige Aufrechterhaltung eines positiven Selbstgefühls ist nach Moos u. Tzu (1977) eine zentrale Aufgabe des chronisch Kranken. Subjektive Gesundheit ist ein wichtiger Teil dieser Selbsttheorie, weil die Bewertung der eigenen Gesundheit mit Einstellungen zum Körper-Ich, zur Leistungsfähigkeit und zur Durchsetzung von wichtigen Lebenszielen einhergeht.

In der Oldenburger Longitudinalstudie wurden verschiedene Indikatoren entwickelt, um das theoretische Konstrukt *subjektive Gesundheit* zu operationalisieren. Jeder Indikator mißt die Einstellungen des Patienten von einer etwas anderen Perspektive aus; alle zusammen erlauben eine umfassende Quantifizierung dieses wichtigen Konzeptes. Ein Indikator, der den Einfluß ärztlicher Mitteilungen am stärksten widerspiegelt, ist eine Frage nach dem Ausmaß physischer Schädigung und lautet: „Wie schätzen Sie heute die Schädigung des Herzens durch den Infarkt ein?" In unserer Studie stimmten beide Ehepartner bei der Beantwortung dieser Frage relativ stark überein, wobei ca. jeder 5. eine „starke Schädigung" angab.

Eine weitere Frage zielte auf allgemeinere Einstellungen zur Gesundheitssituation nach dem Infarkt. Etwa jeder 3. Patient fühlte sich „kränklich und unsicher", wobei die Männer ihre Genesung negativer einschätzten als die Ehefrauen.

Eine dritte Frage bezog sich auf die Gesundheit als Teil des Selbstbilds und lautete: „Wie sehen Sie sich?" Je ein Drittel antwortete „als ganz normaler Mensch" bzw. „als kranker oder behinderter Mensch".

Der klassische Indikator subjektiver Gesundheit, der in vielen Studien verwendet worden ist, bezieht sich auf eine Selbstdefinition des Gesundheitszustands innerhalb von 4 Kategorien zwischen „sehr gut" und „schlecht". In unserer wie auch in anderen Studien bleiben die Antworten der Befragten über längere Zeiträume relativ stabil. Diese empirischen Befunde deuten darauf hin, daß der Indikator u. a. so etwas wie ein *Gefühl chronischer Beeinträchtigung und Behinderung* mißt. Nationale Umfragen geben an, daß ca. 20% der Bevölkerung ihren Gesundheitszustand negativ einschätzt. Im Vergleich mit diesen Studien bezeichneten knapp die Hälfte der Patienten und Ehefrauen unserer Studie den jetzigen Gesundheitszustand des Ehemannes als „weniger gut" oder „schlecht".

Eine aus 12 Items bestehende *Krankheitsbelastungsskala* wurde entwickelt, um einen weiteren Aspekt subjektiver Gesundheit zu berücksichtigen. Diese Skala bildet eine wichtige Prozeß- und Outcomevariable, die bei jeder Welle der Studie gemessen wird. Als Operationalisierung eines wichtigen theoretischen Konstruktes des Krankheitsbewältigungsmodells von Lazarus wird der Herzinfarkt als Bedrohung der physischen und psychischen Integrität des Patienten konzipiert. Diese Betrachtungsweise stammt aus der Streßforschung und besagt, daß nicht der objektive Stressor *Krankheit*, sondern die subjektive *Bewertung der Bedrohung* des Individuums emotionale und physiologische Auswirkungen erklärt. Cohen u. Lazarus (1979, S. 229) betonen einerseits die Bedrohung der physischen Existenz und des physischen Wohlbefindens, die mit einer schweren Krankheit einhergeht. Andererseits zeichnen sie eine Liste von Krankheitsfolgen auf, die die bisherige Lebenswelt und psychische Zukunft des einzelnen gefährden. Diese umfassen die Bedrohung bisheriger Lebensziele, sozialer Rollen und zwischenmenschlicher Beziehungen. Vor allem bedeuten die physischen und sozialen Folgen einer Krankheit eine Gefahr für die bisherige Selbsttheorie und für das Selbstwertgefühl des einzelnen. Dies gilt v. a. dann, wenn positive Selbsteinschätzungen vor dem Infarkt auf Gesundheit und Leistungsfähigkeit beruhten. Die Krankheitsbelastungsskala versucht, diese Wahrnehmung und Deutung des Krankheitsgeschehens zu quantifizieren. Gemäß Lazarus ist zu vermuten, daß psychosoziale Faktoren gerade die kognitiven Prozesse beeinflussen, die mit der Wahrnehmung und Verarbeitung somatischer Krankheitsfolgen zusammenhängen. Anhand unterschiedlicher Patientenwerte auf dieser Skala wollen wir zeigen, daß unterschiedliche Rehabilitationsverläufe von medizinischen sowie auch von psychosozialen Einflußfaktoren abhängen. Gleichzeitig soll die These von Krantz untermauert werden, die besagt, daß die subjektive Gesundheit von besonderer Bedeutung bei der Rehabilitation von Infarktpatienten ist.

Der theoretische Ansatz von Lazarus wird an verschiedenen Stellen in diesem Buch diskutiert. Als Erweiterung dieses Ansatzes sehen wir soziale Einflußfaktoren als wesentliche Determinanten der Definition der Situation durch den Patienten. Der einzelne muß einschätzen, was mit ihm seit dem Herzinfarkt geschehen ist und was für Auswirkungen die objektive Krankheit auf sein Leben haben wird. Er muß v. a. den Grad der Bedrohung seines bisherigen Lebens feststellen (in der Terminologie von Lazarus, *„primary appraisal"*). Zweitens muß er feststellen, welche Ressourcen er hat, um mit den Folgen des Infarkts fertig zu werden *(„secondary appraisal")*. Patienten mit einem günstigen sozialen Kontext und ausreichendem Rückhalt in ihrem sozialen Umfeld (d. h. mit sozialer Unterstützung) dürften eine schwere Krankheit relativ wenig bedrohlich einschätzen. Dies bedeutet, daß eine optimistische Einschätzung der verfügbaren sozialen Ressourcen mit einer optimistischen primären Bewertung der Krankheitsfolgen und der subjektiven Gesundheit einhergeht. Unterschiedliche Kognitionen hinsichtlich der eigenen Bedrohung sind, wie wir zu zeigen versuchen, die Ursache unterschiedlicher Angst und verschiedenartiger emotionaler Reaktionen auf die medizinisch definierte Krankheit.

Patienten, die ihre Gesundheit als „schlecht" einschätzen und die sich als „kränklich und behindert" sehen, werden während des Rehabilitationsverlaufs hohe Skalenwerte auf der Krankheitsbelastungsskala aufweisen. Sie werden ihre chronische Behinderung als sehr streßreich erleben und dürften deshalb übermäßig ängstlich und unruhig sein.

4.3.3 Emotionale Reaktion des Patienten auf den Herzinfarkt

Eine chronische Erkrankung mit chronischer Beeinträchtigung und Behinderung beeinflußt Lebensqualität. Individuen, die sich als kränklich und unsicher bezeichnen, dürften in der Regel eine eher negative Grundstimmung aufweisen. Sie fühlen sich einerseits ängstlich, gereizt oder niedergeschlagen und haben wegen ihres sozialen Rückzugs in den engsten Familienkreis nur selten Gelegenheit, Erfreuliches und persönlich Bestätigendes im Alltag zu erleben. Dieses Syndrom beschreibt Merkmale der *psychischen und sozialen Invalidität* nach Herzinfarkt, die mit geringer Lebensqualität einhergeht. Gemäß den unter 4.3.2 beschriebenen Indikatoren subjektiver Gesundheit sehen diese Individuen sich als *chronisch behindert.*

In diesem Abschnitt sollen emotionale Reaktionen, v. a. *negative Affekte,* die mit subjektiver und objektiver Gesundheit zusammenhängen, ausführlich erörtert werden. Im anschließenden Abschnitt wird die Beziehung zwischen diesen emotionalen Reaktionen nach dem Herzinfarkt und einem globalen Index von Lebensqualität erörtert. Die Definition, Quantifizierung und Erforschung von unterschiedlichen Emotionen ist die Voraussetzung für eine wissenschaftliche Präzisierung des Begriffs Lebensqualität (Malatesta u. Izard 1985). Zwei Formen emotionaler Reaktion auf den Infarkt und seine Folgen sind in unserer Studie gemessen worden. Diese Gefühlszustände hängen mit negativen Kognitionen des Patienten hinsichtlich seines Gesundheitszustands und seines Selbstwerts zusammen. Ein beträchtlicher Anteil beider Ehepartner berichten, daß der Patient häufig „unruhig und ängstlich" oder „niedergeschlagen und traurig" sei. Dies bedeutet, daß 1 Jahr nach dem Infarkt diese Patientengruppen immer noch erhebliche psychosoziale Probleme haben und ihr Leben noch nicht normalisieren konnten. Diese Befunde spiegeln die Antworten der Ehepaare bei den 4 Indikatoren subjektiver Gesundheit, die im vorhergehenden Abschnitt besprochen wurden. Menschen, die anhand der oben genannten Indikatoren sich als „chronisch behindert" einschätzen, werden vermutlich im Durchschnitt ängstlicher und niedergeschlagener sein als diejenigen, die ihren Gesundheitszustand als „gut" definieren. Ein Grund hierfür kann die Mitteilung des behandelnden Arztes sein, daß ihr Gesundheitszustand nach dem Infarkt schlecht sei und daß sie in manchen Lebensbereichen kurztreten müssen. Ein zweiter Grund kann das Auftreten von Brustschmerzen, Atemnot und anderen körperlichen Anzeichen in Alltagssituationen in der Familie, am Arbeitsplatz, während des Geschlechtsverkehrs usw. sein.

Globale Einstellungen zur Gesundheit und Alltagserfahrungen (z. B. das Auftreten von Angina pectoris) gehen mit erhöhter Todesangst einher, wenn sie als Signale einer Verschlechterung der Gesundheit und eines bevorstehenden Reinfarkts gedeutet werden. Erhöhte Angst kann ebenfalls auftreten, wenn irgendeine Folge des Infarkts als Bedrohung der bisherigen Lebenswelt und Zukunft des Individuums bewertet wird. Dies gilt v. a. dann, wenn der einzelne die Erreichung wichtiger Lebensziele als gefährdet sieht. Die Feststellung, die Kontrolle über die eigene Zukunft verloren zu haben und nicht mehr persönlich kompetent zu sein, ist ebenfalls eine Kognition, die negative Emotionen auslöst (Folkman 1984). Ein bedeutender Anteil der Patienten dürfte die chronische Krankheit als starke Bedrohung der körperlichen und seelischen Integrität bewerten und sich deshalb häufig ängstlich und unruhig fühlen. Es ist daher anzunehmen, daß Patienten mit hohen Werten auf der

Krankheitsbelastungsskala ebenfalls hohe Werte auf unserer *Angstskala* aufweisen werden. Verschiedene Indikatoren der physischen, psychischen und sozialen Folgen des Infarkts, die die Bedrohung des Individuums messen, werden dementsprechend mit erhöhter Angst korrelieren.

Viele Patienten fühlen sich niedergeschlagen und traurig nach einer schweren Krankheit. Ebenso wie beim Tod nahestehender Menschen oder bei schweren Enttäuschungen im Leben verlangt das Verlustereignis Krankheit Trauerarbeit. In der Rehabilitationsforschung wird eine kurzfristige depressive Stimmungslage als natürliche Reaktion auf physische Krankheit angesehen. Ein gewisser Anteil der Patienten jedoch wird mit dieser Trauerarbeit nicht fertig und entwickelt eine mäßige bis schwere klinische Depression (Doehrman 1977; Endicott 1984).

Depression wird als eine Streßreaktion auf den Verlust von Objektbeziehungen (z. B. nach Verwitwung), auf symbolische Verluste sowie auf die Enttäuschung wichtiger Lebensziele bezeichnet (Brown 1982). Der Herzinfarkt ist für viele Patienten ein symbolischer Verlust; gleichzeitig bedeutet chronische Krankheit die Aufgabe von Aktivitäten und Zukunftsplänen, die bisher im Leben des einzelnen von großer Bedeutung waren. Frühzeitige Berentung und der soziale Rückzug in die Kernfamilie dürften die Reaktion auf die somatischen Folgen des Infarkts noch verschärfen. Die Bewertung des Herzinfarkts als symbolischen Verlust wird um so stärker sein, je jünger der Patient ist, weil in der Terminologie von Neugarten (1968) die Krankheit unerwartet oder *„off schedule"* auftritt. Wir vermuten, daß der Infarkt als Verlustereignis mit einem Syndrom negativer Emotionen einhergeht, die wir zu quantifizieren versucht haben. Wie schon berichtet, scheint jeder 4. Patient aufgrund der Aussagen beider Ehepartner häufig niedergeschlagen und traurig zu sein. Viele Patienten berichten auch, daß sie sich nutzlos, wertlos und einsam fühlen. Diese Gefühlszustände dürften auf eine Einengung der Lebenswelt nach der Erkrankung zurückzuführen sein. Dies bedeutet, daß durch veränderte Lebensumstände der einzelne nicht mehr die Gelegenheit hat, beruflich und in anderen Bereichen persönliche Anerkennung und Bestätigung zu finden. Rückzug aus der Arbeitswelt bei Berentung sowie eine allgemeine Tendenz zum sozialen und psychischen Rückzug bei Krankheit gehen mit Gefühlen der Vereinsamung und sozialer Isolation einher. Ein geringes soziales Wohlbefinden wegen dieser Folgen der Krankheit dürfte eine der wichtigsten Determinanten geringer Lebensqualität nach Herzinfarkt sein. Deshalb sind gemäß der WHO-Definition von Rehabilitationserfolg die soziale Wiedereingliederung des Patienten und sein soziales Wohlbefinden von gleicher Bedeutung wie seine physische Wiedergenesung und das Fehlen psychischer Befindlichkeitsstörungen. Gleichzeitig hängen psychisches, physisches und soziales Wohlbefinden eng zusammen. Die New Yorker Studie von Ruberman et al. (1984) deutet an, daß eine mangelhafte soziale Integration des Infarktpatienten und soziale Isolation sich nachteilig auf den klinischen Verlauf auswirken. Fehlende Möglichkeiten der sozialen Bestätigung hängen ebenfalls eng mit negativen Kognitionen hinsichtlich des Selbstwerts und mit negativen Selbstgefühlen zusammen.

Zusammenfassend kann man unterstellen, daß der Herzinfarkt bestimmte Emotionen auslöst, die bei den meisten Patienten zu einer Minderung globaler Lebensqualität führt. Die physischen, aber auch die psychosozialen Folgen des Infarkts gehen häufig mit erhöhter Angst einher. Sie können ebenfalls die Ursache einer niedergeschlagenen, traurigen Stimmungslage sein, die unter bestimmten Bedingungen zu mäßigen bzw. starken depressiven Befindlichkeitsstörungen führen. Dies wird v. a. dann der Fall sein, wenn die Erkrankung bewirkt, daß der einzelne sich als nutz-, hilf- und wertlos betrachtet. Negative Selbstgefühle aufgrund einer wahrgenommenen chronischen Behinderung oder einer zunehmenden sozialen Isolierung des Kranken sind vermutlich ein Teil des Prozesses, der zur klinischen Depression führt (Brown 1982; O'Connor u. Brown 1984). Wie einige Studien zeigen, sind negative Selbstgefühle ebenfalls die Ursache dafür, daß das subjektive Wohlbefinden gering ist.

4.3.4 Globale Lebensqualität

Bei unseren Überlegungen hinsichtlich der Quantifizierung von Lebensqualität sind wir von der sehr umfassenden Definition der WHO ausgegangen, die gleichzeitig das physische, soziale und psychische Wohlbefinden des Kranken bzw. Rehabilitanden berücksichtigt. Fragebogeninstrumente sind aufgrund internationaler Vorbilder entwickelt worden, um diese 3 Komponenten des Rehabilitationsgeschehens zu operationalisieren. Gleichzeitig scheint es sinnvoll zu sein, globale Indizes des Wohlbefindens zu verwenden, von denen sich einige in der Lebensqualitätsforschung bewährt haben (De Haes u. van Knippenberg 1985). Man kann zwischen Indikatoren kognitiver und affektiver Lebensqualität unterscheiden. Kognitive Indizes sind auf die Diskrepanz zwischen den Zielvorstellungen des einzelnen in verschiedenen Lebensbereichen und der tatsächlichen Erreichung dieser Ziele bezogen. Affektive Indizes gehen häufig von einem Zweifaktorenmodell negativer und positiver Erfahrungen aus, die bestimmte Gefühlszustände auslösen. Der Ansatz von Bradburn (1969) unterstellt, daß es 2 unterschiedliche Affektbereiche gibt (möglicherweise auch im neurophysiologischen Sinne, vgl. hierzu Mueller 1983), in denen negative und positive Erfahrungen bzw. Emotionen registriert werden. Um diese unterschiedlichen Komponenten von Lebensqualität zu quantifizieren, sind Affect Balance Scale und andere Skalen entwickelt worden (Kammann et al. 1984; Abbey u. Andrews 1985). Positive Umwelteinflüsse führen dazu, daß der Mensch das Leben als *spannend* empfindet und *in gehobener Stimmung* ist. Erfreuliche soziale Interaktion mit anderen sowie die Selbstbestätigung des Einzelnen in Familie und Beruf, gehen mit Emotionen einher, die sich in einem positiven Affektbereich widerspiegeln. Individuen, die hohe Skalenwerte auf der positiven Dimension der Bradburn-Skala aufweisen, erleben viel Erfreuliches und Ich-Bestätigendes im Alltag (in der Terminologie von Lazarus „*daily uplifts*"). Nach dem Infarkt dürften Indikatoren des physischen und sozialen Wohlbefindens mit einer solchen gehobenen Stimmungslage einhergehen und sind somit als wichtige Kriterien des Rehabilitationserfolgs anzusehen (Viney 1986). Niedrige Werte auf der Bradburn-Skala dagegen zeigen, daß der Patient seine soziale Wiedereingliederung in Familie und Beruf nicht geschafft hat. Patienten, die klinisch Depressionen aufweisen, werden sich symptomgemäß ebenfalls teilnahmslos und träge fühlen. Auch wenn sie Erfreuliches im Alltag erleben, werden diese positiven Erfahrungen nicht zu einer Veränderung ihrer Stimmungslage führen (Watson u. Clark 1984). Der soziale Rückzug des Patienten, die starke Einengung seiner Lebenswelt sowie das Fehlen positiver

Selbstgefühle werden mit niedrigen Werte auf der Bradburn-Skala einhergehen (Charmaz 1983). Wir werden zeigen, daß verschiedene Ziele der psychosozialen Rehabilitation nach Herzinfarkt durch den globalen Index von Bradburn, d. h. die positive Dimension der Affect Balance Scale, quantifizieren Ein erfolgreicher Rehabilitationsverlauf hinsichtlich der physischen Wiedergenesung und der sozialen Wiedereingliederung des einzelnen Patienten wird sich hauptsächlich im positiven Affektbereich abbilden.

Eine schwere Krankheit kann Lebensqualität vermindern, weil sie eine Bedrohung der körperlichen und seelischen Integrität bedeutet. Der Herzinfarkt und seine Folgen sind häufig die Ursache dafür, daß der einzelne sich ängstlich, besorgt, nervös, gereizt und feindselig fühlt. Viele Infarktpatienten werden sich schon vor ihrer Erkrankung wegen ihrer Persönlichkeitsstruktur oder wegen ungünstiger Lebensumstände ängstlich und nervös gefühlt haben (Jenkins 1976). Dies gilt v. a. hinsichtlich extremer Typ-A-Individuen, bei denen eine psychische und physiologische Hyperreaktivität eine mögliche Ursache ihrer Herzerkrankung bildet (Dembroski et al. 1985). Andere Patienten, die vor ihrer Erkrankung eher entspannt und gelassen waren, werden als Folge ihres Infarkts erhöhte Angst und hohe Skalenwerte auf der negativen Dimension der Bradburn-Skala aufweisen. Furcht vor dem Tod oder vor einem Fortschreiten der Krankheit, Unsicherheit hinsichtlich der Zukunft sowie andere emotionale Auswirkungen des Infarkts werden sich im negativen Affektbereich niederschlagen. Andere negative Erfahrungen, die auf zwischenmenschliche Reibereien oder chronische Lebensprobleme zurückgehen (in der Terminologie von Lazarus *„daily hassles"*), werden gemäß dem Zweifaktorenmodell ebenfalls im negativen Affektbereich registriert werden. Ein wichtiger Begriff in diesem Zusammenhang ist *negative Affektivität*. Dieser Begriff von Watson u. Clark (1984) beschreibt eine typische Reaktionsweise vieler Menschen, die in der Streß- und Rehabilitationsforschung von einiger Bedeutung ist. Wegen ihrer psychosozialen Lage oder Persönlichkeit weisen Individuen mit diesem Merkmal eine hohe Anfälligkeit hinsichtlich psychischer Befindlichkeitsstörungen auf. Sie reagieren auf belastende Lebenssituationen mit einem übermäßigen und langandauernden negativen Affekt, v. a. mit erhöhter Angst. Der in der Rehabilitationsliteratur beschriebene Infarktinvalide fällt vermutlich in diese Personenkategorie. In einer prospektiven Studie konnten Costa u. McCrae (1980) aufgrund bestimmter Persönlichkeitsmerkmale 10 Jahre voraus zwischen *glücklichen* und *unglücklichen* Individuen diskriminieren. Langfristige soziale Merkmale, die mit Ehe- und Arbeitszufriedenheit zusammenhängen, haben vermutlich einen ähnlichen prognostischen Wert (Waltz 1986). Wir unterstellen, daß die Krankheitsbewältigung und die Erzielung einer angemessenen Lebensqualität nach Herzinfarkt von diesen gleichen psychosozialen Einflußfaktoren bestimmt werden.

Ein wichtiges Ziel von Interventionsmaßnahmen bei Infarktpatienten ist die Wiedererlangung des psychischen Gleichgewichts. Sozialwissenschaftliche Theorien der Streßbewältigung betrachten ebenfalls Prozesse, die zu einer Minderung emotionaler Reaktionen auf bedrohliche Lebenssituationen führen. Wir wollen die Hypothese untersuchen, daß unterschiedliche Werte auf der negativen Bradburn-Skala von medizinischen und psychosozialen Faktoren abhängen. Insbesondere die *Pufferthese* behauptet (Cohen u. McKay 1983; Kessler u. McLeod 1985; Thoits 1982, 1985), daß der soziale Rückhalt des einzelnen mit unterschiedlichen Streßre-

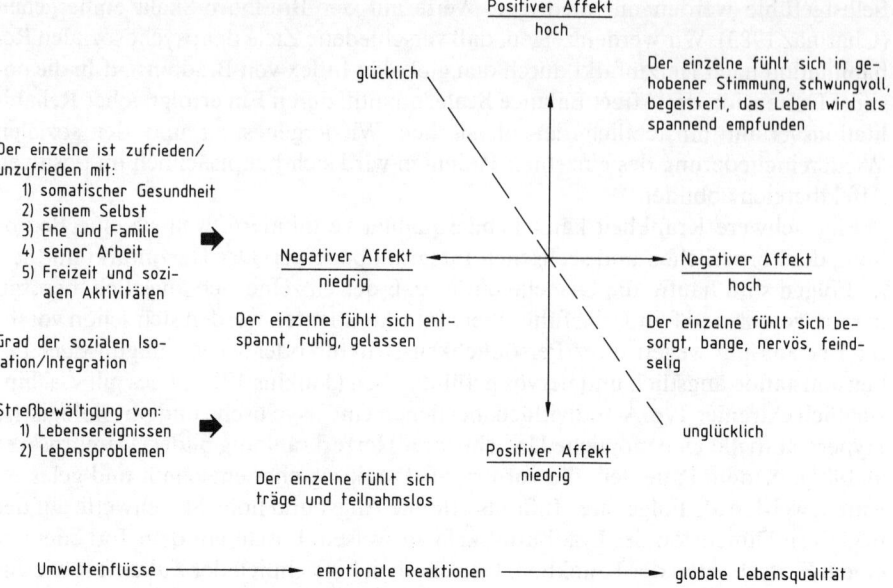

Abb. 3. Bildliche Darstellung des Zweifaktorenmodells von Lebensqualität

aktionen einhergeht. Dies bedeutet, daß soziale Unterstützung negative Reaktionen auf den Infarkt *reduzieren* kann und den Grund dafür bildet, daß der einzelne trotzdem eine eher hohe Lebensqualität erzielt.

Abbildung 3 ist eine bildliche Darstellung der Strukturen von Lebensqualität aufgrund des gegenwärtigen Standes der Forschung (Watson u. Clark 1984). Gemäß dem Zweifaktorenmodell gibt es 2 unabhängige Affektbereiche. Globale Indikatoren dieser beiden Aspekte von Lebensqualität sind in der Rehabilitationsforschung nützlich, weil sie es uns erlauben, sowohl negative wie auch positive Prozesse der Krankheitsbewältigung innerhalb eines größeren theoretischen Rahmens zu berücksichtigen. Negative Erfahrungen nach dem Infarkt und die Kognitionen und Emotionen, die sie auslösen, werden auf einem Kontinuum *entspannt – besorgt* registriert. Patienten, die aufgrund ihrer Erkrankung unruhig und ängstlich sind, werden hohe Werte auf der negativen Dimension der Bradburn-Skala haben. Das gleiche gilt für die Sorgen und Probleme der Patienten, die sich ebenfalls im negativen Affektbereich niederschlagen und durch die Bradburn-Skala gemessen werden. Ein günstiger Rehabilitationsverlauf ist dadurch gekennzeichnet, daß die Skalenwerte des Patienten im Zeitverlauf abnehmen, weil der Patient sein seelisches Gleichgewicht wiederfindet. Krankheitsbewältigung bedeutet hier eine Abnahme krankheitsbedingter Sorgen und Probleme, was auf der affektiven Ebene mit einem allmählichen Rückgang von Ängsten und Unsicherheit einhergeht.

Positive Erfahrungen nach dem Infarkt werden auf dem Kontinuum *schwungvoll-teilnahmslos/träge registriert*. Diese Dimension von Lebensqualität spiegelt positive Prozesse der Krankheitsbewältigung und den Wiederaufbau einer Lebenswelt, die erfreuliche und selbstbestätigende Erfahrungen im Alltag ermöglicht. Die physische Genesung sowie die soziale Wiedereingliederung des einzelnen dürften sich beide im positiven Affektbereich niederschlagen. Soziale Aktivitäten in Ehe, Arbeit und Freizeit, die dazu führen, daß der Mensch das Leben als *spannend* empfindet, gehen mit erhöhten Werten auf der positiven Dimension der Bradburn-Skala einher. Der häufig beobachtete soziale Rückzug chronisch Kranker oder *soziale Invalidität* gehen mit einem niedrigen sozialen Wohlbefinden und geringen Skalenwerten einher. Depressivität ist ebenfalls die Ursache chronisch niedriger Werte auf der positiven Dimension der Skala, weil die Fähigkeit, Lebenserfahrungen positiv zu bewerten und positive Affekte zu erleben, verlorengeht. Dies hängt mit Gefühlen der Hoffnungs- und Wertlosigkeit zusammen (Beck 1980). Deshalb ist die Aufrechterhaltung eines positiven Selbstgefühls nach Herzinfarkt nach Moos u. Tzu (1977) eine wichtige Aufgabe des Patienten und eine Determinante von Lebensqualität. Verschiedene Forscher betonen die zentrale Rolle von Veränderungen im Selbstkonzept bei der Bewältigung von kritischen Lebenssituationen wie Krankheit (Pearlin et al. 1981; O'Connor u. Brown 1984; Williams 1985). Positiver Affekt scheint von positiven Selbsteinschätzungen abhängig zu sein, wie unsere Analysen ebenfalls bestätigen.

Die Diagonale in Abb. 1 gibt die Affektbilanz an. Nach Bradburn ist Lebensqualität die Bilanz zwischen positiven und negativen Erfahrungen bzw. Emotionen. Die Diagonale bildet das Kontinuum zwischen *Glücklich- bzw. Zufriedensein* und *Unglücklich- bzw. Unzufriedensein*. Patienten mit einem günstigen Rehabilitationsverlauf nach der WHO-Definition werden hohe Skalenwerte auf der positiven Dimension und niedrige auf der negativen Dimension der Bradburn-Skala aufweisen. Sie haben einerseits ihre Ängste, Unsicherheiten und Probleme bewältigt und andererseits sich ein befriedigendes Leben trotz physischer Beeinträchtigung geschaffen. Sie werden sich deshalb auf der Skala bei Glücklich- bzw. Zufriedensein also eher oben befinden. In einer mittleren Kategorie befinden sich 2 Gruppen von Patienten. Die 1. Gruppe hat hohe Werte auf beiden Skalen, während die 2. niedrige Werte auf beiden aufweist. In der 1. Gruppe dürften Individuen sein, die zwar eine schwere chronische Behinderung aufweisen, die aber trotzdem ihrer Situation entsprechend ein erfreuliches und persönlich befriedigendes Leben einrichten konnten. Der soziale Rückhalt in der Familie ist die mögliche Ursache dieses positiven Copingoutcomes. Schließlich weist die Problemgruppe, der besondere Rehabilitationsmaßnahmen zukommen müßten und die möglicherweise jeden 3. Patienten umfaßt, einen ungünstigen psychosozialen Verlauf auf. Sie haben niedrige Skalenwerte auf der positiven Bradburn-Skala, was ein geringes soziales Wohlbefinden andeutet. Wegen einer nicht erfolgreichen sozialen Wiedereingliederung nach dem Infarkt ist ihre Lebenswelt stark eingeengt oder sie sind mit ihrer Arbeit nicht zufrieden. Die niedrigen Skalenwerte auf der positiven Dimension bedeuten, daß sie in zentralen Lebensbereichen unzufrieden sind:

1) Ihre sozioemotionalen Bedürfnisse werden in diesen Lebensbereichen nicht befriedigt;
2) sie haben wenig Gelegenheit, sich an erfreulichen sozialen Interaktionen mit anderen Menschen zu beteiligen;
3) ihnen fehlen Aktivitäten, bei denen sie sich bestätigen können und soziale Anerkennung finden.

Depressive Patienten haben niedrige Skalenwerte und gehören somit dieser Kategorie an.

Hohe Skalenwerte auf der negativen Dimension bedeuten gleichzeitig, daß diese Patienten unruhig, gereizt und feindselig sind. Der *psychische Invalide* nach Herzinfarkt, der mit seinen Todes- und Zukunftsängsten nicht fertig geworden ist, dürfte besonders hohe Werte auf der negativen Bradburn-Skala aufweisen. In einer späteren Analyse werden wir zeigen, daß diese Risikogruppe anhand einer Konstellation von ungünstigen medizinischen, sozialen und psychischen Einflußfaktoren zu definieren ist. Mit Watson u. Clark (1984) verwenden wir den Ausdruck *negative Affektivität*, um diese nachteilige Persönlichkeitsveränderung nach Herzinfarkt, die mit einer chronisch niedrigen Lebensqualität einhergeht, zu bezeichnen. Dieser Ausdruck aus der Lebensqualitätforschung scheint sich mit dem klinischen Ausdruck „cardiac cripple" zu decken. Wir unterstellen, daß sich mit dem globalen Index von Bradburn die psychische und soziale Invalidität nach Herzinfarkt feststellen lassen. Gleichzeitig haben wir eine Reihe von Indikatoren des physischen, sozialen und psychischen Wohlbefindens in unserer Longitudinalstudie verwendet, die eine pointiertere Diagnose erlauben. Vor allem beabsichtigen wir eine Erklärung unterschiedlicher Rehabilitationsverläufe aufgrund des psychosozialen Kontextes, in dem Krankheit erlebt wird, zu geben. Dies gilt für die Familien- und Arbeitskontexte sowie für Persönlichkeitsmerkmale wie das Typ-A-Verhaltensmuster.

4.4 Empirische Befunde: Subjektive und objektive Gesundheit

4.4.1 Emotionale Auswirkungen des Infarkts

Kurz nach dem Infarkt fühlten sich die meisten Patienten besorgt, verunsichert oder niedergeschlagen. Diese Stimmungslage betrachten wir als eine normale psychische Reaktion auf den Infarkt. Auch 1 Jahr nach ihrer Erkrankung berichteten immer noch viele Patienten von erheblichen negativen Gefühlen, die mit ihrem Gesundheitszustand zusammenhingen. Beinahe jeder 2. fühlte sich „häufig" oder „sehr häufig" besorgt. Etwa ⅓ berichtete, unruhig, bedrückt und niedergeschlagen zu sein. Diese emotionalen Auswirkungen des Infarkts sind vermutlich die unmittelbaren Folgen physischer Beeinträchtigung und Behinderung. Wie Tabelle 3 zeigt, schlagen sich diese Emotionen im negativen Affektbereich nieder. „Immer noch bedrückt sein" 1 Jahr nach dem Infarkt hängt mit einer chronisch geringen Lebensqualität eng zusammen, wie der hohe γ-Koeffizient (0,82) andeutet. Soziale Folgen des Infarkts dürften auch die Stimmungslage des Patienten beeinflussen. Patienten, die lange krankgeschrieben oder frühzeitig berentet sind, scheinen demoralisierter zu sein als Patienten, die wieder bei der Arbeit sind (vgl. Kap. 7). Viele fühlen sich häufig nutzlos oder orientierungslos, was mit hohen Werten auf der negativen Dimension der Bradburn-Skala zusammenhängt. Diese Patienten haben größere Anpassungsschwierigkeiten, weil sie gleichzeitig mit einer Verschlechterung ihrer Gesundheit und mit der Aufgabe ihrer Arbeit fertig werden müssen. Eine Tendenz zum sozialen Rückzug, die Einengung bisheriger Möglichkeiten der Selbstbestätigung, und andere soziale Folgen des Infarkts führen zu einem „Verlust des Selbst" (Charmaz 1983), was mit einer negativen Grundstimmung einhergeht. Soziale Isolation und mangelnde soziale Aktivitäten außerhalb der Familie lösen ebenfalls negative Emotionen aus. Der hohe statistische Zusammenhang zwischen dem Item „Sich häufig einsam fühlen" und der Bradburn-Skala ($\gamma = 0,85$; $p < 0,001$) unterstreicht die zentrale Bedeutung der sozialen Wiedereingliederung des Patienten nach Herzinfarkt. Soziales Wohlbefinden scheint eine Voraussetzung für die Erzielung einer angemessenen Lebensqualität zu sein. Die negative Dimension der Bradburn-Skala (negativer Affekt) spiegelt soziale Prozesse nach dem Herzinfarkt wider, die mit einer nicht erfolgreichen Reintegration des Rehabilitanden in seine soziale Umwelt zusammenhängen. Dysphorische Gefühlszustände werden gemessen, die auf das, was Weiss (1974) *soziale Isolation* genannt hat, zurückzuführen sind. Patienten haben erhöhte Werte auf der negativen Dimension der Bradburn-Skala, wenn sie sich über fehlende enge Beziehungen zu Freunden und Bekannten beklagen oder wenn sie von weniger Außenkontakten wie vor dem Herzinfarkt berichten. Das gleiche gilt für Individuen zu t_3, die angeben, daß sie „zurückgezogen leben". Unsere Analysen zeigen, daß erhöhte Werte auf der negativen Affektskala diejenigen sozialen Folgen des Infarkts widerspiegeln, die mit Einsamkeit als dysphorischer Emotion (Reis 1985) zusammenhängen. Die positive Dimension der Skala (positiver Affekt) dagegen spiegelt soziales Wohlbefinden wider, d. h. soziale Prozesse, die einen erfolgreichen Rehabilitationsverlauf interpersoneller Art kennzeichnen. Patienten weisen hohe Werte auf der positiven Bradburn-Skala auf, wenn sie ihr Leben nach dem Infarkt so eingerichtet haben, daß sie ausreichende soziale Kontakte und Aktivitäten haben. Dies gilt vermutlich v. a. für die Patienten, die nach dem Infarkt berentet werden und somit die sozialen Kontakte und Aktivitäten am Arbeitsplatz verlieren. Tabelle 2 zeigt diesen Zusammenhang zwischen dem sozialen Wohlbefinden des Patienten und seinen Skalenwerten auf der positiven Dimension der Bradburn-Skala. Patienten, die von einer aktiven Freizeitgestaltung berichten, weisen höhere Skalenwerte auf ($\gamma = 0,29$; $p < 0,01$). Dies bedeutet, daß aktive Individuen einen erfreulicheren Alltag („daily uplifts") und *ceteris paribus* eine höhere Lebensqualität 1 Jahr nach dem Infarkt haben. In der Rehabilitationsmedizin, v. a. bei der Rehabilitation von Tumorpatienten, haben Studiengruppen in verschiedenen Ländern versucht, die soziale Dimension der WHO-Definition von Gesundheit („social well being") zu operationalisieren (vgl. Derogatis 1986). In der Oldenburger Longitudinalstudie sind aufgrund dieser Vorbilder Items entwickelt die soziales Wohlbefinden in verschiedenen Lebensbereichen quantitativ erfassen. Wir unterstellen, daß

Tabelle 2. Patientenaktivitäten und soziales Wohlbefinden zu t_3: Zusammenhang zwischen Indikatoren des Freizeitverhaltens und positivem Affekt (γ-Koeffizienten des Zusammenhangs)

Patientenaktivitäten	Anteil der Patienten [%]	Patientenwerte auf der Bradburn-Skala
Aktive Freizeit	–	0,27
Sport	46	0,25
Gartenarbeit	54	0,23
Hobbys	52	0,22
Ausflüge	23	0,19
Geselligkeit mit anderen	41	0,17
Adäquatheit der Freizeit	85	0,26
Vertraute Freunde	67	0,30
Bedeute Freunden etwas	34	0,29

Für alle γ-Werte $p < 0,05$.

Tabelle 3. Psychisches Befinden des Patienten und negativer Affekt zu t₃: Anteil der Patienten mit starken negativen Emotionen und Grad des Zusammenhangs (γ-Koeffizient) mit der Bradburn-Skala

	Patienten [%]	Grad des Zusammenhangs (γ-Koeffizient)
Gefühlszustand zu t₃		
Bedrückt	39	0,82
Beunruhigt	27	0,82
Unruhig/ängstlich	37	0,76
Niedergeschlagen/traurig	26	0,72
Unglücklich	38	0,57
Nutzlos	12	0,78
Einsam	12	0,85
Gelangweilt	11	0,76
Orientierungslos	17	0,77
Andere Indikatoren zu t₃		
Geringes Selbstvertrauen		0,76
Geringes Selbstwertgefühl		0,65
Hohe Depressivität		0,79
Soziale Anomie		0,50

Prozesse der Krankheitsbewältigung, die unter die Rubrik *Aufbau einer befriedigenden Lebenswelt* nach Infarkt fallen, von besonderer Bedeutung in bezug auf die Erzielung einer angemessenen Lebensqualität sind. Es ist weiter anzunehmen, daß das Ergebnis dieser Prozesse sich im positiven Affektbereich niederschlagen wird. Tabelle 2 bestätigt diese Hypothese. Patienten mit befriedigenden Freizeitaktivitäten wie Sport, Hobbys, Gartenarbeit sowie Möglichkeiten des geselligen Beisammenseins außerhalb der Familie weisen höhere Skalenwerte auf der positiven Dimension der Bradburn-Skalen auf als Individuen ohne solche erfreuliche und Ich-bestätigende Aktivitäten. Diese Aktivitäten dürften zur Sinngestaltung v.a. bei den Patienten, die nicht mehr arbeitsfähig sind, beitragen. Patienten, die zu t₃ mit ihrer Freizeit zufrieden sind, scheinen ein höheres soziales Wohlbefinden zu haben als andere Individuen. Die Analysen in Tabelle 2 zeigen, daß hinsichtlich des positiven Affektbereichs ihre Lebensqualität höher ist.

4.4.2 Subjektive Gesundheit und Lebensqualität

Die gleiche physische Schädigung und Behinderung dürfte, wie Badura u. Waltz (1984) argumentiert haben, zu unterschiedlichen Einbußen an Lebensqualität führen. Die Fragestellung der Identifikation von Risikogruppen wird in späteren Abschnitten näher erörtert werden. Zunächst sollen eher medizinisch definierte Einflußfaktoren und die subjektiven Erfahrungen der Patienten mit Koronar- und Herzinsuffizienz als Ursachen unterschiedlicher Lebensqualität 1 Jahr nach dem Infarkt untersucht werden. Das oben genannte Syndrom negativer Emotionen, sowie v.a. die existentielle Bedrohung und stark überhöhte Angstgefühle, betrachten wir als eine psychische Reaktion auf die Erfahrungen des Patienten mit seiner Herzkrankheit während des 1. Jahres. Diese Erfahrungen umfassen Symptome wie Müdigkeit, Brustschmerzen und Atemnot. Ein eher kleiner Anteil der Patienten fühlt sich zu t_3 *symptomfrei,* während ca. die Hälfte „häufig" sowie ⅓ „manchmal" *an ihre Krankheit erinnert wird.* Beinahe die Hälfte der Patienten definieren ihre subjektive Gesundheit als „weniger gut" oder „schlecht". Ein Drittel der Patienten hat ein Selbstbild von sich selbst als „kränklich und unsicher", ca. 25% schätzen ihre Herzschädigung als „schwer" ein. Diese Einstellungen des Patienten umfassen ebenfalls Erfahrungen mit einer Verminderung ihrer bisherigen funktionellen Leistungsfähigkeit und dem Rückzug von bislang wichtigen Lebensaktivitäten. Zirka ⅓ der Patienten fühlt sich zu t_3 „stark behindert", und zwar am Arbeitsplatz, in ihrer Rolle als Familienvater, bei sportlicher Betätigung, in der Freizeit und in sexueller Hinsicht. Weniger als 25% der Befragten fühlen sich in diesen einzelnen Lebensbereichen „gar nicht behindert". Diese chronische Behinderung des einzelnen betrachten wir als eine außerordentlich wichtige Folge des Herzinfarkts, die seine Definition seiner gegenwärtigen Lebenslage und seiner Zukunftsperspektiven sowie die langfristige Lebensqualität beeinflussen. Gemäß dem Krankheitsbewältigungsmodell von Cohen u. Lazarus (1979) sind die Erfahrungen des Patienten mit seiner Krankheit, d.h. wahrgenommene körperliche Symptome und chronische Behinderung, der Auslöser („trigger") für wichtige kognitive Prozesse der Wahrnehmung und Deutung des Krankheitsereignisses. Der Kranke muß einschätzen, inwieweit der Herzinfarkt sein bisheriges Leben tangiert *("primary appraisal")* und welche Ressourcen er besitzt, um mit den Folgen der Krankheit fertig zu werden *("secondary appraisal").* Eine wichtige Folge dieser kognitiven Prozesse ist seine Einschätzung, inwieweit er noch persönliche Kontrolle (Folkman 1984) über sein Leben und über die Dinge, die für ihn wichtig sind, hat (d.h. seine Lebenswelt und psychologische Zukunft). Ein schwerer Infarkt, der von häufig erfahrenen Symptomen und Behinderungen in verschiedenen Lebensbereichen begleitet wird, dürfte mit negativen oder pessimistischen Einschätzungen des einzelnen einhergehen. Unter 4.5 werden wir zeigen, daß der psychosoziale Kontext, in dem der Herzinfarkt erlebt wird, diese negativen Kognitionen und die damit zusammenhängenden Angstgefühle steigern oder mindern kann. In diesem Abschnitt soll die moderierende Wirkung psychosozialer Faktoren vernachlässigt und nur der Zusammenhang zwischen somatischer Krankheit einerseits und psychischen Reaktionen andererseits erörtert werden.

In einer Weiterführung der Ideen von Lazarus und anderen Forschern hat der Rehabilitationsmediziner Krantz (1980, 1986) die Schlüsselrolle subjektiver Einstellungen *("subjective health perceptions")* bei der Genesung nach Herzinfarkt betont. Dies gilt insbesondere hinsichtlich der negativ-pessimistischen Kognitionen der Risikogruppe von Infarktinvaliden. Krantz betrachtet die frühe Erkennung von Risikopersonen und die Entwicklung von Interventionsstrategien, die einer Fehlentwicklung bei der Wahrnehmung und Deutung des Krankheitsereignisses vorbeugen, als wichtiges Ziel der Rehabilitationsmedizin. Zwei Skalen, die in den folgenden Analysen verwendet worden sind, erlauben eine Quantifizierung dieser von Krantz betonten Prozesse. Die *Krankheitsbelastungsskala* operationalisiert Lazarus, „Konzept der primären Einschätzung des Stresses nach Herzinfarkt". Das Ausmaß der Bedrohung der „körperlichen und seelischen" Integrität des Patienten, das sich in den Skalenwerten auf der Krankheitsbelastungsskala niederschlägt, geht mit erhöhter Angst einher. Die 2. Skala, die *negative Dimension der Bradburn-Skala,* erlaubt

Tabelle 4. Zusammenhang zwischen Infarktfolgen und Patientenwerten auf den Krankheitsbelastungs- und Bradburn-Skalen (negativer Affekt; γ-Koeffizient des Zusammenhangs)

Infarktfolgen (t_3)	Krankheits-belastungsskala (t_3)	Negativer Affekt (t_3)
Physische Symptome	0,65	0,45
Subjektive Gesundheit (sehr gut/schlecht)	0,78	0,56
„Kränklich/behindert"	0,73	0,58
Sexuelle Probleme	0,59	0,46
Eheprobleme	0,37	0,50
Somatisch-psychosoziale Probleme	0,81	0,72

eine Quantifizierung der Auswirkungen dieser Kognitionen im negativen Affektbereich.

Die bivariaten Analysen, die in Tabelle 4 abgebildet sind, weisen auf einen starken Zusammenhang zwischen den beiden Skalen und einfachen Indikatoren der Vorstellungen des Patienten hinsichtlich seiner Gesundheit hin. Der hohe γ-Koeffizient (0,78, p < 0,001) zwischen subjektiver Gesundheit und Krankheitsbelastung bedeutet, daß Individuen, die ihre Gesundheit als „schlecht" definieren, sich gleichzeitig als höchst bedroht durch ihren Herzinfarkt sehen, und daß andererseits diejenigen, die von „guter" Gesundheit berichten, eher dazu geneigt sind, diese Bedrohung als gering einzuschätzen. Eine starke Übereinstimmung besteht zwischen den 4 Kategorien der subjektiven Gesundheit (sehr gut, gut, weniger gut, schlecht) und den 3 Stufen der Krankheitsbelastung (geringe, mittlere und starke Bedrohung durch den Infarkt). Eine ähnlich hohe Übereinstimmung besteht zwischen der Krankheitsbelastungsskala und einem Indikator unbewältiger Probleme, die mit dem Herzinfarkt zusammenhängen, mit einem γ-Koeffizienten von 0,81. Als Antwort auf die Frage, wie sie mit den somatischen und psychosozialen Folgen ihres Herzinfarkts fertig geworden sind, berichteten ca. ⅓ „schlecht", knapp die Hälfte „eher gut" und ¼ „gut". Diese Antworten entsprechen den 3 Gruppen starker, mittlerer und geringer Bedrohung. Je mehr unbewältigte Probleme der einzelne im Zusammenhang mit seiner Krankheit sieht, um so bedrohter fühlt er sich. Es ist zu vermuten, daß das Ausmaß psychischer und psychosozialer Probleme und Sorgen mit dem physischen Zustand zu t_3 stark zusammenhängt. Viele krankheitsbezogene Probleme, die Einschätzung einer starken Bedrohung durch den Infarkt sowie erhöhte Angst und andere negative Emotionen dürften Komponenten der in Abb. 4 dargestellten Kausalkette bilden, die „objektive" Krankheit und langfristige Lebensqualität verbindet. Die hohen γ-Koeffizienten zwischen Problemlage einerseits und den Patientenwerten auf den beiden Skalen Krankheitsbelastung (0,81) und negativer Affekt (0,72) andererseits belegen die Wichtigkeit dieser Kausalkette zur Erklärung von Lebensqualität bei Individuen mit einer chronischen Krankheit. Die als „schlecht" definierte subjektive Gesundheit und andauernde Probleme und Sorgen nach dem Infarkt sind Merkmale von Individuen, die physisch und psychosozial nicht mit ihrer Krankheit fertiggeworden sind. Bei einigen Patienten ist die Diagnose einer starken physischen Schädigung und somatischer Behinderung nach dem Infarkt der Grund ihrer pessimistischen Kognitionen. Bei anderen Patienten haben die Ärzte eine weniger bedrohliche Diagnose und Prognose gestellt, und trotzdem beurteilen diese Individuen ihre Situation äußerst pessimistisch.

Nationale Umfragen haben eine starke Beziehung zwischen physischer Gesundheit und Lebensqualität bzw. -zufriedenheit festgestellt. Unsere Daten deuten darauf hin, daß die *wahrgenommene Behinderung* des chronisch Kranken ein wichtiger Grund niedriger Lebensqualität ist. In nationalen Umfragen schätzen ca. 80% der Bevölkerung ihre Gesundheit als gut oder sehr gut ein. Zu t_2 und t_3 definierten 42% bzw. 51% unserer Stichprobe sich als in guter bzw. sehr guter Gesundheit. Es mag erstaunlich erscheinen, daß ein so großer Anteil der Patienten 1 Jahr nach einem Infarkt ihren Gesundheitszustand so positiv beurteilen. Es ist zu vermuten, daß diese Patienten sich nicht als chronisch krank und behindert betrachten. Sie haben ihren Herzinfarkt hinter sich und ihr Leben wieder normalisiert. Zu t_3 beurteilte knapp die Hälfte der Stichprobe ihre Gesundheit als „weniger gut" oder „schlecht". Diese Patientengruppe weist im Gegensatz zur ersten mehr oder minder große Probleme hinsichtlich der Normalisierung des Lebens nach dem Infarkt auf. Die chronische Behinderung dürfte in dieser Gruppe eher groß sein. Der Terminus *chronische Behinderung* deutet auf die Alltagserfahrungen des Patienten mit seinem *kranken Herzen* hin. Viele Patienten werden durch Schmerzen, rasches Ermüden und andere Anzeichen häufig an ihre Krankheit erinnert. Sie erleben Angina pectoris und Atemnot bei alltäglichen und überdurchschnittlichen Belastungen. Dies gilt auch bei psychischen Belastungen in der Familie und am Arbeitsplatz. In manchen Lebensbereichen müssen sie bisherige Aktivitäten aufgeben oder einschränken. Die Aufgabe der Arbeitsrolle bei frühzeitiger Berentung oder das Zurückstecken bisheriger Karriereziele ist für viele Infarktpatienten ein wichtiger symbolischer Verlust, der mit einer veränderten Einschätzung ihres Gesundheitszustands einhergeht. Viele Patienten berichten zu t_3, daß sie sich stark behindert fühlen in zentralen Lebensbereichen wie Ehe und Familie, Arbeit und Sport oder Freizeit. Alle diese verschiedenen Erfahrungen und ihre kognitive Verarbeitung erklären, welhalb ca. ⅓ der Patienten sich als kränklich, behindert, unsicher und ängstlich betrachtet. Der Grad der wahrgenommenen chronischen Behinderung hängt eng mit diesen Kognitionen und Gefühlszuständen zusammen und bildet gleichzeitig eine Art Zusammenfassung der Erfahrungen des Patienten während des 1. Jahres. Wie in Tabelle 4 gezeigt wird, gehen physische Symptome mit Gefühlen der starken Bedrohung durch die Krankheit und negativer Stimmung einher. Das gleiche gilt für sexuelle Probleme nach dem Infarkt. Eine schwere Erkrankung verursacht häufig das Auftreten von Störungen im ehelichen Zusammenleben (Halhuber 1982; Moos 1984). Ein Drittel der Patienten unserer Stichprobe berichten zu t_3, daß sie sich durch den Infarkt und seine Folgen in sexueller Hinsicht „stark bzw. sehr stark" behindert fühlen. Diese Probleme schlagen sich auf ihre Skalenwerte auf den Krankheitsbelastungs- und Bradburn-Skalen nieder. Hohe chronische Behinderung wird ebenfalls bei den Patienten vermutet, die sich aufgrund ihrer Erfahrungen während des 1. Jahres sich als „kränklich und behindert" einschätzen. Der hohe γ-Koeffizient zwischen diesem Indikator der perzipierten Behinderung und ihrer Krankheitsbelastung (0,73, p < 0,001) zeigt, daß hohe und niedrige Behinderung mit starker und geringer Bedrohung einhergeht. Der Verlust der bisherigen Gesundheit und funktionellen Leistungsfähigkeit als Folge des Herzinfarkts bedeutet einen schwerwiegenden Angriff auf bisherige Gefühle der physischen und psychischen Integrität und löst somit

Angst und andere negative Emotionen aus. Die hohe Korrelation zwischen „kränklich und unsicher" und der negativen Dimension der Bradburn-Skala (0,58, p < 0,001) bestätigt diesen starken Einfluß der Behinderung auf Lebensqualität.

4.4.3 Subjektive Gesundheit als Vermittler objektiver Krankheitsfolgen

Im vorhergehenden Abschnitt haben wir gezeigt, daß somatische Folgen des Infarkts und globale Einstellungen des Patienten zu seiner Gesundheit emotionale Auswirkungen haben. Patienten, die sich als chronisch krank und behindert definieren, weisen einen hohen negativen Affekt auf. Dies bedeutet, daß ihre globale Lebensqualität eher gering einzuschätzen ist. Verschiedene Gefühlszustände sind gemessen worden, wie z. B. Nutzlossein, Bedrücktsein usw., die mit hohen Skalenwerten auf der negativen Dimension der Bradburn-Skala einhergehen und die als Folgen des Infarkts anzusehen sind. In den folgenden multivariaten Analysen sollen die Auswirkungen einer Reihe von medizinischen Einflußfaktoren untersucht werden, einmal aus der Sicht des Arztes und einmal aus der Sicht des Patienten. Der Arzt definiert den Gesundheitszustand des Patienten anhand einer Reihe von *biomedizinischen Parametern unter Berücksichtigung seiner klinischen Erfahrungen.* Der Patient definiert den gleichen Gesundheitszustand anhand seiner Praxis mit einem mehr oder minder stark geschädigten Herz-Kreislauf-System. Der Arzt stellt das Ausmaß der Koronar- und Myokardinsuffizienz fest. Auf der Erfahrungsebene des Patienten bedeutet diese Diagnose bestimmte Symptome und eine Verringerung seiner bisherigen Leistungsfähigkeit in verschiedenen Lebensbereichen. Die gleiche Myokardschädigung bzw. Atherosklerose wird einmal aus einer biologischen Perspektive definiert und einmal aufgrund ihrer physischen und sozialen Folgen für den Patienten. Die kognitive Verarbeitung dieser vielfältigen Erfahrungen führt zu bestimmten globalen Einstellungen des Patienten, die gemäß unserer These globale Lebensqualität beeinflussen.

In der Regressionsanalyse (Tabelle 5) wurden biomedizinische Parameter, die Erfahrungen des Patienten sowie globale Einstellungen zu seiner Situation verwendet, um Skalenwerte auf der negativen Dimension der Bradburn-Skala zu t_3 zu erklären. Die beiden Analysen zeigen, daß die *subjektive Wahrnehmung des Gesundheitszustands* der Grund dafür ist, daß Patienten 1 Jahr nach dem Infarkt unterschiedliche Lebensqualität haben. Je kränker und behinderter der Patient sich fühlt, um so niedriger ist seine globale Lebensqualität. In beiden Analysen waren biomedizinische Parameter nicht signifikante Prädiktoren unterschiedlicher Lebensqualität. Physische Symptome und Behinderung in verschiedenen Lebensbereichen waren mäßig mit geringer Lebensqualität assoziiert. Der wichtigste Erklärungsfaktor in beiden Analysen waren *globale Einstellungen des Patienten.* In der 1. Analyse waren es eine Selbstdefinition „kränklich und behindert" sowie das Gefühl „mit dem Infarkt nicht fertig zu werden." In der 2. Analyse war es die Krankheitsbelastungsskala. Patienten, die sich 1 Jahr nach dem Infarkt immer noch stark bedroht fühlten, hatten außerordentlich hohen negativen Affekt. Diese Ergebnisse bestätigen die These von Krantz (1980), daß die globalen Einstellungen des Patienten („subjective health perceptions") einen entscheidenden Einfluß auf den psychosozialen Rehabilitationsverlauf haben. Wir konnten zeigen, daß die langfristige Stimmungslage des

Tabelle 5. Standardisierte multiple Regressionsanalysen: Der Einfluß des objektiven und subjektiven Gesundheitszustands zu t_1/t_2 auf globale Lebensqualität zu t_3

Erste Analyse Prädiktoren:	Negativer Affekt
– biomedizinische Indizes	n. s.
– physische Symptome	0,14
– „kränklich/behindert"	0,23
– somatische/psychosoziale Probleme	0,27
Adjustiertes multiples R^2 Alle p ≤ 0,01	0,27

Zweite Analyse Prädiktoren:	Negativer Affekt
– biomedizinische Indizes	n. s.
– physische Symptome	0,08
– Behinderung in Familie	0,27
– sexuelle Probleme	0,07
– Berentung	0,09
– Behinderung am Arbeitsplatz	0,14
– Krankheitsbelastung (geringe/starke Bedrohung durch den Infarkt und seine Folgen)	0,41
Adjustiertes multiples R^2 p ≤ 0,01 p ≤ 0,05	0,36

Patienten von ihnen beeinflußt wird. Gleichzeitig dürften der behandelnde Arzt und die Rehabilitationsklinik einen nachhaltigen Einfluß auf kognitive Prozesse haben, die mit optimistischen und pessimistischen Einschätzungen der eigenen Gesundheit zusammenhängen. Dies gilt insbesondere hinsichtlich der Überwindung übertriebener Ängstlichkeit bei vielen Patienten, deren Ursachen wir im folgenden Abschnitt nachgehen wollen.

4.5 Eine multifaktorielle Erklärung von Lebensqualität

Eine Reihe von Analysen sind unternommen worden, um die Auswirkungen von infarktbezogenen und psychosozialen Einflußfaktoren auf globale Lebensqualität sowie auf einzelne Komponenten von Lebensqualität zu untersuchen. Die Erzielung einer angemessenen Lebensqualität nach Herzinfarkt hängt von vielfältigen Einflüssen während eines längeren Zeitraums ab. Während die meisten Patienten zunächst verunsichert sind und psychische Streßreaktionen aufweisen, zeichnen sich schon im Akutkrankenhaus unterschiedliche Verläufe der psychosozialen Rehabilitation ab. Von unserem sozialepidemiologischen Ansatz aus unterstellen wir, daß bestimmte von uns zu definierende Patientengrupen unterschiedlich mit ihrem Infarkt umgehen und deshalb unterschiedliche Rehabilitationsverläufe haben werden. Wir betrachten Lebensqualität als eigenständiges Erfolgskriterium in der Rehabilitation, aber die gleichen Faktoren dürften auch Auswirkungen auf den klinischen Verlauf haben. Die gegenseitige Beeinflussung von biomedizinischen und psychosozialen Faktoren im Zeitverlauf und ihre Auswirkung auf „hard outcomes" wie Reinfarkt und Überlebensdauer ist ein zentrales Forschungsziel unserer Longitudinalstudie. Die Datenbasis hierfür wird jedoch erst Ende 1986 vorliegen.

4.5.1 Drei Determinanten unterschiedlicher psychosozialer Verläufe

Wir gehen von der Annahme aus, daß der im Akutkrankenhaus und in der Rehabilitationsklinik diagnostizierte Gesundheitszustand des Patienten die wichtigste Determinante seiner Postinfarktlebenssituation ist. Somatische Folgen des Infarkts und die physische Wiedergenesung dürften einen entscheidenden Einfluß auf psychische und soziale Prozesse haben. Die Mitteilungen und die Beratungstätigkeit der behandelnden Ärzte tragen wesentlich dazu bei, ob der Patient und seine Familie zu einer realistischen Definition der Situation gelangen oder nicht. Gleichzeitig wissen wir aus der bisherigen Forschung, daß Patienten mit dem gleichen objektiven Gesundheitszustand sehr unterschiedlich mit den Folgen ihrer Krankheit fertig werden. Patienten mit geringer physischer Schädigung schätzen ihre Situation häufig sehr pessimistisch ein und entwickeln sich zu Infarktinvaliden, während Patienten mit erheblichen somatischen Folgen ihr Leben rasch wieder normalisieren. Der soziale Kontext, in dem Krankheit erfahren wird, dürfte unterschiedliche Rehabilitationsverläufe prognostizieren (Di Matteo u. Hays 1981; Moos 1984; Wortman u. Conway 1985). In den folgenden multivariaten Analysen wollen wir dieser Fragestellung anhand verschiedener Prozeßvariablen nachgehen. Abbildung 4 zeigt, wie diese einzelnen Prozeßvariablen mit globaler Lebenszufriedenheit zusammenhängen könnten.

Chronische Behinderung als Folge des Infarkts wird als wichtigste Einflußgröße in diesem Modell von Lebensqualität betrachtet. Der Grad der physischen Behinderung definiert zunächst die Problemlage und die adaptiven Aufgaben des Patienten. Personen, die geringe infarktbezogene Probleme aufweisen und die ihre bisherigen Lebensaktivitäten rasch nach dem Infarkt wieder aufnehmen können, haben dementsprechend keine oder wenige adaptive Aufgaben, die bewältigt werden müssen. Sie werden sich in der Regel nicht als „kränklich und behindert" definieren.

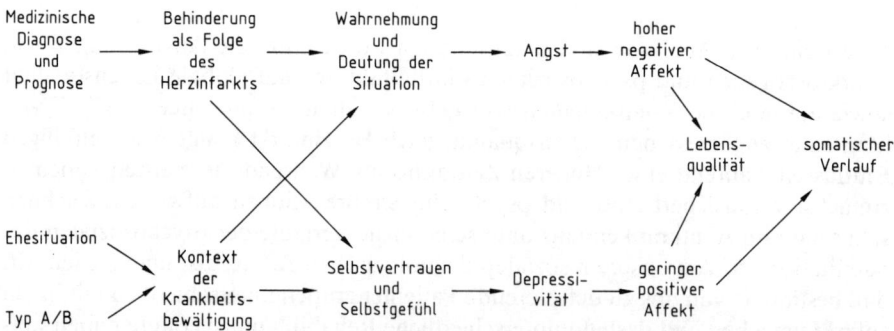

Abb. 4. Postulierte „causal ordering" wichtiger exogener und Prozeßvariablen, die Lebensqualität beeinflussen, als Kausalmodell des Rehabilitationsverlaufs nach Infarkt

Patienten mit häufigen Herzsymptomen, deren bisherige Lebensweise durch den Infarkt stark tangiert wird, dürften eine Reihe von Problemen haben, mit denen sie fertig werden müssen. Sozialwissenschaftliche Theorien der Krankheitsbewältigung gehen von dieser Problemlage aus (in der Terminologie von Lazarus: *"coping with the stress of illness"*). Die entsprechenden adaptiven Aufgaben des Patienten sind in Tabelle 1 dargestellt und umfassen die Wiederherstellung des seelischen Gleichgewichts, Veränderungen im Selbstkonzept, die Aufrechterhaltung eines positiven Selbstgefühls bzw. -bewußtseins sowie das Erzielen einer angemessenen Lebensqualität. Die medizinische Seite dieses Modells ist operationalisiert worden anhand einer Skala aus 23 Items. Diese Items umfassen Berichte beider Ehepartner hinsichtlich des *Ausmaßes physischer Behinderung und Beeinträchtigung* während des Jahres nach dem Infarktereignis. Ein Teil der Familien berichtet von erheblicher Behinderung des Patienten im Alltag, während andere geringe oder keine physische Behinderung aufweisen. Diese Beobachtungen einzelner Familien spiegeln die physische Wiedergenesung des Patienten sowie das Vorhandensein andauernder Myokard- und Koronarprobleme wieder. Diese Skala dürfte ein relativ objektiver Indikator der Problemlage der Patienten sein, und umfaßt physische Symptome, Erwerbsfähigkeit, sexuelle Probleme und andere Folgen der Krankheit.

Der psychische und soziale Kontext der Rehabilitation.   *Sozialer Kontext der Rehabilitation:* Gemäß dem Modell der Krankheitsbewältigung, das in Kap. 1 dargestellt worden ist, unterstellen wir, daß der gleiche medizinisch definierte Gesundheitszustand unterschiedliche psychische Folgen haben wird, je nachdem, ob der Infarkt in einem günstigen oder ungünstigen sozialen Kontext erlebt wird. amerikanische Studien, die sowohl den sozialen Kontext als auch den psychosozialen bzw. klinischen Verlauf nach Krebs untersucht haben, stützen diese These (Worden 1983; Levy 1984). Die Longitudinalstudie der Harvard-Gruppe (Worden 1983) stellte fest, daß Eheprobleme einen hohen prognostischen Wert hinsichtlich des späteren Rehabilitationsverlaufs haben. Deshalb wurde ein Indikator des Ausmaßes von Ehekonflikt aus der Sicht beider Ehepartner gebildet. Patienten, die hohe Werte auf dieser Skala haben, dürften erheblichen sozialen Streß und geringeren sozialen Rückhalt in ihrer Partnerschaftsbeziehung während des Jahres nach dem Infarkt aufweisen. Wie in der Harvard-Studie und in anderen Studien wird dieser soziale Kontext nachteilige Auswirkungen auf die physische und psychosoziale Wiedergenesung haben. Niedrige Skalenwerte dagegen definieren einen Kontext der Krankheitsbewältigung, der durch geringe Ehebelastungen und durch den sozialen Rückhalt des Patienten in der Familie gekennzeichnet ist. Unser Hypothese lautet: *Hohe infarktbedingte Probleme* und *hohe Partnerschaftsprobleme* bedeuten eine Überforderung der Copingressourcen des Patienten. Sie erschweren den Prozeß der Normalisierung nach Infarkt, der anhand verschiedener Indikatoren gemessen wird, und gehen deshalb mit einer geringen globalen Lebensqualität einher. Andere soziale Beziehungen wie z. B. zu erwachsenen Kindern, Freunden, Arbeitskollegen usw. dürften ähnlich supportiv oder belastend wirken. Hier wird angenommen, daß die Ehesituation den wichtigsten sozialen Einflußfaktor bildet (McFarlane et al. 1980).

Psychischer Kontext der Rehabilitation (Typ A/B).   Persönlichkeitsmerkmale der Patienten wie Ich-Stärke oder Selbstvertrauen definieren ebenfalls den Kontext, in dem Krankheit bewältigt wird. Viele Infarktpatienten dürften das Typ-A-Verhaltensmuster aufweisen, das nach Dembroski et al. (1985) mit einer physiologischen Hyperreaktivität einhergeht. Wir unterstellen deshalb, daß Krankheitsprobleme, Ehekonflikt und ein extremes Typ-A-Verhalten sich nachteilig auf adaptive Prozesse nach dem Infarktereignis auswirken werden. Soziale und psychische Aspekte des Krankheitskontextes beeinflussen das Copingverhalten des Patienten und bedingen unterschiedliche Rehabilitationsverläufe. Wir wollen feststellen, durch welche Mechanismen psychosozialer Kontext und langfristige Lebensqualität verknüpft sind. Die empirische Spezifikation eines Modells der Krankheitsbewältigung ist Voraussetzung dafür, daß man effektive Screeninginstrumente und Interventionsmaßnahmen in der Rehabilitationsmedizin entwickeln kann (Moos 1977, 1984 et al.; Worden 1983; Wenger 1985; de Haes 1985; Baltrusch u. Waltz, im Druck).

4.5.2 „Primary appraisal", erhöhte Angst und langfristige Lebensqualität

Eine erste Gruppe von 3 Analysen geht der Frage nach, wie langfristige Lebensqualität von den unter 4.5.1 beschriebenen Faktoren beeinflußt wird. Diese Analysen sind eine empirische Testung des Copingmodells von Lazarus (Cohen u. Lazarus 1980), deren Grundhypothesen Vorstellungen von Krantz (1980, 1986) zugrunde liegen. Im Mittelpunkt dieses Copingmodells stehen die Bewertungsprozesse der Patienten („primary appraisal processes"). Wir testen die Hypothese, daß zentrale kognitive Prozesse nach dem Infarkt sowohl von den objektiven somatischen Folgen der Krankheit wie auch von psychosozialen Faktoren beeinflußt werden. Wie in Abb. 4 dargestellt, sollten hohe Werte auf der Krankheitsbelastungsskala (die Operationalisierung von Lazarus' theoretischem Konstrukt *„primary appraisal"*) mit hohen Werten sowohl auf der Angstskala wie auf der negativen Dimension der Bradburn-Skala einhergehen. Patienten, die ihre Situation nach dem Infarkt als *bedroht* (vgl. 4.3.2) einschätzen, werden sich beunruhigt, besorgt und ängstlich fühlen. Die negative Emotion Angst schlägt sich im negativen Affektbereich (sowohl psychisch wie neurophysiologisch) nieder und bildet eine wesentliche Ursache geringer Lebensqualität als psychische Folge des Infarktgeschehens. In 3 Varianzanalysen sollen die Patientenskalenwerte zu t_3 hinsichtlich der folgenden Prozeß- und Outcomeindikatoren erklärt werden:
- Krankheitsbelastungsskala,
- Hopkins-Angstskala,
- negative Affektskala nach Bradburn.

Medizinische Diagnose → objektive Krankheitsfolgen → kognitive Bewertungen → Angst → globale Lebensqualität.

Einschätzung der Bedrohung durch die Krankheit. Während des Jahres nach dem Infarkt werden die Patienten ihre Situation auf bestimmte Weise kognitiv verarbeiten und in Abhängigkeit von ihrer somatischen und psychosozialen Wiedergenesung bewerten. Pessimistische und optimistische Bewertungsprozesse spiegeln sich in ihren Werten auf der Krankheitsbelastungsskala wieder. In der 1. Analyse wird der Einfluß krankheitsbedingter und kontextueller Faktoren auf diese Einschätzung der Bedrohung untersucht.

Der wichtigste Erklärungsfaktor war der *Grad der Behinderung*. Wenn der Patient und seine Ehefrau von starken somatischen Folgen des Infarkts berichteten, wies der Patient hohe Werte auf der Krankheitsbelastungsskala auf. *Erhebliche Eheprobleme* schienen diese Folgen zu potenzieren. Patienten, die sowohl erhebliche infarktbedingte wie auch Partnerschaftsprobleme hatten, wiesen relativ hohe Werte auf der Skala auf (24,1). Patienten mit geringen Problemen in beiden Bereichen dagegen wiesen relativ niedrige Skalenwerte auf (7,2). Kognitive Bewertungsprozesse, die mit erhöhter Angst einhergehen, scheinen somit von biomedizinischen und sozialen Einflußfaktoren abhängig zu sein. Die höchsten Skalenwerte zu t_3 hatten Patienten mit Problemen in beiden Lebensbereichen, die zugleich ein *extremes Typ-A-Verhaltensmuster* zeigten (29,0). Typ-A-Individuen bewerteten ihren Infarkt als bedrohlicher als Typ-B-Individuen; sie sahen ebenfalls chronische Behinderung als eine größere Gefährdung ihrer körperlichen und seelischen Integrität an als Individuen des Typs B. Die bekannte physiologische Hyperreaktivität von Typ-A-Individuen scheint auf der kognitiven Ebene von verzerrten Wahrnehmungs- und Deutungsprozessen begleitet zu sein (Matthews 1983; Dembroski et al. 1985). Chronisch behinderte Patienten schätzen sich als besonders gefährdet bzw. bedroht ein, wenn sie wenig sozialen Rückhalt in der Familie haben und wenn sie eher Typ A als Typ B sind. Die Analysen zeigten signifikante direkte Effekte aller 3 Erklärungsvariablen und einen Interaktionseffekt von Typ AB mit chronischer Behinderung. Das Dreifaktorenmodell erklärte 40,7% der Varianz in Patientenskalenwerten zu t_3 (vgl. hierzu Tabelle 6). Innerhalb unseres Modells der Krankheitsbewältigung nehmen kognitive Bewertungsprozesse eine zentrale Rolle ein, weil sie die Motivation des Patienten sowie seine Stimmungslage stark beeinflussen. Wir haben versucht, die Patientenmerkmale zu identifizieren, die mit übermäßig pessimistischen Einschätzungen einhergehen. In den folgenden Analysen wollen wir die gleichen Einflüsse hinsichtlich Angst und negativer Grundstimmung untersuchen.

Erhöhte Angst ein Jahr nach dem Infarkt.   Eine zweite Analyse versuchte zu erklären, weshalb die Patienten 1 Jahr nach dem Infarktereignis unterschiedliche Angstgefühle aufweisen. Zirka jeder 3. Patient berichtete zu t_2 und t_3, „häufig unruhig und ängstlich" zu sein. Im gleichen Zeitraum von 6–12 Monaten nach dem Infarkt waren ca. 40% der Patienten „weniger häufig" und ca. 20% „so gut wie nie" unruhig und ängstlich. Wie in der 1. Analyse versuchten wir, die Patientenwerte auf der in Rehabilitationsstudien häufig verwendeten Hopkins-Angstskala zu erklären. Da Angst mit Bedrohung und Gefährdung zusammenhängt, ist es nicht verwunderlich, daß das Muster ähnlich wie in der 1. Analyse ausfällt. Die Patientengruppe mit erheblichen Gesundheits- und Partnerschaftsproblemen schien relativ ängstlich zu sein. Hohe Skalenwerte hinsichtlich chronischer Behinderung und Ehekonflikt gingen mit hohen Werten auf der Angstskala einher (15,9). Geringe Probleme in beiden Lebensbereichen dagegen schienen mit geringer Angst zusammenzuhängen (4,7). Die höchsten Skalenwerte hatten genau wie in der 1. Analyse, die Patienten, die gleichzeitig Typ A waren (16,6). Es ist zu vermuten, daß maladaptive kognitive Prozesse der Grund dafür sind, daß sich ein beträchtlicher Anteil der Patienten zu t_2 und t_3 *gefährdet und ängstlich fühlt*.

Somatische Folgen des Infarkts waren der wichtigste Erklärungsfaktor (F = 65,4; p < 0,001). Ein zweiter Faktor war der *Grad des Ehekonflikts* (F = 8,08; p < 0,001).

Gleichzeitig wurde ein signifikanter Interaktionseffekt von *Typ AB* mit Behinderung festgestellt (F = 2,30; p < 0,034). Typ-A-Individuen mit mittlerer und erheblicher Behinderung waren ängstlicher als Typ-B-Personen, sie schätzten sich – ebenso wie in der 1. Analyse – als stärker bedroht ein. Das Dreifaktorenmodell erklärte 30,5% der Varianz in den Skalenwerten der Patienten zu t_3.

Die Wiedergewinnung des seelischen Gleichgewichts nach einer lebensbedrohlichen Krankheit ist nach Moos u. Tzu (1977) eine zentrale adaptive Aufgabe des Patienten. Bei Infarktpatienten bedeutet dies die Überwindung von Gefühlen der Verunsicherung und der existentiellen Bedrohung. Unsere Daten lassen vermuten, daß ein beträchtlicher Anteil der Patienten Schwierigkeiten mit diesem Aspekt der Normalisierung nach Herzinfarkt haben (vgl. hierzu Doehrman 1977). Eine wichtige Erklärung hierfür ist der Gesundheitszustand des Patienten in Verbindung mit dem moderierenden Einfluß psychosozialer Faktoren. Wir haben hier nun den Ehekontext und Typ A untersucht, andere Persönlichkeits- und Umweltfaktoren dürften ebenfalls mit erhöhten Angstreaktionen einhergehen. Alle Umweltanforderungen, die der einzelne als bedrohlich wahrnimmt, sowie Dispositionen, die Wahrnehmungs- und Deutungsprozesse nachteilig beeinflussen, werden erhöhte Angst zur Folge haben. Übermäßige Angst bildet eine wichtige Ursache der *Infarktinvalidität* und nach Bradburn (1969) ein Korrelat geringer Lebensqualität.

Negativer Affekt. Der psychosoziale Verlauf nach Herzinfarkt, der anhand der kognitiven Prozeßvariablen *Krankheitsbelastung* und der emotionalen Reaktion *Angst* beschrieben worden ist, schlägt sich im negativen Affektbereich nieder. Die Zunahme negativer Emotionen, v. a. Ängste und Unsicherheitsgefühle als Folge des Herzinfarkts, bedeutet nach Bradburn (1969) eine Abnahme globaler Lebensqualität. Die Analysen unter *4.4* haben gezeigt, daß Erfahrungen, globale Einstellungen wie subjektive Gesundheit und emotionale Folgen der Krankheit mit erhöhten Werten auf der negativen Dimension der Bradburn-Skala stark bis mäßig korreliert sind. In der folgenden Analyse soll das gleichzeitige Zusammenwirken von krankheitsabhängigen und psychosozialen Einflußfaktoren untersucht werden. Eine multivariate Analyse bestätigte das Muster der beiden vorhergehenden Abschnitte. Typ-B-Patienten mit geringen Infarkt- und Eheproblemen wiesen sehr niedrige Werte auf der Bradburn-Skala auf (4,90), während Typ-A-Patienten mit erheblichen Problemen in beiden Bereichen die höchsten Skalenwerte hatten (7,90). Sorgen und Nöte, die durch den Herzinfarkt ausgelöst waren, bildeten einen gleich wichtigen Faktor mit Eheproblemen als Erklärung für hohe Werte auf der negativen Bradburn-Skala. Die Varianzanalyse zeigte signifikante direkte Effekte der Erklärungsvariablen chronischer Behinderung (F = 333,3; p < 0,001) und *Ehekonflikt* (F = 21,2; p < 0,001) sowie einen signifikanten Interaktionseffekt zwischen *Typs AB* und *Behinderung* (F = 15,0; p < 0,017). Das Modell erklärte 27% der Varianz in den Skalenwerten zu t_3. Ebenso wie Typ-A-Individuen die somatischen Folgen ihrer Krankheit auf der kognitiven Ebene als bedrohlicher wahrnehmen, reagieren sie auch stärker auf der affektiven Ebene mit einer entsprechenden Minderung von Lebensqualität. Drei Varianzanalysen haben ein ähnliches Muster der Wirkungsweise medizinischer, sozialer und psychischer Variablen angedeutet. Die 3 dazugehörigen Prozeßvariablen erlauben die Beschreibung unterschiedlicher Rehabilitationsverläufe entlang eines Kontinuums, das Reif (1975) mit „infarktinvalide" bis „normal" bezeichnet hat. Ehekonflikt definiert einen sozialen Kontext, der kognitive und emotionale Anpassungsprozesse nachteilig beeinflußt. Typ AB scheint ebenfalls ein Verhaltensmuster zu definieren, das mit negativen Kognitionen und erhöhter Angst einhergeht. In der biomedizinischen Forschung hat man festgestellt, daß eine physiologische Hyperreaktivität prognostischen Wert hinsichtlich der Entwicklung von Herz-Kreislauf-Krankheiten hat. Das Muster übermäßiger kognitiver und affektiver Reaktionen, das hier festgestellt worden ist, bezeichnen wir dementsprechend als psychische Hyperreaktivität. Psychische und physiologische Prozesse dürften hierbei parallel laufen (vgl. hierzu Siegrist 1982, S. 7).

4.5.3 Negative Selbstbilder, Depressivität und globale Lebensqualität

Eine zweite Serie von multivariaten Analysen wurde durchgeführt, um die folgende Kausalkette zu untersuchen: Die physischen und sozialen Folgen des Infarkts begünstigen das Aufkommen negativer Kognitionen und Bewertungen des Selbst. Ein geringes Selbstwertgefühl als Folge chronischer Behinderung macht das Individuum anfällig hinsichtlich depressiver Befindlichkeitsstörungen. Negative Selbstkognitionen und Depressivität sind wichtige Ursachen langfristig geringer Lebensqualität.

medizinische objektive Selbstvertrauen Depressivität positiver globale
Diagnose → Krankheits- → Selbstwert- → → Affekt → Lebens-
folgen gefühl qualität

Negative Selbstkognitionen und Minderwertigkeitsgefühle. Zufriedenheit mit dem Selbst ist nach einigen Untersuchungen eine der wichtigsten Determinanten von Lebenszufriedenheit (Campbell 1976; Headey et al. 1984; Abbey u. Andrews 1985). Das Selbstkonzept umfaßt Bewertungen des Selbst, die in der Umgangssprache mit den Ausdrücken Selbstbewußtsein oder Selbstvertrauen beschrieben werden. Nach einer schweren Erkrankung sind 2 Aspekte des Selbst von besonderer Bedeutung als Kriterien der erfolgreichen psychosozialen Rehabilitation. Selbstwertgefühl ist die Bewertung des einzelnen, ob er *sich als wertvoll oder wertlos* einschätzt. Diese Bewertung schließt Zufriedenheit mit dem eigenen Körper, mit der funktionellen Leistungsfähigkeit und mit Erfolg in wichtigen Lebensbereichen ein. Ein zweiter Aspekt des Selbst wird verschiedentlich benannt (Selbstvertrauen, Kontrollüberzeugung, persönliche und soziale Kompetenz, „sense of mastery"), der den Grad der Überzeugung darüber angibt,
1) daß man das eigene Leben im Griff hat,
2) daß man wichtige Lebensziele und Vorhaben durchzusetzen vermag.

Dieses Vertrauen in die eigene persönliche Kompetenz und in das eigene Durchsetzungsvermögen nennen wir *Kontrollüberzeugung* bzw. *Selbstvertrauen*; es bezeichnet das Gegenteil der *Überzeugung, hilf- und machtlos zu sein*.

Eine zentrale adaptive Aufgabe bei chronischer Krankheit ist die Überwindung von Gefühlen der Hilf- und Wertlosigkeit und die Wiedergewinnung eines positiven Selbstgefühls. Deshalb betrachten wir Selbstwertgefühl und Selbstvertrauen als

2 Komponenten der Operationalisierung bzw. Quantifizierung von Rehabilitationserfolg. Die beiden folgenden Analysen befassen sich mit einem möglichen kausalen Zusammenhang zwischen chronischer Behinderung und sozialem Kontext einerseits und Selbstzufriedenheit andererseits.

Kontrollüberzeugung ist am niedrigsten bei Patienten, die sowohl erhebliche Infarktfolgen wie Eheprobleme haben, wie die Skalenwerte dieser Patientengruppe zu t_2 (10,35) und zu t_3 (10,98) zeigen. Umgekehrt weisen Patienten mit geringen Problemen in somatischer und ehelicher Hinsicht die höchste Kontrollüberzeugung zu t_2 (14,83) und t_3 (15,11) auf. Signifikante direkte Effekte von *chronischer Behinderung* ($F = 28,3$; $p < 0,001$) und *Ehekonflikt* ($F = 13,3$; $p < 0,001$) wurden in einer Varianzanalyse festgestellt. Das Modell erklärte 22% der Varianz in den Patientenskalenwerten zu t_3. Auffallend ist hier, daß Typ-A- und Typ-B-Patienten sich nicht unterscheiden. Ein geringes Selbstvertrauen bzw. Gefühle der Hilflosigkeit hängen damit zusammen, daß der Patient Gesundheits- und Eheprobleme hat, mit denen er nicht fertig wird. Die körperliche Wiedergenesung und Normalisierung des Lebens nach dem Infarkt geht mit einer Zunahme der Kontrollüberzeugung einher, während chronische Behinderung dieser Überzeugung anscheinend widerspricht. Zusätzliche Sorgen im Familienbereich erschweren die Wiedergewinnung des Selbstvertrauens.

Die negative Dimension der Rosenberg-Skala mißt das Ausmaß von *Minderwertigkeitsgefühlen* oder *negative Selbstbewertungen*. Patienten, die ihre Kontrollüberzeugung gering einschätzen, betrachten sich als wenig wertvoll. Die folgende Analyse untersucht unterschiedliche Patientenwerte auf der Rosenberg-Skala (negative Selbstgefühle, Minderwertigkeitsgefühle) zu t_3 zu erklären.

Ehekonflikt scheint mit hohen Werten auf der Skala zusammenzuhängen, und zwar zu t_2 (5,66) und zu t_3 (6,01). Patienten mit geringem oder keinem Ehekonflikt hatten deutlich geringere Skalenwerte zu t_2 (3,63) und t_3 (3,96). Bei t_3 hatte die Patientengruppe mit erheblichen Problemen in beiden Bereichen (Gesundheit und Ehe) das am stärksten ausgeprägte negative Selbstgefühl (6,67), während die Gruppe ohne solche Probleme deutlich geringere Werte auf der Skala aufwies (3,31). Deshalb beinhaltet die Varianzanalyse signifikante Direkteffekte beider Einflußfaktoren:

- *chronische Behinderung* ($F = 11,3$; $p < 0,001$),
- *Ehekonflikt* ($F = 12,9$ $p < 0,001$).

Das Modell erklärt 12,6% der Varianz. Das Selbstwertgefühl ist ein relativ stabiles Persönlichkeitsmerkmal. Wir haben gezeigt, daß chronische Gesundheits- und v.a. Eheprobleme mit dem Aufkommen negativer Selbstgefühle verknüpft sind. Neuere Untersuchungen haben gezeigt, daß negative Veränderungen im Selbstkonzept ein entscheidender Faktor innerhalb des Prozesses sind, der zur klinischen Depression führt (Pearlin et al. 1981; Brown 1985).

Depressive Stimmungslage ein Jahr nach dem Infarkt. Depressive Befindlichkeitsstörungen und auch klinische Depression sind eine häufige Streßreaktion auf Herzinfarkt (Doehrman 1977) und andere somatische Krankheiten (Endicott 1984). Wir betrachten Depressivität hier als einen psychischen Zustand, der die positive Dimension der Bradburn-Skala beeinflußt und deshalb mit geringer Lebensqualität einhergeht. Watson u. Clark (1984) unterstellen, daß depressive Störungen die Fähigkeit tangieren, Erfreuliches im Alltag zu erleben und positive Emotionen zu haben. Dies hängt mit dem psychischen und sozialen Rückzug des depressiven Menschen zusammen (als Hyporeaktivität oder *„conservation-withdrawal syndrome"* bezeichnet; vgl. Siegrist 1982; Glass 1983). Dieses Syndrom wird als häufiger Auslöser des Myokardinfarkts betrachtet (Falger et al. 1983; Ladwig 1986).

Im Zeitraum von 6–12 Monaten nach dem Infarkt berichtet jeder 4. Patient, daß er sich häufig „niedergeschlagen und traurig" fühle. Die Berichte der Ehefrauen stimmten mit diesen Aussagen überein. Der wichtigste Grund für erhöhte Patientenwerte auf der Hopkins-Depressionsskala war die *Gesundheitssituation* der Patienten. Patienten mit physischer Behinderung fühlten sich relativ niedergeschlagen im Vergleich zu Patienten ohne solche somatische Folgen des Infarkts. Ihre Skalenwerte zu t_3 waren 13,57 bzw. 4,09. Die höchsten Depressionswerte hatten Patienten mit erheblichen Problemen in gesundheitlicher und ehelicher Hinsicht (15,26), während geringe Probleme in beiden Bereichen mit relativ niedrigen Skalenwerten (3,66) einhergingen. Bei geringer chronischer Behinderung unterschied sich Typ A nicht wesentlich von Typ B, während bei hoher Behinderung Typ-A-Individuen deutlich depressiver waren (11,06 vs. 15,28). Eine Gruppe von Typ-A-Patienten mit erheblichen somatischen Folgen des Infarkts und einem ungünstigen Ehekontext wiesen die höchsten Werte auf der Depressionsskala auf (17,40). Medizinische, psychische und soziale Faktoren in einer komplexen Interaktion scheinen der Grund dafür zu sein, daß ein Teil der Patienten mit chronischer depressiver Stimmungslage auf ihren Herzinfarkt reagieren. Die Varianzanalyse zeigte, daß *Gesundheitsprobleme* den stärksten Einflußfaktor bildeten (F=76,2; p < 0,001). *Ehekonflikt* hing ebenfalls mit erhöhten Patientenwerten auf der Depressivitätsskala zusammen (F = 10,9 p < 0,001). Ein Interaktionseffekt mit *Typ AB scheint bei hoher Behinderung vorhanden zu sein, obwohl dieser Effekt nicht statistisch signifikant war (F= 1,7; p < 0,114). Das Modell erklärte ⅓ der Varianz (34,7%).*

Die positive Dimension der Bradburn-Skala.   Eine letzte Analyse soll erklären, weshalb ein Teil der Patienten einen Affektzustand aufweist, der durch mangelnde positive Anreize gekennzeichnet ist. Hohe Werte auf der positiven Dimension der Bradburn-Skala werden durch die physische Wiedergenesung sowie durch die soziale Wiedereingliederung des Patienten bedingt. Das physische und soziale Wohlbefinden, das mit einem günstigen Rehabilitationsverlauf einhergeht, schlägt sich hauptsächlich im positiven Affektbereich nieder. Dieser Aspekt von Lebensqualität nach dem Infarkt (vgl. hierzu Kap. 5) soll in der folgenden Analyse nicht untersucht werden, sondern nur die emotionalen Auswirkungen einer depressiven Stimmungslage. Die gleichen Faktoren, die bei der Entstehung von Depression nach dem Infarkt eine Rolle spielen, sollen niedrige Skalenwerte auf der positiven Dimension der Bradburn-Skala zu t_3 erklären. Die Analyse bestätigte diese Annahme. Die Patientengruppe mit den höchsten Skalenwerten auf der Depressivitätsskala (hohe Gesundheits- und Eheprobleme, Typ A) hatte gleichzeitig die niedrigsten Werte auf der Bradburn-Skala. Während der Durchschnitt für die gesamte Stichprobe zu t_3 7,19 betrug, hatte diese Gruppe einen Skalenwert von 5,10. Umgekehrt hatte die Patientengruppe mit den niedrigsten Depressionswerten auf der Bradburn-Skala einen Wert von 9,46. Wie zu erwarten, erklärte das Modell einen nur geringen Anteil der Varianz (7,2%) mit den folgenden direkten und Interaktionseffekten:

- chronische Behinderung (F = 9,72; p < 0,001),
- Ehekonflikt (F = 2,36; p < 0,10),
- Behinderung X Typ AB (F = 1,88 p < 0,10).

Die Auswirkung dieser Faktoren auf Lebensqualität scheint hier nicht direkt zu sein, sondern durch andere Prozesse, die mit Depression zusammenhängen, vermittelt zu werden. Depressive Patienten werden eine geringe Lebensqualität haben, weil sie erhebliche negative Emotionen haben (nutzlos, wertlos, hilflos), aber auch weil ihnen positive Gefühlszustände fehlen. Bei klinischen Fällen ist die Unfähigkeit, Freude und positive Emotionen zu erleben, ein Teil ihres Krankheitssyndroms. Bei anderen, weniger schwerwiegenden Fällen ist fehlender positiver Affekt die mögliche Folge des sozialen und psychischen Rückzugs nach dem Infarkt (Tabelle 6).

Tabelle 6. Zusammenfassende Tabelle der ANOVA- und MCA-Analysen: signifikante Direkt- und Interaktionseffekte, Anteil der erklärten Varianz und η-Koeffizient mit Ehekonfliktvariable (*A* Perzipierte Behinderung, *B* Ehekonflikt, *C* TABP (Jenkins-Skala), *AXC* Interaktion von A und C, *X* gemessen)

Erklärungsfaktoren	A	B	C	AXC	Erklärte Varianz [%]	η mit Ehekonflikt
Hyperresponsivitätsmodell						
Krankheitsbelastung	X	X	X	X	40,7	0,24
Angst	X	X		X	30,5	0,28
Negativer Affekt	X	X		X	27,0	0,29
Hyporesponsivitätsmodell						
Kontrollüberzeugung	X	X			21,6	0,24
Wertlosigkeit	X	X			12,6	0,24
Depressivität	X	X			34,7	0,30
Positiver Affekt	X	X			7,0	0,12

4.6 Zusammenfassung

In diesem Kapitel haben wir zu zeigen versucht, wie somatische Gesundheit und physische Wiedergenesung des Patienten globale Lebensqualität beeinflussen können. Der wichtigste Prädiktor geringen subjektiven Wohlbefindens scheint eine negative und pessimistische Grundeinstellung des Patienten zu seiner Lebenssituation nach dem Infarkt zu sein. Innerhalb der Gruppe von Männern mit schwerer bis mittlerer physischer Schädigung scheint eine solche Grundeinstellung am ausgeprägtesten bei denjenigen zu sein, die wenig sozialen Rückhalt haben oder extreme Typ-A-Merkmale ausweisen. Diese Patienten scheinen übermäßig ängstlich und unruhig zu sein, was sich nachteilig auf ihren Rehabilitationsverlauf auswirkt. Unsicherheit und Angst sind die Ursache einer negativen Grundstimmung.

Chronische Eheprobleme scheinen ebenfalls die Aufrechterhaltung eines positiven Selbstgefühls zu erschweren. Sie potenzieren die psychischen Folgen chronischer Behinderung und begünstigen das Aufkommen von Gefühlen der Hilf- und Wertlosigkeit. Die Selbstbewertung „kränklich und behindert" zu sein, geht in dieser Patientengruppe mit einem Verlust an Selbstvertrauen und Minderwertigkeitsgefühlen einher.

Unzufriedenheit mit der eigenen Gesundheit und persönlichen Kompetenz sowie ein geringes Selbstbewußtsein führen zu *negativer Affektivität* bzw. zu *chronisch geringer Lebensqualität.* Andauernde gesundheitliche und Partnerschaftsprobleme, die erhöhte Angst und Unzufriedenheit mit dem Selbst zur Folge haben, definieren gemäß unseren Analysen den psychosozialen Risikopatienten nach Infarkt. Sie erklären, weshalb einzelne Patienten über einen längeren Zeitraum relativ hohe Werte auf der negativen Dimension der Bradburn-Skala aufweisen. Gemäß sozialwissenschaftlichen Theorien über die Entstehung von Depression sind die gleichen Faktoren auch von ätiologischer Bedeutung in dem Prozeß, der zu depressiven Befindlichkeitsstörungen führt. Eine chronische depressive Stimmungslage ist gleichzeitig der vermutliche Grund dafür, daß einige Patienten chronisch niedrige Werte auf der positiven Dimension der Bradburn-Skala aufweisen. Erhöhte Werte auf der negativen und niedrige Werte auf der positiven Skala deuten ein geringes Wohlbefinden an. In den folgenden Kapiteln sollen Patientengruppen beschrieben werden, die einen solchen ungünstigen Rehabilitationsverlauf aufweisen und die unserer Meinung nach das Ziel geeigneter Interventionsmaßnahmen bilden.

Unterschiedliche Rehabilitationsverläufe lassen sich anhand verschiedener von uns gemessener Indikatoren quantifizieren. Dies gilt für den globalen Index von Bradburn wie für Outcomeparameter, die einzelne psychosoziale Anpassungsprozesse im Zeitverlauf operationalisieren. Wir haben versucht aufzuzeigen, daß physisches, soziales und psychisches Wohlbefinden eng zusammenhängen. Das Zweifaktorenmodell von Bradburn ermöglicht die Erforschung positiver und negativer Aspekte von Prozessen, die mit der physischen Wiedergenesung und sozialen Wiedereingliederung des Patienten zusammenhängen; Bewertungsprozesse, die in der „subjektiven Gesundheit" und Selbsteinschätzung des einzelnen nach dem Infarkt zum Ausdruck kommen, scheinen uns bei der Erklärung und Beeinflussung von Lebensqualität von besonderer Bedeutung zu sein. Die Analysen in diesem und in den folgenden Kapiteln bestätigen den hohen prognostischen Wert dieser Faktoren neben mediznischen Prädiktoren, wenn man den zeitlichen Genesungsverlauf einzelner Patientengruppen erklären möchte.

5 Bedeutung der Familie bei der Infarktbewältigung

M. WALTZ

5.1 Einleitung

In von Medizinern verfaßten Schriften zur Primär- und Sekundärprävention werden falsche Ernährungsweise, Bewegungsmangel, Mißbrauch von Genußmitteln und ein ungesunder Lebensstil häufig betont (Kellermann, 1982). Diese Literatur zum Thema „health promotion" vernachlässigt – von einigen Ausnahmen abgesehen – die Relevanz gesundheitsfördernder und -gefährdender Faktoren psychosozialer Natur. Aufgrund des zunehmenden wissenschaftlichen Nachweises eines Zusammenhangs zwischen psychosozialen und biologischen Prozessen scheint diese rein biomedizinische materialistische Betrachtungsweise mangelhaft und überaus einseitig zu sein. Dies gilt v. a. hinsichtlich der Rolle der Familie bei der Erhaltung physischer und seelischer Gesundheit, die in der oben genannten Literatur selten erwähnt wird (Groen 1986; Baltrusch et al. 1986). Phylogenetisch gesehen ist zu vermuten, daß die sozialen Bindungen der Familie einen Teil des biologischen Programms des Menschen bilden. Fehlende Bindungen in der frühkindlichen und Erwachsenenfamilie gehen mit psychischen, aber auch mit biologischen Fehlentwicklungen einher (Henry u. Stevens 1977; Bowlby 1980; Brown 1982; Coe, im Druck; Groen, im Druck). Wenn der Mensch biologisch so vorprogrammiert ist, daß spezifische zwischenmenschliche Beziehungen während des Lebenszyklus notwendig sind, haben seine sozialen Verhaltensweisen einige gesundheitspolitische Relevanz. Tendenzen zum Einpersonenhaushalt und steigende Scheidungsraten in westlichen Industrieländern sind mögliche Anzeichen gesellschaftlicher Fehlentwicklungen, die biologische Folgen haben können. Durkheims Arbeit über den Selbstmord (1897) hat eine wachsende sozialepidemiologische Forschungstätigkeit angeregt, die dieser Fragestellung nachzugehen versucht (Cassel 1972; Syme u. Seeman 1983; Wallston et al. 1983). Die Umsetzung dieser wissenschaftlichen Kenntnisse in der Gesundheitserziehung, Primärprävention und Rehabilitationsmedizin dürfte zukünftig von ständig steigender Bedeutung sein, was eine stärkere interdisziplinäre Zusammenarbeit zwischen Medizinern und Sozialwissenschaftlern voraussetzt (Gerhardt u. Friedrich 1985; Solomon 1985; Mace 1985).

In diesem Kapitel soll gezeigt werden, daß Patienten mit unterschiedlichen Familiensituationen auch unterschiedliche Rehabilitationsverläufe haben (Friedrich 1981; Ziegeler 1982). Sie weisen kurz- wie langfristig erhebliche Differenzen hinsichtlich spezifischer Indikatoren subjektiven Wohlbefindens wie auch globaler Lebensqualität auf. Unsere Ergebnisse dürften mit klinischen Beobachtungen übereinstimmen bezüglich eines Einflusses sozialer Faktoren auf Genesungsprozesse. Der Begriff „social support" ist im angloamerikanischen Sprachraum geprägt worden, um solche klinischen Erfahrungen, die zunächst bei Tuberkulose- und Psychiatriepatienten beobachtet worden sind, zu bezeichnen (Caplan 1974; Cobb 1976). Später hat sich dieses Konzept als fruchtbar erwiesen, um den klinischen und psychosozialen Verlauf nach Herzinfarkt, Tumorerkrankungen, Schlaganfall, u. ä. zu erklären (Caplan u. Killilea 1979; DiMatteo u. Hays 1981; Wallston et al. 1983; Worden 1983; Wortman u. Conway 1985; Levi et al., im Druck).

Da der englische Begriff „social support" verschiedenartige soziale Einflüsse beinhaltet, deren physiologische und psychische Wirkungsmechanismen zum großen Teil noch erforscht werden müssen, gibt es gegenwärtig keine allgemein gültige Definition des theoretischen Konstrukts (Thoits 1982). Einige deutsche Autoren haben den Ausdruck *soziale Unterstützung* verwendet, um aufgabenbezogene praktische und emotionale Hilfeleistungen zu bezeichnen (vgl. hierzu Badura 1981; Frese 1981; Pfaff 1981; Indeus 1982; Udris im Druck; Apenburg u. Kühn 1985; Zelder et al. 1985).

Dieser Versuch, einen geeigneten deutschen Ausdruck für „social support" festzulegen, stimmt mit Konzeptualisierungsansätzen überein, die von Psychologen bevorzugt werden (Barrera u. Ainlay 1983; Cohen u. McKay 1983). Forscher, die diesen Ansatz vertreten, betrachten den Streßprozeß als die Bewältigung („coping") bestimmter praktischer und sozioemotionaler Aufgaben und soziale Unterstützung als die entsprechenden aufgabenbezogenen Hilfeleistungen anderer Menschen. Trost und emotionale Zuwendungen sind z. B. die wichtigsten psychischen Hilfeleistungen hinsichtlich der Trauerarbeit und der Wiedergewinnung des seelischen Gleichgewichts nach Verlustereignissen wie Ehescheidung oder Verwitwung (Walker et al. 1977; Bloom et al. 1978; Chiriboga 1982); oder soziale Anerkennung und Ich-Bestätigung sind entscheidende Unterstützungsleistungen bezüglich der Wiedererlangung eines positiven Selbstgefühls bei Arbeitslosen und Mammakarzinompatientinnen (Gore 1978; Schain 1980; Taylor et al., im Druck). Eine Reihe von Typologien aufgabenbezogener sozialer Hilfeleistungen sind vorgeschlagen worden, die 4 Grundtypen bzw. -funktionen sozialer Unterstützung umfassen (Gottlieb 1981; Cohen u. McKay 1983; Schaefer et al. 1983; s. Tabelle 1).

Die erste Konzeptualisierung von „social support" als soziale Unterstützung betrachtet die bewußte Hinwendung eines Menschen an andere um Trost und Zuspruch als wichtige Bestandteile des Streßcopingprozesses. Eine belastende oder bedrohliche Lebenssituation stellt spezifische adaptive Aufgaben, deren erfolgreiche Bewältigung durch entsprechende sozioemotionale Hilfeleistungen wichtiger Bezugspersonen gefördert werden können. Dies gilt auch hinsichtlich der Normalisierung und psychosozialen Rehabilitation nach einer schweren Erkrankung (Badura 1981; Cohen u. Lazarus 1979; Bloom 1982; de Haes 1985; Baltrusch u. Waltz, im Druck). Diese Sichtweise aus der Streßforschung weist einen kurzfristigen zeitlichen Rahmen auf, der wichtige Aspekte der sozialen Beeinflussung psychischer und physiolgischer Prozesse umfaßt. Die These, daß Individuen psychophysiologisch unterschiedlich auf Stressoren reagieren, und zwar in Abhängigkeit von ihren sozialen Ressourcen bei der Einschätzung ihrer Lebenssituation und bei der Suche nach effektiven Problemlösungen, wird weitgehend bestätigt (Leavey 1983; Sarason u. Sarason 1985; Cohen u. Syme 1985). Gleichzeitig dürfte diese kurzfristige Betrachtungsweise wichtige langfristige soziale Einflußmechanismen vernachlässigen bzw. ausschließen (Waltz 1983, 1986).

Tabelle 1. Adaptive Aufgaben des Patienten nach Herzinfarkt und aufgabenbezogene soziale Unterstützung

Adaptive Aufgabe	Soziale Unterstützung	Englische Bezeichnung
1) Bewältigung von praktischen Problemen und finanziellen Schwierigkeiten	Praktische Hilfe, finanzielle Zuwendung	„tangible supports"
2) Informationssuche; Definition der Situation und Suche nach möglichen Problemlösungen	Aussprache mit anderen, Ratschläge, Weitergabe von Information	„appraisal support" „cognitive guidance" „information support"
3) Selbstbildmanagement: Wiedergewinnung des Selbstvertrauens und des positiven Selbstbilds	Soziale Anerkennung, Bestätigung des Körper-Ich	„esteem supports"
4) Wiedergewinnung des seelischen Gleichgewichts; Erzielung einer angemessenen Lebensqualität	Emotionale Zuwendung, geselliges Beisammensein	„emotional support" „confiding" „socializing"

Andere deutsche Autoren bevorzugen den Ausdruck *sozialer Rückhalt* bzw. *soziale Verortung* (Siegrist 1985), der als deutsche Übersetzung des Begriffs „social support" eingeführt worden ist. Diese Übersetzung entspricht der umfassenden Konzeptualisierung des Phänomens sozialer Einflüsse, die von Caplan (1974), Cobb (1974) und soziologisch orientierten Forschern (Badura u. Waltz 1984; Thoits 1982; Pearlin 1985) befürwortet wird. Seit Durkheim (1897) werden die soziale Integration bzw. Verortung des Menschen und sein Eingebettetsein in die Familie und andere soziale Gruppen als gesundheitsfördernde Faktoren angesehen. Dieser Forschungsansatz hat eine stetig wachsende Anzahl von wissenschaftlichen Erkenntnissen in der Sozialepidemiologie hervorgebracht und die „Social-disconnectedness"-These angeregt (Berkman u. Breslow 1983; Syme u. Seeman 1984). Es ist anzunehmen, daß der positive Einfluß sozialer Ressourcen häufig durch normale interpersonelle Prozesse im Alltag vermittelt wird, ohne daß das betreffende Individuum dessen bewußt ist (Waltz 1983 im Druck; Badura 1985; Pearlin 1980, 1985). Fehlende soziale Ressourcen dagegen sind höchst bemerkbar, weil sie mit Gefühlen der emotionalen und sozialen Isolation (Weiss 1973) einhergehen und nach Costello (1976) „die Emotionen Angst und Depression" als Warnsignale hervorbringen.

Soziale Prozesse in der Ehe, bei der Arbeit, in der Freizeit usw. können Auswirkungen auf den einzelnen haben, die zu den folgenden positiven Resultaten führen:

1) Der einzelne hat Ich-bestätigende soziale Interaktionen mit anderen, die mit einer Stützung positiver Selbstbilder einhergeht.
2) Erfreuliche soziale Interaktion mit anderen löst positive Emotionen wie Freude oder Glück aus, die mit einer positiven Grundstimmung einhergehen.
3) Befriedigende soziale Interaktion mit anderen ist eine Voraussetzung oder Vorbedingung des psychischen Wohlbefindens und langfristiger seelischer Gesundheit wegen des biologischen Programms des Menschen.
4) Der einzelne erhält soziale Unterstützung bei der Bewältigung streßreicher Lebenssituationen, was zu einer Abnahme negativer Streßreaktionen wie Angst und Depression führt.

Diese positiven Folgen menschlicher Beziehungen durften in Analogie zum Eisberg gesehen werden. Der sichtbare Teil ist das Resultat bewußter Handlungen, während viele Folgen interpersoneller Bindungen durch normale soziale Prozesse entstehen und deshalb vom Individuum nicht wahrgenommen werden. Aufgrund des biologischen Programms des Menschen wird das Fehlen spezifischer sozialer Interaktion wahrgenommen, und zwar als das Gefühl emotionaler und sozialer Isolation (Weiss 1979). Als Beispiel hierfür werden die positiven Folgen ehelicher Interaktion erst bei Verlust oder Trennung vom Ehepartner bewußt wahrgenommen. Ähnliches gilt für andere soziale Beziehungen, wie z. B. die soziale Isolation, die entsteht, wenn ein Individuum von einer Stadt zur anderen umzieht.

5.2 Die Rolle des Ehepartners bei der Bewältigung psychosozialer Morbidität

In der Regel löst physische Morbidität mehr oder minder schwerwiegende psychosoziale Morbidität aus. Angst und Depression sind die am ausführlichsten untersuchte psychosoziale Morbidität nach Herzinfarkt und anderen schweren Erkrankungen (Doehrman 1977; Endicott 1984; Hackett 1985). Negative Emotionen sowie kurzfristige psychische Befindlichkeitsstörungen, die während des Normalisierungsprozesses nach Herzinfarkt allmählich überwunden werden, dürften eine natürliche Reaktion auf den Streß des Infarktgeschehens sein (Hackett 1985). Die soziale Unterstützung der Ehefrau und der soziale Rückhalt des Patienten in seiner Familie werden als entscheidender Faktor betrachtet, der eine effektive Bewältigung psychosozialer Morbidität begünstigen kann. Eine große Anzahl epidemiologischer Studien haben gezeigt, daß Verheiratete und insbesondere diejenigen unter den Verheirateten mit einer befriedigenden Partnerschaftsbeziehung eine geringe Anfälligkeit hinsichtlich der Entwicklung psychischer Störungen aufweisen (Mueller 1980; O'Connor u. Brown 1984). Empirische Befunde deuten an, daß die sozialen Ressourcen des glücklich verheirateten Menschen seine Motivation und persönliche Kompetenz, mit einer belastenden Lebenssituation fertigzuwerden, nachhaltig beeinflussen. Ein Mechanismus der positiven Beeinflussung adaptiver Prozesse ist die *Begünstigung des Selbstbildmanagements* („self-image management"). Ein zweiter Mechanismus ist die *Begünstigung kognitiver Prozesse,* die durch Lazarus' Theorie kognitiver Bewertungen beschrieben wird. Ein dritter Mechaninmus ist die „Psychotherapie", die innerhalb alltäglicher sozialer Prozesse stattfindet (Kickbusch u. Trojan 1981; Trojan u. Döhner 1981).

5.2.1 Eheliche Einflüsse und seelische Gesundheit

Patienten, die während ihres Ehelebens gelernt haben, mit ihrer Partnerin ihre Probleme und Sorgen gemeinsam zu besprechen, verfügen über eine wichtige soziale Ressource, die Konfidantbeziehung (Lowenthal u. Haven 1968; Brown 1982). Rat und Trost zu suchen, einem anderen existentielle Probleme anzuvertrauen, emotionale Zuwendung vom anderen zu erhalten: dies sind *„psychotherapeutische" Hilfeleistungen,* die ein allmähliches Wiedererlangen des seelischen Gleichgewichts nach Herzinfarkt unterstützen. Ob der Mensch über diesen Typus sozialer Unterstützung im ausreichenden Ausmaß verfügt oder nicht, scheint darüber zu entscheiden, inwieweit er mit depressiven Emotionen fertig wird. In einer epidemiologischen Studie mit Frauen haben Brown u. Harris (1978) gezeigt, daß eine Konfidantbeziehung zum Ehepartner als entscheidender Schutzfaktor wirkt. Eine befriedigende Partnerschaftsbeziehung in der Ehe aufgrund der bereitgestellten Konfidantunterstützung hilft Menschen über Verlustereignisse und schweren Enttäuschungen hinwegzukommen. Die gleiche Art aufgabenbezogener sozialer Unterstützung wird vermutlich die Bewältigung psychischer Morbidität nach Herzinfarkt ebenfalls positiv beeinflussen.

Der soziale Rückhalt des Patienten in seiner Partnerschaftsbeziehung dürfte andere positive Auswirkungen haben, die bisher wenig erforscht worden sind. Merkmale supportiver Ehebeziehungen sollen diskutiert werden, die, wie einige Forscher meinen, charakteristisch sind hinsichtlich effektiver sozialer Ressourcen. Brown (1978), Maxwell (1985) und andere haben den Idealtypus einer „guten" Partnerschaftsbeziehung anhand folgender Merkmale definiert:

1) ein hohes Maß an gegenseitiger Verpflichtung und Verbindlichkeit in der Beziehung; die beiden Ehepartner wollen zusammenbleiben („commitment"); Wissen um die Verläßlichkeit des Partners;
2) sexuelle Anziehung und Befriedigung emotionaler Bedürfnisse („intimate attachment");
3) Vertrauen und offene Kommunikation zwischen beiden Ehepartnern („self-disclosure");
4) Befriedigung sozialer Bedürfnisse; die beiden Ehepartner verbringen gern ihre Zeit zusammen („socialising");
5) eine gerechte Aufteilung praktischer Aufgaben in Ehe und Familie.

Reale Ehen entsprechen im unterschiedlichen Ausmaß diesem Idealtypus. Es wird angenommen, daß die sozialen Ressourcen, über die beide Partner verfügen um so größer sind, je größer die Übereinstimmung ist. Ein Aspekt des sozialen Rückhalts in einer „guten" Partnerschaftsbeziehung sind *Gefühle der Sicherheit und der existentiellen Verortung.* Diese Sicherheitsgefühle werden durch normale soziale Prozesse im Alltag vermittelt. Man weiß sehr wenig über den Zusammenhang zwischen sozialem Rückhalt, Sicherheitsgefühlen und Angst. Es ist jedoch zu vermuten, daß der Patient, der seinen Herzinfarkt in einem von ihm als sicher und zuverlässig wahrgenommenen sozialen Kontext erlebt, seine Ängste und Unsicherheit rascher überwinden wird. Eine zweite wichtige Auswirkung einer befriedigenden Partnerschaftsbeziehung ist die *Sinnstiftung und Lebensstrukturierung,* die sie vermittelt. Der Herzinfarkt bedeutet zweierlei: Erstens geht die Krankheit mit einer Verunsicherung der Zukunft des Patienten (möglicher Herztod, Reinfarkt, Verschlechterung des Gesundheitszustands) einher. Zweitens ist die bisherige Strukturierung des Lebens durch Arbeit, funktionelle Leistungsfähigkeit und Gesundheit häufig nicht mehr vorhanden. Das Infarktereignis ist ein Verlustereignis und gleichzeitig eine Bedrohung der bisherigen körperlichen und seelischen Integrität des Individuums. Diese Lebensveränderungen hängen irgendwie eng zusammen mit dem Auftreten beständiger psychischer Störungen (Costello 1976). Es ist zu vermuten, daß die psychosoziale Transition nach einer schweren Erkrankung eine *Neustrukturierung der bisherigen Lebenswelt* bedeutet - sowohl was die Vergangenheit als auch was die

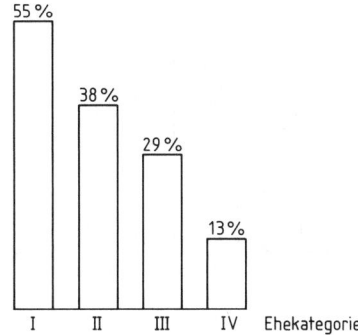

Abb. 1. Familienkontext und Wohlbefinden im Akutkrankenhaus zu t_1. Anteil der Patienten in jeder von 4 Ehekategorien mit hohen Skalenwerten auf der positiven Dimension der Brandburn-Skala zu t_1 (n = 998).
Gruppe I gefühlsmäßig enge Partnerschaftsbeziehung,
Gruppe II normale Ehe,
Gruppe III problematische Ehe (hohe Eheunzufriedenheit),
Gruppe IV unverheiratete Patientengruppe

Zukunkft bedeutet. Die Patienten, die ihre Unsicherheit und Niedergeschlagenheit überwunden haben, durften diese psychosoziale Transition erfolgreich überstanden haben. Diese Wiedergenesungsprozesse scheinen relativ komplex zu sein und sind deshalb bislang wissenschaftlich unzureichend enträtselt worden. Chronisch Kranke mit einem günstigen sozialen Kontext in der Ehe scheinen jedoch durch die strukturierende Kraft ihrer Partnerschaftsbindung unterstützt zu werden. Sinnstiftung, Sicherheit und Lebensstrukturierung bilden den sozialen Rückhalt, den, wie wir meinen, unterschiedliche Rehabilitationsverläufe während des ersten Jahres zu belegen vermögen (vgl. Taylor et al. 1982).

Patienten, die im Krankenhaus ausreichenden sozialen Rückhalt bei ihrer Ehepartnerin hatten, wiesen eine eher positive seelische Grundstimmung auf im Vergleich mit anderen Patienten. Eine als adäquat wahrgenommene soziale Unterstützung des Patienten ging mit erhöhten Patientenwerten auf der positiven Dimension der Bradburn-Skala einher ($\gamma = 0,44$; $p < 0,001$). Etwa ⅔ der verheirateten Patienten berichteten, von der Ehefrau aufgemuntert und moralisch unterstützt zu werden, und diese Personengruppe schien im Vergleich zu anderen Patienten eine eher positive Stimmungslage aufzuweisen. „Deutliche Liebesbezeigungen" und das Gefühl, der Partnerin „sehr viel zu bedeuten", schienen die wichtigste Ursache einer positiven Grundstimmung im Krankenhaus zu sein ($\gamma = 0,42$ bzw. 0,50 $p < 0,001$). Abbildung 1 zeigt diesen Zusammenhang zwischen den sozialen Ressourcen des Patienten und hohen Werten auf der Bradburn-Skala (positiver Affekt). Maxwell (1985) definiert eine emotional enge Liebesbeziehung anhand von Merkmalen wie offene Kommunikation, gegenseitiges Verpflichtetsein, befriedigende Sexualität, Befriedigung sozioemotionaler Bedürfnisse u. ä.

Gruppe I durfte diesem Idealtypus am meisten entsprechen, die Gruppen III und IV am wenigsten. Das Ehekontinuum I-IV entspricht einer unterschiedlichen Ausstattung mit sozialen Ressourcen in der Partnerschaftsbeziehung, die sich in unterschiedlichen Stimmungslagen im Krankenhaus widerspiegelt. Es ist zu vermuten,

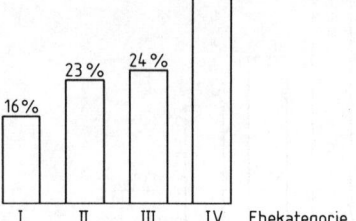

Abb. 2. Familienkontext und depressive Stimmungslage im Akutkrankenhaus. Anteil der Patienten in jeder von 4 Ehekategorien mit hohen Werten auf der Hopkins-Depressivitätsskala zu t_1 (n = 998)

daß sich diese Individuen schon vor dem Infarkt hinsichtlich Lebensqualität und Lebenszufriedenheit stark voneinander unterschieden haben. Soziale Unterstützung und die emotionale Qualität der Ehe scheinen der Grund dafür zu sein, daß die Patienten hinsichtlich ihrer Werte auf der positiven Dimension der Bradburn-Skala zu t_1 große Unterschiede aufweisen.

Gemäß der Pufferthese von Brown (1982) und anderen Streßforschern (vgl. Cohen u. McKay 1983; Kessler u. McLeod 1985) kann eine Konfidantbeziehung als Antistressor wirken. Dies bedeutet, daß die emotionale Zuwendung, die durch eine gefühlsmäßig enge Ehebeziehung bereitgestellt wird, die negativen psychischen Auswirkungen einer bedrohlichen Lebenssituation reduziert. Patienten, die sich an ihre Ehefrau als Konfidant wenden können, dürften deshalb langfristig weniger negative Emotionen und psychische Störungen aufweisen als Patienten ohne eine Konfidantbeziehung. Wenn wir die Konfidantbeziehung so definieren, wie Brown dies getan hat (Brown u. O'Connor 1984), erhalten wir Ergebnisse (Abb. 2), die diese Pufferthese der Streßforschung bestätigen (Cohen u. McKay 1984).

Zuerst soll die negative Dimension der Bradburn-Skala als Kriteriumsvariable untersucht werden. Patienten, die mit ihrer Ehebeziehung zufrieden waren, wiesen geringere Skalenwerte zu t_1 und t_2 auf als Individuen, die meinten, die falsche Partnerin zu haben ($\gamma = -0,59$ bzw. $-0,35$). Das gleiche gilt für verschiedene Indikatoren der emotionalen Qualität der Ehebeziehung. Patienten, die von der emotionalen Zuwendung ihrer Partnerin und ihrem Beistand zu t_2 berichteten, hatten deutlich geringere Werte auf der Bradburn-Skala ($\gamma = -0,47$ bzw. $-0,50$ p $< 0,001$). Diese Ergebnisse deuten auf einen nachhaltigen Einfluß einer Konfidantbeziehung bei der emotionalen Verarbeitung und Bewältigung des Infarkts als Verlustereignis und als psychische Bedrohung. Wie bei Browns Definition der Konfidantbeziehung sind lang andauernde Eheprobleme, mangelhafte Kommunikation und eine fehlende emotionale Bindung das wichtigste Hindernis der Entwicklung einer solchen Beziehung in der Ehe. Dieser Mangel führt zu einer erhöhten Anfälligkeit, depressive Störungen zu entwickeln, wie unsere Ergebnisse bestätigen.

Wie in Browns Studie berichteten 20–30% der Patienten von mangelnden Liebesbezeigungen, Eheproblemen und sexueller Inkompatibilität. Diese Patientengruppe ohne eine Konfidantbeziehung schien bei t_2 häufiger eine depressive Stimmungslage aufzuweisen als Patienten, die mit ihrer Partnerschaft zufrieden waren. Wir können nicht wie Brown zwischen klinischer Depression („caseness") und leichteren Befindlichkeitsstörungen („borderline cases") unterscheiden, obwohl un-

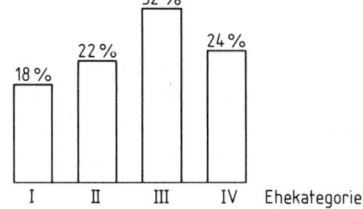

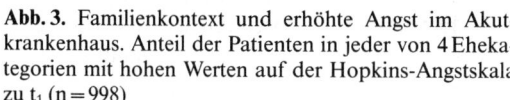

Abb. 3. Familienkontext und erhöhte Angst im Akut-krankenhaus. Anteil der Patienten in jeder von 4 Eheka-tegorien mit hohen Werten auf der Hopkins-Angstskala zu t_1 (n = 998)

sere Patienten unterschiedliche Skalenwerte hinsichtlich depressiver Emotionen aufweisen. Cassem (1985) berichtet, daß die meisten Patienten nach dem Infarkt psychische Störungen (Angst, Depression) aufweisen, die gewöhnlich nach 6–8 Monaten verschwunden sind. Bei t_2 haben Patienten ohne eine Konfidantbezie-hung signifikant höhere Skalenwerte auf unserem Instrument, das solche psychi-schen Störungen messen soll. Dies gilt v. a. für mangelnde soziale Unterstützung ($\gamma = -0,41$), Ehekonflikt ($\gamma = 0,52$) und Unzufriedenheit mit der Partnerschafts-beziehung ($\gamma = 0,32$). Patienten, die das Gefühl haben, von der Partnerin geliebt zu sein und sich auf sie verlassen zu können, scheinen bei t_2 weniger depressiv zu sein als Individuen ohne eine solche Konfidantbeziehung ($\gamma = -0,34$ bzw. $-0,29$; $p < 0,001$). Wie Brown (1982) meint, erfolgt diese Pufferwirkung des Konfidant mittels einer Stärkung des Selbstwertgefühls, was jetzt zu untersuchen ist.

Die physischen, sozialen und psychischen Folgen des Herzinfarkt tangieren zen-trale Lebensbereiche des einzelnen und lösen Gefühle der Unsicherheit und Orien-tierungslosigkeit beim Patienten aus. Der Patient muß das bisherige Bild von sich selbst und seiner Welt an eine veränderte Wirklichkeit nach dem Infarkt anpassen. Somit löst die Krankheit kognitive Anpassungsprozesse aus, die mit einer allmähli-chen Neueinschätzung des Selbst, der Lebenswelt und der psychologischen Zu-kunft zusammenhängen. Diese Anpassungsprozesse dürften am weitreichendsten sein, wenn der Patient eine starke Verschlechterung seines Gesundheitszustands er-fahren hat und wenn er wichtige soziale Rollen (z. B. durch Erwerbsunfähigkeit) aufgeben muß. Soziale Unterstützung und den Rückhalt des Patienten in seiner Ehe sehen wir als entscheidende Determinanten folgender kognitiver Prozesse:

1) die allmähliche Neuorientierung und Rekonstruktion der sozialen Wirklichkeit entsprechend den veränderten Bedingungen eines Lebens mit chronischer Herz-krankheit;
2) die entsprechende Veränderung der Selbsttheorie sowie die Überwindung von Gefühlen der Hilf- und Wertlosigkeit und die Wiedererlangung eines positiven Selbstgefühls.

Diese Anpassungsprozesse und der psychosoziale Rehabilitationsverlauf werden begünstigt, wenn der einzelne 2 Kategorien sozialer Unterstützung im ausreichen-den Maße erhält. Im englischen werden diese supportiven Leistungen als *„appraisal support"* und *„esteem support"* bezeichnet. Die 1. Kategorie umfaßt soziale Aktivitä-ten, die mit der Bewertung der Situation zu tun haben, die 2. betrifft die Bewertung des Selbst (d. h. Selbstwertgefühl).

5.2.2 Eheliche Beeinflussung des Selbstbildmanagements

Es ist häufig beobachtet worden, daß der Myokardfarkt – wenn auch bei vielen Patienten nur kurzfristig – von einem *Egoinfarkt* begleitet wird. Man kann hierbei in gewisser Weise von einer *Identitätskrise* vieler Patienten sprechen, da bisherige Stützen persönlicher Identität und positive Selbstbewertungen in Frage gestellt werden. Physische Gesundheit, funktionelle Leistungsfähigkeit, Berufserfolg, befriedigende Sexualität und zwischenmenschliche Beziehungen bilden wichtige Komponenten der persönlichen Identität der meisten Menschen (Tomkins 1963; Cohen 1982). Eine positive Bewertung dieser einzelnen Komponenten des Selbst geht mit Selbstvertrauen und hoher Selbstzufriedenheit einher. Der Herzinfarkt dürfte bei vielen Patienten bisherige Möglichkeiten der Ich-Bestätigung stark einschränken (Charmaz 1983). Je größer die physischen und psychosozialen Folgen des Infarkts, um so weitreichender dürften diese Folgen sein. Notwendige Modifikationen des bisherigen Selbstbilds und die gleichzeitige Aufrechterhaltung positiver Selbstbewertungen betrachten wir deshalb als eine zentrale adaptive Aufgabe des Infarktrehabilitanden. Selbstbildmanagemant umfaßt verschiedene Prozesse, die durch soziale Unterstützung und normale soziale Prozesse in der Familie positiv und negativ beeinflußt werden können. Man kann hierbei von positiven und negativen sozialen Ressourcen sprechen.

Der Arzt Sidney Cobb (1976) hat aufgrund langjähriger klinischer Beobachtungen „social support" in einer besonders prägnanten Weise definiert (vgl. Badura 1981, S. 27). Er betrachtet den unterstützenden Aspekt zwischenmenschlicher Prozesse einerseits als das Wissen, *von anderen Menschen geliebt und anerkannt* zu sein, sowie andererseits als das Wissen, in einer *Gemeinschaft gegenseitiger Verpflichtungen und offener Kommunikation* integriert bzw. verortet zu sein. Diese Betrachtungsweise scheint besonders auf die Aspekte sozialer Prozesse gerichtet zu sein, die mit Selbstbildmanagement zu tun haben. Die Entwicklung und Aufrechterhaltung eines positiven Selbstbildes hängt von der Bewertung der eigenen Leistungsfähigkeit ab sowie von den unbewußten Signalen sozialer Anerkennung, die Cobb beschreibt. Soziale Integration stärkt das eigene Selbstvertrauen, wenn der einzelne seine Umwelt als zuverlässigen Rückhalt betrachtet. Ich-bestätigende Interaktion mit anderen bestätigt positive Selbstbilder und Selbstbewertungen. Wir haben versucht, diese Konzeptualisierung von Cobb durch folgende Items zu operationalisieren:

– Meine Partnerin zeigt mir deutlich, daß sie mich liebt und schätzt wie früher.
– Sie gab mir stets das Gefühl, daß ich ihr sehr viel bedeute.
– Sie hat mein Selbstvertrauen gestärkt.
– Sie gab mir stets das Gefühl, daß ich mich auf sie verlassen kann.
– Sie hat mir das Gefühl gegeben, daß ich ein wertvoller Mensch bin.
– Sie erkennt meine Leistungen an.

Es ist zu erwarten, daß Patienten mit ausreichenden sozialen Ressourcen oben genannter Art es nach dem Infarkt leichter haben, ihren Egoinfarkt zu überwinden. Um diese These zu untersuchen, wurden 3 Prozeßvariablen verwendet, die ein effektives Selbstbildmanagement widerspiegeln:

1) die Masteryskala, die *Selbstvertrauen* und *Kontrollüberzeugung* mißt;
2) die beiden Dimensionen der Rosenberg-Skala, die *positive und negative Selbstbewertungen* (d.h. Selbstwertgefühl bzw. Gefühl der Wertlosigkeit) mißt.

Wie zu erwarten war, korrelierten die oben genannten Items mit diesen 3 Skalen zu den Meßpunkten t_1-t_3. Zu jedem Meßpunkt waren diese Items mäßig korreliert mit den Patientenwerten auf der positiven Dimension der Rosenberg-Skala mit Gammakoeffizienten zwischen 0,30 und 0,40 (p < 0,01). Sie korrelierten ebenfalls mit den Patientenwerten auf der Selbstvertrauensskala mit γ zwischen 0,19 und 0,23 (p < 0,05), obwohl der statistische Zusammenhang geringer zu sein schien. Besonders interessant sind die bivariaten Analysen mit der negativen Dimension der Rosenberg-Skala. Diese Skala dürfte den Egoinfarkt (d.h. den massiven Angriff des Herzanfalls auf die physische und psychische Integrität des Patienten) am deutlichsten widerspiegeln. Patienten, die im Krankenhaus erlebten, daß sie ihrer Frau sehr viel bedeuten oder ihre deutliche Zuneigung spürten, wiesen ein halbes Jahr später (t_2) deutlich geringere Werte auf der Rosenberg-Skala auf ($\gamma = -0,41$ bzw. $-0,38$; p < 0,001). Das gleiche gilt für Patienten, die vor dem Infarkt ihre Partnerschaftsbeziehung als nah und vertraut bezeichneten ($\gamma = -0,34$; p < 0,01) oder mit ihrer Ehepartnerin zufrieden waren ($\gamma = -0,57$; p < 0,001). Wir deuten diese Ergebnisse als eine Bestätigung der These von Cobb, daß die von ihm definierten sozialen Prozesse einen wichtigen Typus sozialer Unterstützung darstellen. Diese Liebesressourcen („love resources", Diener 1984) des Menschen sehen wir als besonders wichtig an hinsichtlich der Aufrechterhaltung und Wiedererlangung positiver Selbstbewertungen. Man kann hierbei von einem „Puffereffekt" sozialer Ressourcen bezüglich des Selbstmanagements nach einer schweren Erkrankung sprechen (Cohen u. McKay 1983; O'Connor u. Brown 1984; Wills 1985). Studien mit Krebspatienten haben diesen gleichen „Puffereffekt" festgestellt und haben versucht die psychischen Prozesse, die das Selbstbildmanagement begleiten, näher zu spezifizieren (Dyk u. Sutherland 1954; Taylor et al. 1982; Cohen 1982; de Haes 1985). Diese beziehen sich v.a. auf die Wechselwirkung zwischen Selbstakzeptanz und Akzeptanz durch die Bezugsperson.

Wenn die Liebesressourcen des Menschen ein effektives Selbstbildmanagement begünstigen, dürfte Ehestreß die entgegengesetzte Wirkung haben. Dies bezeichnen einige Autoren mit dem Ausdruck *negative soziale Ressourcen.* Verschiedene Indikatoren chronischer Eheprobleme waren ebenfalls mäßig stark mit den 3 Skalen korreliert. Dies gilt v.a. für die negative Dimension der Rosenberg-Skala. Die hohen γ-Koeffizienten (0,45-0,52; p < 0,001) deuten an, daß Ehestreß im Zusammenhang mit mangelndem Rückhalt in der Familie nach dem Infarkt mit besonders starken Gefühlen der Wertlosigkeit einhergehen. Diese Befunde bestätigen die These von Pearlin et al. (1981), daß die kumulative Wirkung von chronischen Lebensproblemen und bedrohlichen Lebensereignissen eine *Erosion des Selbstvertrauens und Selbstwertgefühls* begünstigen. Fehlerhafte adaptive Prozesse sind darauf zurückzuführen, daß in der Ehe das Individuum unzureichende *Möglichkeiten der Ich-Bestätigung* hat, aber dauernde *Beweise der eigenen mangelnden Kompetenz und Wertlosigkeit* erfährt. Selbstbildmanagement durfte eine Schlüsselrolle bei der Bewältigung von krisenhaften Lebenssituationen einnehmen, und soziale Prozesse in der Familie scheinen einen starken Einfluß auf die Identitätsfindung nach Herzinfarkt zu haben. Cobbs Definition von sozialer Unterstützung ist auf die interpersonellen Prozesse gerichtet, die eine Anpassung des Selbstbilds an ein Leben mit chronischer Krankheit erleichtern. Der gleiche soziale Rückhalt des einzelnen wird vermutlich auch andere kognitive Prozesse günstig beeinflussen, die im nächsten Abschnitt untersucht werden sollen.

5.2.3 Definition der Situation: Wahrnehmung und Deutung des Infarkts

Krantz (1980, 1986) betont, daß die kognitive Verarbeitung des Infarktgeschehens von besonderer Bedeutung hinsichtlich des späteren Rehabilitationsverlaufs ist. Negative Kognitionen, wie z. B. die subjektive Gesundheit, dürften mit negativen Emotionen eng zusammenhängen. Der behandelnde Arzt ist für die meisten Patienten eine der wichtigsten Quellen von sozialen Unterstützungen wie Information, praktische Ratschlägen und Optimismus, die zu einer realistischen Einschätzung der Situation führen. Wir betrachten die soziale Unterstützung der Ehefrau und den Rückhalt, den der Patient in seiner Partnerschaftsbeziehung hat, als zweite wichtige Quelle. Während *eine gute ärztliche Beratung* das Selbstvertrauen und die Sicherheitsgefühle des Patienten stärkt, weil der Arzt als medizinische Autorität angesehen wird, beeinflußt die Familie kognitive Prozesse auf anderer Art. *Eine Konfidantbeziehung zur Ehefrau* bedeutet, daß der Patient jemanden hat, bei dem er sich aussprechen kann, ohne sich zu genieren. Rat und Trost sind das wichtigste Produkt einer offenen Kommunikation zwischen den Ehepartnern. Diese soziale Unterstützung begünstigt das allmähliche Herauskristallisieren einer positiven und realistischen Einschätzung von dem, was durch den Infarkt eingetreten ist (Ziegeler 1981; Gerhardt u. Friedrichs 1982; Angermeyer u. Freyberger 1983). Der Patient braucht seine Ängste und Sorgen nicht zu verdrängen oder sich von ihnen überwältigt werden zu lassen, sondern kann im Refugium der Familie allmählich mit ihnen fertig werden. Die kognitive Verarbeitung des Infarktgeschehens wird weiter begünstigt, wenn der soziale Rückhalt in der Familie zu einer Verstärkung des Gefühls, sicher und geborgen zu sein, führt. Antonovsky (1979) hat den Ausdruck „sense of coherence" eingeführt, um diese *soziale und existentielle Verortung des Menschen in einer sicheren, festgefügten, verständlichen Welt* zu beschreiben. Unsere Ergebnisse zeigen, daß die kognitive Einschätzung des Infarktgeschehens, die durch unsere Krankheitsbelastungsskala quantifiziert wird, durch den unterschiedlichen sozialen Rückhalt des Patienten in der Familie beeinflußt wird. Hohe Werte auf der Skala oder eine negative, pessimistische Bewertung der Situation nach dem Infarkt gehen mit geringen oder negativen sozialen Ressourcen in der Ehe einher. Eine idealtypische Konfidantbeziehung dagegen scheint mit niedrigen Skalenwerten oder einer optimistischen Einstellung zum Herzinfarkt zusammenzuhängen. Dies bedeutet, daß die gleiche somatische Schädigung und Behinderung unterschiedlich wahrgenommen wird, und zwar in Abhängigkeit vom Grad des sozialen Rückhalts in der Familie.

Rückhalt und Einbindung des Menschen in seiner sozialen Umwelt hängen mit dem Wissen um die Beständigkeit und Verläßlichkeit wichtiger zwischenmenschlicher Beziehungen zusammen. Dies gilt v. a. für die soziale Institution der Ehe, die wie die Mutter-Kind-Beziehung, eine sichere Lebensbasis bildet und Bedürfnisse nach Fürsorge, Sicherheit und emotionaler Zuwendung befriedigen soll. Folgende Items wurden verwendet, um den *sozialen Rückhalt des Patienten in einer verläßlichen, fürsorglichen Ehegemeinschaft* zu messen:

- Meine Partnerin gab mir stets das Gefühl, daß ich mich auf sie verlassen kann.
- Sie war jederzeit für mich und meine Sorgen da.
- Sie nimmt an meiner Genesung regen Anteil.
- Sie kennt meine Probleme und hilft mir, sie zu bewältigen.

Patienten, die mit der sozialen Unterstützung ihrer Ehefrau zu t_2 unzufrieden waren, unterschieden sich von denjenigen, die die Zuwendung ihrer Partnerinnen als adäquat einschätzten. Sie wiesen höhere Skalenwerte auf der Krankheitsbelastungsskala zu t_2 auf, was bedeutet, daß für sie der Infarkt bedrohlicher und belastender war als für die 2. Patientengruppe ($\gamma = 0,24$; $p < 0,01$). Wie zu erwarten war, galt dies insbesondere, wenn der Patient an der Verläßlichkeit seiner Ehepartnerin zweifelte. Jeder 4. Patient schätzte seine Partnerschaft zu t_2 und t_3 so ein, und die gleichen Patienten hatten relativ hohe Skalenwerte zu t_3 ($\gamma = 0,30$ bzw. 0,32; $p < 0,001$). Die kognitive Bewertung der Gesundheitssituation nach dem Infarkt hängt also mit der Einschätzung des Rückhalts in einer verbindlichen Ehepartnerschaft zusammen. Es ist anzunehmen, daß die Fürsorge und gegenseitige Verpflichtung einer sozialen Bindung mit der emotionalen Qualität der Bindung zusammenhängen. Patienten werden ihre Partnerin und Beziehung als verläßlich ansehen, wenn das Zusammenleben durch eine hohe Zutraulichkeit und durch geringen Konflikt gekennzeichnet ist. Der Grad der Ehezufriedenheit ist somit ein Indikator der gegenseitigen Verpflichtung und Verbindlichkeit der Ehe. Das Gefühl, der Ehefrau „sehr viel zu bedeuten", ging mit niedrigen Werten auf der Skala einher ($\gamma = -0,28$; $p < 0,001$). Patienten, die sich selten mit der Partnerin „sehr nah und vertraut" fühlten, hatten umgekehrt hohe Skalenwerte ($\gamma = 0,35$ bzw. 0.37; $p < 0,001$). Negative Bewertungen der emotionalen Qualität der Ehe sowie Konflikt deuten auf einen mangelhaften Rückhalt des Patienten in seiner Familie hin, was nach der Theorie von Lazarus die Bewertungsprozesse des Kranken nachteilig beeinflußt.

Dieser negative Einfluß scheint am größten in den Ehen zu sein, die schon vor dem Infarkt problematisch waren und sich durch die psychische Belastung der Krankheitsfolgen weiter verschlechterten. Jeder 5. Patient berichtete von erheblichen Eheproblemen vor dem Infarkt. Ein Teil der Patienten schien mit seiner Partnerin oder mit sich als Ehemann unzufrieden zu sein. Viele Ehen schienen durch den Infarkt und den psychischen Zustand des Patienten übermäßig belastet zu sein (Young 1983). Ob der Patient mit seiner Ehe zufrieden war oder nicht schien mit seiner kognitiven Bewältigung des Infarkts zusammenzuhängen ($\gamma = 0,27$; $p < 0,01$). Patienten, die meinten, „selbst nicht der Partner zu sein, der sie gerne sein möchten", wiesen hohe Werte auf der Krankheitsbelastungsskala zu t_3 auf ($\gamma = 0,35$; $p < 0,001$). Ein ebenfalls starker Zusammenhang stellte sich heraus, wenn der Patient zu t_3 von negativen Veränderungen in seinem Ehe- und Familienleben berichtete ($\gamma = 0,59$; $p < 0,001$). Zirka die Hälfte der Patienten hatten wenig solche Veränderungen, und diese Personengruppe schätzte ihre Gesundheitssituation zu t_3 relativ wenig bedrohlich und belastend ein. Die eher negativen Kognitionen der anderen Patientengruppe, spiegeln vermutlich die kumulative Auswirkung von in-

farktbedingten Problemen und Eheschwierigkeiten während des Rehabilitationsverlaufs wider (vgl. hierzu 4.5.2)

5.2.4 Rückhaltgebende und belastende Ehekontexte

Aufgrund dieser Analysen ist es möglich, unterschiedliche soziale Kontexte der
Krankheitsbewältigung zu definieren. Das Fertigwerden mit den physischen und
psychosozialen Folgen des Infarkts scheint begünstigt, wenn der Patient ausreichende problembezogene Hilfeleistungen von seiner Ehefrau erhält. Diese sozialen
Unterstützungen sollen positiv auf seine kognitive und emotionale Verarbeitung der
Krankheit auswirken und einem effektiven Selbstbildmanagement förderlich sein.
Das Wissen um einen starken sozialen Rückhalt in der Familie betrachten wir als
entscheidenden Einflußfaktor in diesen adaptiven Prozessen nach Herzinfarkt. Es
ist anzunehmen, daß die Bereitstellung sozialer Unterstützung und das Gefühl des
sozialen Rückhalts mit der emotionalen Qualität der Partnerschaftsbeziehung zusammenhängen. Auf diese Fragestellung wird unter 5.4 näher eingegangen. Je mehr
die Ehe dem Idealtypus von Maxwell und anderen Forschern (z. B. Brown) entspricht, um so größer dürfte das Potential an sozialen Ressourcen sein. Deshalb definierten wir eine Ehebeziehung als eng und vertraut wenn beide Ehepartner angaben, sich sehr häufig nah und vertraut zu sein. Diese Gruppe I dürfte am ehesten
der Konfidantbeziehung von Brown entsprechen und über das größte Potential an
„Liebesressourcen" während des Jahres nach dem Infarktereignis verfügen. Gruppe II war die „normale" Ehe oder Residualkategorie. Diese Ehepartner bezeichneten ihre Ehe als weniger vertraut als Gruppe I, aber waren trotzdem mit ihrer Partnerschaftsbeziehung nicht unzufrieden; Gruppe III wurde als aus der Sicht des
Patienten oder seiner Partnerin problematische Ehe definiert. Kriterium für die
Einbeziehung eines Patienten in Gruppe III war die Aussage eines oder beider Ehepartner, daß sie mit dem anderen Ehepartner unzufrieden seien: „Wie häufig haben
sie das Gefühl, den falschen Partner gewählt zu haben?" Aufgrund unserer Analysen ist anzunehmen, daß diese Patientengruppe III geringen sozialen Rückhalt und
inadäquate soziale Unterstützung erhalten hat. Gleichzeitig sind sie übermäßigem
sozialem Streß chronischer Art ausgesetzt. Übermäßigen Ehestreß betrachten wir
als ein Korrelat negativer sozialer Ressourcen (Zautra 1983). Die Auswirkungen
dieser vielfältigen sozialen Einflüsse normaler und problembezogener zwischenmenschlicher Prozesse wollen wir jetzt untersuchen.

5.3 Zeitprofile des psychosozialen Rehabilitationsverlaufs
in drei Ehekontexten

Im vorhergehenden Kapitel haben wir gezeigt, daß physische Krankheit und das
Gefühl, „chronisch behindert zu sein", weitreichende Auswirkungen auf das psychische Befinden sowie auf globale Lebensqualität haben kann. Am Ende des Kapitels wurden multivariate Analysen diskutiert, die einen moderierenden Einfluß
psychosozialer Einflußfaktoren andeuten. In diesem Kapitel wurde der Begriff *soziale Unterstützung* bzw. *sozialer Rückhalt* eingeführt, um einen günstigen bzw. un-

günstigen sozialen Kontext des Krankheitsverlaufs zu definieren. Unser Ziel ist der Nachweis eines möglichen Kausalzusammenhangs zwischen unterschiedlichen Ehesituationen und Krankheitsbewältigung. Im vorigen Kapitel wurden kognitive und emotionale Aspekte der Krankheitsbewältigung sowie die Fragebogeninstrumente, mit denen wir in unserer Studie diese Aspekte quantitativ erfaßten, ausführlich diskutiert. Unter 5.1 und 5.2 wurde in bivariaten Analysen weiter gezeigt, daß die soziale Unterstützung durch die Ehepartnerin und psychische Belastungen im Ehealltag einen deutlichen Zusammenhang mit unterschiedlichen Skalenwerten auf diesen Erhebungsinstrumenten aufweisen. Wir unterstellten hierbei, daß die „causal ordering" wie folgt zu betrachten sei:

soziale Ressourcen $\rightarrow$ psychosozialer
und Belastungen   Krankheitsverlauf

Unter 5.5 wollen wir anhand von Longitudinaldaten zu zeigen versuchen, daß soziale Einflüsse tatsächlich kognitive und emotionale Prozesse steuern. Unsere Absicht ist zu zeigen, daß der soziale Rückhalt des Patienten in der Familie einerseits und Ehestreß andererseits mit unterschiedlichen Outcomes 1 Jahr nach dem Infarkt zusammenhängen. Besonders wichtige Erfolgkriterien bilden 3 Gruppen von Prozeß- bzw. Outcomeindizes:

1) globale Lebensqualität (positiver und negativer Affekt nach Bradburn),
2) Selbstvertrauen („sense of mastery" nach Pearlin),
3) das Selbstwertgefühl (positive und negative Selbstbewertungen nach Rosenberg).

Da die Darstellung der multivariaten Analysen unter 5.5 einem breiten klinischen Leserkreis nicht leicht verständlich sein wird, soll in diesem Abschnitt eine eher intuitive Darstellungsform gewählt werden (die psychosozialen Profile von Patientengruppen mit günstigem, normalem und ungünstigem Ehekontext). Die Definition dieser 3 Kontexte der Rehabilitation beruht jedoch auf den Analysen in Abschn. 5.5. Der statistisch versierte Leser ist auf 2 englischsprachige Publikationen verwiesen (Waltz, im Druck), in denen die methodischen und theoretischen Probleme eines wissenschaftlichen Nachweises von möglichen Kausalzusammenhängen ausführlich erörtert wurden. Diese Analysen scheinen die These zu bestätigen, daß bestimmte soziale Faktoren den Rehabilitationsverlauf nach einer schweren Erkrankung signifikant beeinflussen. Die Befunde der Oldenburger Studie betrachten wir als Teil der wachsenden empirischen Literatur von Studienbefunden, die eine Korrelation von sozialen Faktoren mit Indikatoren des psychosozialen und klinischen Krankheitsverlaufs aufweisen (vgl. 4.2.2). Keine einzige Studie bildet einen wissenschaftlichen Nachweis der Grundthese, alle zusammen sind jedoch ein nicht länger übersehbarer Hinweis auf wichtige Kausaleinflüsse der sozialen Umwelt des Menschen. So sollen die Profile verstanden werden, die jetzt dargestellt werden.

5.3.1 Globale Indizes von Lebensqualität: Bilanz zwischen positivem und negativem Affekt

Die statistischen Analysen unter 5.5 und bei Waltz (im Druck) erlauben die Schlußfolgerung, daß Bradburns globale Indizes von Lebensqualität durch 2 Merkmale der Partnerschaftbeziehung wesentlich beeinflußt werden:

1) durch den Grad der emotionalen Enge der Beziehung zwischen dem Patienten und seiner Ehepartnerin [in der Terminologie von Heady et al. (1984) „the level of intimacy-attachment"];

2) durch das Ausmaß interpersoneller Spannungen und Reibereien im Ehealltag bzw. Unzufriedenheit mit dem Ehepartner. Basierend auf diesen Ergebnissen unserer Analysen sind 3 Ehekategorien oder Kontexte der Rehabilitation definiert worden:

- *Gruppe I:* Beide Ehepartner berichten von einer emotionalen Enge und Vertrautheit in ihrer Beziehung;

- *Gruppe II:* „normale" Ehe oder Residualkategorie;

- *Gruppe III:* einer der beiden Ehepartner berichtet, daß er oder sie mit der Ehe unzufrieden sei.

Alle verheirateten Patienten wurden einer dieser 3 Gruppen zugewiesen.

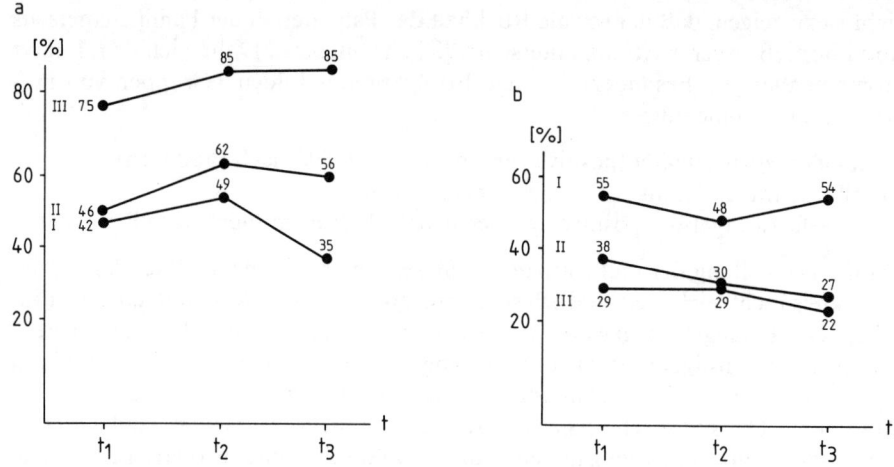

Abb. 4a, b. Lebensqualität im 1. Jahr nach dem Infarkt: Anteil der Personen je Ehekategorie mit hohen Skalenwerten auf den beiden Dimensionen der Bradburn-Skala; **a** negative Dimension, **b** positive Dimension.
Anteil der Individuen je Ehegruppe mit hohen Skalenwerten auf den beiden Dimensionen der Bradburn-Skala. Hohe Skalenwerte wurden durch einen arbiträren Schnittpunkt zu t_1 definiert. Der Cut-off-Punkt war die beiden obersten Quintilen der Scoreverteilung zu t_1. *Gruppe I* enge, vertraute Ehebeziehung, *Gruppe II* „normale" Ehe oder Residualkategorie, *Gruppe III* „problematische" Ehe, d. h. einer oder beide der Ehepartner sind mit ihrer Ehe unzufrieden

Negative Dimension der Bradburn-Skala (negativer Affekt): Die Zeitprofile (Abb. 4) zeigen, daß Ehegruppen I und III sich deutlich voneinander unterscheiden. Dies gilt im Krankenhaus für die Daten, die zu t_1 erhoben worden sind, aber auch während des 1. Jahres nach dem Herzinfarkt. Ein relativer großer Anteil der Patienten in Gruppe III weist hohe Werte auf der Bradburn-Skala auf; Patienten mit hohen Skalenwerten dürften eher dysphorisch gestimmt sein und ceteris paribus eine eher geringe Lebensqualität aufweisen. Der Anteil der Patienten in Gruppe III mit einer negativen Stimmungslage bleibt relativ konstant innerhalb des Jahres, während in Gruppe I dieser Anteil nach t_2 eine abnehmende Tendenz aufweist. Gruppe II, die

Residualkategorie, ähnelt Gruppe I. Wenn man nur die negative Dimension der Bradburn-Skala betrachtet, scheint Lebensqualität größer zu sein in den Gruppen mit einer engen und normalen Ehe als in der Gruppe, in der die Ehepartner mit ihrer Beziehung unzufrieden sind. Der große Abstand zwischen den Patienten aus Gruppe I/II einerseits und Gruppe III andererseits zu t_1 deutet darauf hin, daß eine problematische Ehe (vgl. Worden 1983) einigen prognostischen Wert hinsichtlich des Rehabilitationsverlaufs während des 1. Jahres nach Infarkt hat. Eine Reihe von Krebsstudien kommen zum gleichen Schluß (Baltrusch u. Waltz, im Druck).

Positive Dimension der Bradburn-Skala (positiver Affekt): Eine positive Grundstimmung scheint am ausgeprägtesten in Gruppe I zu sein. Während des Jahres ist eine gewisse Scherenbewegung zu verzeichnen. Der Anteil der Patienten mit hohen Werten auf der Skala bleibt relativ konstant bei ca. 55 % in Gruppe I und nimmt in den beiden anderen Gruppen bis t_3 ab (27 % bzw. 22 %).

Die Affektbilanz zwischen beiden Dimensionen der Bradburn-Skala ergibt, daß globale Lebensqualität deutlich am höchsten ist in der Patientengruppe mit einer nach Maxwell (1984) eher idealtypischen Ehepartnerschaft und am geringsten in der Problemehe. Die von uns genannte „Normalehe" liegt irgendwo dazwischen. Im Profil 1 ähnelt sie Gruppe I, im Profil 2 Gruppe III. Abbildung 3 in Kap. 4 war eine bildliche Darstellung von Bradburns Modell der Affektbilanz. Dieses Modell ist zunächst kontraintuitiv, insbesondere die Vorstellung, daß Lebensqualität eine Art Bilanzierung negativer und positiver Emotionen sei. Die γ-Koeffizienten in Tabelle 2 geben den statistischen Zusammenhang zwischen den beiden Bradburn-Skalen und spezifischen Gefühlszuständen des Patienten an.

Patienten, die sich zu t_3 als froh, glücklich und erfüllt bezeichneten, wiesen hohe Werte auf der Dimension positiver Affekt auf ($\gamma = 0{,}70, 0{,}73$ bzw. $0{,}76$; $p < 0{,}001$). Wir unterstellen, daß eine idealtypische Ehe, wie sie Maxwell beschrieben hat, bestimmte Formen alltäglicher sozialer Interaktion beinhaltet, die den Menschen froh, glücklich und erfüllt machen. Je weiter die tatsächliche Ehesituation sich von diesem Idealtypus entfernt, desto seltener wird diese erfreuliche Interaktion stattfinden und desto seltener wird das Individuum diese positiven Emotionen erfahren. Deshalb sollen die Skalenwerte auf der positiven Dimension der Skala mit der emotionalen Qualität der Ehe hoch korreliert sein. Die Zeitprofile in Abb. 4 lassen sich

Tabelle 2. Emotionen der Patienten zu t_3 und ihre Skalenwerte auf den „Positive-affect"- und „Negative-affect"-Skalen zu t_3

Gefühlszustand	„positive affect"	„negative affect"
Froh	0,70	− 0,64
Einsam	− 0,48	0,85
Nutzlos	− 0,54	0,78
Gelangweilt	− 0,39	0,76
Glücklich	0,73	− 0,57
Erfüllt	0,76	− 0,56
Zufrieden	0,64	− 0,64
Beunruhigt	− 0,47	0,84

Für alle γ-Koeffizienten $p \leq 0{,}001$.

auf diese Weise deuten. Patienten, die sich andererseits zu t_3 als beunruhigt, gelangweilt, nutzlos und einsam bezeichnen, weisen hohe Werte auf der negativen Dimension der Skala auf ($\gamma = 0{,}84$, $0{,}76$, $0{,}78$ bzw. 0.85; $p < 0{,}001$). Häufige negative Gefühlszustände gehen mit hohem negativem Affekt einher. Einsamkeit und Langeweile kommen möglicherweise häufiger vor, wenn die Befriedigung sozioemotionaler Bedürfnisse in der Ehe gering ist und würde somit mit der Qualität der Partnerschaftsbeziehung und der Art der Interaktion im Alltag zusammenhängen. Fehlender sozialer Rückhalt in der Ehe und mangelnde Copingressourcen dürften ebenfalls mit hohem negativen Affekt verknüpft sein. Umgekehrt erwarten wir gemäß der Pufferthese, daß adäquate soziale Unterstützung langfristig zu einer Reduzierung negativer Emotionen führt. Ein günstiger sozialer Kontext, wie in Gruppe I und etwas weniger in Gruppe II zu erwarten ist, dürfte der Grund dafür sein, daß negative Emotionen wie Angst und Depression abnehmen. Deshalb sollte die Qualität der Ehebeziehung mit negativem Affekt umgekehrt korreliert sein. In einer unterstützenden und wenig belastenden Ehesituation sollten negative Emotionen, die vom Infarkt ausgelöst sind, im Zeitverlauf gering sein. Deshalb haben Patienten, die zu t_3 zufrieden sind, hohen positiven Affekt und niedrigen negativen Affekt. Beide Koeffizienten sind gleich groß mit umgekehrten Vorzeichen ($\gamma = 0{,}64$ bzw. $- 0{,}64$). Die Übereinstimmung beider Korrelationskoeffizienten ist vom Zweifaktorenmodell her zu erwarten, weil Lebenszufriedenheit bzw. -qualität als Bilanz zwischen beiden Affektbereichen konzeptualisiert wird (vgl. Abb. 3 in Kap. 4). Je zufriedener das Individuum mit seiner Ehe- und Familiensituation ist, desto zufriedener dürfte er mit seiner Lebenssituation insgesamt sein. Gleichzeitig wird er mit solchen psychosozialen Ressourcen besser ausgestattet sein, die ihm erlauben mit den adaptiven Aufgaben, die seine Krankheit ihm aufgebürdet hat, besser fertig zu werden.

5.3.2 Selbstvertrauen und Selbstwertgefühl im Zeitverlauf

Ein positives Selbstkonzept betrachten viele Rehabilitationsforscher als wichtiges Erfolgskriterium der psychosozialen Wiedergenesung. Die Anpassung der bisherigen Selbsttheorie des Individuums an die veränderten körperlichen und sozialen Bedingungen nach dem Infarkt sowie die gleichzeitige Aufrechterhaltung eines positiven Selbstbildes sind 2 wesentliche Aspekte des Selbstbildmanagements jedes Patienten. Weil das Selbstbildmanagement eine so zentrale adaptive Aufgabe des einzelnen im Rehabilitationsverlauf ist, haben wir 2 verschiedene Instrumente verwendet, um Selbstbewertungsprozesse quantitativ zu erfassen:

1) eine Skala, die Selbstvertrauen oder Kontrollüberzeugung operationalisiert,
2) die beiden Dimensionen der Rosenberg-Skala, die Selbstwertgefühl mißt.

Selbstvertrauen: Die Zeitprofile (Abb. 5) zeigen, daß die 3 Gruppen sich deutlich voneinander unterscheiden. Ein Jahr nach dem Infarkt weist ein beachtlicher Anteil der Patienten in Gruppe I (70%) ein hohes Selbstvertrauen auf, während in Gruppe III der Anteil (22%) deutlich geringer ist. Gruppe II nimmt hierbei eine mittlere Stellung ein. Diese Divergenzen zeichneten sich schon im Akutkrankenhaus (t_1) und nach der Entlassung aus der Rehabilitationsklinik (t_2) ab und schienen bei t_3 noch größer zu werden. Patienten mit einer problematischen Ehe schienen mit die-

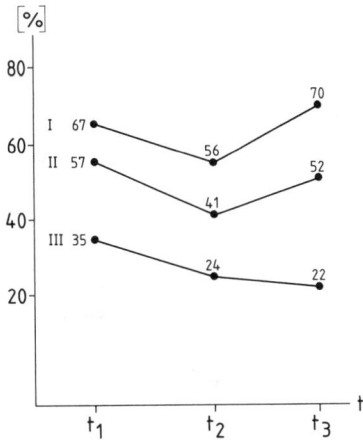

Abb. 5. Selbstvertrauen (Kontrollüberzeugung) im 1. Jahr: Anteil der Personen je Ehekategorie mit hohen Scores auf der Selbstvertrauensskala. Anteil der Individuen je Gruppe mit hohen Scores auf der Selbstvertrauensskala. Den Cut-off-Punkt bildeten die 3 obersten Quintile der Scoreverteilung zu t_1.
Gruppe I enge, vertraute Ehebeziehung,
Gruppe II „normale" Ehe oder Residualkategorie,
Gruppe III „problematische" Ehe, d. h. einer oder beide der Ehepartner sind mit ihrer Ehe unzufrieden

sem Aspekt der Krankheitsbewältigung am wenigsten erfolgreich zu sein. Wenn, wie wir unterstellen, *Normalisierung nach Herzinfarkt* mit einer Zunahme des Selbstvetrauens eng verknüpft sein muß, hat die Familiensituation einen bedeutenden Einfluß auf diesen Teil der psychosozialen Wiedergenesung. Wenn andererseits Banduras These der neurophysiologischen Auswirkungen des Selbstvertrauens für Infarktpatienten gilt (vgl. 4.2.2) hat die Familiensituation auch prognostischen Wert hinsichtlich des klinischen Verlaufs.

Selbstwertgefühl: Wie die Skala von Bradburn hat auch die von Rosenberg 2 Dimensionen, eine positive und eine negative. Ein Individuum schätzt sich selbst als wertvoll ein, wenn es hohe Werte auf der positiven und niedrige auf der negativen Dimension der Skala hat. Minderwertigkeitsgefühle bzw. eine geringe Selbstakzeptanz werden durch genau die umgekehrten Skalenwerte auf den positiven und negativen Dimensionen gekennzeichnet. Die Zeitprofile in Abb. 6 zeigen, daß ein großer Anteil der Patienten in Gruppe III sich selbst negativ bewerten. Etwa ⅔ haben hohe Werte auf der negativen Dimension, während nur ca. 15% hohe Werte auf der positiven Dimension der Rosenberg-Skala aufweisen. Ein relativ großer Prozentsatz dieser Ehekategorie schätzt sich selbst als weniger wertvoll ein. Gruppe II, aber v.a. Gruppe I enthalten einen wesentlich geringeren Anteil von Patienten, die starke Minderwertigkeitsgefühle haben. Die Profile der negativen Dimension sind besonders interessant, weil sie vermutlich die langfristigen Auswirkungen des sog. Egoinfarkts im Rehabilitationsverlauf widerspiegeln. Zu t_1 haben nur ca. 36%, 22% bzw. 13% hohe Skalenwerte. Bei t_3 haben sich diese Prozentsätze verdoppelt und betragen 68%, 43% bzw. 28%. Die Patientengruppe mit einer emotional engen Partnerschaftsbeziehung scheint diesen Aspekt des Selbstbildmanagements am erfolg-

a   b

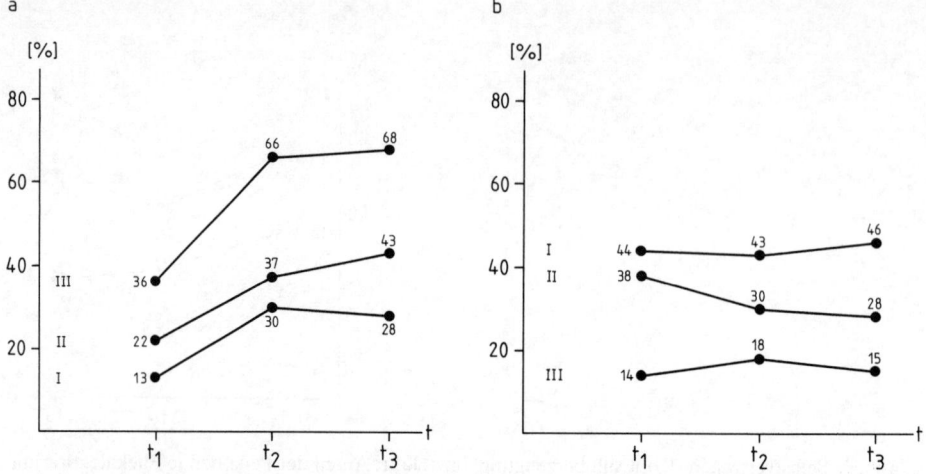

Abb. 6a, b. Selbstwertgefühl im 1.Jahr nach dem Infarkt: Anteil der Personen je Ehekategorie mit hohen Scores auf beiden Dimensionen der Rosenberg-Skalen. **a** negative Dimension, **b** positive Dimension der Selbsteinschätzung.
Gruppe I enge, vertraute Ehebeziehung, *Gruppe II* „normale Ehe", *Gruppe III* „problematische" Ehe

reichsten gemeistert zu haben. Wir vermuten, daß die negative Dimension der Skala die physischen bzw. psychosozialen Folgen der Erkrankung im Selbstbild abbildet und deshalb als Kriterium unterschiedlicher Krankheitsbewältigung anzusehen ist. Die positive Dimension dürfte eher langfristige Dispositionen, die nur langsam verändert werden, wiedergeben (Horowitz 1983).

5.4 Merkmale des Ehekontextes und soziale Unterstützung – Ein familiensoziologischer Exkurs

Der vorhergehende Abschnitt hat gezeigt, daß die 3 von uns definierten Ehekontexte mit unterschiedlichen Rehabilitationsverläufen einhergehen. Diese Kategorienzuweisung beruht auf der Annahme, daß positive und negative Aspekte der Partnerschaftsbeziehung nicht unabhängig voneinander sind. Soziale Unterstützung hängt eng zusammen mit interpersonellen Prozessen langfristiger Natur, die sich mit dem Ausdruck *emotionale Qualität der Ehebeziehung* beschreiben lassen. Die Qualität einer Ehe betrachten wir hinsichtlich der Befriedigung von Bedürfnissen nach Zuwendung, Selbstoffenbarung und sozialer Verortung (Angermeyer u. Freyberger 1983; Gerhardt u. Freidrichs 1982). Wir haben gesehen, daß Patienten mit einer emotional engen Partnerschaftsbindung besser mit ihrem Infarkt fertig zu werden scheinen. Die Kausalmechanismen sind unklar, aber Patienten mit einer befriedigenden Ehebindung dürften andere spezifische Muster positiver sozialer Interaktion im Familienalltag aufweisen als Patienten der Gruppe II und v. a. der Gruppe III.

Bei t_3 hat jeder 3. Patient seine Ehe als „überdurchschnittlich gut" bezeichnet. Diese positive Einschätzung 1 Jahr nach dem Infarkt hängt vermutlich mit der glo-

Tabelle 3. Zusammenhang zwischen globalen Einschätzungen der Ehe aus der Sicht des Patienten und einzelnen Indikatoren ehelicher Interaktion

	Ehe überdurch-schnittlich t_3	Falsche Partnerin t_3	Ehekon-flikt t_2
1) Gemeinsame Interessen	0,60	−0,74	−0,52
2) Ehefrau „herzlich"	0,78	−0,75	−0,65
3) Sich miteinander häufig nah und vertraut gefühlt			
t_1	0,58	−0,69	−0,40
t_3	0,58		−0,53
4) Zusammen herzhaft gelacht	0,43	−0,58	−0,33
5) Häufige Meinungsverschiedenheiten	−0,61		−
6) Kann sich auf die Ehefrau verlassen			
t_2	0,70		−0,54
t_3	0,77		−0,63
7) Deutliche Liebesbezeigung t_1	0,72	−0,58	−0,38
t_3	0,75	−0,70	−0,54
8) Der Ehefrau sehr viel bedeuten			
t_1	0,73	−0,69	−0,42
t_3	0,75	−0,72	−0,62
9) Confidingbeziehung	0,73	−0,62	−0,61
10) Anteilnahme (t_3)	0,75	−0,54	−0,57
11) Adäquatheit sozialer Unterstützung (t_2)	0,74	−0,80	−0,65
12) Ehe überdurchschnittlich gut	−	−0,85	−0,59

Für alle γ-Koeffizienten gilt p ≤ 0,001.

balen Einstellung des Individuums zu seiner Partnerin vor der Erkrankung sowie mit Erfahrungen der gemeinschaftlichen Bewältigung des Jahres seit dem Herzanfall zusammen. Wie die γ-Koeffizienten in Tabelle 3 zeigen, korreliert diese Bewertung der Qualität der Ehebeziehung mit anderen Aspekten des ehelichen Zusammenlebens. Beinahe alle Patienten, die ihre Ehe als überdurchschnittlich gut bezeichnen, berichten gleichzeitig von einer gefühlsmäßig engen Beziehung zu ihrer Partnerin. Gerade die Items, die die emotionale Qualität der Ehe messen sollen, korrelieren außerordentlich stark mit diesem Bewertungsitem. Dies gilt v.a. (γ = 0,78) für die Aussage: „Meine Partnerin ist mir gegenüber sehr herzlich." Das Wissen, von der Ehefrau geliebt und geschätzt zu werden, scheint ein wichtiger Grund dafür, die Ehe positiv zu bewerten. Ein zweiter Grund sind erfreuliche und befriedigende Erfahrungen im gemeinsam verbrachten Alltag. Man ist gesellig zusammen, man lacht zusammen, man hat gemeinsame Interessen und Freunde, man fühlt sich häufig nah und vertraut. Ein dritter Grund liegt in bestimmten Merkmalen der Frau und in der Vielfältigkeit der sozialen Interaktion im Alltag. Es gibt verhältnismäßig wenig Konflikt und Meinungsverschiedenheiten in guten Ehen. Weniger als 10% der Patienten, die ihre Ehe als überdurchschnittlich gut bezeichnen, haben häufige Reibereien mit ihrer Frau oder empfinden sie als egoistisch, nörgelnd oder xanthippenhaft. Die weitaus meisten dieser Patienten waren ebenfalls mit der moralischen Unterstützung und Zuwendung zufrieden, die sie von ihren Partnerinnen im Krankenhaus und nach ihrer Entlassung erhielten.

Umgekehrt, gab es zu t_3 Patienten, die das Gefühl hatten, die „falsche Partnerin gewählt zu haben". Diese Patientengruppe beurteilte die emotionale Qualität der Ehe anhand der oben genannten Items eher negativ und ihre Partnerin als weniger herzlich ($\gamma = -0,75$). Sie fühlten sich eher selten nah und vertraut mit der Partnerin und hatten häufig weder gemeinsame Interessen noch einen erfreulichen Alltag zusammen. Sie berichteten von interpersonellen Problemen und Reibereien, sowie davon, daß ihre Frauen herrschsüchtig und zänkisch seien:

- „versucht anderen ihren Willen aufzuzwingen",
- „redet zuviel in meine Angelegenheiten hinein",
- „spielt sich zu sehr in den Vordergrund" usw.

Während ihrer Krankheit dürften diese Patienten sich allein mit dem Herzinfarkt gefühlt haben, weil sie die von der Partnerin erhaltene soziale Unterstützung als nicht adäquat einschätzten ($\gamma = -0,80$).

Dieses Kapitel betrachtet unterschiedliche Rehabilitationsverläufe in Abhängigkeit von der sozialen Unterstützng seitens der Ehefrau und vom Grad des Rückhalts des Patienten in der Familie. Die sozialen Ressourcen des Individuums scheinen große Differenzen aufzuweisen je nach der emotionalen Qualität der Partnerschaftsbeziehung, die anhand verschiedener empirischer Indikatoren quantifiziert worden ist. Interpersonelle Probleme, die es in vielen Ehen gibt, scheinen die Bereitstellung ausreichender Zuwendung und sozialer Anerkennung nach dem Infarkt nachhaltig zu beeinflussen. Chronische Reibereien und Meinungsverschiedenheiten im Jahr nach dem Infarkt scheinen in vielen Ehen die Regel zu sein, wie der hohe γ-Koeffizient zwischen t_2- und t_3-Berichten der Patienten zeigt (0,78). Gleichzeitig weisen Ehekonflikt und die Adäquatheit der sozialen Unterstützung (vgl. hierzu Henderson et al. 1984) eine relativ starke inverse Beziehung auf ($\gamma = -0,65$; $p < 0,001$). Es ist anzunehmen, daß chronische Eheprobleme die Familiendynamik so nachteilig beeinflussen, daß das normale Geben und Nehmen von sozialer Unterstützung in der Ehedyade gestört wird. Patienten, die mit der Zuwendung ihrer Ehefrauen unzufrieden sind, durften über keine Konfidantbeziehung im Sinnne von Brown verfügen, was sich negativ auf ihr Copingverhalten auswirken wird. Etwa ¼ der Patienten waren voll und ganz zufrieden mit der Zuwendung ihrer Partnerin zu t_2, während jedes 4. angab, etwas unzufrieden zu sein. Dieses Adäquatheitsitem korrelierte besonders stark mit den folgenden Items:

- Meine Partnerin zeigt, daß sie mich liebt und schätzt wie früher (0,77)
- Sie unterstützt und ermuntert mich mit ihrer Zuversicht (0,73)
- Sie ist mir gegenüber sehr herzlich (0,73)
- Sie erkennt meine Leistungen an (0,72)
- Sie ist jederzeit für mich und meine Sorgen da (0,72)
- Sie kennt meine Probleme und hilft mir, sie zu bewältigen (0,71)
- Sie ist jemand, mit dem ich mich auch in sexueller Hinsicht gut verstehe (0,54)

Den sozialen Rückhalt des einzelnen, der in diesen Items zum Ausdruck kommt, betrachten wir als das Wesentliche an der Konfidantbeziehung. Diese sozialen Ressourcen puffern die psychischen Auswirkungen des Infarkts, weil sie nach Brown die Anfälligkeit für seelische Störungen als Reaktion auf eine Lebenskrise reduzieren. Wie bei Brown und Pearlin betrachten wir das Selbstbildmanagement als den Mechanismus über den diese sozialen Ressourcen als Antistressoren wirksam sind.

Erheblicher Ehestreß (d.h. negative soziale Ressourcen) dagegen erschweren die Aufrechterhaltung eines positiven Selbstbildes und somit die Krankheitsbewältigung.

5.4.1 Die Ehe aus der Sicht beider Ehepartner

Bisher haben wir unsere Analysen auf die Aussagen des Ehemannes im Krankenhaus (t_1) und nach seiner Entlassung nach Hause (t_2, t_3) gegründet. Die Aussagen des Ehemannes gewinnen an Objektivität und Zuverlässigkeit, wenn wir sie durch die Aussagen der Partnerin ergänzen. Deshalb sind die folgenden Skalen gebildet worden, die die Berichte beider Ehepartner enthalten:

- Ehezufriedenheit/Unzufriedenheit (10 Items),
- Grad der Vertrautheit und gefühlsmäßige Enge der Ehebeziehung (6 Items),
- Ehekonflikt (3 Items).

Tabellen 4 und 5 geben statistische Analysen an, die diese zusammengesetzten Skalen verwendet haben.

Relativ stabile Muster positiver sozialer Interaktion mit der Partnerin in der Vergangenheit und positive Erwartungen hinsichtlich der Zukunft führen zu globalen Einstellungen, die z. T. von Cobb beschrieben worden sind. Sie dürften ebenfalls mit einer hohen Ehezufriedenheit zusammenhängen. Die Korrelationsmatrix in Tabelle 4 bestätigt diese Überlegungen. Wenn beide Ehepartner mit ihrer Beziehung zufrie-

Tabelle 4. Zusammenhang zwischen Ehekontextskalen und Adäquatheit sozialer Unterstützung (Korrelationsmatrix der Variablen 1–5; n = 521)

	1	2	3	4
1) Ehezufriedenheit bzw. -unzufriedenheit				
2) Grad der ehelichen Vertrautheit	−0,72			
3) Ehefrau ist „herzlich"	−0,56	0,74		
4) Häufige Meinungsverschiedenheiten	0,65	−0,56	−0,48	
5) Adäquatheit sozialer Unterstützung	−0,63	0,52	0,68	−0,42

Tabelle 5. Standardisierte multiple Regressionsanalyse zwischen der Skala Ehezufriedenheit bzw. -unzufriedenheit und Indikatoren des sozialen Kontextes

Indikatoren des sozialen Kontextes	β-Koeffizienten
1) Ehekonflikt	** 0,32
2) Grad der Vertrautheit in der Ehe	* − 0,10
3) Soziale Unterstützung seitens der Ehepartnerin	** − 0,42
4) Adäquatheit der Unterstützung	* − 0,10
5) „Perfekte Ehefrau"	** − 0,17
6) „Gute Hausfrau"	* − 0,09
7) „Herzlich"	** − 0,15
Adjustiertes multiples R^2	0,62

*p ≤ 0,05, **p ≤ 0,01

den sind, fühlen sie sich häufig nah und vertraut und weisen eher geringen Konflikt im Alltag auf. Harmonische soziale Interaktion und die Befriedigung emotionaler Bedürfnisse in der Vergangenheit sind vermutlich der Grund dafür, daß der einzelne eine positive Einstellung zur Ehe hat. Diese globale Einstellung beider Ehepartner andererseits beeinflußt seine Erwartungen und sein Wissen, geliebt und sozial verortet zu sein. Deshalb fühlen sich Patienten mit der sozialen Unterstützung ihrer Eefrau zufrieden, wenn beide in der Ehe zufrieden sind ($\rho = 0,63$) oder wenn sie ihre Partnerin als „mir gegenüber sehr herzlich" beschreiben ($\rho = 0,68$). Häufige Meinungsverschiedenheiten dagegen weisen eine inverse Beziehung zu den verschiedenen positiven Indikatoren auf. Wenn beide Ehepartner berichten, daß sie erheblichen Konflikt im Alltag haben, dann fühlen sie sich eher selten nah und vertraut ($\rho = -0,56$) und sind mit ihrer Ehe in der Regel unzufrieden. Eine problematische Ehe weist hohe interpersonelle Belastungen und Sorgen auf, gleichzeitig scheint die emotionale Zuwendung zwischen den Ehepartnern eher gering zu sein. Eine mangelhafte soziale Unterstützung des Patienten scheint häufiger der Fall zu sein, wenn die Ehepartner unzufrieden sind ($-0,63$) und wenn sie häufige Meinungsverschiedenheiten haben ($-0,42$).

Die multiple Regressionsanalyse (Tabelle 5) bestätigt die zentrale Bedeutung emotionaler und konfliktbezogener Aspekte der Zweierbeziehung hinsichtlich einer globalen Bewertung der Ehe. Interpersonelle Reibereien und emotionale Isolation gehen mit einer starken Unzufriedenheit mit der Partnerschaftsbeziehung einher. Vertrautheit, ausreichende soziale Unterstützung und positive Eigenschaften der Frau dagegen scheinen die Ursachen einer positiven Einschätzung der Ehe zu sein. Diese 7 Prädiktoren erklärten beinahe ⅔ der Varianz der Skalenwerte hinsichtlich Ehezufriedenheit bzw. Unzufriedenheit und dürften wichtige Aspekte der Ehedyade berücksichtigt haben.

5.5 Sozialer Kontext und Lebensqualität

In der Einleitung zu Kap. 4 wurden 2 Hypothesen hinsichtlich möglicher Kausalbeziehungen zwischen sozialem Kontext und Lebensqualität aufgestellt:

1) Der soziale Kontext hat direkte Auswirkungen auf Lebensqualität.
2) Der soziale Kontext beeinflußt verschiedene Prozesse der Krankheitsbewältigung und hat somit indirekte Auswirkungen auf Lebensqualität (Abb. 7).

Nach dem Ansatz von Bradburn können sozialökologische Einflüsse sich in beiden Affektbereichen niederschlagen. Bisherige Befunde zeigen, daß negative und positive Erfahrungen im Alltag sich hauptsächlich im gleichen Affektbereich niederschlagen („same-domain effects"). In unserer Analyse wurden deshalb 2 Thesen aufgestellt, die in einer multiplen Regressionsananlyse getestet werden sollen.

These 1: Positive Aspekte des sozialen Kontextes wie *eheliche Vertrautheit und Verheiratetsein* werden sich im *positiven Affektbereich* widerspiegeln (nach Zautra 1983 positive soziale Ressourcen).

These 2: Negative Einflüsse wie *Ehekonflikt, Unzufriedenheit mit der Partnerschaftsbeziehung und Nichtverheiratetsein* werden sich im *negativen Affektbereich* niederschlagen (nach Zautra 1983 negative soziale Ressourcen).

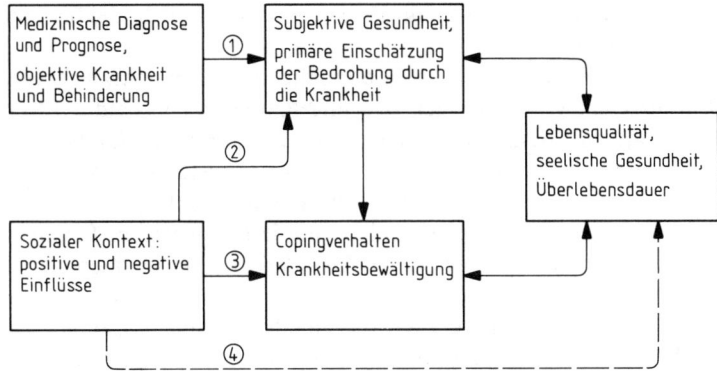

Abb. 7. Sozialer Kontext und Krankheitsbewältigung: postulierte Kausalbeziehungen zwischen sozialen, psychischen und somatischen Variablen im Zeitverlauf

Aus der Streßforschung wurde die *Pufferthese* übernommen, die postuliert, daß der soziale Kontext Krankheitsbewältigung und ähnliche Streßprozesse begünstigen bzw. erschweren kann. Krankheitsbewältigung wurde einmal als allgemeiner Bewältigungsprozeß betrachtet (These 3) sowie zum zweiten als der Bewältigungsprozeß behandelt, der durch das Selbstkonzept vermittelt wird (Thesen 4 und 5). Dieser Ansatz soll in der multiplen Regression getestet werden.

These 3: Soziale Unterstützung wird die allgemeine Krankheitsbewältigung begünstigen und führt deshalb zu einer *Reduzierung von Angst, Depressivität und Emotionen, die im negativen Affektbereich* aufgezeigt werden (positive soziale Ressourcen).

These 4: Soziale Unterstützung begünstigt die *Aufrechterhaltung eines positiven Selbstkonzepts.* Vermittelt durch empirische Indikatoren des Selbstkonzepts wirkt sich soziale Unterstützung auf beide Affektbereiche aus („cross-domain effects"; (positive soziale Ressourcen).

These 5: Soziale Stressoren führen zu einer *Erosion des positiven Selbstwertgefühls* und wirken sich somit indirekt auf beide Affektbereiche aus („cross-domain effects"; negative soziale Ressourcen).

5.5.1 Testung der Hypothesen

These 1: Die multiplen Regressionsanalysen, die in Tabelle 6 abgebildet sind, belegen eine Beziehung zwischen positiven sozialen Einflüssen zu t_2 und Patientenscores auf der Bradburn-Skala „positive affect" zu t_3. *Verheiratete Personen* haben signifikant höhere Skalenscores im positiven Bereich als unverheiratete. Sie dürften somit ceteris paribus 1 Jahr nach dem Herzinfarkt eine höhere Lebensqualität haben als Geschiedene, Verwitwete oder Ledige. *Eheliche Vertrautheit* ist ein weiterer Indikator positiver Alltagserlebnisse in der Familie, der ebenfalls mit hohen Scores auf der Skala assoziiert ist. Die Aussagekraft dieser Befunde nimmt zu, wenn man berücksichtigt, daß die meisten nationalen Umfragen zu dem gleichen Ergebnis gekommen sind. *Positive soziale Interaktion* innerhalb der Familie ist eine zentrale

Quelle *positiver Emotionen* und somit eine, wenn nicht die bedeutendste Determinante von Lebensqualität.

These 2: Ebenfalls wurde eine mögliche Beziehung zwischen negativen sozialen Einflüssen bzw. Belastungen zu t_2 und Patientenscores auf der Bradburn-Skala „negative affects" bestätigt. Dies gilt v. a. hinsichtlich *Ehekonflikt.* In der Regressionsanalyse war dieser soziale Stressor einer der besten Prädiktoren von negativem Affekt 1 Jahr nach dem Herzinfarkt. Hoher Konflikt in der Ehebeziehung und Unzufriedenheit mit der Ehe diskriminierten zwischen Personen mit hohen und niedrigen Scores auf der Skala. *Unverheiratete* Individuen schienen ebenfalls ein größeres Ausmaß an negativen Emotionen als verheiratete zu haben. Sozialer Streß in der Familie ist somit ein Korrelat niedriger Lebensqualität.

Wie bei These 1 deuten die Ergebnisse darauf hin, daß sozialökologische Einflüsse hauptsächlich „same domain effects" haben, wie das Zweifaktorenmodell der Bradburnschen Tradition in der Lebensqualitätforschung postuliert. Positive soziale Interaktion schlägt sich im positiven Affektbereich nieder, negative soziale Interaktion dagegen im negativen Affektbereich. Unsere Ergebnisse weichen somit nicht von anderen Studien mit repräsentativen Stichproben ab.

These 3 bzw. Pufferthese: Soziale Unterstützung zu t_2 war in der multiplen Regressionsanalyse kein signifikanter Prädiktor der positiven Dimension der Bradburn-Skala zu t_3, jedoch ein signifikanter Prädiktor der Patientenwerte auf der negativen Dimension. Diese Ergebnisse sind ein Beleg für die Pufferthese, die besagt, daß *soziale Unterstützung* die Streßverarbeitung (Coping) begünstigt und zu einer *Reduzierung negativer Streßreaktionen* führt. Unsere Ergebnisse zeigen, daß Individuen mit ausreichender sozialer Unterstützung geringere negative Reaktionen auf ihren Herzinfarkt 1 Jahr nach dem Ereignis haben als Individuen ohne solche eheliche Unterstützung. Der standardisierte Regressionskoeffizient ist negativ und statistisch signifikant auf dem Niveau $p < 0,001$. Individuen mit und ohne ausreichende soziale Unterstützung unterscheiden sich hinsichtlich ihrer Skalenscores auf der Bradburn-Skala „negative affect". Gemäß der Pufferthese beeinflußt soziale Unterstützung das Copingverhalten des einzelnen. Unterschiedliche Scores auf dieser Skala sind ein Indiz für unterschiedliche Copingoutcomes 1 Jahr nach dem Infarktereignis. Die negative Beziehung zwischen den beiden Variablen in der multivariaten Analyse wird hier als Beleg für die Pufferthese gedeutet. Eine zweite mögliche Deutung ist, daß geringe soziale Unterstützung in einer Lebenskrise als Stressor anzusehen ist. Diese beiden Deutungen schließen sich jedoch nicht aus.

Die beiden letzten Thesen postulieren einen indirekten Einfluß des sozialen Kontextes, der durch relevante empirische Dimensionen des Selbstkonzepts vermittelt wird. Die beiden Skalen, die *positive* und *negative Dimension* der Rosenberg-Skala „Selbstwertgefühl", sind, wie Tabelle 4 zeigt, wichtige Prädiktoren von Lebensqualität.

Die Regressionsanalysen in Tabelle 6 bestätigen These 4 nicht, jedoch bestätigen sie These 5. Positive Einflüsse wie soziale Unterstützung und eheliche Vertrautheit scheinen keinen erheblichen indirekten Einfluß auf Lebensqualität zu haben, wie postuliert worden ist. These 5 wird dagegen durch die Analysen in Tabellen 6 und 7 eher bestätigt. Dies gilt insbesondere hinsichtlich der negativen Dimension der Rosenberg-Skala. Negative Aspekte der Ehesituation scheinen wichtige Prädiktoren eines niedrigen Selbstwertgefühls zu sein, wie dies häufig in der Literatur be-

Tabelle 6. Standardisierte multiple Regressionsanalysen der beiden Dimensionen der Bradburn-Skala zu t_3 mit Indikatoren des Selbstkonzepts und des sozialen Kontextes zu t_2 (n = 608)

Prädiktoren	Negative Dimension	Positive Dimension
Sozialer Kontext in der Familie		
1) Soziale Unterstützung	*** − 0,13	n. s.
2) Ehestatus (verheiratet/unverheiratet)	*0,06	** − 0,11
3) Eheliche Vertrautheit	n. s.	***0,21
4) Unzufriedenheit mit Ehebeziehung	***0,19	n. s.
5) Ehekonflikt	***0,28	n. s.
Selbstwertgefühl		
1) Positive Dimension	*** − 0,13	***0,26
2) Negative Dimension	***0,32	*** − 0,19
Adjustiertes multiples R^2	0,42	0,23

*** $p \le 0,001$, ** $p \le 0,01$, * $p \le 0,05$

Tabelle 7. Standardisierte multiple Regressionsanalysen der beiden Dimensionen der Rosenberg-Selbstwertgefühlskala und der Selbstvertrauenskala zu t_2 mit Indikatoren des sozialen Kontextes (n = 608)

Prädiktoren	Negative Dimension	Positive Dimension	Selbst-vertrauen
1) Soziale Unterstützung	n. s.	n. s.	n. s.
2) Ehestatus (verheiratet/unverheiratet)	***0,14	* − 0,09	** − 0,10
3) Eheliche Vertrautheit	n. s.	* 0,09	n. s.
4) Unzufriedenheit mit Ehebeziehung	***0,22	n. s.	n. s.
5) Ehekonflikt	***0,22	n. s.	*** − 0,33
Adjustiertes multiples R^2	0,18	0,04	0,15

*** $p \le 0,001$, ** $p \le 0,01$, * $p \le 0,05$

richtet worden ist (vgl. Pearlin et al. 1981). *Ehekonflikt, Unzufriedenheit mit der Ehe und Nichtverheiratetsein* sind Determinanten einer *geringen Selbsteinschätzung*. Die negative Dimension der Rosenberg-Skala mißt Minderwertigkeitsgefühle („self-de-rogation", „self-denigration"). Minderwertigkeitsgefühle sind gleichzeitig ein wichtiger Prädiktor unterschiedlicher Patientenscores auf den beiden Bradburn-Skalen. Soziale Stressoren in der Familie gehen mit einem geringen Selbstwertgefühl einher und sind gleichzeitig mit hohen Scores des Individuums im negativen Affektbereich assoziiert. Das gleiche gilt für niedrige Scores auf der positiven Dimension der Bradburn-Skala. Zusammenfassend scheinen negative Umwelteinflüsse in der Familie das Selbstkonzept zu tangieren. In der Terminologie von Pearlin et al. 1981 führen sie zu einer Erosion positiver Selbsteinschätzungen. Ein geringes Selbstwertgefühl ist gleichzeitig eine mögliche Determinante geringer Lebensqualität: positive Emotionen werden reduziert und negative erhöht.

5.5.2 Zusammenfassung

Die mulitivariaten Analysen, die in den Tabellen 6 und 7 abgebildet sind (vgl. hierzu Waltz, im Druck) zeigen die vielfältigen Auswirkungen des Familienkontextes auf Lebensqualität 1 Jahr nach dem Herzinfarkt. Empirische Indikatoren positiver und negativer Umwelteinflüsse wurden erhoben, die sich als wichtige Prädiktoren von Lebensqualität erwiesen. Positive Einflüsse wurden soziale Unterstützung genannt. Individuen, die verheiratet waren und die ihre Partnerschaftsbeziehung als gefühls-mäßig eng bezeichneten, berichteten ebenfalls von einer höheren Lebensqualität als andere Infarktpatienten. Soziale Unterstützung schien eine wichtige Copingres-source zu sein, die gemäß dem Krankheitsbewältigungsmodell verschiedene An-passungsprozesse begünstigt. In der Literatur wird behauptet, daß soziale Unter-stützung Streßmanagement und Copingverhalten hinsichtlich der Wiedergewin-nung des seelischen Gleichgewichts positiv beeinflussen kann. Unsere Befunde sind ein Beleg für diese Hypothese. Die negative Beziehung zwischen sozialer Un-terstützung und der Bradburn-Skala („negative affect") läßt sich als streßreduzie-rende Wirkung der Zuwendung und moralischen Unterstützung seitens der Ehe-frau deuten. Patienten mit ausreichender sozialer Unterstützung wiesen geringere Streßreaktionen und negative Emotionen 1 Jahr nach dem Infarkt auf als Indivi-duen ohne diese Copingressource. Dieses Ergebnis stimmt mit einer Vielzahl von Studien überein, die eine ähnliche puffernde Wirkung sozialer Unterstützung nach-weisen konnten (vgl. DiMatteo u. Hays 1981, Wortman u. Conway 1985). Deshalb wurde soziale Unterstützung in Kap. 1 auch ein Antistressor genannt. Ebenfalls wurden direkte Auswirkungen („same-domain effects") der Ehebeziehung auf Le-bensqualität nachgewiesen. Diese Ergebnisse lasssen sich auf folgende Weise inter-pretieren. Eine gefühlsmäßig enge Beziehung zwischen dem Infarktpatienten und seiner Ehefrau bietet die Möglichkeit positiver sozialer Interaktion im Alltag und ist deshalb eine zentrale Quelle positiver Emotionen und Lebensqualität. Alle nationa-len Studien zeigen, daß Ehezufriedenheit mit Glück und Lebenszufriedenheit ein-hergeht. Eine befriedigende Partnerschaftsbeziehung ist somit eine Ursache von Le-benszufriedenheit bzw. Lebensqualität. Dies gilt für die kognitiven und die affektiven Komponenten von Lebensqualität.

Die bisherige sozialwissenschaftliche Copingliteratur hat positive Einflüsse der Familie und anderer sozialer Gruppen hervorgehoben und belastende Aspekte in-terpersoneller Beziehungen vernachlässigt (negative soziale Ressourcen). Unsere Ergebnisse zeigen deutlich, daß die soziale Umwelt des Infarktpatienten die Erzie-lung einer angemessenen Lebensqualität erleichtern oder erschweren kann. Chroni-sche Familienprobleme sind Merkmal eines ungünstigen sozialen Kontextes der Krankheitsbewältigung. Die direkten und indirekten Auswirkungen belastender so-zialer Faktoren scheinen mannigfaltig zu sein. Die Krankheitsbewältigung wurde als Streßprozeß aufgefaßt und der soziale Kontext als moderierender Einfluß po-stuliert. Chronische Familienprobleme dürften die Bewältigung der von der Krank-heit ausgelösten Adaptionsprozesse in zweifacher Weise erschweren:

1) weil ein solcher Familienkontext geringe positive soziale Ressourcen zur Verfü-gung stellt und
2) weil das Individuum mit krankheitsbedingten Problemen und gleichzeitig mit chronischen interpersonellen Problemen fertig werden muß.

Die Doppelbenachteiligung dieser Patientengruppe ist eine mögliche Erklärung für ihr relativ geringes Selbstwertgefühl und eine niedrigere Lebensqualität. Diese Ergebnisse weisen auf die Bedeutung negativer Umwelteinflüsse als Determinanten unterschiedlicher Rehabilitationsverläufe hin. Eine Reihe von Studien mit Krebspatienten sind zu ähnlichen Resultaten gekommen, sowohl was das psychische Wohlbefinden als auch was den somatischen Verlauf betrifft (vgl. eine Übersicht in Baltrusch u. Waltz, im Druck).

5.6 Schlußbemerkungen

Dieses Kapitel hatte als Thema die sozialen Ressourcen des Patienten in der Familie und ihre Auswirkungen auf den Rehabilitationsverlauf. Die Erzielung einer angemessenen *Lebensqualität* wurde als *Erfolgskriterium* einer gelungenen psychosozialen Rehabilitation des Patienten nach Herzinfarkt gewählt. In Kap. 4 wurde ein Fragebogeninstrument dargestellt, mit dem unserer Meinung nach *Lebensqualität in einem umfassenden Sinne* operationalisiert und quantitativ erfaßt werden kann. Die theoretischen Konstrukte *soziale Unterstützung* und *sozialer Rückhalt* wurden eingeführt als Ressourcenkomponente eines sozialepidemiologischen Modells der Krankheitsbewältigung, das unterschiedliche Lebensqualität zu erklären beabsichtigt. In der Oldenburger Longitudinalstudie bildete die Entwicklung von deutschsprachigen Fragebögen, die positive und negative soziale Ressourcen messen, einen wichtigen Schwerpunkt unserer Forschungstätigkeiten. Die soziale Unterstützung des Patienten und sein sozialer Rückhalt in der Familie (positive Ressourcen) wurden anhand einer größeren Itembatterie gemessen; gleichzeitig wurden negative Ressourcen (d.h. Ehestreß und chronische Rollenbelastungen in der Familie) ebenfalls quantitativ erfaßt. Die Mängel vieler früheren Studien, die sich mit der Bewältigung von streßreichen Lebenssituationen befaßt haben und die sozialen Ressourcen des Individuums einseitig erfaßten, haben wir durch eine umfassende Konzeptualisierung des Ressourcenbegriffs zu vermeiden versucht (Rook 1984). Die bivariaten Analysen unter 5.2, die Gruppenprofile in 5.3 sowie die komplexen Analysen in 4.6 und 5.5 bilden u. E. den wissenschaftlichen Nachweis eines Zusammenhangs zwischen der Ausstattung des Patienten mit sozialen Ressourcen und zentralen Aspekten des Rehabilitationsverlaufs während des 1. Jahres nach dem Infarkt. Die soziale Umwelt, in der ein Mensch lebt, scheint einen sehr wesentlichen Einfluß auf seine Fähigkeit auszuüben, mit einer schwerwiegenden Lebenssituation wie dem Herzinfarkt fertigzuwerden. Wir haben gezeigt, daß Patienten mit einer günstigen Ausstattung mit Ressourcen aufgrund einer emotional engen Ehe die adaptiven Anforderungen des Infarkts relativ gut meistern konnten. Auf verschiedenen Prozeß- bzw. Outcomeindizes wie Selbstvertrauen, Selbstwertgefühl, globale Lebensqualität, subjektive Gesundheit usw. schienen diese Patienten ihr Leben rasch wieder normalisiert und ein befriedigendes Maß an sozialem Wohlbefinden in ihrer Postinfarktlebenswelt erzielt zu haben. Fehlender sozialer Rückhalt und andauernde Partnerschaftsprobleme dagegen schienen anhand der gleichen Indizes das Risiko des sozialen und psychischen Individualismus zu erhöhen. Da fehlende soziale Ressourcen mit sozialem Streß in der Familie stark korreliert zu sein scheinen, hatten Patienten, die in einem ungünstigen Familienkontext ihren Infarkt be-

wältigen mußten, eine vielfach belastende Lebenskonfiguration im Sinne des Streß-
copingmodells. Dies gilt v. a. dann, wenn ihre objektive Gesundheit nach dem
Infarkt schlecht war und sie mit weitreichenden Veränderungen in ihrem bisherigen
Leben fertig werden mußten. Aus der Streßforschung wissen wir, daß fehlende
Copingressourcen, ein schweres Lebensereignis und zusätzliche chronische Le-
bensprobleme die psychischen und physiologischen Streßreaktionen auf das Lebensereignis erhöhen. „Adaptation breakdown" ist unter dieser Konfiguration von
Ressourcen und Belastungen am wahrscheinlichsten. Unsere Analysen scheinen
diese These mindestens hinsichtlich der psychischen Streßreaktion zu bestätigen.
Unsere langfristig erfaßten „hard outcomes" wie Reinfarkt und Mortalität werden
zeigen, ob diese These auch hinsichtlich der physiologischen Streßreaktionen gilt.
Die Studie von Herberman et al. (vgl. Levy 1984; Levy et al., im Druck) hat mit den
gleichen Konstrukten wie die Oldenburger Longitudinalstudie Metastasierung
nach Krebs und Überlebenschance prognostizieren können. In ihrer Studie waren
eheliche soziale Unterstützung und psychisches Befinden die besten Prädiktoren aller „hard outcomes". Die New York Infarktstudie von Ruberman et al. (1984) wies
ebenfalls eine Beziehung zwischen sozioökologischen Faktoren und Mortalitätsraten auf. Die physiologischen Streßmarker, die diese Befunde erklären, werden vermutlich in der nächsten Zukunft identifiziert werden (vgl. hierzu Herd u. Weiss
1983; Schmidt et al. 1986).

5.6.1 Eine empirische Spezifikation des Begriffs „soziale Ressourcen"

Die positiven sozialen Copingressourcen des Herzinfarktpatienten haben wir mit
den beiden deutschen Ausdrücken *soziale Unterstützung* und *sozialer Rückhalt* bezeichnet. Der englische Fachausdruck „social support" ist ein „catch-all" oder Sam-
melsurium von sehr unterschiedlichen kurz- und langfristigen Copingressourcen
des Individuums. Wie wir gesehen haben, gibt es gegenwärtig keine einheitliche Definition des theoretischen Konstrukts ebenso wie es keine von allen Forschern akzeptierten empirischen Erhebungsmethoden gibt, die universelle Verwendung finden. Es gibt beinahe so viele Fragebögen und Skalen wie es Studien gibt. Die
Oldenburger Longitudinalstudie hat aufgrund internationaler Vorbilder (Henderson, Brown, Weiss, Turner, Lazarus u. Cohen) versucht, ein Erhebungsinstrument
mit guten psychometrischen Eigenschaften zu entwickeln, das den Anforderungen
einer Studie mit chronisch Kranken genügt. Dieser Versuch scheint im großen und
ganzen gelungen zu sein (vgl. Waltz 1984, 1986, im Druck; Badura u. Waltz 1984;
Schott u. Waltz 1985). Aufgrund unserer Analysen und der theoretischen Vorarbeiten von führenden Forschern auf diesem Gebiet (vgl. Brown 1982; Pearlin 1985;
Wills 1985; Cohen u. Wills 1984; Cohen et al. 1985; Kessler u. McLeod 1985) wollen wir jetzt versuchen, eine Definition von „social support" zu entwickeln, die auf
den empirischen Ergebnissen unserer Untersuchung basiert. Diese Definition wird
eklektisch sein, weil sie die kurzfristige Betrachtungsweise der Streßforschung mit
einem langfristigen Ansatz Durkheims zu vereinigen versucht. Der von Psychologen bevorzugte Ansatz geht von den adaptiven Aufgaben des Streßprozesses aus
und untersucht aufgabenbezogene Hilfeleistungen anderer, die zu einer Reduzierung negativer Emotionen und anderer psychophysiologischen Streßreaktionen

führen. Der sozioökologische Ansatz, der von Sozialepidemiologen bevorzugt wird, geht von Durkheims Begriff der sozialen Anomie und sozialen Integration des Menschen aus. Die „Social disconnectedness-These" von Syme oder Henry ist die Weiterführung dieser eher soziologischen Betrachtungsweise. Beide Ansätze haben große Erfolge zu verzeichnen hinsichtlich der Erklärung der Ätiologie und des klinischen Verlaufs von physischen Pathologien.

Eine allgemeingültige Definition des Begriffs *soziale Unterstützung* ist deshalb schwierig, weil das theoretische Konstrukt vielfältige Einflüsse auf die Grundstimmung des Menschen, auf sein Copingverhalten sowie auf seine seelische und physische Gesundheit umfaßt. Am Ende dieses Kapitels ist trotzdem eine Definition möglich, weil die Problemlage von Infarktpatienten - das, was wir *psychosoziale Morbidität* genannt haben - als relativ homogen und deshalb die kognitiven bzw. affektiven Hilfeleistungen aus der sozialen Umwelt als eher typologisierbar zu betrachten sind. Soziale Unterstützung hat direkte und indirekte Auswirkungen auf das Wohlbefinden eines chronisch Kranken. Zunächst sollen die indirekten Einflüsse in die Definition eingebaut werden, weil sie in der Streßcopingliteratur eine besondere Rolle spielen. Die meisten Forscher haben diese Auswirkungen im Sinn, wenn sie von sozialen Ressourcen sprechen. Gemäß dem Ansatz von Seymour Cohen (Cohen u. McKay 1984 usw.) wollen wir soziale Unterstützung in Abhängigkeit von spezifischen Problemkategorien des Infarktpatienten aus zu definieren versuchen. Wie Cohen richtig vermutet, ist diese Vorgehensweise der geeignete Weg, eine *puffernde Wirkung* sozialer Ressourcen nachzuweisen. Dies bedeutet, daß z. B. emotionale Zuwendung bestimmte psychische Auswirkungen hat, während Beratung oder Informationsweitergabe andere hat. Nach Moos (1977, 1984) oder Krantz (1980, 1986) weisen chronisch Kranke spezifische Probleme und adaptive Aufgaben auf, die wir mit spezifischen sozialen Ressourcen verknüpfen wollen. Wichtig scheinen die folgenden zu sein:

1) Selbstbildmanagement – „esteem support",
2) psychosoziale Morbidität – „emotional support",
3) globale Lebensqualität – alle Formen von „support".

Soziale Ressourcen und Selbstbildmanagement.   Brown, Pearlin, Epstein sowie eine Reihe von Forschern, die den Rehabilitationsverlauf nach schwerer Krankheit untersucht haben, betonen die zentrale Rolle positiver sozialer Ressourcen bei Prozessen, die mit dem Selbstkonzept zusammenhängen. De Haes u. van Knippenberg (1985) betonen in ähnlicher Weise die Erhaltung eines positiven Selbstbildes relativ zur Erzielung einer angemessenen Lebensqualität. Kurzfristige aufgabenbezogene Hilfeleistungen im Krankenhaus und bei der Entlassung aus der Klinik begünstigen das Selbstbildmanagement. Diese umfassen Signale vom Ehepartner, daß der Patient trotz seiner Krankheit ein geschätzter und leistungsfähiger Mensch sei. Langfristige Ressourcen sind einerseits das Wissen, vom Ehepartner geliebt und akzeptiert zu sein, und andererseits das Wissen, in einer hilfreichen sozialen Umwelt persönlich verortet zu sein. Diese kurz- und langfristigen „esteem supports" begünstigen die Identitätsfindung nach Herzinfarkt sowie die Wiedererlangung eines positiven Körperbildes und Selbstbewußtseins. Waltz (im Druck) hat diese Prozesse als „love-based self-esteem" und „efficacy-based self-esteem" bezeichnet. Unbewußte Signale wichtiger Bezugspersonen, aber auch globale Einstellungen zur sozialen Umwelt sehen wir als wichtige Determinanten des Selbstwertgefühls und des Selbstvertrauens.

Soziale Ressourcen und psychosoziale Morbidität.   Emotionale Reaktionen auf den Herzinfarkt scheinen gepuffert zu werden, wenn der Patient ausreichende soziale Unterstützung von seiner Partnerin erhält. Aufgabenbezogene Aktivitäten sind Konfidantunterstützung, d.h. Hilfeleistungen, die eine effektive kognitive und affektive Verarbeitung der Infarktfolgen durch den Patienten unterstützen. Die Partnerin motiviert den Patienten dazu, seine Situation realistisch einzuschätzen und mit dieser Situation fertig zu werden. Trost und Zuspruch sind universelle Formen der sozialen Unterstützung. Langfristige Copingressoucen, die zu einer Abnahme negativer Affekte führen, sind das Wissen, in einer kohärenten und supportiven Umwelt sozial verortet zu sein. Dies ist der soziale Rückhalt des Menschen, der in der Theorie von Durkheim eine so wichtige Rolle spielt. Eine Konfidantbeziehung und der soziale Rückhalt der Ehe (vermittelt vermutlich durch ein effektives Selbstbildmanagement) führen gemäß der Pufferthese zu einer Wiedererlangung des seelischen Gleichgewichts nach einer schweren Erkrankung. Diese Funktion sozialer Ressourcen dürfte die wichtigste Ursache einer allmählichen Normalisierung bei gleichzeitiger Überwindung psychosozialer Morbidität sein. Depressionsforscher wie Brown haben diese Prozesse sehr ausführlich untersucht und beschrieben. Ihre Arbeiten bilden die Grundlage, auf der wir eine Interpretation unserer eigenen Befunde vorgenommen haben.

Soziale Ressourcen und globale Lebensqualität.   Lebensqualität ist eng mit der Qualität der sozialen Beziehungen des Menschen verknüpft. Nach Herzinfarkt ist eine befriedigende Ehepartnerschaft vermutlich eine der wichtigsten Determinanten des sozialen Wohlbefindens. Erfreuliche und Ich-bestätigende Interaktion zwischen beiden Ehepartnern ersetzt bisherige Quellen positiver Emotionen und erlaubt trotz chronischer Behinderung die Erzielung einer angemessenen Lebensqualität. Patienten mit einer emotional engen Partnerschaft schienen in unserer Studien eine relativ hohe Lebensqualität erzielt zu haben. Direkte und indirekte Auswirkungen ihrer Ehesituation schienen ihre Affektbilanz und globale Stimmungslage nachhaltig zu beeinflussen. Es ist zu erwarten, daß diese Faktoren, die eine erfolgreiche Krankheitsbewältigung erleichtern, auch den klinischen Verlauf beeinflussen werden. Rehabilitationsmediziner betonen bislang die Bedeutung von Aspekten des Lebensstils wie Bewegungsmangel, Diät, Rauchverhalten u. ä. bei der Sekundärprävention. Unsere Befunde und die empirische Literatur zur „behavioral medicine" des Herz-Kreislauf-Systems weisen darauf hin, daß psychosoziale Faktoren, v. a. die Familiensituation, genau so wichtig sein könnten. Ebenso wie Maßnahmen zur Veränderung des Typ-A-Verhaltens von Rehabilitationsmedizinern zunehmend befürwortet werden, sollten auch zukünftig geeignete Interventionsstrategien zur Schaffung eines günstigen sozialen Kontextes der Rehabilitation entwickelt werden. Der Mensch ist biologisch so vorprogrammiert, daß er „nicht von Brot allein lebt", sondern auch von der Befriedigung sozioemotionaler Bedürfnisse in der Familie und in anderen sozialen Gruppen.

Sozialer Rückhalt und Rehabilitationsmedizin. Wenn die These eines kausalen Zusammenhangs zwischen sozialen und pathophysiologischen Prozessen stimmt, wie dies von der sozialen Epidemiologie postuliert wird, hat diese Feststellung einige Relevanz für die klinische Praxis. Dies gilt sowohl für eine vorbeugende wie auch für eine kurative medizinische Praxis. Eine effektive Primär- und Sekundärprävention muß auf wissenschaftlichen Erkenntnissen basieren, die den Zusammenhang zwischen pathologischen Prozessen, ihren *beeinflußbaren* Ursachen und physiologischen Mediatoren offenlegen. Multifaktorielle Modelle, die neben physischen auch soziale Faktoren (Risikofaktoren) beinhalten, bilden die notwendige Voraussetzung für eine zukünftige holistische Präventiv- und Rehabilitationsmedizin. Wir haben versucht, *eine* Komponente eines solchen multifaktoriellen Ansatzes, die sozialen Ressourcen des Menschen in der Familie, zu quantifizieren. Einige zentrale psychische Mediatoren bzw. Mechanismen wie z.B. das Selbstkonzept und globale Lebensqualität (die soziale und physiologische Prozesse verbinden) wurden ebenfalls quantitativ erfaßt.

Bislang war der Einfluß der sozialen Umwelt auf die Patho- und Salutogenese, der Forschungsschwerpunkt von Sozialepidemiologen, als eine „black box" anzusehen. Entwicklungen in der Neurophysiologie, Endokrinologie und Neurokardiologie seit Selye haben diese Lage völlig verändert, und eine holistische Medizin auf biopsychosozialer Grundlage gewinnt zunehmend an Einfluß (vgl. Herd u. Weiss 1983; Schmidt et al. 1986; Proceedings 1986, im Druck). Prospektive Studien, die gleichzeitig sozioökologische, psychische und medizinische Parameter erheben, scheinen besonders zukunftsträchtig zu sein, weil sie unser Grundwissen hinsichtlich einer effektiven medizinischen Intervention bei chronischen Krankheiten wie dem Myokardinfarkt vergrößern. Dies gilt auch hinsichtlich der Entwicklung von Screeninginstrumenten, die Risikogruppen am Anfang ihrer Rehabilitation identifizieren lassen. Wie in der Harvard-Krebsstudie (Worden 1983) scheint auch in unserer Untersuchung die Ehesituation ein bedeutender Risikofaktor zu sein, der durch geeignete Interventionsmaßnahmen modifiziert werden kann. Soziale Unterstützung scheint, wie das Buch *Healthy people* des US-Taskforce zur Primär- und Sekundärprävention behauptet, eine bisher vernachlässigte Gesundheitsressource moderner Industriegesellschaften zu sein (DHEW 1979).

In diesem Kapitel wurde vesucht, eine Definition von sozialem Rückhalt bzw. sozialer Unterstützung zu entwickeln, die aufgrund unserer eigenen Befunde und der internationalen Diskussion (Cohen u. Syme 1985; Sarason u. Sarason 1985) formuliert werden konnte. Gleichzeitig wurde versucht, die internationale Diskussion einem breiten medizinischen Leserkreis bekannt zu machen. Wir haben gezeigt, daß soziale Faktoren einen Einfluß auf Lebensqualität haben, wobei wir unterstellten, daß der soziale Rückhalt des Menschen und sein Wohlbefinden ebenfalls einen Einfluß auf Parameter des Herz-Kreislauf-Systems haben können, wie dies in Kap. 4, Abb. 2 dargestellt worden ist. Lebensqualität ist an sich ein zentrales Kriterium des Rehabilitationserfolgs nach Herzinfarkt; unsere Longitudinalstudie beabsichtigt, der Frage nachzugehen, ob nicht Lebensqualität und die Faktoren, die sie bestimmen, auch den klinischen Verlauf beeinflussen. Unser multifaktorielles Modell, das medizinische und psychosoziale Erklärungsfaktoren umfaßt, wurde in Kap. 1 detailliert dargestellt; in diesem und den folgenden Kapiteln gilt es ihre praktische Relevanz zu demonstrieren.

6 Ehepartnerinnen von Herzinfarktpatienten: Ein Exkurs

T. Schott

6.1 Dynamik und Interdependenz von Krankheitsbewältigung

Das Erleben und Bewältigen einer lebensbedrohlichen chronischen Krankheit innerhalb der Familie ist ein dynamischer und interdependenter Prozeß (Litman 1974). Nicht nur der Patient ist von dem Krankheitsereignis und seinen Folgen betroffen und mit einer ganzen Reihe adaptiver Aufgaben („major adaptiv tasks"; Moos u. Tsu 1977) konfrontiert, auch für seine nächsten Angehörigen und insbesondere für seine Ehefrau stellt die Krankheit ein stark belastendes Lebensereignis dar, das große Sorgen bereitet und in der Regel mit Angst und Unsicherheit verbunden ist. In den beiden vorangegangenen Kapiteln dieser Studie wurden mögliche Mechanismen der Krankheitsbewältigung und die Bedeutung der Ehebeziehung innerhalb dieser Prozesse zur Wiedererlangung eines seelischen Gleichgewichts und zur Erhaltung von Wohlbefinden und Lebensqualität für den Infarktbetroffenen ausführlich dargestellt. Das folgende Kapitel verändert diese Perspektive: Nicht mehr der Patient selbst steht im Zentrum des Erkenntnisinteresses, vielmehr die Situation seiner Lebenspartnerin. Was bedeutet es, Lebenspartnerin eines chronisch kranken Herzpatienten zu sein? Wie belastend ist das Lebensereignis Infarkt für sie und wie stark wirkt sich dieses Ereignis auf ihr physisches, psychisches und soziales Wohlbefinden aus? Und vor allem: Welches sind die Bedingungen, die es der Frau erleichtern oder erschweren, mit dem Streß einer schweren Krankheit in der Familie umzugehen?

Aus vorliegenden Studien zum Thema Herzinfarkt und Familie und aus Untersuchungen mit Ehepartnerinnen von Herzinfarktpatienten können folgende Schlüsse gezogen werden: Der Infarkt des Mannes stellt in der Regel die gesamte Familie und insbesondere die Ehepartner vor erhebliche Anpassungsanforderungen, denen die Betroffenen in unterschiedlicher und auch unterschiedlich erfolgreicher Weise zu begegnen versuchen (Ziegeler 1980; Speedling 1982). Für die Frauen schließt sich dem Herzinfarkt des Mannes eine als relativ lang belastend empfundene Phase an. Sie fühlen sich v. a. psychisch sehr stark beeinträchtigt und zeigen deutliche Symptome der Anspannung sowie Unsicherheit und Niedergeschlagenheit (Skelton u. Dominian 1973; Croog u. Fitzgerald 1978; Mayou et al. 1978). Während in den ersten Tagen nach dem Infarkt diese Symptome allgegenwärtig sind, in der späteren Phase der Anpassung und Bewältigung jedoch in der Regel abnehmen, kann es für einige Frauen zu dem Gefühl einer anhaltenden Belastung verbunden mit stark eingeschränktem psychosozialen Wohlbefinden kommen. So berichten z. B. Skelton u. Dominian (1973), daß selbst 1 Jahr nach dem Infarkt noch ein Großteil der Frauen unter Angst und anderen Symptomen der Verunsicherung leiden; von ähnlichen Beobachtungen berichten ebenfalls Mayou et al. (1978).

Der Prozeß der Anpassung an ein Leben mit einer chronischen Krankheit und die Bewältigungsarbeit der Infarktpatienten wird in diesem Band als Streßprozeß beschrieben. Doch nicht nur die Patienten selbst, auch ihre Ehepartnerinnen befinden sich in einem Prozeß von Streß und Anpassung, dessen Auslöser der Infarkt des Mannes war. Innerhalb dieses Streßprozesses sind Krankheitsfolgeprobleme, aber auch alltägliche und krankheitsunabhängige Belastungen sowie personale und soziale Ressourcen der Frauen wichtige Determinanten der Bewältigung des Stresses der Krankheit. Die Ehepartnerinnen sind durch die plötzliche Krankheit des Mannes in verschiedener Hinsicht gefordert. Zum ersten gilt es, mit dem Schock des Infarktereignisses fertig zu werden, mit den Ängsten und Unsicherheiten um das Leben des Mannes und den weiteren Sorgen um seine Gesundheit. Diese erste Zeit ist bestimmt durch die Hospitalisierung des Ehemanns. Diese stationäre Phase dauert im Schnitt mehr als 2 Monate, faßt man die Zeit im Akutkrankenhaus und in der Rehabilitationsklinik zusammen. Zwischen dem Akutkrankenhausaufenthalt und der sich daran anschließenden stationären Anschlußheilbehandlung (AHB) verbleiben oft nur wenige Tage mit der Familie zu Hause. Für ca. 25 % der AHB-Teilnehmer erfolgt diese Verlegung sogar direkt aus der Akutklinik. Der Kontakt zwischen den Ehepartnern ist auf die Besuche im Krankenhaus beschränkt. Diese relativ lange Zeit der Trennung von der Familie wird von ca. 50 % der Männer als Belastung empfunden; ähnliches kann auch für die Ehefrauen vermutet werden. Wesentlich für die psychische Stabilität der Partnerin in dieser Phase und für ihre Deutung des Genesungsverlaufs ihres Gatten ist neben dem sozialen Rückhalt durch Kinder und im Freundes- sowie Verwandtenkreis das Ausmaß ihrer Einbezogenheit in die medizinische Behandlung und Versorgung. Großzügige Besuchsregelung und freundlicher Kontakt des Personals sind hier nur ein Kriterium. Von vermutlich entscheidender Bedeutung aber ist der Aspekt der Beratung und Information der Ehefrau v.a. durch den jeweils behandelnden Arzt. Daß hier von erheblichen Defiziten gesprochen werden kann, wurde bereits in Kap. 3 dargestellt; einige weitere Bemerkungen zu diesem Thema aus der Sicht der Ehepartnerinnen von Herzinfarktpatienten finden sich in der folgenden Schilderung der Ergebnisse.

Eine gänzlich andere Qualität und Wichtigkeit erhält der Prozeß der Krankheitsbewältigung in der Familie, wenn der Ehemann wieder zurück nach Hause kommt, wenn es gilt, wieder zu einer „Alltäglichkeit" zurückzufinden und zu einem neuen Selbstverständnis zu kommen, wenn es darum geht, die Krankheit in das normale Leben einzubeziehen. Die Partnerin wird ihre Bemühungen zunächst darauf ausrichten, den Mann vor Belastungen und Aufregungen abzuschirmen, ihn aufzumuntern und ihn bei der Wiedergewinnung seines seelischen Gleichgewichts und Selbstvertrauens zu unterstützen. Viele Frauen neigen in dieser Phase aus Unsicherheit und Unwissen zu einem übervorsichtigen und überprotektiven Verhalten mit deutlich negativen Rückwirkungen auf den Mann selbst (Speedling 1982; C. Halhuber 1980).

Doch nicht nur der Umgang der Ehepartner miteinander kann sich ändern, auch wichtige Rahmenbedingungen des alltäglichen Lebens können als Folge des Infarkts eine Veränderung erfahren. Der Mehrzahl der Männer gelingt es, nach relativ kurzer Zeit wieder zurück zu ihrer gewohnten Arbeit zu finden, eine große Zahl (ca. 40%) ist jedoch 1 Jahr nach dem Infarkt noch krankgeschrieben oder bereits frühberentet. Finanzielle Einbußen und ein veränderter Tagesablauf sind nur einige der daraus resultierenden möglichen Folgen für beide Ehepartner. Es kann zu Reibereien, zu Rollenverschiebungen und -veränderungen kommen, und beide Partner müssen zu einer neuen Alltagsroutine finden.

In der folgenden Darstellung der Ergebnisse wird versucht, die Situation der Ehepartnerinnen von Herzinfarktpatienten und ihren Streßprozeß während des 1. Jahres nach dem Infarkt nachzuzeichnen. Die Darstellung gliedert sich in 2 Abschnitte: Der 1. Teil verfolgt die Situation der Ehepartnerinnen während des vergangenen Jahres und geht den eingangs gestellten Fragen nach den Folgen der Krankheit, dem Ausmaß der Belastungen sowie deren Auswirkungen auf das psychosoziale Befinden der Frauen nach. Im 2. Teil werden in einem multivariaten Analysemodell zentrale Variablen des Streßprozesses zusammengefaßt, und es wird nach den Bedingungen gefragt, die es den Frauen erleichtern oder erschweren, mit dem Streß der Krankheit ihrer Ehepartner umzugehen. Den Ausführungen liegen Angaben von ca. 500 Ehepartnerinnen zugrunde, die schriftlich zu folgenden Themen befragt wurden:

- ihre Einschätzung des Gesundheitszustandes des Mannes und dessen medizinische Betreuung;
- ihre eigenen Sorgen und Belastungen während des vergangenen Jahres;
- ihr Gesundheitszustand;
- ihre Ehebeziehung und ihre sozialen Ressourcen.

Darüberhinaus wurden einige Instrumente zur Erfassung des psychischen Befindens der Frauen parallel zum Befinden des Mannes verwendet.

6.2 Der Streß der Ehepartnerin

Die Ehepartnerinnen wurden im Unterschied zu den Herzinfarktpatienten nur einmal befragt. Die Befragung der Partnerin erfolgte parallel zur t_3-Patientenbefragung, also ca. 1 Jahr nach dem Infarktereignis. Von 519 Partnerinnen von Herzinfarktpatienten liegen ausgefüllte Fragebogen vor, der Rücklauf lag mit ca. 70% etwas unter der Rücklaufquote der Patientenfragebogen. Die Frauen waren im Schnitt 47 Jahre alt und somit durchschnittlich 6 Jahre jünger als ihre Ehepartner. Knapp die Hälfte der Ehepartnerinnen waren zum Zeitpunkt der Befragung berufstätig, wobei Teilzeitarbeit und Ganztagsarbeit in einem Verhältnis von 2 : 1 stehen. Innerhalb der Gruppe der berufstätigen Frauen gaben 34% an, als Arbeiterinnen beschäftigt zu sein, 48% arbeiteten als Angestellte, ca. 1% sind Beamtinnen, 6% gaben ihren beruflichen Status als Selbständige an und weitere 10% arbeiteten als Mithelfende im eigenen Betrieb. Nahezu alle Frauen (ca. 90%) haben Kinder.

6.2.1 Die Situation der Ehefrauen

Allgemeine Belastung im Jahresverlauf: Zur Erhebung des Ausmaßes der allgemeinen Belastung der Ehepartnerinnen durch den Herzinfarkt des Mannes und der Veränderung dieser Belastung im Jahresverlauf, wurde das vergangene Jahr in ver-

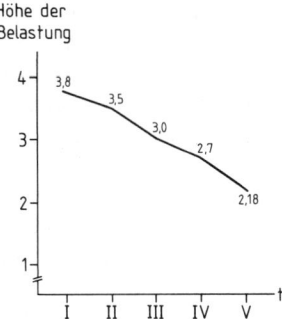

Abb. 1. Subjektive Belastung der Ehepartnerinnen im Jahresverlauf (Mittelwerte). Es wurden T-Tests für abhängige Stichproben zwischen jeweils jedem Paar der Meßpunkte durchgeführt, wobei sich die Unterschiede zwischen den einzelnen Zeitpunkten als signifikant ($p < 0{,}001$) erwiesen. Mittelwert; SD Standardabweichung

I   : in den ersten Tagen nach dem Infarkt $\overline{x} = 3{,}8$; SD = 0,5
II   : während des Krankenhausaufenthalts $\overline{x} = 3{,}5$; SD = 0,83
III : in den ersten Wochen nach der Entlassung $\overline{x} = 3{,}0$; SD = 0,89
IV   : während des Reha-Aufenthalts $\overline{x} = 2{,}7$; SD = 0,89
V   : in den letzten Wochen $\overline{x} = 2{,}18$; SD = 0,78

schiedene typische Phasen der Patientenkarriere – Akutphase, Rehabilitationsaufenthalt usw. – eingeteilt und retrospektiv hierzu abgefragt, wie stark sich die Frauen in dem jeweiligen Zeitraum belastet fühlten. In kaum einem anderen Ergebnis dieser Studie wird das prozeßhafte Geschehen um Krankheit und Bewältigung in der Familie so deutlich, wie im Belastungsverlauf der Ehepartnerinnen (vgl. Abb. 1). Die ersten Tage nach dem Infarkt – die Schockphase – werden von nahezu allen Frauen als die Zeit empfunden, in der sie sich am stärksten belastet fühlten. Nur 4 % der befragten Ehepartnerinnen gaben für diesen Zeitraum an, durch die Krankheit des Partners gering oder gar nicht belastet gewesen zu sein, wohingegen ca. 83 % von einer sehr starken und weitere 13 % von einer starken Belastung sprachen. Dieser Anteil der Frauen, die sich durch die Krankheit des Mannes einer starken oder sehr starken Belastung ausgesetzt fühlen, sinkt im Laufe des Jahres kontinuierlich. Es verbleibt jedoch eine deutliche Minderheit (ca. 26 %), die ihre Belastung auch noch 1 Jahr nach dem Infarkt als stark oder sehr stark einstufen. Während es also ¾ der Ehefrauen nach dem ersten Schock und nach einer Phase der Anpassung gelingt, ihre durch die Krankheit des Mannes bedingten Belastungen allmählich abzubauen, hielten sich die Belastungswerte für die restlichen 25 % der Frauen auf einem hohen Niveau. Der relativ lange Zeitraum seit dem Eintreten des Infarkts berechtigt dazu, in diesem Falle von einer chronischen Belastung der Frauen durch die Krankheit zu sprechen, wobei diese chronische Belastung deutliche Zusammenhänge zu Indikatoren subjektiven Wohlbefindens wie z. B. Angst (r = 0,25) und Depressivität (r = 0,38) aufweist[1].

Gesundheitliches Befinden: Die Zentralität des Herzinfarkts des Mannes im Leben der Frau und die hieraus abgeleiteten Belastungen erschließen sich auch aus anderen Angaben. Es muß z. B. angenommen werden, daß die Krankheit des Mannes auch direkten Einfluß auf das gesundheitliche Befinden der Frau hat, denn mehr als 80% der Frauen geben retrospektiv ihren eigenen Gesundheitszustand für die Zeit kurz nach dem Infarkt der Männer mit weniger gut bis schlecht an. Zum Zeitpunkt der t_3-Befragung jedoch, also nach einem Jahr innerfamiliärer Anpassung und Reorientierung, geht diese Zahl auf ca. 26% zurück; nur etwa ¼ der Frauen sind es jetzt, die über einen weniger guten bis schlechten Gesundheitszustand berichten. Diese Daten entsprechen in etwa der Verteilung bei der Normalbevölkerung. Dementsprechend fallen die Antworten zur Veränderung des eigenen Gesundheitszustands aus. Ein weiteres Indiz für den tiefgreifenden Schock, den der Infarkt für die Frauen bedeutet: 73% der Frauen fühlen sich 12 Monate nach dem Infarktereignis besser als kurz nach dem Infarkt, für 22,8% hat sich in den vergangenen 12 Monaten bezüglich ihres körperlichen Wohlbefindens nichts geändert und nur 4,2% beklagen eine Verschlechterung des eigenen Gesundheitszustands.

Die Krankheit des Mannes: Nur 9% der Frauen bezeichnen den Gesundheitszustand ihrer Männer 12 Monate nach dem Infarkt explizit als schlecht. So erfreulich dieses Ergebnis klingen mag, es täuscht über die wahre Bedrohung und psychische Belastung, die mit einem Infarkt einhergeht, hinweg. Nicht allein der aktuelle physische Zustand des Gatten, vielmehr die Angst vor einer Wiederholung des Infarkts, die Unsicherheit im Umgang mit der Krankheit – tut er, der Mann, das Richtige und verhalte ich, die Frau, mich richtig? – sind die bestimmenden Faktoren des Streßprozesses der Frau. Nur so ist zu erklären, daß 12 Monate nach dem Infarkt und vor dem Hintergrund der relativ guten Einschätzung des physischen Befindens der Männer mehr als 90% der Frauen angeben, sich häufig oder sehr häufig um die Gesundheit des Mannes zu sorgen. Damit rangieren die Sorgen um den Gesundheitszustand des Mannes weit vor allen anderen in dieser Studie abgefragten aktuellen Sorgen wie z. B. der Sorge um die eigene Gesundheit, um Ehe- und Partnerschaft, um die Kinder oder um finanzielle Probleme. Häufig fühlen sich auch Ehepartnerinnen schuldig an der Krankheit des Mannes (Skelton u. Dominian 1973) und sehen sich dadurch in besonderem Maße verantwortlich für die Gesundheit ihres Gatten, gleichzeitig jedoch auch unsicher und hilflos. „Ich weiß nicht wie ich mit ihm umgehen soll. Was ich auch tue, es ist verkehrt." (Weinstein 1974, zit. nach Monteiro 1979, S. 114) Diese Aussage der Frau eines Herzinfarktpatienten erscheint symtomatisch für die Situation vieler Frauen nach dem Infarkt ihrer Männer. Auch in der Oldenburger Longitudinalstudie können diese Schuldgefühle und Unsicherheiten ansatzweise nachvollzogen werden. Zwei Drittel der befragten Ehefrauen sehen bei sich keine Schuld an der Erkrankung des Mannes, das bedeutet jedoch gleichzeitig, daß bei immerhin ⅓ der Frauen mehr oder weniger häufig diese Schuldgefühle bestehen. Gleichzeitig ist zu beobachten, daß Frauen mit Schuldgefühlen häufiger mit dem Genesungsverhalten (die Frage lautet: „Wie zufrieden sind Sie mit dem, was Ihr Mann für seine Gesundheit tut?") ihrer Männer unzufrieden sind ($r = -0,15$)[2] und gleichzeitig eine schlechtere psychische Befindlichkeit wie mehr Angst- ($r = 0,14$) und Depressivitätssymptome ($r = 0,23$) aufweisen. Doch auch ohne daß Schuldgefühle auftreten, ist das Verhalten vieler Frauen während der Rehabilitationsphase durch Ängstlichkeit, Unsicherheit und sogar durch Übervorsichtigkeit und ein übertrieben behütendes Verhalten gegenüber ihren Männern gekennzeichnet. Es ist beinahe überflüssig anzumerken, daß solche Reaktionen der

Frauen auf die Bedrohung durch die Krankheit ihren Anpassungsprozeß an ein Leben mit einem chronisch Kranken eher behindern. Ihr unterstützend gemeintes Verhalten kann so leicht beim Partner das Gegenteil bewirken. Eine zentrale Forderung aller Studien und Überlegungen zum Thema Ehepartnerinnen von Herzinfarktpatienten ist deshalb die Einbeziehung der Partnerin in die Behandlung sowie ihre umfassende Beratung und Information (Skelton u. Dominian 1973; Mayou et al. 1978; Monteiro 1979; Weinstein 1974; C. Halhuber 1980). Diese Forderungen sind nicht neu; schon vor mehr als 10 Jahren wurden sie von der American Heart Association in einem Beratungsprogramm formuliert und in einer Broschüre in konkrete Beratungsanleitungen umgesetzt (American Heart Association 1974).

Die Ehefrau im System der medizinischen Versorgung: Schlußbemerkung einer Studie von Mayou et al. (1978) über psychische und soziale Effekte eines Infarkts auf die Ehefrauen ist die Empfehlung an die Medizin, den Ehefrauen mehr praktische Hilfe anzubieten während der Zeit, in der die Ehemänner im Krankenhaus weilen, und vor allen Dingen, während der gesamten Zeit der Rekonvaleszenz Rat und Hilfe zu gewähren. Inwieweit wurde diese Empfehlung für die Herzinfarktrehabilitation in der BRD der 80er Jahre in konkretes Handeln umgesetzt? Ist es gelungen, die Ehefrau in die medizinische Behandlung ihres Mannes einzubeziehen, sie zu beraten und ihr Informationen über die Krankheit und den Zustand ihres Mannes zukommen zu lassen? Wurden von ärztlicher Seite Gespräche geführt, die es der Ehepartnerin erleichtern, sich bestmöglich auf das Problem „Herzinfarkt des Mannes" einzustellen und damit umzugehen und dies nicht nur mit dem Ziel, der Frau zu helfen, sondern auch um indirekt dadurch den Rehabilitationserfolg des Mannes sicherzustellen? Das Bild, das sich aufgrund der Daten darbietet, ist in der Quintessenz sowohl was die Einbeziehung in die medizinische Versorgung als auch was Umfang und Qualität der Beratung betrifft recht unbefriedigend. Mehr als 25% der befragten Frauen fühlten sich von der Akutbehandlung ausgeschlossen, deutlich mehr als die Hälfte von der Behandlung in der Rehabilitationsklinik. Zirka ⅓ der Frauen geben an, sich von der Behandlung ihres Mannes beim Hausarzt ausgeschlossen zu fühlen. Nach ihrem Wunsch befragt, wären ca. 60% der Ehepartnerinnen gerne stärker in die Behandlung ihrer Männer einbezogen worden. Eine Zahl, die erhebliche Defizite medizinischer Versorgung deutlich macht. Die Bewertung der Ergebnisse kann auch durch die hohe Zufriedenheit der Frauen sowohl mit der medizinischen Versorgung als auch mit der menschlichen Betreuung ihrer Ehepartner in den verschiedenen Instanzen der medizinischen Rehabilitation nicht relativiert werden. 88% der Frauen waren mit der medizinischen Versorgung und 86% mit der menschlichen Betreuung im Akutkrankenhaus zufrieden; die Zufriedenheitswerte für die Rehabilitationsklinik (76% bzw. 73%) und für den Hausarzt (73% bzw. 75%) liegen etwas unter diesem Maß. Explizit unzufrieden zeigten sich nur 5% der befragten Frauen. Interessant erscheint an diesen Befunden, daß die Zufriedenheit der Frauen mit der Betreuung im Akutkrankenhaus höher ausfiel als jene mit dem Hausarzt und daß sich mehr Frauen von der Behandlung ihrer Männer beim Hausarzt ausgeschlossen fühlen als das in der Akutphase im Krankenhaus der Fall war. Dieses kann z.T. auf die unzureichende Beratung der Ehefrauen durch die Hausärzte zurückgeführt werden. Zu einzelnen Themen möglicher Beratung befragt (vgl. Tabelle 1), gaben zwischen 50 und 75% der Frauen an, nicht beraten wor-

Tabelle 1. Hausarztberatung der Ehefrau über mit dem Infarkt des Mannes zusammenhängende Probleme

Beratung über:	Ausführlich beraten [%]	Weniger ausführlich beraten [%]	Gar nicht beraten [%]	Beratung nicht zufriedenstellend [%]
- Den Infarkt und seine Entstehung	24,4	19,2	56,4	56
- Krankheit und Medikamenteneinnahme	33,2	15,8	51,0	51
- Gewichtskontrolle und Diät	34,0	16,0	50,0	52
- Rauchgewohnheiten	36,0	12,0	52,0	48
- Trinkgewohnheiten	28,0	14,0	58,0	56
- Sexualität	13,0	11,0	76,0	66
- Körperliche Anstrengung im Alltag (z. B. Hausarbeit, Spazierengehen, Sport)	35,0	19,0	46,0	47
- Nervliche Belastungen in Beruf und Familie	26,0	21,0	52,0	53
- Wiederaufnahme der Arbeit	28,0	16,0	56,0	56
- Berentung/Pensionierung	22,0	13,0	65,0	62
- Bücher, Broschüren und Artikel zum Thema Herzinfarkt	19,0	14,0	67,0	62

den zu sein. Nimmt man den Anteil der wenig ausführlich beratenen Frauen hinzu – je nach Beratungsthema schwanken hier die Werte zwischen 12 und ca. 20 % –, so muß bedauerlicherweise festgestellt werden, daß zumindest 70 % der Ehepartnerinnen nicht oder nur unzureichend vom Hausarzt beraten wurden. Aus diesen Ergebnissen gesondert herauszuheben sind die Beratungsleistungen zur Sexualität. Mit 13 % ausführlich beratenen Ehefrauen ist dieses Themengebiet unter allen von uns erhobenen Beratungsthemen jenes mit der größten Schweigsamkeit zwischen Arzt und Ehefrau, obwohl gerade hier erhebliche Probleme zwischen den Ehepartnern in der Post-Infarktphase auftreten können. Es muß angenommen werden, daß es in ungefähr 40–60 % der Fälle nach einem Infarkt zu sexuellen Störungen kommen kann (C. Halhuber 1980). Ergebnisse der Oldenburger Longitudinalstudie (OLS) stützen diese Annahme. Explizit als stark bis sehr stark beeinträchtigt in sexueller Hinsicht fühlen sich noch 12 Monate nach dem Infarkt ca. 24 % der Männer, wobei diese Einschätzung von den Ehefrauen noch leicht übertroffen wird: ca. 28 % der Frauen sehen ihre Männer in sexueller Hinsicht noch sehr stark oder stark behindert. Nur etwa 30 % der Frauen sehen ihre Männer diesbezüglich als frei von jeder Behinderung.

Auswirkungen des Infarkts auf Ehe, Familie und Partnerschaft: Mit der Sexualität ist bereits auf ein zentrales Problem von Herzinfarktpatienten und ihren Partnerinnen hingewiesen. Bevor jedoch noch näher auf mögliche Auswirkungen des Infarkts auf die Partnerbeziehung eingegangen wird, einige Bemerkungen zum Ehe- und Familienalltag aus der Sicht der Frau. Der Einfluß der Krankheit auf das Leben der Frau erschließt sich z. B. aus den seit dem Infarkt eingetretenen vielschichti-

Tabelle 2. Zusammenhänge zwischen psychischem Befinden der Frau und allgemeiner Belastung sowie Veränderungen in Familie (n = 519)

	Angst	Depressivität
– Allgemeine Belastung in letzten Wochen	0,25	0,38
– Sorge um Gesundheitszustand des Mannes	0,39	0,36
– Mehr Verantwortung in der Familie	0,18	0,18
– Im Haushalt stärker beansprucht	0,19	0,18
– Beanspruchung durch Mann	0,21	0,16
– Weniger Zeit für sich selbst	0,27	0,25
– „Komme kaum noch unter andere Menschen"	0,31	0,36

Pearson-Produktmomentkorrelation $p < 0,001$.

gen Veränderungen im normalen Ehe- und Familienalltag. So berichten z. B. ca. 52 % der Frauen, sie trügen seit dem Infarkt innerhalb der Familie mehr Verantwortung. Dieses Ergebnis bestätigt die Resultate der Studie von Finlayson u. McEwen (1977), nach der ca. 50 % der Frauen ähnliche Aussagen machten. Weiter berichten in unserer Studie 35 % der Frauen von stärkeren Belastungen im Haushalt, und 37 % fühlen sich von ihren Männern seit dem Infarkt stärker beansprucht. Als Folge der Belastung und Beanspruchung finden 32 % weniger Zeit für sich selbst, und es kommt für einige Frauen zu sozialen Isolationstendenzen; denn ca. 17 % bezeichnen es als zutreffend, seit dem Infarkt kaum noch unter andere Menschen zu kommen. Diese Veränderungen können unter dem Begriff „Krankheitsfolgestreß" zusammengefaßt werden, denn das Ausmaß an Veränderungen weist deutliche Zusammenhänge zum Grad der von den Frauen empfundenen Belastung wie auch zu ihrer psychischen Befindlichkeit auf (vgl. Tabelle 2). Je veränderter sie die Situation nach dem Infarkt schildern, um so ängstlicher und depressiver fühlen sie sich. Der Herzinfarkt und seine Folgen kann nicht nur zu einer Umstrukturierung des Ehe- und Familienlebens führen, für viele Ehepaare wird die Krise der Krankheit auch zu einer Krise der Partnerschaft, ohne daß sich hieraus notwendigerweise eine dauerhafte Verschlechterung der Partnerbeziehung ergeben muß. Die Herausforderung durch die Krankheit kann auch in einer emotionalen Annäherung beider Ehepartner münden. Speedling (1982) vermutet, daß einige Familien nach der Krise der Krankheit in einer besseren Verfassung als zuvor sind, obschon sich diese Aussage nur schwierig quantifizieren lasse. Begrenzt auf die Partnerbeziehung bestätigen die Ergebnisse der OLS diese Vermutung: 46 % der Frauen sind der Meinung, die Beziehung zu ihrem Partner sei seit dem Infarkt enger geworden, für 48 % hat sich in der Beziehung nichts geändert, und nur 6 % der Frauen berichten von einer Verschlechterung der Partnerbeziehung während des vergangenen Jahres.

6.2.2 Der Streßprozeß der Ehepartnerinnen: Aspekte und Determinanten

Die bisherigen Darstellungen zusammenfassend kann gesagt werden, daß für nahezu alle Frauen die plötzliche und lebensbedrohliche Erkrankung des Mannes mit Angst, Unsicherheit und einer starken Belastung verbunden war. Diese anfänglich sehr hohe Belastung durch die Krankheit geht im Laufe des untersuchten Jahres zurück, gleichwohl sind die Auswirkungen des Schocks und natürlich die Folgen der Krankheit des Mannes noch immer so präsent, daß sie Spuren im Leben vieler Frauen hinterlassen, ihr Denken und Fühlen mitbestimmen. Zirka 25 % der Frauen fühlen sich auch nach einem Jahr durch die Krankheit noch stark belastet, viele sehen sich in einem deutlich veränderten Alltagsleben, und die Sorge um die Gesundheit des Mannes bestimmt noch immer das Denken nahezu aller Ehepartnerinnen. Das eigentliche Problem liegt hier in einer möglichen Chronifizierung, es liegt darin, daß diese Belastung und ihre psychischen Folgekosten wie z. B. Angst, Depressivität zu einem chronischen Zustand werden und somit das gesamte Leben des Herzinfarktpatienten und seiner Ehefrau negativ beeinflussen können.

Der Herzinfarkt zieht in der Regel keine erhöhte Pflegebedürftigkeit der Patienten nach sich, wie dies bei zahlreichen anderen chronischen Krankheiten der Fall ist, die z. B. mit einer körperlichen Behinderung verbunden sind. Die Rolle der Frau wird folglich weniger auf vermehrte praktische Hilfe – z. B. auf häusliche Pflege –, sondern darauf ausgerichtet sein, den Mann nach seiner Krankheit bei der Wiedererlangung seines seelischen Gleichgewichts und bei der Rückkehr zum normalen Alltagsleben in Familie und Erwerbstätigkeit zu unterstützen, kurz: ihm soziale Unterstützung und sozialen Rückhalt zu gewähren. Darüber hinaus muß die Frau aber auch eigene Ängste und Unsicherheiten überwinden und die Anforderungen eines im Vergleich zur Zeit vor dem Infarkt u. U. deutlich veränderten Ehe- und Familienalltags bewältigen. So gesehen stellt die Zeit nach dem Infarkt die Frau vor eine erhebliche Beanspruchung, die in manchen Fällen zu einer dauerhaften Beeinträchtigung ihres psychosozialen Befindens führen kann.

Welchen Einfluß hat der „Streß der Krankheit" auf das psychosoziale Befinden der Ehepartnerinnen und welches sind die Bedingungen, die es den Frauen erleichtern oder erschweren, mit dem Streß einer schweren Krankheit in der Familie umzugehen? Der im folgenden dargestellten Analyse liegt die Vorstellung eines einfachen Streß-Reaktion-Modells zugrunde, das um eine Reihe den Streßprozeß moderierender Einflußgrößen erweitert wurde (vgl. Abb. 2).

Zwei Thesen werden den weiteren Ausführungen vorangestellt:

1) Die subjektiven Belastungen der Ehepartnerinnen, ihre Sorgen und das Ausmaß der durch die Krankheit induzierten Veränderungen ihres Alltags („Streß der Krankheit") zeigen einen direkten Zusammenhang zu ihrer psychosozialen Befindlichkeit („Streßreaktion").
2) Erfolgreiche Verarbeitung und Bewältigung des „Stresses der Krankheit" hängen von einer Reihe von Variablen („Determinanten des Streßprozesses") ab, die entweder direkt das Ausmaß der Streßreaktion bestimmen oder aber dadurch Einfluß darauf haben, daß sie den „Streß der Krankheit" selbst moderieren.

Im Zentrum der Analysen stehen solche Belastungen und Sorgen der Frauen sowie von ihnen wahrgenommene Veränderungen des Alltags, die entweder direkt oder zumindest indirekt aus der Krankheit des Mannes resultieren und als „Streß der Krankheit" zusammengefaßt werden können (Abb. 2, Block 1). Stimmt die These, daß der Herzinfarkt des Mannes auch bei seiner Ehepartnerin starke Belastungen hervorruft und eine Beeinträchtigung ihres psychosozialen Befindens nach sich zie-

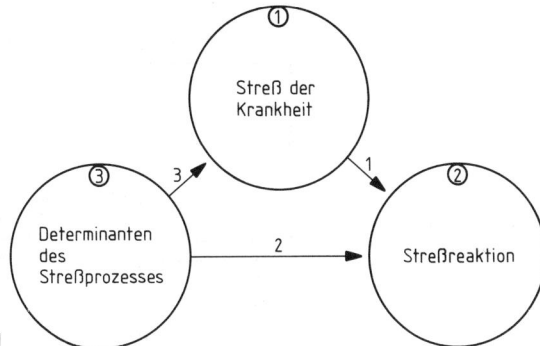

Abb. 2. Der Streßprozeß – ein Modell

hen kann, so müßten sich direkte Zusammenhänge zwischen den krankheitsabhängigen Belastungen, Sorgen und Veränderungen einerseits und psychosozialem Distress („Streßreaktion"; Abb. 2, Block 2) andererseits aufzeigen lassen (Pfeil 1). Es wurde bereits erwähnt, daß das Ereignis Herzinfarkt des Ehemannes nahezu unterschiedslos für alle Frauen eine starke psychische Belastung bedeutet, daß die Gefahr einer Chronifizierung dieser Belastung jedoch nur für eine Minderheit gegeben zu sein scheint (vgl. Abb. 1). Zur Überprüfung der 2. These, daß eine erfolgreiche Verarbeitung und Bewältigung des „Stresses der Krankheit" von einer ganzen Reihe von Bedingungen abhängt, wird ein dritter Variablenblock in das analytische Modell mit einbezogen („Determinanten des Streßprozesses"; Abb. 2, Block 3). Dieser beinhaltet eine ganze Reihe von Faktoren, die entweder eine schützende Wirkung haben, also streßreduzierend wirken, oder aber eine verstärkende Wirkung haben, weil sie entweder den Streßverarbeitungsprozeß behindern oder selbst einen zusätzlichen Stressor darstellen. Dieser positive bzw. negative Einfluß kann sich im vorliegenden Modell entweder direkt auf das erlebte Ausmaß an psychosozialem Distress (Abb. 2, Pfeil 2) niederschlagen oder aber indirekt als moderierende Größe über den „Streß der Krankheit" auf diesen Auswirkungen haben (Pfeil 3).

Dieser 3. Block umfaßt als die wichtigsten Determinanten des Streßprozesses 5 wesentliche Elemente:

1) subjektive Einschätzung der Schwere der Erkrankung des Mannes,
2) soziale Integration und soziale Unterstützung der Frau,
3) Persönlichkeitsmerkmale des Mannes,
4) soziodemographische und strukturelle Daten;
5) darüber hinaus kommt zusätzlich als weiteres Element das Ausmaß an psychosozialem Distress beim Mann hinzu, das zum gleichen Zeitpunkt mit dem gleichen Meßinstrument erhoben wurde.

Zur besseren Transparenz wird in der weiteren Darstellung das Gesamtmodell in 4 Abschnitte gegliedert. Im 1. Abschnitt wird es darum gehen, die allgemeinen Zusammenhänge zwischen psychosozialem Distress und dem „Streß der Krankheit" sowie anderen möglichen Quellen von Streß als auch möglichen „Antistressoren" darzustellen. In den weiteren Abschnitten wird die Betonung darauf gelegt, die Zu-

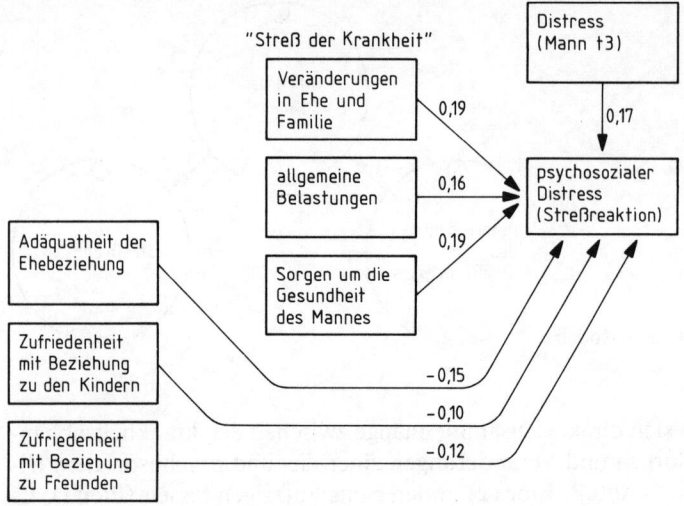

Abb. 3. Zur Erklärung von Distress
Standardisierte Regressionskoeffizienten, $p < 0,05$; $R^2 = 0,32$

sammenhänge zwischen den einzelnen Faktoren des „Stresses der Krankheit" und ihrer möglichen Determinanten aufzuzeigen. Als Analysemethode wurde die multiple Regression gewählt[3]. Bei den in den Abbildungen angegebenen Werten handelt es sich um standardisierte Regressionskoeffizienten, die im Gesamtmodell die jeweils relative Bedeutung einer unabhängigen Variablen in Beziehung zur abhängigen Variablen angeben. Eine Gesamtdarstellung der Ergebnisse erfolgt in zwei abschließenden Tabellen (Tabellen 3 und 4).

Zur Erklärung von Distress: Mit dem Gesamtmodell können ca. 30 % der Varianz von psychosozialem Distress der Ehepartnerinnen erklärt werden (Abb. 3). Diese Zahl erscheint auf den ersten Blick gering, ist jedoch an sich plausibel, geht man von der Annahme aus, daß sich in dieser Kriteriumsvariablen die gesamten lebensweltlichen Erfahrungen der Frauen widerspiegeln, in das vorliegende Modell jedoch in erster Linie nur die die Krankheit des Mannes betreffende Variablen aufgenommen sind.

Als bedeutsame Quellen von psychosozialem Distress können die durch die Krankheit bedingten Veränderungen im Familienalltag, die Sorge um die Gesundheit des Mannes sowie die allgemeine Belastung der Ehepartnerinnen in den letzten Wochen identifiziert werden (Abb. 2, Block 1). Dieses Ergebnis bestätigt zusätzlich zu den bisher vorgestellten Daten die These der starken Belastung durch die Krankheit des Mannes und der davon ausgehenden möglichen Beeinträchtigung des psychosozialen Befindens der Ehepartnerinnen. Das psychosoziale Geschehen innerhalb einer Ehebeziehung ist ein dynamischer und interdependenter Prozeß. Diese allgemeingültige These liegt den Betrachtungen des gesamten Krankheitsverarbeitungsprozesses innerhalb der Familie zugrunde. Sie ist überprüfbar an der direkten Beziehung zwischen dem Ausmaß an psychosozialem Distress des Mannes und seiner Ehepartnerin. Diese beiden Indikatoren wurden unabhängig voneinander mit

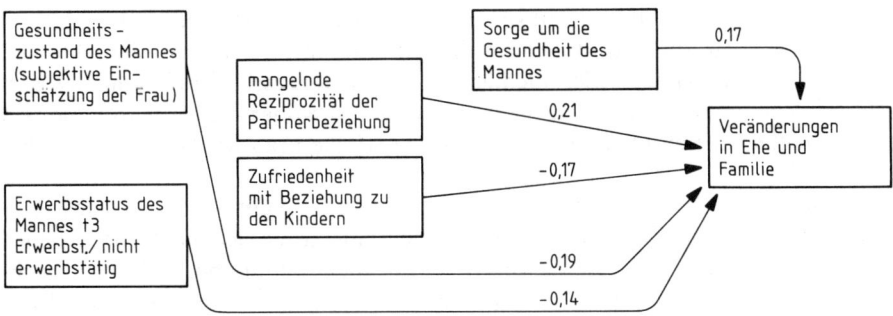

Abb. 4. Zur Erklärung von Veränderungen in Ehe und Familie
Standardisierte Regressionskoeffizienten, $p < 0{,}05$; $R^2 = 0{,}30$

den gleichen Meßinstrumenten zum gleichen Zeitpunkt erhoben. Je mehr der
Mann sich durch den Infarkt und seine Folgen beeinträchtigt fühlt, desto stärker ist
ebenfalls seine Ehepartnerin verunsichert und desto häufiger berichtet sie Symptome psychosozialer Beeinträchtigung.

Die schützende und belastungsreduzierende Wirkung zufriedenstellender sozialer Beziehungen und sozialer Integration wird deutlich aus dem Zusammenhang
zwischen Distress einerseits und der Qualität der Ehebeziehung, der Zufriedenheit
der Frauen mit ihrer Beziehung zu ihren Kindern und der Zufriedenheit mit ihrem
sozialen Netzwerk andererseits. Eine von den Frauen als emotional eng beschriebenen Ehebeziehung, in der der Mann den Rollenerwartungen seiner Frau entspricht,
wirkt sich deutlich streßmindernd aus. Gleichfalls zeigen jene Frauen ein geringeres
Ausmaß an psychosozialem Distress, die zufrieden mit der Beziehung zu ihren Kindern sind und das Gefühl haben, im Kreis ihrer Freunde und Verwandten in einem
ausreichenden Maße sozial integriert zu sein.

Veränderungen im Familienalltag: Wie bereits dargestellt, ist für eine ganze Reihe
von Frauen die Krankheit des Mannes verbunden mit z. T. erheblichen Veränderungen des Ehe- und Familienalltags, was zu Reibungen innerhalb der Familie führen
kann und von vielen Frauen als stark belastend wahrgenommen wird. Einen wesentlichen Einfluß auf das Ausmaß an Veränderung hat der Erwerbsstatus des Ehemannes nach dem Infarkt, d. h. ob der Mann nach seinem Infarkt wieder seine gewohnte Erwerbstätigkeit aufnehmen konnte oder aber frühberentet wurde bzw. den
Status eines Langzeitkranken einnimmt und erwerbsunfähig bleibt. Die Wiederaufnahme der Erwerbstätigkeit nach dem Infarkt bedeutet auch eine Wiederaufnahme
der gewohnten Normalität. Demzufolge berichten Frauen, deren Männer ihre Arbeit wieder aufnahmen, von deutlich weniger Veränderungen im Familienalltag.
Dieses Ergebnis erscheint plausibel; denn wenn der Mann nach dem Infarkt nicht
mehr seiner Erwerbstätigkeit nachgehen kann - das trifft 1 Jahr nach dem Infarkt
immerhin auf ca. 40% des Gesamtsamples zu -, so kann das weitreichende Folgen
für den Familienalltag haben. Zu nennen wären hier in erster Linie die damit verbundenen finanziellen Einbußen und ihre möglichen Konsequenzen. Es wird aber
auch für viele Frauen ungewohnt und fordernd sein, den Mann den gesamten Tag
im Haus zu haben; dies um so mehr, als gerade jene Männer, die nach dem Infarkt

nicht mehr zur gewohnten Erwerbstätigkeit zurückkehrten, eine deutlich schlechtere Krankheitsbewältigungsbilanz aufweisen und stärker zu depressiven Reaktionen
neigen, als solche Herzinfarktpatienten, die wieder ihre Arbeit aufgenommen hatten (vgl. Kap. 7). Darüber hinaus ist der Grad der Veränderung verknüpft mit dem
gesundheitlichen Befinden des Mannes, so wie es die Frau wahrnimmt. Je stärker
sie die Gesundheit ihres Gatten als eingeschränkt betrachtet, desto veränderter
empfindet sie die Familiensituation. Die gleiche Aussage gilt für das Ausmaß ihrer
Sorgen um die Gesundheit des Mannes. Je mehr Sorgen sie sich macht, desto häufiger nimmt sie belastende Veränderungen im Ehealltag wahr (Abb. 4). Die Wahrnehmung von Veränderungen in Ehe und Familie und der daraus resultierenden Belastungen ist jedoch nicht allein abhängig von Merkmalen wie z. B. der Erwerbstätigkeit des Mannes oder davon, wie die Partnerin seinen Gesundheitszustand
einschätzt. Sie scheint vielmehr primär von der Qualität der Familieninteraktion abhängig zu sein. Negative Eheinteraktion und mangelnde Reziprozität zwischen den
Partnern verstärken den „Streß der Krankheit". Sieht sich die Frau in einer Situation, in der sie das Gefühl hat, ihr Mann erwarte mehr von ihr, als er selbst zu geben
bereit ist oder ist sie der Meinung, er spiele sich zu sehr in den Vordergrund und versuche anderen seinen Willen aufzuzwingen, so reduziert das in einem deutlichen
Maß ihre Fähigkeit, den durch die Krankheit des Mannes bedingten Herausforderungen zu begegnen. Selbst die Beziehung zu den Kindern spielt in diesem Zusammenhang eine Rolle. Frauen, die mit dem Verhältnis zu ihren Kindern zufrieden
sind, berichten deutlich seltener von belastenden Veränderungen in Ehe- und Familienalltag als Folge des Infarkts. Es scheint also, daß Familieninteraktion und die
Qualität der Beziehung der Familienmitglieder untereinander wesentliche Schlüssel
zum Verständnis dafür liefern, ob und inwieweit die Krankheit der Ehemänner bei
den Ehepartnerinnen langfristige Spuren im Leben hinterläßt.

Krankheitsbezogene Sorgen: Das Ausmaß der Sorgen, die sich die Frauen auch
1 Jahr nach dem Infarktereignis um die Gesundheit ihrer Männer noch machen,
weist einen starken Zusammenhang zu ihrer subjektiven Einschätzung des Gesundheitszustandes ihrer Partner auf. Dieses plausible Ergebnis entspricht dem Alltags-

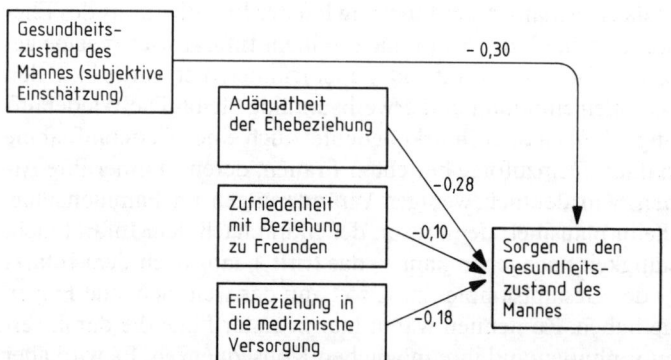

Abb. 5. Zur Erklärung von Sorgen um den Gesundheitszustand des Mannes
Standardisierte Regressionskoeffizienten, $p < 0,05$; $R^2 = 0,22$

verständnis und bedarf keiner weiteren Kommentierung. Gleichfalls wenig überrascht die Tatsache des direkten Zusammenhangs zwischen dem Ausmaß an Sorgen und der emotionalen Bindung beider Ehepartner. Alltagssprachlich ausgedrückt heißt das: je mehr Liebe und Zuneigung die Frau für ihren Mann empfindet, desto mehr sorgt sie sich gleichzeitig um seine Gesundheit (Abb. 5). Besonders hervorhebenswert erscheint u. E. ein weiteres Ergebnis: Ein erheblicher Teil der Frauen (ca. 60%) gaben an, sie wären gerne während des vergangenen Jahres stärker in die medizinische Behandlung und Betreuung ihrer Ehepartner mit einbezogen worden. Dieser Wunsch und auch andere Daten bezüglich der Einbeziehung der Ehepartnerinnen in die medizinische Versorgung offenbaren an sich schon ein erhebliches psychosoziales Defizit medizinischer Versorgung. Zusätzliche Brisanz erhält dieses Ergebnis noch dadurch, daß Frauen, die sich in einem ausreichenden Maße in die medizinische Betreuung ihrer Männer mit einbezogen fühlten, sich deutlich weniger Sorgen um die Gesundheit ihrer Männer machen und auch geringere Belastungswerte aufweisen. Dieser Zusammenhang kann dahingehend interpretiert werden, daß eine zufriedenstellende Einbeziehung der Partnerin und ausreichende Beratung und Information eine entängstigende und beruhigende Wirkung haben. Aber auch bei einer Umkehrung der Interpretation, d.h. wenn angenommen wird, der Wunsch nach einer stärkeren Einbindung in die medizinische Behandlung und Versorgung würde eher von ängstlichen Frauen geäußert, bleibt die hieraus abgeleitete Forderung nach einer stärkeren Einbindung der Ehefrau die gleiche. Denn je besser die Ehepartnerin von kompetenter Seite über die Krankheit ihres Mannes informiert ist, über Chancen und Risiken Bescheid weiß, je weniger sie auf Spekulation und „Kaffeesatzlesen" angewiesen ist, desto besser wird sie auch mit dem „Streß der Krankheit" umgehen können.

Die allgemeine Belastung: Wie in Abb. 1 gezeigt wurde, sinken die allgemeinen Belastungswerte der Frauen im Laufe des Jahres kontinuierlich. Demzufolge mindert sich in der Regel im Lauf der Zeit die von dem Krankheitsereignis ausgehende Belastung. Sie verschwindet jedoch für die meisten Frauen nicht gänzlich. Auch hier hängt die Belastung der Frauen davon ab, wie sie den Gesundheitszustand ihrer Männer beschreiben; darüber hinaus sind die Sorgen um die Gesundheit der

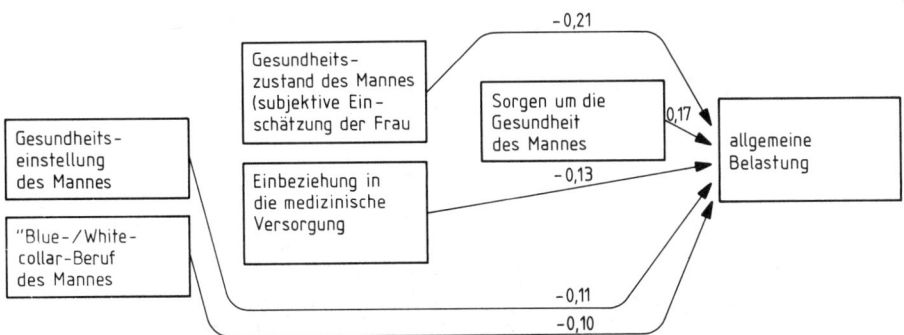

Abb. 6. Zur Erklärung des allgemeinen Belastungsstreßprozesses - ein Modell
Standardisierte Regressionskoeffizienten, $p < 0,05$; $R^2 = 0,24$

Tabelle 3. Der Streßprozeß der Ehepartnerin – Regressionsmodell (Korrelationskoeffizienten p < 0,05)

	1	2	3	4	5	6	7	8	9	10	11	12	13	14	15
1) Distress															
2) Veränderungen in Ehe und Familie	0,37														
3) Allgemeine Belastungen	0,32	0,31													
4) Sorgen um die Gesundheit des Mannes	0,30	0,30	0,33												
5) Distress (Mann t_3)	0,30	0,33	0,29	0,29											
6) Adäquatheit der Ehebeziehung	−0,27	−0,16	n.s.	0,13	−0,16										
7) Mangelnde Reziprozität	0,28	0,24	0,13	n.s.	0,16	−0,67									
8) Zufriedenheit mit Kinderbeziehung	−0,25	−0,23	−0,10	n.s.	−0,11	0,21	−0,18								
9) Zufriedenheit mit Freundesbeziehungen	−0,25	n.s.	n.s.	−0,11	n.s.	0,27	−0,28	0,13							
10) Einbeziehung in medizinische Versorgung	−0,17	−0,12	−0,19	−0,20	−0,10	0,11	0,16	0,14	0,16						
11) Subjektive Einschätzung des Gesundheitszustands	0,30	0,38	0,35	0,31	0,51	−0,15	n.s.	n.s.	0,11	n.s.					
12) Typ A (Mann)	0,14	0,12	0,13	0,13	0,21	−0,16	0,21	n.s.	n.s.	n.s.	0,10				
13) Gesundheitseinstellung	0,11	n.s.	n.s.	n.s.	0,10	−0,31	0,30	0,10	0,12	−0,12	n.s.	n.s.			
14) Alter (Frau)	n.s.	n.s.	n.s.	n.s.	n.s.	n.s.	n.s.	n.s.	n.s.	n.s.	0,15	n.s.	−0,16		
15) „Blue/white collar" (Mann)	n.s.	n.s.	n.s.	n.s.	0,23	n.s.	n.s.	n.s.	n.s.	n.s.	−0,19	n.s.	0,11	n.s.	
16) Erwerbsstatus t_3 (Mann)	n.s.	0,37	0,18	0,30	0,31	0,10	−0,12	n.s.	n.s.	n.s.	0,40	n.s.	−0,22	0,27	−0,21

Tabelle 4. Der Streßprozeß der Ehepartnerin - Regressionsmodell (standardisierte Regressionskoeffizienten; $p < 0,05$)

Unabhängige Variablen	Abhängige Variablen			
	Psychosozialer Distress	Veränderungen	Allgemeine Belastungen	Sorgen um Gesundheit des Mannes
Veränderungen in Ehe und Familie	0,19	–	n. s.	n. s.
Allgemeine Belastungen	0,16	n. s.	–	
Sorgen um die Gesundheit des Mannes	0,19	0,17	0,17	–
Distress (Mann t_3)	0,17	n. s.	n. s.	n. s.
Adäquatheit Ehebeziehung	−0,15	n. s.	n. s.	−0,28
Mangelnde Reziprozität	n. s.	0,21	n. s.	
Zufriedenheit Kinderbez.	−0,10	−0,17	n. s.	
Zufriedenheit Freundesbez.	−0,12	n. s.	n. s.	−0,10
Einbeziehung in medizinische Versorgung	n. s.	n. s.	−0,13	−0,18
Subjektive Einschätzung des Gesundheitszustands	n. s.	−0,19	−0,21	−0,30
Typ A (Mann)	n. s.	n. s.	n. s.	
Gesundheitseinstellung	n. s.	n. s.	0,11	
Alter (Frau)	n. s.	n. s.	n. s.	
„blue/white collar" (Mann)	n. s.	n. s.	0,10	
Erwerbsstatus (Mann)	n. s.	−0,14	n. s.	
R^2	0,32	0,30	0,24	0,22

Männer und das Gefühl der Belastung relativ eng miteinander verbunden. Ein weiterer Faktor, der sich belastend auswirkt, ist, wie bereits angesprochen, das Empfinden einer mangelnden Integration in die medizinische Behandlung (Abb. 6). Nachdem bisher nahezu ausschließlich auf relevante Zusammenhänge zwischen psychosozialem Distress, dem „Streß der Krankheit" und möglichen Determinanten des Streßprozesses abgehoben wurde, erscheint es gleichfalls bedeutsam, auf einige Ergebnisse hinzuweisen, die durch das Fehlen signifikanter Beziehungen innerhalb des Analysemodells charakterisiert sind, obschon Zusammenhänge zu erwarten waren. Kein Zusammenhang konnte zwischen der Beurteilung des Gesundheitszustands des Mannes durch den behandelnden Hausarztes und der psychosozialen Beanspruchung der Ehepartnerin nachgewiesen werden. Ein Ergebnis, das sicherlich mitbedingt ist durch den geringen Kontakt zwischen Hausarzt und Partnerin des Patienten einerseits, das andererseits aber auch darauf hindeutet, daß die psychosozialen Prozesse und das Krankheitsgeschehen innerhalb der Familie relativ unabhängig von der objektiven Diagnose der Schwere der Krankheit ablaufen. Ebenfalls keine direkten Zusammenhänge konnten ermittelt werden zwischen den soziodemographischen Daten einerseits und psychosozialem Distress andererseits. Ein Ergebnis, das insofern überrascht, da in anderen Studien mehr oder weniger deutliche Schichtgradienten bezüglich psychosozialem Befinden zutage traten (z. B. Campbell 1981). Einen weiteren Befund unserer Studie gilt es an dieser Stelle zu erwähnen. Sogenannte Mehrfachbelastungen der Frauen, d.h. Berufstätigkeit neben der Rolle als Hausfrau bzw. der Hausfrau und Mutter eines oder mehrerer im Haushalt lebender Kinder, wiesen keinen signifikanten Bezug zu ihrer psychosozialen Befindlichkeit auf. Dieses Ergebnis widerspricht den eher konservativen Vorstellungen von Mehrfachbelastungen und ihren psychosozialen Kosten. Es befindet sich jedoch ebenfalls nicht im Einklang mit neueren Studien aus den USA über den Alltagsstreß von Frauen, nach welchen das psychosoziale Wohlbefinden bei jenen Frauen am größten war, die die komplexesten Rollenfigurationen aufwiesen, also z.B. verheiratet waren, Kinder hatten und berufstätig waren (Thoits 1983; Kandel et al. 1985).

Desweiteren ist zu berichten, daß Persönlichkeitsmerkmale des Ehemannes wie Typ-A-Verhalten oder sein Umgang mit der Krankheit keinen direkten Bezug zum Streß der Ehepartnerin aufweisen. Es ist jedoch zu vermuten, daß das Typ-A-Verhalten der Männer indirekt in die Streßbewältigung der Ehefrau einfließt, da Partnerinnen von Typ-A-Männern von einer geringeren Ehezufriedenheit und von mangelhafter Reziprozität in der Partnerbeziehung berichten (vgl. Kap. 11).

6.3 Schlußbemerkungen

Es kann als gesichert gelten, daß der Herzinfarkt nicht nur vom Patienten selbst, sondern auch von seiner Ehepartnerin als eine existenzielle Bedrohung empfunden wird und beide Partner vor große Herausforderungen stellt. Nahezu unterschiedslos für alle Frauen war das Krankheitsereignis mit einer extremen Belastung und Anspannung verbunden, die in der Regel erst allmählich im Laufe des Jahres abgebaut werden konnte. Nicht allen Familien gelingt es jedoch, zu einer Normalität zurückzufinden, die es ermöglicht, verhältnismäßig streßfrei mit der Krankheit des Mannes zu leben. Für eine relativ große Zahl der Frauen verbleibt die von der Krankheit ausgehende Belastung über den gesamten Beobachtungszeitraum von 12 Monaten auf einem relativ hohen Niveau, begleitet von einer deutlichen Beeinträchtigung ihres psychischen und sozialen Befindens. Diese Frauen äußern Zukunftsängste, zeigen Anzeichen depressiver Reaktionen und befürchten, den Kontakt zu Freunden und Bekannten zu verlieren.

Krankheitsbewältigung in der Familie ist ein psychosozialer Prozeß mit höchst unterschiedlichem Ausgang. Gelingt es beiden Ehepartnern, mit dem Streß und dem Folgestreß der Krankheit fertig zu werden, so können beide nach dem ersten Schock über das unerwartete Krankheitsereignis und nach einer Phase der Anpassung und Bewältigung zu einem Leben zurückfinden, das nicht notwendigerweise durch geringere Lebenszufriedenheit und ein stärker gestörtes psychosoziales Befinden gekennzeichnet ist als zu Zeiten vor dem Infarkt. Das Ereignis Herzinfarkt scheint bewältigt, beide Ehepartner haben zu einer Normalität zurückgefunden. Das andere Extrem kann am ehesten durch eine Spirale verbildlicht werden, deren generelle Richtung nach unten zeigt. Die Ehebeziehung ist durch die Bahn der Spirale beschrieben: beide Ehepartner sind gefangen auf dieser Bahn. Die Unsicherheit des einen wird zur Angst des anderen und umgekehrt. Die Dynamik und Interdependenz psychosozialer Prozesse innerhalb von Ehebeziehungen wird deutlich am relativ hohen Ausmaß des Zusammenhangs zwischen psychosozialem Distress beim Mann und bei seiner Ehepartnerin. C. Halhuber (1980) umschreibt dies mit der Metapher „eine Krankheit - zwei Patienten". Das Bild mit der Spirale will nur den Extremfall aufzeigen. Für die Mehrzahl der befragten Herzinfarktpatienten und ihrer Ehefrauen bleibt es zu starr und mechanistisch. Krankheitsbewältigung ist nicht begrenzt auf innerfamiliäre Prozesse, sie ist vielmehr abhängig von einer Reihe von Rahmenbedingungen und Ressourcen, die beiden Ehepartnern zur Verfügung stehen. Wenn gesagt wurde, daß die Krankheit des Mannes für beide Ehepartner eine Bedrohung und Herausforderung zugleich bedeutet, so schließt dies passive und aktive Aspekte von Krankheitsbewältigung mit ein. Im Fall der Ehefrau heißt das konkret: sie muß einerseits mit den Ängsten und Sorgen um das Leben und die Gesundheit des Mannes fertig werden und gleichzeitig andererseits aktiv den Mann darin unterstützen, mit der Krankheit und ihren Folgen fertig zu werden. Die Ehefrau wird zur Spenderin von Trost und Beistand, sie übernimmt in dieser Zeit der Krankheitsbewältigung eine wichtige Rolle, sie ist für den Mann die Hauptquelle sozialer Unterstützung. Während jedoch die protektive und gesundheitsfördernde Wirkung von sozialer Unterstützung in Forschung und Literatur abgesichert ist und breite Darstellung erfährt, ist bisher wenig bekannt, welchem Streß derjenige ausgesetzt ist, der diese Unterstützung gewährt, und welches die Bedingungen sind, die es jemandem ermöglichen, diese Rolle zu erfüllen (Belle 1982; Kickbusch 1981).

Die Möglichkeit und Fähigkeit, auf andere einzugehen und sie zu unterstützen, ist ein kostbares menschliches Gut; im Prozeß der Bewältigung einer schweren Krankheit ist soziale Unterstützung eine zentrale Determinante und ein wichtiger Prädiktor erfolgreicher Bewältigung. Die Möglichkeit und Fähigkeit der Ehepartnerinnen, ihre Männer zu unterstützen, kann jedoch zerstört werden. In diesem Zusammenhang gewinnt ein Untersuchungsergebnis erhebliches Gewicht: die weitgehende Ignoranz der Medizin gegenüber dem psychosozialen Geschehen im Prozeß der Krankheitsbewältigung und die mangelnde Einbindung der Ehepartnerinnen in die medizinische Versorgung ihrer Männer. Es sind die Frauen, die aufgrund ihrer sozialen Rolle in der Gesellschaft die Verantwortung für die Genesung ihrer Männer übertragen bekommen, nachdem diese die verschiedenen Instanzen medizinischer Behandlung durchlaufen haben - eine Verantwortung, die in manchen Fällen zu deutlichen Symptomen der Überlastung führt. Diese Verantwortung trifft viele Frauen völlig unzureichend vorbereitet. Der „Überweisungsprozeß" durch die behandelnden Ärzte erfolgt, ohne daß von deren Seite größere Anstrengungen unternommen werden, die Frauen in ihrer Kompetenz zu stärken, sie emotional zu stabilisieren und auf ihre zusätzlichen Aufgaben vorzubereiten. Die Einbeziehung der Partnerin in die medizinische Versorgung und Behandlung ist mangelhaft, und eine entsprechende Beratung erfolgt nur in den seltensten Fällen. Wenn also von einem hohen Grad der Belastung der Ehefrauen und den damit verbundenen möglichen Begleiterscheinungen durch den Herzinfarkt des Mannes ausgegangen werden muß, so sollte zunächst darüber nachgedacht werden, daß zwar den Frauen im Rahmen der Herzinfarktrehabilitation eine große Bedeutung zukommt, ihnen hierbei aber von medizinischer Seite keine oder nur wenig Hilfen angeboten werden.

Anmerkungen

[1] Angst und Depressivität werden in der Darstellung der Situation der Ehefrauen nach dem Infarkt ihrer Männer als Kriteriumsvariablen verwendet. Bei beiden Skalen handelt es sich um Maße zur Bestimmung der subjektiven Befindlichkeit (vgl. Anhang C). Je höher der Zusammenhang zwischen einer Variablen, z. B. der allgemeinen Belastung, und diesen Kriteriumsvariablen ist, desto evidenter ist die Bedeutung dieser Variablen als Stressor.

[2] Für sämtliche in diesem Kapitel berichteten Korrelationskoeffizienten gilt, sofern nicht anders berichtet: $p < 0{,}05$.

[3] Beschreibung der in das Regressionsmodell eingehenden Variablen.

Pychosozialer Distress: Ein globales Maß zur Erfassung von psychosozialem Distress wurde verwendet. Es enthält 22 Items und ist zusammengesetzt aus 2 Unterskalen die Angst und Depressivität als Indikatoren negativen Befindens erfassen sollen. Die hier benutzte Form ist eine ins Deutsche übertragene und überarbeitete Fassung der „Anxiety"- und „Depression"-Skalen von Pearlin u. Lieberman (1979). Die Skalen von Pearlin u. Lieberman und somit ebenfalls die in dieser Studie benutzte Skala stellen eine Auswahl aus dem Itempool der „symptom distress checklist" (Derogatis et al. 1971) dar. Die interne Konsistenz der Skala (Cronbach-α) der Skala „psychosozialer Distress" beträgt für die Frauenstichprobe 0,91.

Allgemeine Belastungen, Sorgen um den Gesundheitszustand des Mannes und krankheitsbedingte Veränderungen im Ehe- und Familienalltag („Streß der Krankheit"): Drei verschiedene Variablen werden unter dem Etikett „Streß der Krankheit" zusammengefaßt:
Allgemeine Belastungen der Ehepartnerin: Da es sich bei der Befragung der Partnerinnen im Gegensatz zu der Hauptstudie nicht um eine Mehrfachbefragung handelt, trotzdem jedoch erfaßt werden sollte, wie stark sich die Ehepartnerinnen im Verlauf des vergangenen Jahres belastet fühlten, wurde retrospektiv zu verschiedenen Phasen der Patienenkarriere des Mannes erhoben, wie stark sich die Frauen in dem jeweiligen Zeitraum belastet fühlten. Die Fragen nach der Belastung betrafen die Zeiträume 1) während der ersten Tage nach dem Infarkt; 2) während des Aufenthalts im Akutkrankenhaus; 3) während der 1. Woche nach der Entlassung aus dem Akutkrankenhaus; 4) während des Aufenthalts in der Rehabilitationsklinik und 5) während der letzten Wochen vor der Befragung. Es sollten damit typische Zeitabschnitte der Patientenkarriere erfaßt werden, wobei nicht beabsichtigt war, den Abstand zwischen den einzelnen Zeitpunkten konstant zu halten. In die Regressionsgleichung geht nur der letzte Meßzeitpunkt ein.
Veränderungen im Ehe- und Familienalltag als direkte Folgen der Erkrankung des Mannes: Die Ehepartnerinnen wurden gefragt, inwieweit sie seit dem Infarkt des Mannes

- mehr Verantwortung für die Familie tragen,
- im Haushalt stärker belastet sind,
- durch den Mann stärker beansprucht sind,
- weniger Zeit für sich selbst finden,
- kaum noch unter andere Menschen kommen,
- zum finanziellen Unterhalt der Familie beitragen müssen.

Die einzelnen Items werden zu einem einfachen Summenscore zusammengezogen. Die Items decken in ihrer Gesamtheit verschiedene Dimensionen von Veränderungen innerhalb von Ehe und Familie ab (Cronbach-$\alpha = 0{,}81$).
Sorgen um den Gesundheitszustand des Mannes: Das Ausmaß der Sorgen, die sich die Ehefrau bezüglich des Gesundheitszustands ihres Mannes macht, kann als Indikator für die Präsenz des Stressors Herzinfarkt gewertet werden. Die Ehepartnerin wurde gefragt, wie häufig sie sich aktuell Sorgen um den Gesundheitszustand des Mannes macht. Als Antwortmöglichkeiten waren vorgegeben: 1) sehr häufig (43 %); 2) häufig (48 %); 3) weniger häufig (7 %); 4) so gut wie nie (2 %).

Determinanten des „Stresses der Krankheit"
Schwere der Erkrankung: Es handelt es sich hier um die subjektive Einschätzung durch die Frau selbst. Sie wurde gefragt, wie sie den Gesundheitszustand ihres Mannes einschätzen würde. Die Antworten konnten zwischen sehr gut (2%), gut (43%), weniger gut (46%) und schlecht (9%) variieren.

Soziale Integration bzw. soziale Unterstützung: Es kann als gesichert angesehen werden, daß der Grad der sozialen Integration und das Maß an sozialer Unterstützung wesentliche Determinanten im Umgang mit belastenden Lebensereignissen und Quellen von Lebenszufriedenheit und Lebensglück darstellen. Daten zum Netzwerk und zur sozialen Integration bzw. sozialen Unterstützung wurden für 3 Gebiete erhoben:

a) Integration und soziale Interaktion zwischen professionellen Systemen und Laiensystem: Gefragt wurden die Ehepartnerinnen, inwieweit sie rückblickend gerne stärker in die medizinische Behandlung ihres Mannes miteinbezogen worden wäre (ja: 60%, nein: 40%).
b) Soziales Netzwerk: Der Erfassung der Netzwerkbeziehung liegt die Überlegung zugrunde, daß die Qualität des Netzwerks und die darüber geäußerte Zufriedenheit entscheidend dafür sind, inwiewir sich jemand integriert und sozial unterstützt fühlt. Entsprechend dieser Überlegung wurden im folgenden zur Erfassung der supportiven Wirkung sozialer Beziehungen Fragen zur Zufriedenheit der Frauen sowohl mit dem Verhältnis zu den Kindern als auch mit Freunden und Verwandten einbezogen. Die Fragen lauteten:
Wie oft haben Sie das Gefühl, daß Sie gerne ein engeres Verhältnis zu Ihren Kindern haben möchten?
Sehr häufig (9%); häufig (21%); weniger häufig (25%); so gut wie nie (45%)
Hätten Sie gerne mehr enge Freunde oder Verwandte?
Hätte gerne mehr enge Freunde oder Verwandte (13%); bin zufrieden, wie es ist (87%).

Zwei Maße zur Erfassung ehelicher Interaktion und zur Güte der Partnerbeziehung

a) Rollenerwartungen und emotionale Nähe (7 Items; Adäquatheit der Ehebeziehung): Diese Skala ist eine Mischung aus Items, die Einschätzungen zu Ehe- und Familienrollen beinhalten, sowie Fragen zur emotionalen Nähe zwischen den Ehepartnern (Cronbach-$\alpha = 0,87$). Die Items lauten:
Mein Ehemann/Partner
- ist ein guter Vater und Ehemann,
- ist mir gegenüber sehr liebevoll,
- ist jemand, mit dem ich mich auch in sexueller Hinsicht gut verstehe,
- erkennt meine Leistungen an;
sowie:
Wie häufig in den vergangenen Wochen haben Sie und Ihr Partner folgendes zusammen gemacht:
- einen Abend gemütlich zusammengesessen und sich unterhalten,
- zusammen herzhaft über etwas gelacht,
- sich miteinander sehr nah und vertraut gefühlt?
b) Fehlende Reziprozität: Gefühl mangelnder Nähe und Gemeinsamkeiten innerhalb der Ehe seitens der Frau (Cronbach-$\alpha = 0,88$). Die Items lauteten:
Mein Ehemann/Partner
- erwartet gewöhnlich mehr von mir, als er selbst zu geben bereit ist,
- redet zuviel in meine Angelegenheiten,
- geht häufig seine eigenen Wege,
- spielt sich zu stark in den Vordergrund,
- versucht anderen seinen Willen aufzuzwingen,
- hat wenig Interessen mit mir gemeinsam,
- lehnt meine Freunde ab,
- läßt mich keine selbständigen Entscheidungen treffen.

Beide Skalen zur Partnerbeziehung enthalten z. T. ins Deutsche übertragene Items, die auf die Arbeit von Pearlin zurückgehen (Pearlin u. Lieberman 1979).

Persönlichkeitsmerkmale bzw. Gesundheitsverhalten des Mannes
a) Typ-A-Persönlichkeit:
   Die in der OLS verwendete Fassung ist eine ins Deutsche übertragene Kurzform des Jenkins Activity Survey (JAS); er umfaßt 17 Items (vgl. Anhang C).
b) Gesundheitsbewußtes Verhalten des Mannes:
   Erfragt wurde die Einschätzung der Frau, inwieweit ihr Mann versucht, gesundheitsbewußt zu leben.

Soziodemographische und strukturelle Daten
- Alter der Frauen,
- Berufsposition des Mannes (vor Infarkt; unterschieden wurde nach „Blue-collar"- bzw. „White-collar"-Berufen),
- Erwerbsstatus des Mannes zu t_3 (Erwerbstätige vs. Nichterwerbstätige).

7 Die Rückkehr zur Arbeit

T. Schott

7.1 Einleitung

Die Rückkehr zu einem prämorbiden Aktivitätsniveau und insbesondere zur gewohnten Erwerbstätigkeit ist ein wichtiges Ziel von Rehabilitationsmaßnahmen nach einem Herzinfarkt. In § 1 des Rehabilitationsangleichungsgesetzes von 1974 ist dieses Ziel in allgemeiner Form beschrieben: „Die medizinischen, berufsfördernden und ergänzenden Leistungen zur Rehabilitation im Sinne des Gesetzes sind darauf auszurichten, körperlich, geistig oder seelisch Behinderte möglichst auf Dauer in Arbeit, Beruf und Gesellschaft einzugliedern." So verstandene Rehabilitation sollte nicht ausschließlich wirtschaftlichen Zielvorstellungen folgen, sie muß auch als humanitäres Ziel, als Maxime zur Verbesserung von Lebensqualität und Wohlbefinden begriffen werden. Doch welche Chancen hat ein Herzinfarktpatient, wieder eine Erwerbstätigkeit aufzunehmen, und welche Faktoren entscheiden darüber, ob und wann das geschieht?

Allein nach medizinischen Kriterien bewertet könnten nach dem gegenwärtigen Stand des Wissens mindestens 80 % der Herzinfarktpatienten wieder eine Erwerbstätigkeit ausüben (Weiß 1984). Diese Zahl kann jedoch nur als Richtgröße dienen, die tatsächlichen Rückkehrquoten schwanken beträchtlich und liegen häufig deutlich unter dieser Zahl. In der BRD durchgeführte Studien berichten von Wiederaufnahmeraten zwischen 52 % und 85 % (Gillmann u. Collberg 1969; Kühns et al. 1978; Kauderer-Hübel u. Buchwalsky 1984; Krasemann et al. 1984; Lippert u. Ockenga 1984). Die Ergebnisse dieser Studien lassen sich jedoch nur bedingt verallgemeinern, es handelt sich in der Regel um nichtrepräsentative Klinikstudien und die z. T. günstigen Rückkehrraten lassen sich in erster Linie auf die Patientenauswahl zurückführen. In der Hamburger Infarktnachsorgestudie, die 1979/80 durchgeführt wurde und repräsentativen Charakter zumindest für eine Region hat, liegt die Zahl der Herzinfarktpatienten, die innerhalb eines Jahres nach dem Infarkt wieder eine Erwerbstätigkeit aufnehmen, bei 46 % (Weiß 1984). Diese Zahl bezieht sich ausschließlich auf Personen, die 60 Jahre alt und jünger waren. Studien aus dem angloamerikanischen Raum weisen in der Regel höhere Rückkehrquoten nach, gleichwohl schwanken auch hier die Ergebnisse zwischen 40 % und 95 % (Garrity 1979). Doehrman (1977) kommt in einem Übersichtsartikel auf der Basis von 18 Studien zu dem Ergebnis, daß von jenen Überlebenden eines Infarkts, die vor ihrem Infarkt berufstätig waren, ca. 75 % innerhalb von 6 Monaten wieder ihre Berufstätigkeit aufnehmen und daß diese Zahl innerhalb des 1. Jahres auf ca. 85 % ansteigt. Nach Schätzungen von Stewart u. Gregor (1984) sind es in der Regel etwa 80 % der Herzinfarktpatienten, die wieder zur Arbeit zurückkehren, wobei sich diese Zahl noch erhöht, wenn sich die Beobachtungen auf Erstinfarktpatienten unter 60 Jahren beschränken. Gleichwohl ist auf das Problem der Vergleichbarkeit der verschiedenen nationalen und internationalen Studien zur Rückkehr zur Arbeit nach Herzinfarkt hinzuweisen. Unterschiede können sich schon allein aufgrund der unterschiedlichen Zusammensetzung der Stichprobe ergeben, aber auch ökonomische und sozialgesetzgeberische Rahmenbedingungen können einen Einfluß auf die Höhe der Rückkehrraten haben. So ist z. B. anzunehmen, daß in Zeiten hoher Arbeitslosigkeit auch weniger Personen nach einem Infarkt wieder eine Erwerbstätigkeit aufnehmen als dies bei entspannter Arbeitsmarktlage der Fall wäre. Ebenfalls von Einfluß dürfte sein, welche Möglichkeiten der Frühberentung und der Vorruhestandsregelung existieren. Die Bedeutung dieser Einflußfaktoren auf die Höhe der Rückkehrrate kann in einer Studie, die auf einen nationalen und zeitlichen Rahmen begrenzt ist, nicht erfaßt werden. Über eine Reihe anderer Faktoren, die eine erfolgreiche Wiedereingliederung in das Erwerbsleben mitbestimmen, liegen mitlerweile gesicherte Erkenntnisse vor. Garrity (1973) unterscheidet zwischen 3 Kategorien von Faktoren, die für die Wiederaufnahme der Arbeit von Bedeutung sind: medizinische, soziodemographische und psychosoziale. Zu den medizinischen zählen u. a. die Schwere des Infarkts, das Vorhandensein von Begleiterkrankungen sowie die Selbsteinschätzung des Patienten bezüglich seiner Gesundheit. Soziodemographische Faktoren beinhalten u. a. Berufsstatus, Alter, Ehestatus, Geschlecht und Berufskarriere. Zu den psychosozialen Faktoren zählt Garrity u. a. psychiatrische Symptome, Arbeitszufriedenheit und die Einstellung des Patienten zu seiner Krankheit.

Die Diskussion um die Faktoren, die Einfluß auf erfolgreiche Reintegration in das Erwerbsleben nach Infarkt haben, kann wie folgt zusammengefaßt werden: Es sind in erster Linie soziodemographische Merkmale wie das Alter der Infarktpatienten und ihr vor dem Infarkt ausgeübter Beruf, die mit darüber entscheiden, ob jemand nach dem Erleiden eines Infarkts seine gewohnte Erwerbstätigkeit wieder aufnimmt. Des weiteren sind es psychosoziale Faktoren wie z. B. individuelle Krankheitsbewältigung und psychische Reaktionen auf das Krankheitserleben wie Angst und Depressivität, die als wichtige Prädiktoren beruflicher Reintegration geltend gemacht werden können. Faktoren, die diesen beiden Kategorien zuzuordnen sind, besitzen in der Regel eine größere Vorhersagekraft für berufliche Rehabilitation als medizinisch-somatische Daten und die körperliche Leistungsfähigkeit, die Langosch (1984) als unerläßliche, jedoch nicht hinreichende Determinanten der Arbeitswiederaufnahme nach Herzinfarkt bezeichnet (vgl. auch Garrity 1973; Doehrman 1977; Garrity 1979; Stewart u. Gregor 1984; Stein 1984; Kjøller 1976; Blümchen 1982; Stern et al. 1977; Cay et al. 1973; Cay 1982; Davidson et al. 1979; Nagle et al. 1971; Fischer 1970; Borcherding et al. 1985).

Im folgenden werden die Ergebnisse der Oldenburger Longitudinalstudie zum Thema Rückkehr zur Arbeit vorgestellt. Die Darstellung ist untergliedert in 3 Unterkapitel mit jeweils eigener Fragestellung. In einem ersten kurzen Abschnitt wird auf die Rückkehrquote und die Verteilung der in der OLS erfaßten Personen 12 Monate nach dem Infarkt auf die verschiedenen Erwerbsstatusgruppen eingegangen werden. Im 2. Abschnitt wird der Frage nachgegangen werden, welche Faktoren die Rückkehr zur Arbeit begünstigen oder behindern. Die Determinanten der Selektion sind, angelehnt an die Unterteilung Garritys, nach medizinisch-somatischen, soziodemographischen und psychosozialen Faktoren unterschieden. In einem 3. Abschnitt soll sodann der Rehabilitationsverlauf der unterschiedlichen Erwerbsstatusgruppen (Wiedererwerbstätige, Frührentner, Langzeitkrankgeschriebene) bezüglich wichtiger körperlicher, psychischer und sozialer Befindensvariablen während der ersten 12 Monate nach dem Infarkt nachgezeichnet werden.

7.2 Erwerbsstatus nach Herzinfarkt und Determinanten beruflicher Wiedereingliederung

7.2.1 Erwerbsstatus 12 Monate nach der Entlassung aus dem Akutkrankenhaus

Von den in den Jahren 1981/82 in der 1. Befragungswelle (t_1) im Akutkrankenhaus befragten männlichen Erstinfarktpatienten (n = 998) waren 96 % vor dem Infarkt erwerbstätig gewesen, 4 % waren arbeitslos. Alle Patienten befanden sich in einem erwerbsfähigen Alter (zu Stichprobenbeschreibung und Zugangskriterien vgl. Anhang A). Aus diesem Personenkreis konnten 12 Monate nach Entlassung aus dem Akutkrankenhaus (t_3) 608 Männer befragt werden. Ihre Beschäftigungssituation stellte sich zu diesem Zeitpunkt wie folgt dar: 335 Personen hatten ihre Erwerbstätigkeit wieder aufgenommen; 20 Personen waren arbeitslos; 82 Personen waren in der Zwischenzeit frühberentet worden; 30 Personen waren Empfänger einer Rente auf Zeit; 121 Personen waren krankgeschrieben, wobei darauf hinzuweisen ist, daß mehr als 90 % dieser relativ großen Gruppe diesen Status ununterbrochen seit dem Infarkt inne hatten; 20 Personen machten keine Angaben bezüglich ihres Erwerbsstatus und können in die weiteren Betrachtungen nicht mit einbezogen werden (vgl. Tabelle 1).

Auf der Basis von 588 Personen, von denen gesicherte Angaben zu ihrem Erwerbsstatus zu t_3 vorliegen, ergibt sich folgendes Bild: Unter Miteinbeziehung der Arbeitslosen errechnet sich 12 Monate nach dem Infarkt eine Wiedererwerbsfähigkeitsquote von 60 %. Es kann davon ausgegangen werden, daß diese Zahl für die BRD repräsentativ ist. Sie liegt deutlich unter dem Erwartbaren und kann als Ergebnis stark ausgeweiteter medizinischer Rehabilitationsmaßnahmen nicht befriedigen. Dies gilt aus 2 Gründen: Zum einen kann auf nationaler Ebene seit den 60er Jahren keine Steigerung der beruflichen Reintegration festgestellt werden. Zum an-

Tabelle 1. Erwerbsstatus vor und nach Herzinfarkt (HI) (n = 998 bei t_0, n = 608 bei t_2, t_3)

| | t_0 (vor HI) | t_2 (½ Jahr nach HI) | t_3 (1 Jahr nach HI) | |
	[%]	[%]	n	[%]
Erwerbstätig	96	42	335	(57)
Arbeitslos	4	2	20	(3)
Krankgeschrieben	–	51	121	(21)
Berentet	–	4	82	(14)
Berentet auf Zeit	–	1	30	(5)
Keine Angaben			20	

deren begründet sich diese Aussage aus dem Vergleich mit internationalen Studien, nach denen ca. 80 % aller Infarktpatienten im erwerbsfähigen Alter ihre Arbeit wieder aufnehmen konnten, aber auch aus der Bewertung von Weiß, „... daß gegenwärtig nach medizinischen Kriterien mindestens 80 % der Patienten mit Zustand nach Herzinfarkt eine Arbeitstätigkeit wieder aufnehmen könnten" (Weiß 1984, S. 74). Die Hoffnung, von den Krankgeschriebenen könne zu einem späteren Zeitpunkt noch eine größere Zahl ihre gewohnte Erwerbstätigkeit wieder aufnehmen, scheint gering. Schon im 2. Halbjahr nach der Entlassung aus dem Akutkrankenhaus hat sich die Zahl der wieder Erwerbstätigen nur um 16 % erhöht. Für die überwiegende Mehrzahl der Betroffenen werden die Weichen zwischen der Wiederaufnahme der Erwerbstätigkeit und dauerhafter bzw. zumindest längerfristiger Erwerbsunfähigkeit innerhalb der ersten 6 Monate nach dem Infarkt gestellt (vgl. Tabelle 1).

7.2.2 Determinanten beruflicher Wiedereingliederung

Welches sind die Faktoren, die entscheidenden Einfluß darauf haben, ob jemand innerhalb des 1. Jahres nach seinem Infarkt seine gewohnte Erwerbstätigkeit wieder aufnimmt oder nicht? In der weiteren Analyse werden jeweils die Gruppen der Frührentner (n = 82), der Zeitrentner (n = 30) und der Krankgeschriebenen (n = 121) mit der Gruppe der Erwerbstätigen (n = 335) bezüglich möglicher Selektionskriterien miteinander verglichen. Die Gruppe der Arbeitslosen bleibt in den weiteren Betrachtungen unberücksichtigt, da ihre Zahl relativ gering ist. Anzumerken ist noch, daß sich der Herzinfarkt während des 1. Jahres danach nicht in Form von höherer Arbeitslosigkeit auswirkt. Der Anteil der Arbeitslosen am Gesamtsample beträgt 3 % und liegt somit unter der allgemeinen Arbeitslosenquote der Jahre 1982/83. Arbeitsplatzrisiken aufgrund von Krankheit existieren gleichwohl, die krankheitsbedingte Ausgliederung erfolgt über sozialgesetzgeberische Möglichkeiten wie langfristige Krankschreibung oder Frühberentung aufgrund von Berufs- bzw. Erwerbsunfähigkeit.

Um deutlich zwischen den Ursachen und den Folgen der Nichterwerbstätigkeit unterscheiden zu können, müssen die möglichen Faktoren einer Selektion vor dem Verweisungsprozeß in eine der jeweiligen Gruppen, also zu Beginn der Patientenkarriere (t_1) erhoben sein. Es wird zwischen 3 Kategorien von Faktoren unterschieden: den medizinisch-somatischen, den soziodemographischen und den psychosozialen Faktoren. Von einem die berufliche Reintegration beeinflussenden Faktor kann dann gesprochen werden, wenn sich zwischen der Gruppe der Erwerbstätigen und den Krankgeschriebenen bzw. Berenteten statistisch signifikannte Unterschiede aufzeigen lassen[1].

Medizinisch-somatische Faktoren. Folgt man dem Alltagsverständnis, so sollte man annehmen, daß es in erster Linie die Schwere der Erkrankung ist, die darüber entscheidet, ob die Erwerbstätigkeit wiederaufgenommen wird, denn die gesetzliche Begründung von Krankenstatus oder Frühberentung der in dieser Studie erfaßten Personen bilden der Infarkt und seine gesundheitlichen Folgen. Grundlage z. B. eines Rentenanspruchs auf eine Erwerbsunfähigkeitsrente ist allein eine vom begutachtenden Arzt attestierte Leistungsminderung. Der Rentenversicherer überprüft lediglich, wieweit das vom Arzt angegebene eingeschränkte Leistungsvermögen noch in Erwerb umgesetzt werden kann. Bei dieser Beurteilung können dann allerdings auch Faktoren wie die Situation auf dem Arbeitsmarkt eine Rolle spielen, doch sollte angenommen werden, daß es primär medizinische Kriterien sind, die über die Einschätzung der Erwerbsfähigkeit entscheiden (Wille 1984).

Als mögliche medizinisch-somatische Kriterien wurden in dieser Studie erhoben:
- eine Klassifikation der Schwere des Infarkts;
- das klinische Beschwerdebild nach der Klassifikation der New York Heart Association (NYHA); auch differenziert nach Angina-pectoris- und Dispnoesymptomen;
- Anzahl der prognostisch ungünstigen Faktoren;
- Vorhandensein von Arythmieproblemen;
- Risikofaktoren;
- Begleiterkrankungen.

Alle diese Indikatoren beruhen auf dem vom behandelnden Akutkrankenhausarzt erstellten medizinischen Kurzgutachten.

Bei der Durchsicht der Daten ergibt sich folgendes Bild: Erwerbstätige, Frührentner und Krankgeschriebene unterscheiden sich nicht bezüglich der oben aufgelisteten Kriterien zum Zeitpunkt t_1. Zwar sind die Durchschnittswerte der späteren Frührentner und Krankgeschriebenen in der Regel minimal schlechter als die der

Tabelle 2. Mittelwertvergleich zwischen Erwerbsstatusgruppen t_3 bezüglich der medizinisch-somatischen Variablen zu t_1

	Erwerbs-tätige	Frührentner	Zeitrentner	Krankge-schrieben	
Klinisches Beschwerdebild nach NYHA (1–3)[a]	1,19	1,24	1,41	1,26	*e
Schwere des Infarktereignisses (1–3)[a]	1,98	2,01	2,03	2,07	n.s.[f]
Anzahl prognostisch ungünstiger Faktoren (0–5)[b]	0,87	1,02	1,00	1,02	n.s.
Arrhythmie[a]	1,29	1,34	1,47	1,23	n.s.
Begleiterkrankungen (0–8)[c]	0,70	0,79	0,68	0,70	n.s.
Risikofaktoren (0–3)[d]	0,70	0,61	0,77	0,76	n.s.

[a] Vgl. Anhang B.
[b] Prognostisch ungünstige Faktoren:
  - großer transmuraler Infarkt im Ruhe-EKG,
  - Herzvergrößerung,
  - Aneurysmaverdacht im Ruhe-EKG,
  - ventrikuläre Extrasystolen in Ruhe-, Belastungs- und/oder Speicher-EKG,
  - behandlungspflichtiger Bluthochdruck bei Entlassung aus dem Akutkrankenhaus.
[c] Krankheiten des Kreislaufsystems, der Verdauungsorgane, des Skeletts sowie des Muskel- und Bindegewebes, der Atmungsorgane, Stoffwechselkrankheiten, Krankheiten der Harn- und Geschlechtsorgane, psychische Krankheiten, sonstige.
[d] Risikofaktoren vor dem Infarkt: Fettstoffwechselstörungen, Hyperurikämie, Rauchen
[e] Nur signifikante Unterschiede zwischen Erwerbstätigen und Zeitrentnern; *p < 0,05.
[f] *n.s.* keine signifikanten Unterschiede zwischen den Werten der einzelnen Gruppen.

später wieder Erwerbstätigen, doch selbst auf dem 5% Signifikanzniveau können keine statistisch gesicherten Unterschiede festgestellt werden. Die gleiche Aussage kann für die Zeitrentner gemacht werden, mit einer Ausnahme: ihr klinisches Beschwerdebild nach der NYHA hebt sich von den 3 anderen Gruppen ab. Aufgeschlüsselt nach Angina-pectoris- und Dispnoesymptomen heißt das, daß Zeitrentner in der Regel stärkere Angina-pectoris-Symptome zeigen (vgl. Tabelle 2). Da dieses Ergebnis jedoch das einzige ist, das auf statistisch gesicherte Unterschiede bezüglich der medizinisch-somatischen Variablen hinweist, kann gesagt werden, daß eine spätere Unterteilung des untersuchten Samples in die 4 Gruppen sich nicht durch den medizinischen Zustand der Patienten zum Zeitpunkt der Entlassung aus dem Akutkrankenhaus rechtfertigen läßt. Zwar sind die Werte der Erwerbstätigen im Schnitt minimal besser, jedoch sind die Unterschiede zwischen den einzelnen Mittelwerten so gering, daß das in der Realität bedeutet, daß es sehr vielen nach einem Jahr wieder Erwerbstätigen zum Zeitpunkt ihrer Entlassung aus dem Akutkrankenhaus nicht besser und nicht schlechter ging als den meisten ihrer Mitpatienten, die später den Weg zurück ins Berufsleben nicht fanden oder nicht suchten. Diese Befunde stehen in Einklang mit Ergebnissen anderer Studien über die Rückkehr in die Erwerbstätigkeit nach Infarkt (vgl. z. B. Kauderer-Hübel u. Buchwalsky 1984). Es muß an dieser Stelle noch einmal darauf hingewiesen werden, daß die bisher diskutierten medizinisch-somatischen Daten ausschließlich auf Angaben des behandelnden Akutkrankenhausarztes basieren. Es handelt sich somit um Daten, die mehrere Wochen oder Monate vor der tatsächlichen Entscheidung über den weiteren Erwerbsstatus erhoben wurden. Es gilt jedoch zu bedenken, daß trotz angenommener Progredienz der arteriosklerotischen Grunderkrankung diese innerhalb weniger Monate nach dem Infarkt bei nahezu gleichen Ausgangswerten bei so vielen Menschen nicht so unterschiedlich verlaufen kann, als daß in der Folge eine Selektion in die verschiedenen Erwerbsstatusgruppen gerechtfertigt erscheint. Anzumerken gilt noch, daß zwischen AHB-Teilnehmern und Patienten ohne Anschlußheilbehandlung bezüglich ihres späteren Erwerbsstatus so gut wie keine Unterschiede existieren. Die etwas geringere Teilnahme der später frühberenteten Patienten an AHB-Maßnahmen ist u. E. eher als Selektionsergebnis des Zugangs zu AHB-Maßnahmen zu werten.

Soziodemographische Faktoren.   Aus einer Reihe von Rehabilitationsstudien wissen wir, daß soziodemographische Faktoren wie z. B. Alter, Beruf, Ehestatus oder Geschlecht einen wesentlichen Einfluß auf den Rehabilitationserfolg im weitesten Sinne haben (Croog u. Levine 1977; Finlayson u. McEwen 1977; Weiß 1984; Monteiro 1979; Loose et al. 1982; Blümchen 1982). Während ein Zusammenhang zwischen Ehestatus und beruflicher Reintegration nicht gefunden werden konnte, zeigen die Ergebnisse dieser Studie jedoch sehr deutlich, daß die Wiedereingliederungschancen in das Erwerbsleben zu einem wesentlichen Teil durch Alter und Berufsposition der Rehabilitanden mitbestimmt ist.

Alter: Während das Durchschnittsalter der Wiedererwerbstätigen bei 49,3 Jahren liegt, ist das der Frührentner mit 55,7 Jahren um 6,4 Jahren höher, das Durchschnittsalter der beiden anderen Gruppen bewegt sich zwischen diesen Zahlen (vgl. Tabelle 3). Dieser Einfluß, den das Alter auf den Erwerbsstatus nach einem Jahr hat, wird deutlich, wenn man die Stichprobe in 2 Gruppen unterteilt: in eine

Tabelle 3. Altersverteilung in Abhängigkeit vom Erwerbsstatus zu t_3 (n = 608)

Alter zum Zeitpunkt des Infarkts [Jahre]	Erwerbstätige		Frührentner		Zeitrentner		Krankgeschriebene		Gesamt	
	n	[%]	n	[%]	n	[%]	n	[%]	n	[%]
20–40	25	(7,5)	1	(1,2)	2	(6,7)	8	(6,6)	36	(6,3)
41–45	66	(19,8)	1	(1,2)	1	(3,3)	10	(8,3)	78	(13,7)
46–50	90	(26,9)	9	(11,0)	8	(26,7)	19	(15,7)	126	(22,2)
51–55	102	(30,5)	13	(15,9)	11	(36,7)	43	(35,5)	169	(29,8)
56–60	51	(15,3)	58	(70,7)	8	(26,7)	41	(33,9)	158	(27,9)
Gesamt	334		82		30		121		567	
Durchschnittsalter	49,3		55,7		51,4		52,1			
Keine Angaben									41	

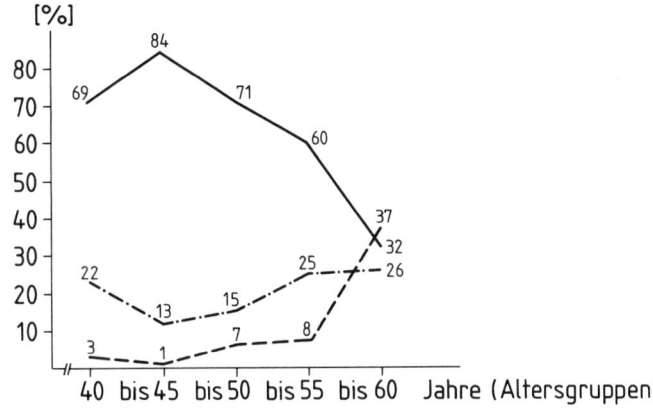

Abb. 1. Alter und Erwerbsstatus zu t_3; Zeitrentner und Arbeitslose sind nicht berücksichtigt

Gruppe von Patienten, die zu dem Zeitpunkt ihres Infarkts zwischen 56 und 60 Jahre alt waren und in eine Gruppe der bis 55jährigen. Es zeigt sich, daß nahezu 70 % der Jüngeren ihre Erwerbstätigkeit wieder aufnehmen, wohingegen in der älteren Kohorte nur 32 % nach einem Jahr wieder arbeiteten (vgl. Abb. 1). Die Altersverteilung in Abb. 1, aufgegliedert nach den 4 Gruppen, macht deutlich, daß die Wahrscheinlichkeit, die Arbeit innerhalb eines Jahres nach dem Infarkt wieder aufnehmen zu können, mit steigendem Alter sinkt; der stärkste Einfluß des Alters kann bei den Frührentnern beobachtet werden. Hier rekrutieren sich mehr als ⅔ aus der Gruppe der 56- bis 60jährigen, aber auch bei den Krankgeschriebenen ist der Einfluß des Alters auf die Krankschreibepraxis deutlich. Allein bei den auf Zeit Berenteten kann das Merkmal Alter als Selektionskriterium ausgeschlossen werden.

Tabelle 4 a, b. Berufsposition zu t_0 und Erwerbsstatus zu t_3 (n = 608). Die Prozentwerte geben an, wie sich die jeweiligen Berufsgruppen auf die Erwerbsstatusgruppen verteilen, sie addieren sich pro Zeile zu 100%; die letzte Spalte gibt den absoluten und relativen Anteil der jeweiligen Berufsgruppe am Gesamtsample wieder

a) Einzelerfassung

Letzter oder z. Z. ausgeübter Beruf	Erwerbstätige		Frührentner		Zeitrentner		Krankgeschriebene		Gesamt	
	n	[%]	n	[%]	n	[%]	n	[%]	n	[%]
Ungelernte und angelernte Arbeiter	35	(37,6)	28	(30,1)	9	(9,7)	21	(22,6)	93	(16,4)
Facharbeiter	89	(51,1)	24	(13,8)	10	(5,7)	51	(29,3)	174	(30,7)
Einfache Angestellte	9	(56,3)	2	(12,5)	0		5	(31,3)	16	(2,8)
Qualifizierte Angestellte	76	(71)	11	(10,3)	5	(4,7)	15	(14,0)	107	(18,9)
Leitende Angestellte	43	(74,1)	2	(3,4)	1	(1,7)	12	(20,7)	58	(10,2)
Einfache und mittlere Beamte	14	(46,7)	8	(26,7)	0		8	(26,7)	30	(5,3)
Beamte im gehobenen und höheren Dienst	27	(79,4)	4	(11,8)	1	(2,9)	2	(5,9)	34	(6,0)
Körperlich arbeitende Selbständige	26	(72,2)	1	(2,8)	4	(11,1)	5	(13,9)	36	(6,4)
Andere Selbständige	15	(83,3)	1	(5,6)	0		2	(11,1)	18	(3,2)
Keine Angaben									42	

b) Zusammenfassung

Letzter oder z. Z. ausgeübter Beruf	Erwerbstätige		Frührentner/ Zeitrentner		Krankgeschriebene		Gesamt
	n	[%]	n	[%]	n	[%]	
Arbeiter	124	(46)	71	(27)	72	(27)	267
Angestellte	128	(71)	21	(12)	32	(17)	181
Beamte	41	(64)	13	(20)	10	(16)	64
Selbständige	41	(76)	6	(11)	7	(13)	54

Berufsposition: Ein ebenso eindeutiges Bild wie der Vergleich der Altersverteilung bei Erwerbstätigen und Nichterwerbstätigen ergibt die Analyse des Einflusses der Berufsposition auf die berufliche Reintegration. Im weitaus höheren Maße als Angehörige anderer Berufsgruppen sind die Arbeiter von der Frühberentung betroffen, aber auch bei den Zeitrentnern und den nach einem Jahr noch Krankgeschriebenen sind sie überrepräsentiert (vgl. Tabelle 4). In Zahlen ausgedrückt bedeutet das folgendes: von 267 Arbeitern, von denen Angaben zu ihrem Erwerbsstatus vorliegen, konnten 124 Personen innerhalb des 1.Jahres nach dem Infarkt ihre Erwerbstätigkeit wieder aufnehmen, das sind ca. 46% dieser Berufsgruppe; 52 Personen aus dieser Gruppe wurden frühberentet (19%), 72 Arbeiter sind noch krankgeschrieben (27%) und 19 Arbeiter sind auf Zeit berentet (7%). Für die im Sample vertretenen Angestellten (einfache, qualifizierte und leitende Angestellte zusammengenommen) sehen diese Zahlen weitaus günstiger aus: Hier konnten 128 von 181 Personen ihre Arbeit wieder aufnehmen, das sind ca. 71% dieser Berufsgruppe; nur 15 Personen wurden frühberentet, 6 erhalten eine Rente auf Zeit und 32 Angestellte sind zum Zeitpunkt t_3 noch krankgeschrieben (17 %).

Ganz allgemein kann gesagt werden, daß die Chancen der Wiedereingliederung in das Erwerbsleben mit höherer sozialer Position steigen. Geringste Chancen, die Berufstätigkeit wieder aufnehmen zu können, haben in dieser Reihenfolge: un- und angelernte Arbeiter, einfache und mittlere Beamte, qualifizierte Facharbeiter sowie einfache Angestellte. Sehr gute Chancen haben die leitenden Angestellten, die Beamten im gehobenen und höheren Dienst sowie die nicht körperlich arbeitenden Freiberufler. Nimmt man aus der Gruppe der Arbeiter die ungelernten und angelernten Arbeiter heraus und vergleicht diese in unserer Studie an unterster Stelle der Statushierachie rangierende Gruppe mit z. B. den leitenden Angestellten, so kann ermessen werden, welchen erheblichen Einfluß der soziale Status auf die beruflichen Wiedereingliederungschancen hat. Während nur ca. 38 % der ungelernten und angelernten Arbeiter in dem erfaßten Zeitraum ihre Erwerbstätigkeit wieder aufnehmen, sind es bei den leitenden Angestellten immerhin 74 %, die wieder arbeiten. Häufig wird diese Beziehung zwischen sozialem Status und Wiedereingliederung in das Erwerbsleben nach dem Herzinfarkt erklärt mit der überwiegend körperlichen Tätigkeit der Arbeiter und den damit verbundenen Risiken; eine Begründung, deren Berechtigung in dieser Untersuchung nicht nachgegangen werden kann. Es gilt jedoch zu beachten, daß Arbeitsplatzbeschreibungen mit überwiegend schwerer körperlicher Betätigung im Rahmen von Automatisierung, Rationalisierung und Humanisierung der Arbeitswelt immer seltener werden, d. h. daß das Berufsbild des Arbeiters sich heute weit entfernt hat von dem der 50er Jahre.

Arbeiter waren in ihrer Gesamtheit körperlich nicht schwerer durch den Infarkt betroffen, noch waren sie im Schnitt älter als die restlichen Herzinfarktpatienten in anderen Berufsgruppen. So muß dieser eindeutige Zusammenhang zwischen soziodemographischen Daten und Wiedereingliederung in das Erwerbsleben in krankheitsunabhängigen, nichtsomatischen Faktoren zu suchen sein. Ohne den weiteren Ergebnissen vorgreifen oder voreilige Schlußfolgerungen ziehen zu wollen, kann doch schon gesagt werden, daß allgemeine Ausgliederungspraktiken auf dem Arbeitsmarkt ihr Pendant in der Rehabilitationspraxis haben. Mit einem hohen Arbeitsplatzrisiko behaftet, d. h. mit relativ geringen beruflichen Wiedereingliederungschancen nach einer schweren Krankheit wie dem Infarkt, sind die älteren Erwerbstätigen über 55 Jahre – darunter insbesondere die Angehörigen gering qualifizierter Berufsgruppen. Nur 51 von 158 ehemaligen Herzinfarktpatienten in der Altersgruppe über 55 Jahre schaffen den Sprung zurück in das Erwerbsleben, und darunter sind die Arbeiter gerade mit 9 Personen vertreten.

Psychosoziale Faktoren.   Die 3. Kategorie möglicher Determinanten einer Wiederaufnahme der Arbeit läßt sich unter dem Begriff psychosoziale Faktoren zusammenfassen. Hierzu zählen psychische Variablen wie Angst, Depressivität, die subjektiv wahrgenommene Belastung durch die Krankheit sowie die Selbsteinschätzung der eigenen Gesundheit und der Genesung. Diese Faktoren sind emotionale Reaktionen auf den Infarkt oder haben kognitiv-evaluativen Charakter, d. h. im psychischen Befinden des Patienten spiegelt sich die subjektive Bewertung seiner selbst in der Situation wider. Angst und Depressivität sind häufig Folgen wenig erfolgreicher Krankheitsbewältigung; der einzelne fühlt sich durch seine Krankheit behindert, schätzt seine Genesung wenig zuversichtlich ein und steht folglich einer Wiederaufnahme der Erwerbstätigkeit unsicher und ängstlich gegenüber (Nagle et al. 1971). Demzufolge können die schon frühzeitig geäußerten Erwartungen des Patienten bezüglich seiner künftigen Erwerbstätigkeit wichtige Prädiktoren für die Wiederaufnahme der Arbeit sein und sind deshalb in die folgenden Analysen mit einbezogen. Ergänzend hierzu wird noch überprüft werden, inwieweit die allgemeine Einstellung des Herzinfarktrehabilitanden gegenüber seiner Arbeit als auch seine Arbeitszufriedenheit für die Zeit vor dem Infarkt für die Wiederaufnahme der Arbeit ausschlaggebend sein können (Monteiro 1979; Borcherding et al. 1985).

Die Bereitschaft und Motivation von Herzinfarktpatienten, ihre Arbeit wieder aufzunehmen, ist jedoch nicht allein das Ergebnis intrapsychischer Bewertungs- und Bewältigungsprozesse. Es muß davon ausgegangen werden, daß der Patient in seiner Bewertung nicht unbeeinflußt bleibt von seinem sozialen Umfeld und insbesondere vom Urteil des behandelnden Arztes hinsichtlich der Einschätzung von beruflicher Leistungsfähigkeit und der Möglichkeit einer Wiederaufnahme der Arbeit. Das Arzturteil ist folglich mit aufgenommen in die Liste möglicher Prädiktoren für die Wiederaufnahme der Arbeit.

Psychische Befindlichkeit und subjektive Einschätzung der Gesundheit: Die Einschätzung des eigenen Gesundheitszustands und die psychische Befindlichkeit sind hier in einem Abschnitt zusammengefaßt, da davon ausgegangen werden kann, daß die Selbsteinschätzung des Gesundheitszustands in gewisser Weise ein Indikator für das allgemeine Wohlbefinden darstellt. Neben Angst, Depressivität und Krankheitsbelastung zu t_1 wurden als relevante Faktoren erhoben: die subjektive Einschätzung des allgemeinen Gesundheitszustands vor dem Infarkt (1 = sehr gut bis 4 = schlecht), die subjektive Einschätzung der Schwere des Infarkts (1 = schwere Schädigung bis 4 = überhaupt keine Schädigung des Herzens) und die subjektive Einschätzung der Genesung (1 = bald wieder der Alte bis 3 = kränklich und unsicher).

In einer Reihe von Studien kamen die Autoren zu dem Ergebnis, daß psychische Faktoren einen eigenen Beitrag zur Vorhersage beruflicher Reintegration nach Infarkt zu leisten vermögen (z.B. Cay et al. 1970; Cay 1973; Garrity 1973, 1979; Doehrman 1977; Byrne et al. 1981; Langosch et al. 1983; Langosch 1984; Stewart u. Gregor 1984). Diese Annahme wird gestützt durch die vorliegenden Ergebnisse der OLS, auch wenn bei ihrer Interpretation gewisse Vorbehalte angebracht erscheinen. Die später wieder Erwerbstätigen zeigen im Schnitt zu t_1 in allen oben angesprochenen Belangen bessere Werte als ihre Mitpatienten, die 12 Monate danach nicht beruflich reintegriert sind. Sie zeigten weniger Angst-, Depressivitäts- und Krankheitsbelastungssymptome, schätzen ihren allgemeinen Gesundheitszustand vor dem Infarkt besser ein, halten die Schädigung des Herzens für geringer und zeigten eine deutlich bessere Genesungszuversicht. Es gibt jedoch Unterschiede unter den Gruppen der Nichterwerbstätigen. Langzeitkrankgeschriebene weisen schon im Akutkrankenhaus deutlichere Unterschiede zu den späteren wieder Erwerbstätigen bezüglich Angst, Depressivität und der subjektiven Belastung durch die Krankheit auf als die Gruppe der späteren Frührentner. Diese liegen zwar auch etwas höher auf den Angst- und Depressivitätsskalen als die beruflich Reintegrierten, sie unterscheiden sich von diesen jedoch nur minimal bezüglich Krankheitsbe-

Tabelle 5. Mittelwertvergleich zwischen Erwerbsstatusgruppen zu t_3 bezüglich subjektiver Einschätzung der Gesundheit und psychischer Befindlichkeit zu t_1 [a]

	Erwerbs-tätige	Frührentner	Zeitrentner	Krankge-schriebene
Allgemeiner Gesundheitszustand vor dem Infarkt (1 = schlecht - 4 = sehr gut)	2,73	*2,45	*2,33	*2,56
Selbsteinschätzung des Herzschadens (1 = schwere Schädigung - 4 = keine Schädigung)	2,27	*2,02	*1,86	*2,07
Genesungszuversicht (1-3)	1,95	*2,15	**2,31	**2,20
Angst	7,40	*9,01	**11,93	***9,82
Depressivität	6,96	*8,40	9,55	**8,77
Krankheitsbelastung	19,33	20,06	*23,89	**21,41

[a] Die mit Sternchen gekennzeichneten Werte unterscheiden sich signifikant von den Werten der Gruppe der Erwerbstätigen; * $p < 0,05$, ** $p < 0,001$, *** $p < 0,001$.

lastung. Die stärksten Abweichungen von den Werten der Erwerbstätigen weist die zahlenmäßig kleine Gruppe der Zeitrentner auf (vgl. Tabelle 5).

Obwohl es sich hier um statistisch gesicherte Ergebnisse handelt und es sich andeutet, daß psychologische Variablen als Prädiktoren der beruflichen Reintegration einen Beitrag zu leisten vermögen, ist m. E. vor einer vorschnellen Kausalinterpretation dieser Ergebnisse zu warnen. Die t_1-Daten dieser Studie wurden ca. 1 Woche vor der Entlassung aus dem Akutkrankenhaus erhoben, zu einem Zeitpunkt also, der in der Regel in einem deutlichen Abstand zum Infarktereignis selbst liegt. Es kann angenommen werden, daß zu diesem Zeitpunkt bei sehr vielen Patienten bereits eine feste Vorstellung bezüglich der künftigen Erwerbstätigkeit vorlag. Für viele war eine Wiederaufnahme der Arbeit nicht in Frage gestellt, andere jedoch sahen einer unsicheren beruflichen Zukunft entgegen. Somit könnte das Ausmaß z. B. der Angst- und Depressivitätssymptome auch als eine Reaktion auf die bereits vorgenommene Bewertung der beruflichen Perspektive interpretiert werden. Es kann davon ausgegangen werden, daß die persönliche Situation betreffende Bewertungsprozesse in einer sehr frühen Phase nach dem Infarktereignis einsetzen und daß deren Ergebnisse u. U. die Wiedereingliederungschancen in das Erwerbsleben beeinflussen können. Es ist deshalb naheliegend, daß neben den das physische Überleben sichernden medizinischen Maßnahmen auch eine psychische und soziale Betreuung der Herzinfarktpatienten schon in der Akutphase den Rehabilitationsverlauf und mithin auch die Chancen zukünftiger Erwerbstätigkeit beeinflussen könnte.

Arbeitseinstellung und Arbeitszufriedenheit: Da die Chancen der beruflichen Rehabilitation u. U. nicht nur von den bisher diskutierten Gegebenheiten abhängen können, sondern auch von der persönlichen Einstellung des Patienten gegenüber seiner Arbeit und der Perzeption seiner erwarteten Arbeitsbedingungen, wurden Fragen nach der Arbeitszufriedenheit und der allgemeinen Arbeitseinstellung in die Analyse mit einbezogen. Monteiro (1979) konnte in ihrer Studie über soziale Aspekte der Herzinfarktrehabilitation einen Zusammenhang zwischen Arbeitseinstellung und der beruflichen Reintegration feststellen. Auch Borcherding et al. (1985) berichten von einer höheren Arbeitszufriedenheit derjenigen Personen, die wieder eine Erwerbstätigkeit aufnahmen. Die These, schlechte Arbeitsbedingungen, Unzufriedenheit mit dem Beruf, der Bezahlung und dem Betriebsklima beeinflußten das tatsächliche beobachtete Rückkehrverhalten in Beruf und Erwerbstätigkeit, konnte jedoch für die hier untersuchte Stichprobe nicht bestätigt werden. Weder scheinen die Wiedererwerbstätigen eine positivere Arbeitseinstellung zu haben, noch deutet sich bei ihnen im Vergleich zu den anderen Gruppen eine höhere Arbeitszufriedenheit an (die Fragen zu Arbeitseinstellung und Arbeitszufriedenheit bezogen sich auf die Zeit vor dem Infarkt). Anzumerken ist noch, daß zwischen den einzelnen Gruppen keinerlei Unterschiede bezüglich Typ-A- bzw. Typ-B-Verhaltensmuster festzustellen sind.

Erwartungen des Patienten: Der Erwartung des Patienten bezüglich seines zukünftigen Erwerbsstatus kommt in der Frage der beruflichen Rehabilitation ein zentraler Stellenwert zu. Die Patientenangaben zum Zeitpunkt t_1 deuten den späteren Zustand bereits an: Während 70% aus der Gruppe der Erwerbstätigen eigentlich sofort innerhalb der ersten 3 Monate nach dem Infarkt wieder zur Arbeit zurückkehren wollten, sind es in der Gruppe der Krankgeschriebenen nur 47% und bei den Frühberenteten nur 30%, die diesen Wunsch äußerten. Letztere tendieren zu einer weitaus vorsichtigeren Haltung bezüglich künftiger Erwerbstätigkeit. Es muß aber auch gleichzeitig betont werden, daß der Wunsch nach einem späteren Zeitpunkt der Arbeitsaufnahme nicht gleichbedeutend ist mit dem Wunsch, die Arbeit überhaupt nicht wiederaufzunehmen.

Für die Gruppe der Frühberenteten sieht es so aus: Die Personen in dieser Gruppe (n = 82) möchten zwar im Schnitt ihre Arbeit zu einem späteren Zeitpunkt aufnehmen, die feste Absicht, die Erwerbstätigkeit überhaupt nicht mehr aufzunehmen, war jedoch nur bei 30 Personen vorhanden. Dementsprechend fallen die Antworten der Frühberenteten aus bei der Befragung nach dem Grad der Freiwilligkeit ihrer Berentung. Umgehend für eine Berentung eingesetzt haben sich nach eigenen Angaben lediglich 16 Personen, weitere 25 haben sich nach längerem Überlegen dafür entschieden; bemerkenswert ist aber auch die Tatsache, daß 21 Frührentner der Meinung sind, sie hätten sich gegen ihren Willen berenten lassen müssen, während 20 Personen angaben, sie hätten eigentlich wieder arbeiten wollen, hätten sich aber dann zur Frühberentung umstimmen lassen. Auch für die 1 Jahr nach dem Infarkt noch Krankgeschriebenen kann der Wunsch nach einer späteren Arbeitsaufnahme nicht gleichgesetzt werden mit dem Wunsch, überhaupt keine Erwerbstätigkeit mehr aufzunehmen. Es deutet sich aber in dieser Gruppe so etwas wie eine Desillusionierung an: Noch im Akutkrankenhaus waren es weniger als 10% dieser Gruppe, die eine weitere Erwerbstätigkeit ablehnten, wohingegen knapp die Hälfte dieser Patienten (47%) noch hofften, innerhalb von 3 Monaten wieder arbeiten zu können. Ein Jahr danach hingegen äußerten 22% den Wunsch, nicht mehr erwerbstätig zu sein, und nur ca. 10% dieser Gruppe hatten nach wie vor die Hoffnung, so schnell wie möglich wieder arbeiten zu können. Die große Mehrheit (68%) will eine weitere Berufstätigkeit zwar nicht ausschließen, jedoch von der eigenen Gesundheit abhängig machen. Berichtenswert in diesem Zusammenhang erscheint noch, daß 1 Jahr nach dem Infarkt (t_3) auf die Frage nach dem wichtigsten Grund der Krankschreibung, am häufigsten die bevorstehende Berentung genannt wird (31%); weitere 30% sehen ihre Krankschreibung in der gegenwärtigen Unmöglichkeit der Berufsausübung begründet, und für 21 % steht der Rat des Arztes, mit der Arbeitsaufnahme noch etwas zu warten, im Vordergrund; 16 % sehen ihren Status darin begründet, selbst noch nicht wiederhergestellt zu sein. Es muß an dieser Stelle noch einmal auf die Wichtigkeit der eigenen Einstellung bezüglich der künftigen Erwerbstätigkeit hingewiesen werden, da diese Einstellung der Patienten zu einem erheblichen Anteil auch das Arzturteil beeinflußt.

Das Arzturteil: Nicht die diagnostischen Einzelwerte an sich, sondern die aus diesen Werten und aus der Summe der ärztlichen Erfahrungen gewonnene Meinung des behandelden Arztes zur künftigen Erwerbstätigkeit des Patienten stellt einen wichtigen Faktor innerhalb des Entscheidungsprozesses dar, ob und wann der Patient nach dem Infarkt seine Erwerbstätigkeit wieder aufnimmt. Im Gegensatz zu den rein medizinisch-somatischen Werten weisen die Daten bezüglich der vom Akutkrankenhausarzt erwarteten beruflichen Leistungsfähigkeit sowie hinsichtlich seiner Empfehlung zur künftigen Erwerbstätigkeit deutliche Unterschiede zwischen den einzelnen Statusgruppen auf. Am geringsten in der beruflichen Leistungsfähigkeit eingeschränkt sind hier nach Aussage des Arztes die später tatsächlich wieder Erwerbstätigen; bei ihnen ist folglich der Anteil derjenigen, für die der Arzt eine uneingeschränkte Wiederaufnahme der Arbeit empfahl, am größten. Ähnlich gut schneidet bei dieser Beurteilung die Gruppe der Krankgeschriebenen ab, wohingegen die Früh- und Zeitberenteten eine deutlich schlechtere Prognose bezüglich ihrer künftigen Erwerbstätigkeit erhielten. Bei der Betrachtung dieser Werte darf jedoch nicht übersehen werden, daß nach Einschätzung des Akutkrankenhausarztes auch 29 Personen, das sind ca. 40 % der Frührentnergruppe, ihre Erwerbstätigkeit hätten

Tabelle 6. Arzturteil zu t_1 und späterer Erwerbsstatus (n = 608)

Arzturteil (t_1)	Erwerbsstatus (t_3)								Gesamt	
	Erwerbs-tätig		Früh-rentner		Zeit-rentner		Krank-geschrieben			
	n	[%]	n	[%]	n	[%]	n	[%]	n	[%]
Berufliche Belastbarkeit:										
Nicht eingeschränkt	131	(74,9)	8	(4,6)	3	(1,7)	33	(18,8)	175	(100)
Leicht eingeschränkt	155	(55,6)	48	(17,2)	17	(6,1)	59	(21,1)	275	(100)
Erheblich eingeschränkt	30	(37,0)	22	(27,2)	9	(11,1)	20	(24,7)	81	(100)
Keine Angaben									77	

$\chi^2 = 47{,}17$; $p < 0{,}001$

Voraussichtliche Erwerbstätigkeit:										
Alte Erwerbstätigkeit	227	(71,2)	29	(9,1)	8	(2,5)	55	(17,2)	319	
Alte mit Veränderungen	76	(47,2)	28	(17,4)	14	(8,7)	43	(26,7)	161	
Neue Erwerbstätigkeit	8	(38,1)	4	(19)	3	(14,3)	6	(28,6)	21	
Keine Erwerbstätigkeit	6	(29)	14	(46,7)	4	(13,3)	6	(20,0)	30	
Keine Angaben									77	

$\chi^2 = 70{,}4$; $p < 0{,}001$

wieder aufnehmen können und nur bei 14 Personen die eindeutige Empfehlung auf Beendigung der Erwerbstätigkeit lautete (vgl. Tabelle 6).

Wenn bisher ausschließlich über die Beurteilung des Akutkrankenhausarztes gesprochen wurde, so ist der Grund hierfür darin zu sehen, daß, bedingt durch das Studiendesign, seine Angaben die einzigen Arztdaten sind, die eindeutig vor der Entscheidung über den zukünftigen Erwerbsstatus des Patienten erhoben werden konnten. Sicherlich sind bei der Frage der tatsächlichen Erwerbsfähigkeit des Patienten die Einschätzungen des Rehabilitationsarztes und des Hausarztes ebenfalls von großem Gewicht. Tatsächlich haben die Angaben der Hausärzte die weitestgehende Übereinstimmung mit der Wirklichkeit. So erhielten z. B. 59 Personen aus der Frührentnergruppe von ihrem Hausarzt die Empfehlung, sich berenten zu lassen, bei weiteren 10% drängte der Hausarzt zu einer erheblichen Einschränkung der Erwerbstätigkeit. Diese Angaben sind jedoch, da wir hier von Vorhersage- oder Selektionskriterien sprechen, mit einiger Vorsicht zu interpretieren. Die Angaben über die Beurteilung der Hausärzte bezüglich der Erwerbsfähigkeit liegen nur in Form von Patientenangaben vor und sind zu einem Zeitpunkt erhoben worden (t_2), als z. B. etliche Patienten bereits berentet waren oder ihre Anträge auf Berentung schon liefen.

Zusammenhänge zwischen den Erwartungen von Arzt und Patient bezüglich künftiger Erwerbstätigkeit: Beide Angaben wurden unabhängig voneinander erhoben. Der behandelnde Akutkrankenhausarzt wurde befragt, wie stark er voraussichtlich die berufliche Belastbarkeit des Patienten eingeschränkt sieht, wobei 3 Kategorien – nicht eingeschränkt, leicht eingeschränkt und erheblich eingeschränkt – vorgegeben waren; weiter wurde erhoben, ob und in welcher Form der Patient voraussichtlich wieder eine Erwerbstätigkeit ausüben würde. Der Patient wurde gefragt, wie bald nach dem Infarkt er seine Erwerbstätigkeit wieder aufzunehmen hoffe, und in einer anderen Frage, welche Einstellung er generell einer künftigen Erwerbstätigkeit gegenüber habe. Arzt- und Patientenangaben sind somit nur bedingt miteinander vergleichbar, jedoch nicht unabhängig voneinander zu sehen, denn das Urteil des Arztes bleibt nicht unbeeinflußt von der Erwartung des Patienten, und umgekehrt fließt in diese Erwartung auch die Meinung des Arztes ein. Daß hier ein Zusammenhang besteht, deuten die Korrelationskoeffizienten zwischen der Patienteneinschätzung und den Angaben des Arztes an (vgl. Tabelle 7). Die Ergebnisse zeigen, daß es neben Alter und Beruf des Patienten in erster Linie diese Erwartungen und Einschätzungen sowohl des Arztes als auch des Patienten sind, die sich als valide Prädiktoren des späteren Erwerbsstatus herausstellen.

Tabelle 7. Zusammenhang zwischen Arzt- und Patienteneinschätzung bezüglich künftiger Erwerbstätigkeit zu t_1 (n = 608)

Arztangaben	Patientenangaben: Zeitpunkt der erhofften Wiederaufnahme der Arbeit	Einstellung gegenüber künftiger Erwerbstätigkeit
Einschätzung der beruflichen Leistungsfähigkeit	**0,31	**0,26
Einschätzung der Art der künftigen Erwerbstätigkeit	**0,32	**0,33

Spearman-Rangkorrelationskoeffizienten: ** $p < 0,01$

7.2.3 Zusammenfassung

Tabelle 8 gibt eine Übersicht über die bisherigen Ergebnisse. Fügt man die einzelnen Informationen zu einem Gesamtbild zusammen, so zeichnet sich folgendes ab: Rehabilitationserfolg in Form von Wiedereingliederung in das Erwerbsleben ist nicht nachweisbar von medizinisch-somatischen Kriterien und der Teilnahme an AHB-Maßnahmen abhängig. Die Wiederaufnahme der Erwerbstätigkeit innerhalb der ersten 12 Monate nach der Entlassung aus dem Akutkrankenhaus ist eher determiniert von krankheitsunabhängigen Faktoren wie dem Alter und dem vor der Krankheit ausgeübten Beruf und von nur mittelbar krankheitsabhängigen Faktoren wie der Meinung des behandelnden Arztes bezüglich einer künftigen Erwerbstätigkeit als auch von der Einstellung des Patienten selbst zu dieser Frage. Diese 4 Angaben erweisen sich schon im Akutkrankenhaus als die zuverlässigsten Prädiktoren für den Erwerbsstatus (erwerbstätig/nicht erwerbstätig) 12 Monate später, wobei diese Prädiktoren nicht unabhängig voneinander zu sehen sind. Arzturteil und Einstellung des Patienten korrespondieren in einem Maße miteinander, das auf einen gewissen Aushandlungsprozeß zwischen Arzt und Patienten schließen läßt. Insgesamt den wohl stärksten Einfluß auf erfolgreiche berufliche Reintegration hat die Einstellung des Patienten selbst. Diese Einstellung stellt zu einem relativ frühen Zeitpunkt – noch vor der Entlassung aus dem Akutkrankenhaus – eine Beurteilung seitens des Patienten bezüglich seiner subjektiv wahrgenommenen Chancen der

Tabelle 8. Mögliche Determinanten einer Selektion. Unterschiede zwischen der Gruppe der Wiedererwerbstätigen und jeweils einer Gruppe der Nichterwerbstätigen bezüglich verschiedener Faktorengruppen, die als mögliche Selektionskriterien gelten können[a]

Mögliche Selektionskriterien (t_1)	Unterschiede zwischen Erwerbstätigen (t_3) und		
	Frührentnern	Zeitrentnern	Krankgeschriebenen
Medizinisch-somatische Daten	− − −	+ [b]	− − −
Soziodemographische Daten:			
– Alter	+ + +	− − −	+ +
– Berufsposition	+ + +	+ +	+ + +
Psychosoziale Daten:			
– subjektive Gesundheit	+	+	+
– psychische Befindlichkeit	+	+	+ +
– Typ-A-Verhalten	− − −	− − −	− − −
– Arbeitseinstellung und Arbeitszufriedenheit vor Infarkt	− − −	− − −	− − −
– Erwartung des Arztes bezüglich künftiger Erwerbstätigkeit	+ + +	+ + +	+ +
– Erwartung des Patienten bezüglich künftiger Erwerbstätigkeit	+ + +	+ + +	+ + +
– Teilnahme an AHB-Maßnahme	− − −	− − −	− − −

[a] Die Ergebnisse basieren auf T-Tests oder χ^2-Tests, wobei jeweils eine Gruppe der Nichterwerbstätigen gegen die Gruppe der Wiedererwerbstätigen getestet wurde.

[b] Die Anzahl der Pluszeichen (+) symbolisiert den Grad der Vorhersagekraft der einzelnen Selektionskriterien.

Wiedereingliederung in das Erwerbsleben dar und kann somit nicht mit einem Wunsch gleichgesetzt werden. Die Patienteneinstellung ist wiederum stark beeinflußt von Alter und Beruf. Hat der Patient die 55-Jahre-Grenze überschritten und ist Angehöriger einer unteren Berufsgruppe, so schätzt er offensichtlich seine Chancen auf dem Arbeitsmarkt deutlich schlechter ein und tendiert zu einer möglichst späten Wiederaufnahme der Erwerbstätigkeit oder zieht den Unsicherheiten auf dem Arbeitsmarkt die zwar mit finanziellen Einbußen verbundene, jedoch sichere Position des Frührentners vor.

Wenn also Alter und Beruf des Patienten direkt und indirekt bei den Eingliederungschancen von Herzinfarktpatienten in das Erwerbsleben diese große Bedeutung haben, medizinisch-somatische Indikatoren jedoch nur eine geringe, kann gefolgert werden, daß Ausgliederungspraktiken, wie sie vom allgemeinen Arbeitsmarkt bekannt sind, auch in der Rehabilitationspraxis beobachtet werden können. Ältere und gering qualifizierte Arbeitnehmer finden nach einem Infarkt weitaus seltener den Weg zurück in das gewohnte Erwerbsleben. Es muß jedoch darauf hingewiesen werden, daß diese beiden Faktoren nur einen Teil der Wirklichkeit erklären. Arzturteil und Einstellung des Patienten, beides nicht unabhängig voneinander und beeinflußt von Alter und Beruf des Patienten, haben eine genau so große Bedeutung in der Frage der Arbeitsaufnahme. Es scheint so, als entschieden sich Arzt und Patient im Zweifelsfalle – „safety first" – gegen die Wiederaufnahme der Arbeit, wobei die Begründung dafür weniger in objektiven Faktoren als in der Unsicherheit des jeweiligen anderen zu liegen scheint. Vielleicht sind auch hierdurch die fehlenden 20% zu der anfangs erwähnten Maßzahl von 80% der medizinisch möglichen Fällen von Rückkehr zur Arbeit zu erklären.

7.3 Der Rehabilitationsverlauf: Ein Gruppenvergleich über drei Meßzeitpunkte

7.3.1 Gegenstand und Fragestellung

Wie im letzten Abschnitt gezeigt wurde, können ca. 1 Jahr nach der Entlassung aus dem Akutkrankenhaus die ehemaligen Herzinfarktpatienten, entsprechend ihrem Erwerbsstatus, 3 Hauptgruppen zugeordnet werden:

- der Gruppe der Wiedererwerbstätigen,
- der Gruppe der Frühberenteten,
- der Gruppe der Krankgeschriebenen.

Im folgenden stehen nun nicht mehr mögliche Selektionsgründe im Zentrum des Interesses, sondern die Rehabilitationsverläufe dieser Gruppen während der ersten 12 Monate nach der Entlassung aus dem Akutkrankenhaus. Die zentrale These ist hierbei, daß unterschiedliche Rehabilitationsverläufe bei gleichen oder ähnlichen Ausgangswerten zu t_1 nicht primär Folge der Krankheit als somatisches Geschehen sind. Die gefundenen Unterschiede dürfen nicht als Ursache, sondern müssen als Folge der Selektion gedeutet werden. Behauptet wird hier also, daß der Erwerbsstatus nach dem Infarkt einen unabhängigen Einfluß auf das somatische, psychische und soziale Befinden der Betroffenen hat. Zur Überprüfung dieser These werden die oben genannten Gruppen jeweils zu t_1, t_2 und t_3 bezüglich zentraler physischer, psychischer und sozialer Zustandsvariablen miteinander verglichen. Gleichzeitig werden die Ergebnisse der jeweiligen Gruppe zwischen den einzelnen Meßzeitpunkten auf signifikante Veränderungen hin getestet. Die Gruppen der Arbeitslosen und der Zeitrentner bleiben in dieser Darstellung unberücksichtigt, da aufgrund der geringen Fallzahlen statistische Ergebnisse häufig nicht interpretierbar sind.

Anzumerken ist noch, daß es sich bei dem Gruppenvergleich erst zu t_3 um reine Gruppen im oben angeführten Sinn handelt. Zu t_2 sind z. B. erst ⅔ der Gruppe der Erwerbstätigen zur Arbeit zurückgekehrt; auch in der Frührentnergruppe waren zu diesem Zeitpunkt noch nicht alle Betreffenden bereits berentet. Allein die Krankgeschriebenen hatten nahezu alle (9 Personen waren in der Zwischenzeit erwerbstätig gewesen) über den gesamten Zeitraum diesen Status inne. Durch die Konstanthaltung der Gruppen über die 3 Meßzeitpunkte kann ausgeschlossen werden, daß etwaige Veränderungen auf Selektionseffekte zurückzuführen sind. Wenn also, und das wird im folgenden die Beweisführung sein, zu t_1 zwischen den Gruppen der Erwerbstätigen, der Frührentner und der Krankgeschriebenen in wichtigen physischen, psychischen und sozialen Variablen keine oder nur geringe Unterschiede feststellbar waren, sich aber im Laufe eines Jahres deutliche Unterschiede abzeichnen, so ist diese Dynamik in erster Linie auf Selektionsfolgen und unterschiedliche Rehabilitationschancen zurückzuführen.

7.3.2 Physischer Gesundheitszustand

Das klinische Beschwerdebild nach der Klassifikation der New York Heart Association (NYHA): Unter der Annahme, daß diese Klassifikation eindeutige Rückschlüsse auf den physischen Zustand von Herzinfarktrehabilitanden zuläßt, kann festgestellt werden, daß sich innerhalb eines Jahres nach dem Infarkt erhebliche Differenzen zwischen den Werten der einzelnen Gruppen ausbilden (vgl. Tabellen 9 a–c). Weisen im Akutkrankenhaus die auf Einschätzung des dort behandelnden Arztes basierenden Werte noch keine signifikanten Unterschiede zwischen den einzelnen Gruppen auf, so kann 1 Jahr später der Erwerbsstatus – so scheint es – an den Hausarztdaten abgelesen werden: Die besten Beurteilungen erhalten im Schnitt die Erwerbstätigen, während die meisten Symptome bei den Krankgeschriebenen erkannt werden. Die Gruppe der Frührentner liegt zwischen diesen beiden Extremen. Die Unterschiede zwischen den jeweiligen Gruppen zu t_3 sind signifikant. Was die Veränderungen zwischen t_1 und t_3 angeht, so sind diese bei den Krankgeschriebenen am deutlichsten, wohingegen die Erwerbstätigen nach dieser Klassifikation 1 Jahr nach der 1. Erhebung etwa auf dem Niveau der Akutphase verbleiben. Verbesserungen über das Jahr hinweg konnten für keine Gruppe gefunden werden, was sich jedoch leicht durch das relativ günstige Ausgangsniveau erklären läßt.

In die Klassifikation der NYHA gehen Angina-pectoris- und Dispnoesymptome ein. Schlüsselt man diese Klassifikation nach den darin enthaltenen Informationen auf (Tabellen 9 b und c), so ergibt sich der gleiche Sachverhalt: keine signifikanten Unterschiede zwischen den einzelnen Gruppen im Akutkrankenhaus, deutliche Unterschiede 1 Jahr später, wobei die Reihenfolge vom Besseren zum Schlechteren – Erwerbstätige, Frührentner, Krankgeschriebene – die gleiche bleibt. Bei Angina-

Tabelle 9 a–c. Medizinische Bewertung des Gesundheitszustands in Abhängigkeit vom Erwerbsstatus (Mittelwertvergleich)

a) Funktionelle Klassifikation nach der New York Heart Association (1–3), Angina pectoris und Dyspnoe zusammen

	$\bar{x}$		Veränderungen	n
	t_1	t_3	t_1/t_3	
Erwerbstätige	1,19	1,24	n. s.	335
Frührentner	1,24	1,57	*	82
Krankgeschriebene	1,26	1,93	***	121
Unterschiede zwischen den Gruppen	n. s.	***		

b) Angina-pectoris-Beschwerden (1–3)

	$\bar{x}$		Veränderungen	n
	t_1	t_3	t_1/t_3	
Erwerbstätige	1,15	1,31	**	335
Frührentner	1,18	1,55	**	82
Krankgeschriebene	1,18	2,03	***	121
Unterschiede zwischen den Gruppen	n. s.	***		

c) Dyspnoe Beschwerden (1–3)

	$\bar{x}$		Veränderungen	n
	t_1	t_3	t_1/t_3	
Erwerbstätige	1,09	1,07	n. s.	335
Frührentner	1,10	1,25	n. s.	82
Krankgeschriebene	1,12	1,51	***	121
Unterschiede zwischen den Gruppen	n. s.	***[a]		

* p < 0,05; ** p < 0,01; *** p < 0,001
[a] Nur zwischen „Krankgeschriebenen" und den beiden anderen Gruppen.

pectoris-Symptomen sind leichtere bis deutlichere Verschlechterungen bei allen Gruppen sichtbar, wohingegen bei Dyspnoe nur die Gruppe der Krankgeschriebenen eine signifikante Verschlechterung von der Beurteilung des Akutkrankenhausarztes zu der des Hausarztes aufweist.

7.3.3 Psychisches Befinden und Lebensqualität

Das psychische Befinden und die Lebensqualität stellen zentrale Kriterien zur Beurteilung von Krankheitsbewältigung und Rehabilitationserfolg dar. Mehrere Variablen, die Auskunft über das psychische Befinden der Rehabilitanden sowie über ihre Lebensqualität im Leben mit einer chronischen Krankheit geben, wurden in dieser Studie erhoben (vgl. Anhang C). Für den hier vorgenommenen Gruppenvergleich über die Zeit wurden als wichtige Indikatoren subjektiven Befindens Angst, Depressivität sowie die positive und negative Dimension der Bradburn-Skala verwendet. Ergänzend hierzu wird noch die Selbsteinschätzung der Gesundheit in den

Gruppenvergleich mit einbezogen. Diese kann, wie an anderer Stelle bereits erwähnt, ebenfalls als Indikator für allgemeines Wohl- bzw. Unwohlbefinden gewertet werden.

Selbsteinschätzung des Gesundheitszustands: Insgesamt 3mal wurden die Herzinfarktrehabilitanden gefragt: „Wie würden Sie Ihren (jetzigen) Gesundheitzustand beschreiben, als sehr gut (4), gut (3), weniger gut (2), schlecht (1)?" Die Frage zu t_1 bezog sich auf den Gesundheitszustand vor dem Infarkt. Diesen Vorinfarktzustand konnten nach eigener Einschätzung die Erwerbstätigen und die Frührentner nach einem Jahr wieder erreichen, nachdem sie ein halbes Jahr zuvor eine erheblich schlechtere Einschätzung ihres Gesundheitszustands abgaben. Die Krankgeschriebenen hingegen, die schon zu t_2 die deutlichste Verschlechterung aufwiesen, zeigten im 2. Halbjahr keinen Trend zur Verbesserung. Der t_3-Mittelwert verblieb auf dem t_2-Niveau. Erwerbstätige einerseits und Frührentner und Krankgeschriebene andererseits zeigten bei diesem Indikator bereits zu t_1 Unterschiede. Die Erwerbstätigen schätzten ihren Vorinfarktgesundheitszustand besser ein. Auch fiel bei ihnen die Abwärtsbewegung im 1. halben Jahr nach dem Infarkt nicht so deutlich aus. Am bemerkenswertesten bei diesen Angaben hingegen ist die Veränderungen bei den

Abb. 2. Selbsteinschätzung der Gesundheit in Abhängigkeit vom Erwerbsstatus

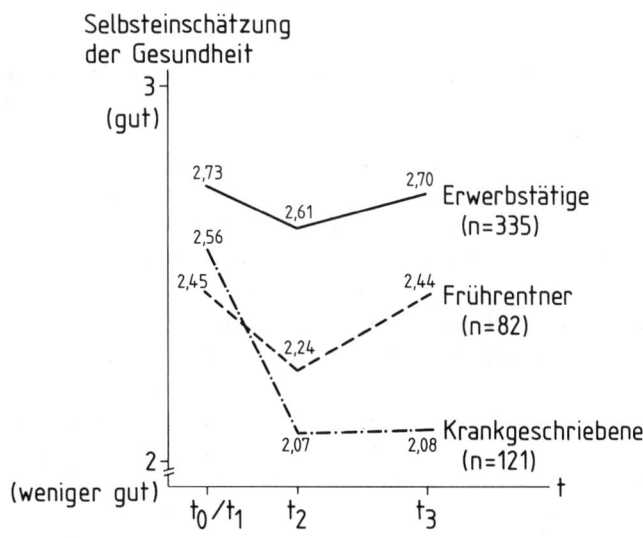

| | t_0/t_1 | t_2 | t_3 | Signifikante Veränderungen | |
				t_1/t_2	t_2/t_3
Erwerbstätige	2,73	2,61	2,70	**	**
Frührentner	2,45	2,24	2,44	*	**
Krankgeschriebene	2,56	2,07	2,08	***	n.s.

* $p < 0,05$; ** $p < 0,01$; *** $p < 0,001$

Zu t_0/t_1 und t_2 gibt es signifikante Unterschiede zwischen den Erwerbstätigen und den beiden anderen Gruppen ($p < 0,01$), zu t_3 zwischen allen Gruppen ($p < 0,001$).

Abb. 3. Angst in Abhängigkeit vom Erwerbsstatus

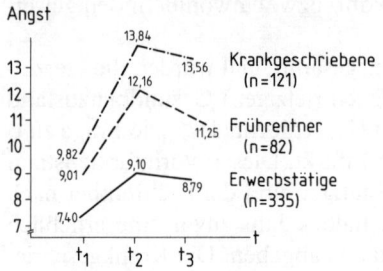

	t_1	t_2	t_3	Signifikante Veränderungen t_1/t_2	t_2/t_3
Erwerbstätige	7,40	9,10	8,79	***	n. s.
Frührentner	9,01	12,16	11,25	***	n. s.
Krankgeschriebene	9,82	13,84	13,56	***	n. s.

*** p < 0,001

Zu t_1 gibt es signifikante Unterschiede zwischen den Erwerbstätigen und den beiden anderen Gruppen (p < 0,001); zu t_2 und t_3 gibt es jeweils zwischen allen Gruppen signifikante Unterschiede (p < 0,001)

Krankgeschriebenen zwischen t_1 und t_2 und ihr Verbleiben auf diesem Niveau (vgl. Abb. 2).

Angst (Abb. 3): Augenfällig ist, daß keine Gruppe wieder ihre Ausgangswerte erreicht. Über die gesamte Stichprobe sind auch nach mehr als einem Jahr nach dem Infarktereignis noch höhere Angstwerte als im Akutkrankenhaus meßbar. Diese Tatsache zeigt einmal mehr die lang anhaltende Bedrohung, die mit dem Infarktereignis und seiner Bewältigung verbunden ist. Während jedoch bei den Erwerbstätigen der Anstieg der Angst im ersten Halbjahr relativ milde ausfällt, ist die Angstreaktion von Frührentnern und von Krankgeschriebenen wesentlich deutlicher. Folge dieser unterschiedlichen Reaktionen auf Krankheitsereignis und unterschiedliche berufliche Perspektiven sind zu t_2 und t_3 klar diskriminierbare Gruppen: Die relative Nahtlosigkeit der Wiedereingliederung in das Erwerbsleben bei der Gruppe 1 läßt das Gefühl der Angst nicht in dem Maße aufkommen wie bei der Gruppe der Krankgeschriebenen, die auch 12 Monate nach dem Infarktereignis noch einer unsicheren Zukunft gegenüberstehen. Frühberentung ist, zumindest was Angstreaktion betrifft, dazwischen einzuordnen. Die Erwartung, nicht wieder arbeiten zu können, bewirkt in Gruppe 2 in den ersten 6 Monaten nahezu gleich starke Angstreaktionen wie bei den Krankgeschriebenen; das t_1-Ausgangsniveau ist in etwa identisch, jedoch beinhaltet der Status der Frühberentung mehr angstreduzierende Inhalte als die Krankenrolle, mit dem Ergebnis, daß zu t_3 bei den Frührentnern zwar höhere Angstwerte als bei den Erwerbstätigen, aber deutlich geringere Angstreaktionen als bei den Krankgeschriebenen feststellbar sind. Darüber hinaus zeigt der Trend in dieser Gruppe am deutlichsten nach unten.

Depressivität (Abb. 4): Depressive Reaktionen sind häufig Begleiter chronischer Krankheit und ihr Ausmaß kann interpretiert werden als Indikator für Krankheits-

Abb. 4. Depressivität in Abhängigkeit vom Erwerbsstatus

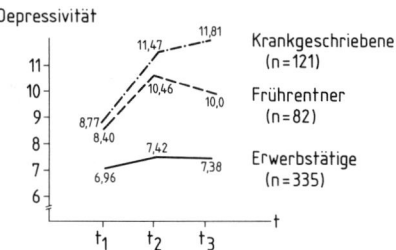

Depressivität

	t_1	t_2	t_3	Signifikante Veränderungen t_1/t_2	t_2/t_3
Erwerbstätige	6,96	7,42	7,38	n. s.	n. s.
Frührenter	8,40	10,46	10,0	**	n. s.
Krankgeschriebene	8,77	11,47	11,81	***	n. s.

* p < 0,05; ** p < 0,01; *** p < 0,001

Zu t_1 (p < 0,05 und t_2 (p < 0,001) gibt es signifikante Unterschiede zwischen den Erwerbstätigen und den beiden anderen Gruppen, zu t_3 zwischen allen Gruppen (p < 0,001)

bewältigung. Krankheitsbewältigung ist jedoch nicht allein abhängig vom rein körperlichen Krankheitsgeschehen. Für jemanden, den der Infarkt mitten aus dem Erwerbsleben herausgerissen hat, bedeutet die Unsicherheit des weiteren Erwerbsstatus zumindest mittelfristig eine der gravierendsten Folgen der Krankheit. Das Ausmaß depressiver Reaktionen ist mit diesem Themenbereich eng verknüpft; eine relativ nahtlose Wiedereingliederung in das Erwerbsleben scheint der beste Garant einer positiven Krankheitsbewältigung zu sein. Nur minimal verändern sich die Werte der Gruppe der Erwerbstätigen auf der Depressivitätsskala über das gesamte Jahr nach dem Infarkt. Einen deutlichen Anstieg hingegen verzeichnen die Frührentner und die Krankgeschriebenen. Beide Gruppen liegen schon zu t_1 etwas über den Werten der Erwerbstätigen, die Entwicklung läuft jedoch nicht parallel ab, sondern weist unterschiedliche Steigungsgrade auf. Den deutlichsten Zuwachs haben auch hier wieder die Krankgeschriebenen. Die Unsicherheit ihrer Situation scheint sich direkt auf ihre psychische Befindlichkeit auszuwirken. Auch bei den Frührentnern wirkt sich der von der Lebenssituation vor dem Infarkt abweichende Status und die damit verbundene Verunsicherung auf das Ausmaß an depressiver Verstimmung aus; obschon deutlich höher als die Erwerbstätigen, bleiben die Werte der Gruppe der Frührentner über den gesamten Meßzeitraum unter denen der Krankgeschriebenen.

Negative und positive Stimmung nach Bradburn (Abb. 5 und 6): Die beiden Skalen von Bradburn erfassen den positiven und den negativen Affektbereich alltäglicher Erfahrungen. Beide Gefühlsbereiche können normalerweise unabhängig voneinander sein (zur ausführlichen Darstellung s. Kap. 5 und Anhang C). Lebensqualität - oder Lebensglück, um den affektiven Gehalt dieser Dimension zu betonen - ist somit das Ergebnis relativer Abwesenheit von negativen Alltagserfahrungen bei

Abb. 5. Negative Stimmung in Abhängigkeit vom Erwerbsstatus

Negative Stimmung

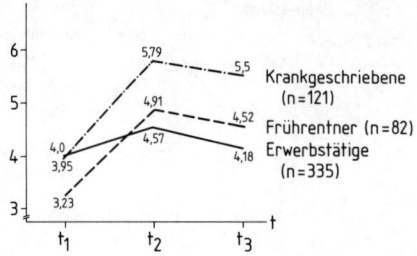

	t_1	t_2	t_3	Signifikante Veränderungen t_1/t_2	t_2/t_3
Erwerbstätige	4,00	4,57	4,18	***	*
Frührentner	3,23	4,91	4,52	***	n.s.
Krankgeschriebene	3,95	5,79	5,50	***	n.s.

* p < 0,05; ** p < 0,01; *** p < 0,001

Zu t_1 gibt es signifikante Unterschiede zwischen den Erwerbstätigen und Krankgeschriebenen einerseits, und den Frührentnern andererseits (p < 0,05), zu t_2 und t_3 zwischen Erwerbstätigen und Frührentnern einerseits, und den Krankgeschriebenen andererseits (p < 0,01)

Abb. 6. Positive Stimmung in Abhängigkeit vom Erwerbsstatus

Positive Stimmung

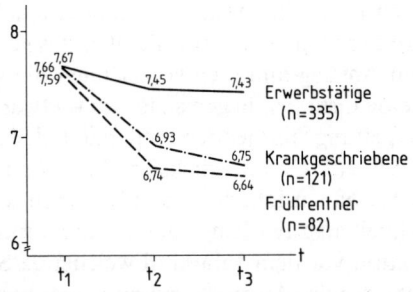

	t_1	t_2	t_3	Signifikante Veränderungen t_1/t_2	t_2/t_3
Erwerbsstätige	7,67	7,45	7,43	n.s.	n.s.
Frührentner	7,59	6,74	6,64	**	n.s.
Krankgeschriebene	7,66	6,93	6,75	**	n.s.

* p < 0,05; ** p < 0,01

Zu t_2 (p < 0,05) und t_3 (p < 0,01) unterscheiden sich signifikant die Erwerbstätigen von den beiden anderen Gruppen

gleichzeitiger positiver Bestärkung durch erfreuliche Alltagserlebnisse. Nach dieser etwas vereinfachenden Definition ist 12 Monate nach dem Herzinfarkt unter den Rehabilitanden die Stimmungslage der Erwerbstätigen am besten: bei relativ niederen Werten im negativen Affektbereich liegen die Werte im positiven Bereich deutlich über denjenigen von Frührentnern und Krankgeschriebenen. In beiden Bereichen sind die Schwankungen für die Erwerbstätigen deutlich geringer als bei den anderen Vergleichsgruppen. So berichten z. B. die Frührentner noch im Akutkrankenhaus von signifikant weniger negativen Alltagserfahrungen. Ein halbes Jahr später jedoch haben sie den Wert der erwerbstätigen Gruppe überschritten und stellen sich auch zu t_3 zahlenmäßig (wenn auch nicht signifikant) schlechter dar als diese Gruppe. Noch markanter sind die Veränderungen während des Jahres bei den Krankgeschriebenen: Auf dem gleichen Niveau wie die Erwerbstätigen zu t_1 beginnend, sind bei ihnen die eingetretenen Verschlechterungen im 1. Halbjahr am augenscheinlichsten, ohne daß sich im 2. Halbjahr ein deutlicher Trend wie z. B. bei den Erwerbstätigen hin zu einer Verbesserung auf einem niedrigeren Niveau der negativen Affekte abzeichnen würde (Abb. 5).

Komplementär dazu fallen die Ergebnisse auf der positiven Affektskala aus. Zu t_1 können noch keinen signifikanten Differenzen zwischen den Gruppen beobachtet werden, doch schon zu t_2 spalten sich die Gruppen in 2 Lager. Die Erwerbstätigen weisen eine Stabilität auf, die von der Gruppe der Frührentner und von den Krankgeschriebenen nicht berichtet werden kann. Bei den beiden zuletzt genannten scheint die Tatsache der Ausgliederung aus dem Erwerbs- und Berufsleben zu wesentlich weniger positiven Alltagserlebnissen zu führen. Die jeweils geringen Abweichungen der Daten zwischen t_2 und t_3 deuten an, daß diese Differenz im positiven Affektbereich jeweils zwischen der Gruppe der Erwerbstätigen und den Gruppen der Krankgeschriebenen und Frührentner andererseits zumindest mittelfristig stabil ist (Abb. 6).

Aus den zusammengefaßten Ergebnissen beider Skalen kann abgeleitet werden, daß subjektives Wohlbefinden nach einem Herzinfarkt zu einem nicht unwesentlichen Teil davon bestimmt ist, ob jemand relativ nahtlos in das gewohnte Erwerbsleben zurückkehren kann oder ob er aus diesem in Form einer Frühberentung ausgegliedert bzw. als Krankgeschriebener über längere Zeit davon ferngehalten bleibt. Direkte Krankheitsfolgen wie z. B. verminderte körperliche Leistungsfähigkeit und indirekte Folgen wie die Ausgliederung aus dem Erwerbsleben können zu Mut- und Hoffnungslosigkeit bei den Betroffenen führen, die sich dann wieder selbst hinderlich auf die Wiederaufnahme der Arbeit auswirken. Dies zeigt sich besonders deutlich bei den Krankgeschriebenen. Ihr psychischer Zustand ist 1 Jahr nach der Entlassung aus dem Krankenhaus nicht nur deutlich schlechter als 12 Monate zuvor, sie weichen auch im Grad der eingetretenen Verschlechterungen erheblich von den Erwerbstätigen und in geringerem Maße von den Frührentnern ab.

7.3.4 Sozialer Lebensbereich

Die bisher berichteten Ergebnisse bezogen sich auf die somatische und psychische Dimension von Rehabilitation. Es kann jedoch auch aufgezeigt werden, daß der soziale Lebensbereich der Rehabilitanden ebenfalls nicht unbeeinflußt bleibt von diesen Geschehnissen. Es scheint zwar nicht so, daß zwischen dem Erwerbsstatus und der Qualität der Partnerbeziehung der Rehabilitanden mittelfristig ein Zusammenhang bestehen könnte. Einflüsse auf das Ehe- und Familienleben kommen in den Daten jedoch gleichwohl zum Vorschein. Die geringsten Veränderungen im Familienbereich berichten die Erwerbstätigen. Bei ihnen bleibt, wie schon bei somatischen und psychischen Zustandsvariablen gesehen, auch das Familienleben relativ stabil. Die beiden anderen Gruppen berichten jedoch schon zu t_2 mehr oder weniger deutliche Veränderung in Ehe und Familie, wobei es nur den Frührentnern gelingt, zu t_3 in etwa wieder an die Gruppe der Erwerbstätigen anzuschließen.

Die Auswirkungen von Krankheit und Krankeitsfolgen selbst auf die intimsten Lebensbereiche der Rehabilitanden werden sichtbar, greift man Fragen nach sexuellem Interesse und der subjektiven Einschätzung der Behinderung in der Sexualität auf. Zu t_1 berichten ohne wesentliche Unterschiede zwischen den Gruppen alle von einem relativ geringen sexuellen Interesse. Ein Jahr später fühlen sich jedoch die Erwerbstätigen deutlich weniger in ihrer Sexualität behindert als Frührentner oder Krankgeschriebene. Daß dies keine Frage des Alters ist, zeigt die Tatsache, daß zwischen Erwerbstätigen und Krankgeschriebenen nur ein geringer Altersunterschied besteht, ein deutlicher Unterschied jedoch im Grad der sexuellen Behinderung durch die Krankheit und ihre Folgen.

Auch im Sozialbereich außerhalb von Familie und Ehe können zu t_3 Unterschiede zwischen den einzelnen Gruppen ausgemacht werden. Während es den Erwerbstätigen nach 12 Monaten offensichtlich gelungen ist, wieder Anschluß an ihre Lebenssituation, wie sie vor dem Infarkt war, zu finden, stellt sich die Situation v. a. für die Krankgeschriebenen sichtbar anders dar. Sie treffen sich seltener mit ihren Freunden oder Bekannten und befürchten zunehmend Verluste an sozialen Kontakten. Soziale Isolationstendenzen – für die Gruppe der Erwerbstätigen nicht feststellbar – wurden für diese Gruppe noch deutlicher als für die Frühberenteten, die ebenfalls durch die Ausgliederung aus dem Erwerbsleben den Verlust des täglichen Kontakts zu Arbeitskollegen beklagen.

7.3.5 Zusammenfassung

Fazit der gesamten Ergebnisse dieses Abschnitts ist, daß sich bei nahezu allen wichtigen Zustandsvariablen im Verlauf des Rehabilitationsprozesses eine Schere öffnet zwischen den Erwerbstätigen und jenen Rehabilitanden, die aus dem Erwerbsleben ausgegliedert sind. Dieses Auseinanderklaffen der Rehabilitationskarrieren ist in erster Linie als Folge einer mit somatischen Kriterien nicht legitimierbaren Selektion zu interpretieren, denn die Unterschiede treten erst während des Selektionsprozesses deutlich zutage oder wenn dieser bereits abgeschlossen ist. Besonders die Ergebnisse bezüglich der psychischen Befindlichkeit lassen klar erkennen, wie eng erfolgreiche Krankheitsbewältigung von sozialen Determinanten abhängen kann. Vor allen Dingen die relativ große Gruppe der noch mehr als 12 Monate nach dem Infarktereignis Krankgeschriebenen und ihr Rehabilitationsverlauf gibt zum Nachdenken Anlaß. Es ist zu vermuten, daß zwischen der längerfristig beibehaltenen Rolle des Kranken und seinem somatischen, psychischen und sozialen Befinden so etwas wie ein Effekt der gegenseitigen Verstärkung entsteht (Pygmalion-Effekt).

Lange Krankenzeiten entmutigen den Patienten und lassen bei ihm in immer stärkerem Maße Gefühle der Hoffnungslosigkeit entstehen. Sein allgemeiner Zustand verschlechtert sich, was wiederum eine Verlängerung der Krankschreibung nach sich ziehen kann. Schon im Akutkrankenhaus konnten diese Effekte in Verbindung mit der Liegedauer festgestellt werden. Je länger die Patienten unabhängig von ihrem Alter oder dem Schweregrad ihres Infarkts im Krankenhaus sind, desto mehr Angst haben sie vor einem Reinfarkt, vor dem Tod, vor der Wiederkehr der Schmerzen und allgemein vor der Zukunft (vgl. Kap. 3).

Vergleichsdaten mit anderen Ländern, v. a. den USA und Großbritannien, legen die Vermutung nahe, daß Herzinfarktrehabilitation auch mit kürzeren Fristen der Krankschreibung möglich ist. Die Ergebnisse dieser Studie legen jedoch nicht nur eine Möglichkeit, sondern die Notwendigkeit nahe, die Krankschreibefristen nach Herzinfarkt auf ein vertretbares Minimum zu reduzieren. Durch übertriebene Vorsicht bei der Beurteilung der Erwerbsfähigkeit wird den Betroffenen – von wenigen Ausnahmen einmal abgesehen – kein Dienst erwiesen; im Gegenteil, sie wirkt sich deutlich kontraproduktiv aus. Diese Interpretation der Daten wird unterstützt durch die Tatsache, daß der Zustand der Krankgeschriebenen in nahezu allen Belangen schlechter ist als der Zustand der Frührentner. Dieses Ergebnis ist an sich kontraintuitiv, denn sollte man nicht annehmen, daß der definitiven Ausgliederung aus dem Erwerbsleben eine Beurteilung der deutlichen Leistungseinschränkung des Betroffenen vorangeht, wohingegen bei den Krankgeschriebenen diese deutliche Leistungseinschränkung nicht gegeben zu sein scheint (ist doch eine Wiedererwerbsfähigkeit bei ihnen nicht ausgeschlossen; vgl. Kap. 3)?

Noch eine abschließende Bemerkung zu der Gruppe der Frühberenteten. Auch sie schneidet in nahezu sämtlichen Belangen schlechter als die Erwerbstätigen ab, liegt aber mit ihren Werten besser als die Krankgeschriebenen. Frühberentung ist also sicherlich dann nicht empfehlenswert, wenn die Möglichkeit der Weiterbeschäftigung nach Herzinfarkt gegeben ist. Das Beispiel der über längere Zeit Krankgeschriebenen zeigt jedoch, daß der zwar mit finanziellen Einbußen verbundene Status des Frührentners mehr individuelle Sicherheit vermittelt und Krankheitsbewältigung positiver beeinflußt als der unsichere Status, über Monate hinaus krankgeschrieben zu sein.

Anmerkungen

[1] Zur Testung der statistischen Signifikanz von Unterschieden wurden, je nach Niveau der Daten, χ^2-Tests oder Varianzanalysen gerechnet. Das Problem des α-Fehlers erscheint m. E. vernachlässigbar, da die Struktur der Ergebnisse eindeutig ist und in großen Teilen den Ergebnissen anderer Studien entspricht. Darüber hinaus sind bei einer Beschränkung der möglichen Prädiktoren auf die angegebenen Kategorien mehr Ergebnisse signifikant als aufgrund des Zufalls zu erwarten wäre.

8 Berufliche Belastungen, krankheitsbedingte Stigmatisierung und psychisches Befinden

H. Pfaff

Für diejenigen, die nach dem Infarkt ihre Arbeit wieder aufnehmen, werden die Arbeitsbedingungen zu wesentlichen Determinanten der Langzeitgenesung. Bei diesen Personen kann die Arbeit entweder zu einer steten Erinnerung an den Herzinfarkt und seine Nachwirkungen führen oder aber dazu beitragen, die Erfahrungen mit dem Infarkt leichter zu vergessen. Die Arbeit kann neuen Lebensmut vermitteln, sie kann aber auch die Angst schüren, einen erneuten Infarkt zu riskieren. Zwei kontrovers diskutierte, aber noch kaum erforschte Fragestellungen sollen im folgenden behandelt werden: Fördert die Erwerbstätigkeit die Krankheitsbewältigung oder wirkt sie sich eher nachteilig aus? Und: Welches sind die Bedingungen, die in der Arbeitswelt vorherrschen müssen, damit die Krankheitsbewältigung möglichst erfolgreich verläuft?

Wie der Vergleich zwischen Erwerbstätigen und Nichterwerbstätigen im vorigen Kapitel gezeigt hat, bewältigen Erwerbstätige die Krankheit erfolgreicher als Nichterwerbstätige. Dies bestätigt die Erkenntnis der Arbeitslosigkeitsforschung, daß Erwerbstätigkeit in der Regel hilft, Selbstbestätigung zu finden, sozial integriert zu sein und ein strukturiertes Leben zu führen. Jedoch nicht jede Arbeit bietet diese Möglichkeiten. Oft müssen die Erwerbstätigkeit und ihre positiven Seiten mit beruflichen Belastungen erkauft werden. Es wird in den folgenden 2 Kapiteln (Kap. 8 und 9) gezeigt, daß es für eine erfolgreiche Krankheitsbewältigung nicht nur darauf ankommt, ob die Arbeit wiederaufgenommen wird, sondern auch darauf, um welche Art von Arbeit es sich handelt. Zwei Thesen leiten uns bei der folgenden Analyse:

1) Die Krankheitsbewältigung wird nicht nur durch die Arbeitsbelastungen behindert, sondern auch und in besonderem Maße durch die im Beruf auftretenden Folgeprobleme der Krankheit.
2) Die Bewältigung wird gefördert durch die soziale Unterstützung in der Arbeitswelt.

Die 1. These will auf die in der Herzinfarktrehabilitationsforschung meist vernachlässigte Bedeutung der beruflichen Krankheitsfolgelasten für die Krankheitsbewältigung aufmerksam machen. Sie soll neben der Annahme, daß die Arbeitsbelastungen die Bewältigung behindern, in diesem Kapitel behandelt werden. Die 2. These geht über den Ansatz der klassischen Arbeitsstreßforschung hinaus und bezieht auch die positiven Aspekte der Arbeit in die Betrachtung des Streßgeschehens ein. Dieser Annahme wird im nächsten Kapitel (Kap. 9) genauer nachzugehen sein.

8.1 Zum Untersuchungsmodell

Im folgenden wird die These vertreten, daß viele Wiedererwerbstätige nach der Wiederaufnahme der Arbeit nicht nur mit den ihnen bekannten, bereits vor der Krankheit zu bewältigenden Arbeitsbelastungen, sondern auch mit neuen Belastungen konfrontiert werden können, die ihren Ursprung im Image des Herzinfarkts als einer durch „zu viel Streß" verursachten und die Leistungsfähigkeit mindernden chronischen Schädigung haben. Dieses „Image" des Herzinfarkts kann sich einmal auf das Selbstbild der Betroffenen auswirken, sofern sie sich selbst als chronisch geschädigt sehen. Und es kann sich auf die Bewertung und das Verhalten ihres sozialen Umfelds auswirken, wenn z. B. die Arbeitskollegen oder Vorgesetzten jemanden, der einen Herzinfarkt überlebt hat, als entsprechend weniger leistungsfähig ansehen. Eine solche Sichtweise im sozialen Umfeld kann wiederum vom Betroffenen als „Stigmatisierung" empfunden werden, gegen die er sich entweder wehren oder die er akzeptieren muß. Durch das Krankheitsereignis und das soziale Image des Herzinfarkts als „Streßkrankheit" kann sich aber auch die Ansicht des Rehabilitanden bezüglich der Arbeitsbelastungen verändern. Dieselbe Arbeitssituation kann anders definiert werden als früher. Wurde z. B. eine schwierige Arbeitsaufgabe früher als Herausforderung empfunden, so kann dieselbe Aufgabe nach dem Infarkt als Bedrohung der körperlichen Gesundheit angesehen werden. Dies kann die an sich schon gesundheitsschädigende Wirkung der Arbeitsbelastungen, die in zahlreichen Studien belegt wurde, zusätzlich verstärken.

Das folgende Untersuchungsmodell versucht deshalb 2 Fragestellungen zu integrieren: die Fragestellung der Arbeitsstreßforschung (Stichwort „Arbeitsbelastungen") und die der Krankheitsfolgen- bzw. Stigmatisierungsforschung (Stichwort „Folgelasten der Krankheit"). Für ein realitätsgerechteres Bild des Prozesses der Krankheitsbewältigung am Arbeitsplatz ist allerdings noch die Berücksichtigung eines dritten Bereichs erforderlich: die Erforschung der gesundheitlichen Wirkung sozialer Unterstützung. Die Ergebnisse der Streßbewältigungsforschung weisen schon seit längerer Zeit darauf hin, daß psychosoziale Belastungen zu einer Beeinträchtigung des psychischen Befindens führen können, wenn sie nicht erfolgreich bewältigt werden (z. B. Lazarus u. Launier 1981). Eine erfolgreiche Bewältigung ist an bestimmte Voraussetzungen geknüpft. Sie hängt davon ab, ob dem Belasteten genügend Bewältigungshilfen, im folgenden auch Bewältigungsressourcen genannt, zur Verfügung stehen. Immer öfter wird dabei soziale Unterstützung als eine wesentliche Bewältigungsressource angesehen (z.B. House 1981; Kobasa u. Puccetti 1983). Die soziale Unterstützung wird hier daher zusätzlich in den Kreis der zu untersuchenden Bestimmungsfaktoren der Krankheitsbewältigung einbezogen. Zentrale Bestandteile des Untersuchungsmodells sind damit 3 Bestimmungsfaktoren: Arbeitsbelastungen, Folgelasten der Krankheit und soziale Unterstützung. Auf diese Bestandteile und die abhängige Variable „psychisches Befinden" soll im folgenden näher eingegangen werden.

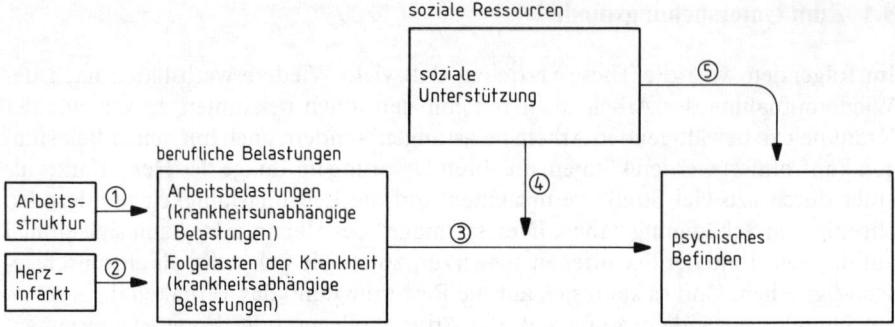

Abb. 1. Untersuchungsmodell: Berufliche Belastungen, Ressourcen und psychisches Befinden nach Herzinfarkt

8.1.1 Berufliche Belastungen

Arbeitsbelastungen (krankheitsunabhängige Belastungen): Zu diesen Stressoren zähle ich Merkmale wie Arbeitsüberlastung, Konflikte bei der Arbeit, unklare Anforderungen und Spannungen mit dem Vorgesetzten. Sie sind bereits seit längerem Gegenstand der klassischen Arbeitsstreßforschung. Es handelt sich hierbei um Belastungen bzw. Beanspruchungen, die bereits vor dem Infarkt Bestandteil des Arbeitslebens sein konnten, weil sie ihren Ursprung in der Art der Arbeit, der Arbeitsorganisation und in den sozialen Beziehungen am Arbeitsplatz haben. Sie sind somit primär durch die Arbeitswelt und ihre Struktur bedingt (Pfeil 1 in Abb. 1) und werden im folgenden deshalb auch als krankheitsunabhängige Belastungen bezeichnet. Dabei ist allerdings anzumerken, daß die Wahrnehmung dieser Belastungen sehr wohl durch das Erleiden eines Herzinfarkts beeinflußt werden kann. Arbeitsbelastungen können, wie in zahlreichen Arbeitsstreßstudien nachgewiesen wurde, schädigend auf das psychische Befinden und das Herz-Kreislauf-System des Arbeitenden wirken (z. B. Caplan et al. 1982; Cooper u. Marshall 1976; v. Ferber et al. 1983; Frese u. Semmer 1979; Friczewski et al. 1982; Marstedt u. Schahn 1977; Maschewsky u. Schneider 1982; Pfaff 1981; Seibel u. Lühring 1984; Siegrist et al. 1980; Udris 1981; Zelder et al. 1985). In Abb. 1 wird diese potentiell schädigende Wirkung der Arbeitsbelastungen durch Pfeil 3 ausgedrückt. Diese schädigende Wirkung kann, wie bereits angeführt wurde, durch die Krankheit zusätzlich verstärkt werden, wenn der Rehabilitand vermutet, daß die Arbeit an der Entstehung seines Infarkts mitbeteiligt war. Diese Vermutung ist unter den Infarktrehabilitanden weit verbreitet (vgl. Croog et al. 1978; Fahrenberg et al. 1985; Mrazek et al. 1983). Wird nach der Rückkehr zur Arbeit derselbe Arbeitsstreß wie vor dem Infarkt erlebt, so kann dies, falls eine entsprechende Vermutung besteht, die Angst schüren, einen erneuten Infarkt zu bekommen.

Berufliche Folgelasten der Krankheit (krankheitsabhängige Belastungen): Sie entstehen dadurch, daß der Herzinfarkt über soziale Prozesse in die Arbeits- und Berufssituation hineinwirkt. Die Folgen des Lebensereignisses Herzinfarkt können im Berufsleben darin bestehen, daß Karrierechancen beeinträchtigt werden, der Arbeitsplatz nicht mehr so sicher wie früher ist und ein geringerer Verdienst besteht.

Weitere berufliche Folgen dieses Lebensereignisses können sein, daß der Einfluß des Betroffenen am Arbeitsplatz zurückgeht, seine Kollegen ihn überfürsorglich behandeln, ihn als nicht mehr sehr leistungsfähig abstempeln oder ihn weniger anerkennen. Da diese Folgen Anforderungen an den Rehabilitanden stellen und sie durch die Krankheit bedingt sind, werden sie deshalb im folgenden auch als krankheitsabhängige Belastungen, krankheitsbedingte Belastungen oder berufliche Krankheitsfolgelasten bezeichnet. Die kausale Beziehung zwischen dem Lebensereignis Herzinfarkt und den krankheitsabhängigen Belastungen wird durch Pfeil 2 in Abb. 1 dargestellt. Die krankheitsabhängigen Belastungen haben wahrscheinlich ähnliche Effekte auf das psychische Befinden wie die krankheitsunabhängigen Belastungen. Sie können wie diese als Bedrohungen oder Verlustereignisse bewertet werden und somit ähnliche Streßreaktionen hervorrufen. Dies wird durch Pfeil 3 in Abb. 1 zum Ausdruck gebracht.

8.1.2 Soziale Ressourcen

Von einigen Streßforschern werden eine Reihe von Einwänden gegen das eben geschilderte einfache Modell der Stressor-Streßreaktion-Beziehung vorgebracht. Der in diesem Argumentationszusammenhang wichtigste Einwand ist, daß dieselben Stressoren (Belastungen) oft individuell verschieden verarbeitet werden und deshalb zu verschiedenen psychischen und physiologischen Reaktionen führen können (vgl. Lazarus u. Launier 1981; Nitsch 1981 b). Dem Konzept der einfachen kausalen Beziehung zwischen Stressor und Streßreaktion wird deshalb immer öfter das komplexere Konzept der Streßbewältigung entgegengestellt. Die Hauptaussage ist, daß ein wahrgenommener Stressor keine Gesundheitsbeeinträchtigungen zur Folge hat, wenn er erfolgreich bewältigt wird. In den Konzepten der Streßbewältigung spielen Wahrnehmungen und Bewertungen und damit die Kognition des Menschen, aber auch die ihm zur Verfügung stehenden Ressourcen eine entscheidende Rolle. Als Ressourcen werden Faktoren angesehen, die das individuelle Potential erhöhen, chronische Belastungen und belastende Ereignisse zu bewältigen (vgl. Wheaton 1983; Pearlin u. Schooler 1978). Ziele der Bewältigung können darin bestehen, Belastungen zu mindern, Ereignisse positiver zu bewerten, die Person an die Belastungen anzupassen oder die emotionalen Belastungsfolgen zu regulieren.

Es wird hier die These vertreten, daß soziale Unterstützung in der Arbeitswelt eine Ressource darstellt, die eine effektive Bewältigung von Belastungen und dadurch den Genesungsprozeß erleichtert. Insbesondere der Gruppenzusammenhalt unter den Arbeitskollegen (Gruppenkohäsion) kann eine wesentliche Bedingung für eine effektive Bewältigungshilfe sein. Es ist anzunehmen, daß die Hilfsbereitschaft der Kollegen in Arbeitsgruppen mit hoher Gruppenkohäsion größer ist als in Arbeitsgruppen mit niedriger Gruppenkohäsion. Konkrete Hilfeleistungen der Kollegen wie Entlastung bei der Arbeit, emotionale Unterstützung und Ratschläge können im Arbeitsleben in entsprechenden Problemsituationen wirksame Mittel zur Bewältigung dieser Situationen und zur Behebung akuter Hilflosigkeit darstellen. Neben dieser handlungsgebundenen kann soziale Unterstützung auch eine kognitive Wirkung haben. Das bloße Gefühl, in Belastungssituationen bei seinen Kollegen einen sozialen Rückhalt zu haben, stellt eine wichtige Ressource dar. Dieses

Gefühl führt dazu, daß der Betreffende an die Bewältigung der Krankheitsfolgen und der alltäglichen Arbeitsbelastungen mit mehr Selbstvertrauen herangeht. Die Arbeitsprobleme scheinen ihm von vornherein besser lösbar, da er sich im Notfall, wie seine vergangenen Erfahrungen gezeigt haben, auf die Mithilfe und Unterstützung seines sozialen Netzwerks verlassen kann. Allein schon das wahrgenommene Potential an Unterstützung, das in einem Netzwerk vorhanden ist und im Ernstfall genutzt werden kann, stärkt somit die Überzeugung, Kontrolle über die Arbeit zu haben. Aus diesen und anderen Überlegungen leitet sich die Annahme ab, daß trotz vorhandener beruflicher Belastungen Wiedererwerbstätige geringere Streßreaktionen zeigen, wenn sie mit Kollegen zusammenarbeiten, die sich gegenseitig unterstützen. Diese These wird durch Pfeil 4 in Abb. 1 zum Ausdruck gebracht. Bildlich gesprochen wird soziale Unterstützung als „Puffer" verstanden, der sich zwischen die Belastungen und das psychische Befinden schieben kann und die Funktion hat, die negativen psychischen Wirkungen der beruflichen Belastungen abzuschwächen oder abzufangen. In der Streßliteratur wird diese These deshalb auch oft als „Pufferthese" bezeichnet (z. B. House 1981). Anstelle des Begriffs „Puffer" werden dabei auch Begriffe wie „Schutzfaktor", „psychosozialer Immunfaktor" und „Antistressor" gebraucht. Sie sollen allesamt zum Ausdruck bringen, daß soziale Unterstützung ein Moderator ist, der die Beziehung zwischen den beruflichen Belastungen und dem psychischen Befinden (Pfeil 3 in Abb. 1) in einer gesundheitsförderlichen Weise verändern kann (Pfeil 4). Die Pufferwirkung sozialer Unterstützung ergibt sich – vereinfacht gesagt – im wesentlichen durch die Funktion sozialer Unterstützung als Bewältigungsressource im dynamischen Prozeß der Streßbewältigung. Auf die Pufferwirkung sozialer Unterstützung und die ihr möglicherweise zugrundeliegenden Mechanismen wird im nächsten Kapitel (Kap. 9) näher eingegangen.

Eine zweite wichtige Wirkungsweise von sozialer Unterstützung wird durch Pfeil 5 in Abb. 1 zum Ausdruck gebracht. Es handelt sich hierbei um die Darstellung eines direkten Effekts sozialer Unterstützung auf das psychische Befinden. Dieser Direkteffekt ist nicht an das Vorhandensein von beruflichen Belastungen und ihrer schädlichen Wirkung geknüpft, wie es beim Puffereffekt (Pfeil 4 in Abb. 1) der Fall ist. Ein direkter positiver Effekt sozialer Unterstützung ergibt sich, so kann vermutet werden, u. a. aus der Befriedigung des Bedürfnisses nach Eingebundenheit und Eingebettetsein in ein soziales Netzwerk und aus der Funktion eines sozialen Netzwerks als Quelle der Freude und der Anerkennung. Auch dieser Aspekt sozialer Unterstützung wird in Kap. 9 genauer dargestellt und untersucht.

8.1.3 Psychisches Befinden

Unter den verschiedenen Streßreaktionen, die sich durch Krankheitsfolgelasten und Arbeitsbelastungen einstellen können, stehen im folgenden die psychischen Reaktionen im Zentrum des Interesses (vgl. Abb. 1). Sie stellen für uns Indikatoren der Krankheitsbewältigung dar. Ich will am Beispiel der Depressivität und des Selbstwertgefühls erläutern, wie sich die wahrgenommene Arbeitssituation auf das psychische Befinden und das Selbstkonzept auswirken kann. Nach der Theorie von Seligman (1983) stellt erlernte Hilflosigkeit ein zentrales Moment in der Ätiologie der Depression dar. Hilflosigkeit kann entstehen, wenn die Erreichung begehrter

Ziele in den Augen des Individuums unwahrscheinlich ist oder das Eintreten unerwünschter Ereignisse als wahrscheinlich angesehen wird und wenn die Erwartung vorhanden ist, daß diese Wahrscheinlichkeiten durch das vorhandene Verhaltensrepertoire nicht geändert werden können (Abramson et al. 1978, S. 68). Das Auftreten von Hilflosigkeit setzt somit u. a. voraus, daß der Mensch annimmt, auch in Zukunft keine Kontrolle über seine Umwelt zu haben. Die Erwartung, daß ein gewünschtes Ziel trotz verschiedener Versuche und Bemühungen nicht erreicht werden kann, kann zum Gefühl der Hilf- und Machtlosigkeit führen. Solche Erfahrungen und Erwartungen des Kontrollverlusts können nach einem Krankheitsereignis im Berufsleben in Form von Arbeitsüberlastung und unerwünschten krankheitsbedingten Nachteilen auftreten. Wird der im Beruf erfahrene Kontrollverlust dauerhaft und global erlebt und schreibt sich der ehemalige Herzpatient die Schuld dafür selbst zu, so können sich, geht man von den Annahmen der reformulierten Theorie der erlernten Hilflosigkeit aus (Abramson et al. 1978), globale und dauerhafte Hilflosigkeitsgefühle einstellen und depressive Stimmungen entstehen. Auch können durch solche Erfahrungen das Selbstwertgefühl und das Selbstvertrauen beeinträchtigt werden (vgl. Pearlin et al. 1981). Den beruflichen Krankheitsfolgen und den Arbeitsbelastungen wirkt soziale Unterstützung entgegen. Sie fördert in der Regel das Gefühl, Kontrolle über die Umwelt zu haben und vermindert dadurch Hilflosigkeitsgefühle. Wie im Kap. 9 im einzelnen zu zeigen sein wird, geschieht dies einerseits durch die Handlungen der Kollegen und andererseits durch die Kognition, die der Rehabilitand über die Qualität des sozialen Netzwerks hat. Dabei kann die soziale Unterstützung durch Kollegen behilflich sein, sowohl das psychische Befinden zu heben als auch das Selbstkonzept zu fördern.

8.1.4 Stichprobe und Design

Es ist an dieser Stelle nötig, einige Anmerkungen zu Stichprobe und Design zu machen. Die Oldenburger Longitudinalstudie erfaßt bisher die Situation der Herzinfarktbetroffenen zu 3 Meßzeitpunkten: im Akutkrankenhaus (t_1), ein halbes Jahr (t_2) und 1 Jahr nach dem Infarkt (t_3). Dieses Untersuchungsdesign erlaubt es, eine Analyse mit Längsschnittdaten durchzuführen. Um Längsschnittdaten über das Arbeitsleben des Infarktrehabilitanden zu bekommen, war es notwendig, aus der Gesamtzahl der zu t_3 Erwerbstätigen nur jene Personen zu betrachten, die bereits zu t_2 wieder arbeiteten. Die Stichprobe besteht daher aus „Frührückkehrern". Sie hatten spätestens ein halbes Jahr nach dem Infarkt die Arbeit wieder aufgenommen und waren 1 Jahr nach dem Infarkt immer noch erwerbstätig. Selbständige wurden aus der Analyse ausgeschlossen, da es das Ziel ist, nur Aussagen über abhängig Beschäftigte zu machen. Aufgrund dieser und einiger weiterer Kriterien ergab sich eine Stichprobe von 181 Rehabilitanden, die der folgenden Analyse zugrunde liegt[1]. In dieser Stichprobe sind 38% Arbeiter, 47% Angestellte und 15% Beamte enthalten. Die Arbeiter sind in der Gruppe der Wiedererwerbstätigen aufgrund von Selektionseffekten bei der Rückkehr zur Arbeit gegenüber der Gesamtstichprobe unterrepräsentiert, wie in Kap. 7 ausführlich berichtet wird.

8.2 Arbeitsbelastungen

Durch die Wiederaufnahme der Arbeit werden die bereits vor der Erkrankung vorhandenen Arbeitsbelastungen wieder zum Bestandteil der alltäglichen Gesundheitsrisiken. Für die These von der gesundheitlichen Relevanz der klassischen Arbeitsstreßfaktoren wie Arbeitslast, Unterforderung, Rollenkonflikt, Rollenunsicherheit und soziale Spannungen wurden von der Arbeitsstreßforschung überzeugende Belege geliefert. So konnte nachgewiesen werden, daß psychosoziale Arbeitsbelastungen mit dem psychischen Befinden (z.B. Apenburg u. Kuhn 1985; Frese et al. 1981; Marstedt u. Schahn 1977; Martin et al. 1980; Seibel u. Lühring 1984; Udris 1982 a; Weyerer u. Dilling 1985; Zelder et al. 1985) und dem Herz-Kreislauf-System Zusammenhänge aufweisen (v. Ferber et al. 1983; Friczewski u. Thorbecke 1976; Maschewsky u. Schneider 1982; Pfaff 1981; Rittner et al. 1982; Schienstock et al. 1979; Siegrist et al. 1980; Siegrist et al. 1986; Weber 1984; Wotschack u. Wotschack 1982). In bezug auf die Rolle der Arbeitsbelastungen in der Herzinfarktrehabilitation konnten Studien an ehemaligen Infarktpatienten feststellen, daß Arbeitsbelastungen und/oder arbeitsbezogenes Verhalten und Einstellungen in Zusammenhang mit dem Zustand des Herz-Kreislauf-Systems nach dem Infarkt stehen (Brodner et al. 1985; Langosch et al. 1983; Siegrist et al. 1982). Eine Studie konnte auch Zusammenhänge zwischen Arbeitsbelastungen einerseits und krankheitsbezogener Niedergeschlagenheit sowie psychosomatischen Beschwerden andererseits nachweisen (Croog et al. 1978).

Rehabilitanden mit unterschiedlichen Fähigkeiten, unterschiedlicher Ausbildung und unterschiedlichen Bedürfnissen werden – entsprechend der Annahme des Bewältigungskonzepts – unterschiedlich auf Arbeitsstressoren reagieren. Einige werden z. B. schwierige Aufgaben und Verantwortung als Herausforderung empfinden, andere wiederum als Bedrohung. Selbst Personen, die dasselbe Maß an Bedrohung wahrnehmen, reagieren oft unterschiedlich auf diese Wahrnehmung. Mehr arbeiten, Arbeit umorganisieren, sich fortbilden, andere zu Hilfe rufen, Arbeit abgeben, verleugnen oder verdrängen, um nur einige Beispiele zu nennen – all das kann dazu dienen, wahrgenommene Arbeitsbelastungen zu bewältigen (House u. Jackman 1979). Jedoch auch bei Anwendung effektiver Bewältigungsstrategien und Vorhandensein guter Bewältigungsressourcen ist davon auszugehen, daß mit steigender Intensität der psychosozialen Arbeitsbelastungen die Wahrscheinlichkeit von gesundheitlichen Beeinträchtigungen zunimmt.

Unter den psychosozialen Stressoren der Arbeitswelt nimmt die Überforderung des Arbeitenden einen wichtigen Platz ein. Arbeitsüberlastung ist das Ergebnis einer Auseinandersetzung mit den Arbeitsanforderungen. Übersteigen die Anforderungen die Fähigkeiten und Fertigkeiten des Menschen, so stimmen die Fähigkeiten der Person nicht mit den Anforderungen der Arbeitssituation überein. Eine mangelnde Übereinstimmung zwischen Person und Umwelt kann psychische Konsequenzen nach sich ziehen. Es gibt empirische Belege für die Annahme, daß Überforderung des Arbeitenden durch Arbeitsaufgabe und -menge Selbstwertbeeinträchtigungen und Anspannung erzeugen kann (z. B. Sales 1970; Kahn 1980). Die Studie von Langosch et al. (1983) deutet zusätzlich an, daß verschiedene Anzeichen der Arbeitsüberlastung mit der Koronarsklerose nach dem Infarkt in Zusammenhang stehen. Der Arbeitsüberlastung scheint daher eine besondere Bedeutung in der Herzinfarktrehabilitation zuzukommen. Der Faktor „Arbeitsüberlastung" wurde in der Oldenburger Longitudinalstudie durch eine Skala erfaßt, die Fragen zum wahrgenommenen Übermaß an Arbeit, Überstunden, Verantwortung und Neuerungen enthält[2].

Die Unsicherheit darüber, welche Arbeitsaufgaben man konkret zu erfüllen hat, oder unvereinbare Erwartungen und Aufgabenstellungen werden in der Organisationsliteratur als weitere wichtige Stressoren der Arbeitswelt betrachtet. Sie haben ihren Ursprung in der Rollenstruktur eines Betriebes. Rollenambiguität ist definiert als die Ungewißheit des Beschäftigten darüber, wie er seine Aufgaben zu erfüllen hat und wie seine Arbeitsergebnisse bewertet werden. Sie steht – nach der Streßliteratur zu urteilen – in Zusammenhang mit mangelndem Selbstvertrauen, Depressivität und innerer Spannung (z. B. Kahn 1980; Van Sell et al. 1981). Rollenambiguität wurde in unserer Studie mit einer Skala erhoben, die Fragen zum wahrgenommenen Grad an unklaren Zuständigkeiten und Anforderungen, Informationsmangel und mangelndem Feedback von Vorgesetzten und Kollegen enthält[3]. Treten bei der Ausübung der Arbeit Rollenkonflikte auf, so können, geht man von den bisherigen Ergebnissen der Arbeitsstreßforschung aus, ähnliche psychische Effekte erwartet werden. Ein Rollenkonflikt ist u. a. vorhanden, wenn gleichzeitig 2 oder mehrere Rollenerwartungen in der Weise auftreten, daß die Erfüllung der einen Erwartung zugleich die Erfüllung der anderen erschwert (z. B. Kahn 1980; Van Sell et al. 1981). Die Variable Rollenkonflikt wurde in unserer Studie durch Fragen zur wahrgenommenen Häufigkeit von Situationen erfaßt, in denen der Rehabilitand erlebt hat, daß er gleichzeitig mehrere gegensätzliche Rollenerwartungen bzw. Anforderungen erfüllen sollte[4].

Neben diesen Stressoren können auch die Interaktionsstruktur mit ihren potentiellen zwischenmenschlichen Spannungen sowie der Konkurrenzdruck unter den Arbeitskollegen eine Verschlechterung des psychischen Befindens nach sich ziehen. Die Häufigkeit der Spannungen mit Vorgesetzten, gleichgestellten Kollegen und Untergebenen wurde in unserer Studie mit jeweils einer Frage erfaßt. Der Konkurrenzdruck wurde mit einer Skala erhoben, die Fragen nach dem wahrgenommenen Zwang enthielt, sich gegen Konkurrenten im Beruf durchsetzen zu müssen[5].

Schließlich wird in der Streßliteratur immer häufiger von einem Erschöpfungssyndrom bei den Erwerbstätigen unter dem Stichwort „job burnout" (z. B. Paine 1982) berichtet. Dies ist deshalb für die Rehabilitation bedeutsam, weil Erschöpfungszustände (Appels 1980) und die Unfähigkeit, abends abschalten zu können (Wardwell et al. 1968), Prädiktoren für das Krankheitsereignis „Herzinfarkt" sind und damit auch für die Verursachung eines Reinfarkts wahrscheinlich relevant sind. Als Indikator für arbeitsbedingte Erschöpfungszustände wurde die Skala „berufliche Beanspruchung" zusammengestellt. Sie mißt die beruflich bedingte Erschöpfung und Gereiztheit am Feierabend und damit auch das Ausmaß des Arbeitsstresses, der in die freie Zeit und die Familie „hineingetragen" wird[6].

8.2.1 Die Arbeitsbelastungen im Zeitverlauf

Ein Vergleich der Häufigkeit verschiedener Belastungsfaktoren über die erfaßten Zeitpunkte hinweg ergibt einige interessante Hinweise darüber, wie sich die Bela-

Tabelle 1. Anzahl der durchschnittlichen Arbeitsstunden pro Woche im Zeitverlauf (n = 181)

Arbeitsstunden pro Woche	Vor dem Infarkt (t_0)[a]		6 Monate nach dem Infarkt (t_2)		1 Jahr nach dem Infarkt (t_3)	
	n	[%]	n	[%]	n	[%]
Weniger als 30	0	(0)	14	(7,8)	6	(3,5)
30–39	4	(2,2)	12	(6,7)	1	(0,6)
40	54	(30,2)	98	(54,4)	118	(69,4)
41–50	95	(53,1)	51	(28,3)	44	(25,9)
Mehr als 50	26	(14,5)	5	(2,8)	1	(0,6)
Keine Angaben	2	–	1	–	11	–
Gesamt	181	(100,0)	181	(100,0)	181	(100,0)

[a] Angaben des Patienten zu t_1.

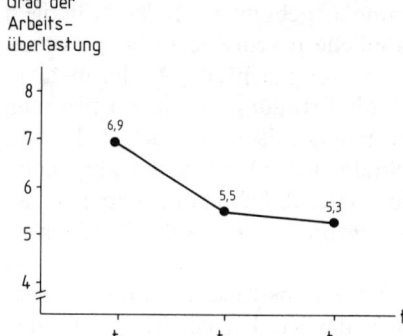

Abb. 2. Wahrgenommene Arbeitsüberlastung im Zeitverlauf (Mittelwerte; n = 181)
Die Abnahme der Überlastung zwischen t_0 und t_2 sowie zwischen t_0 und t_3 ist signifikant ($p < 0,001$).
t_0 Zeitraum vor dem Infarkt (abgefragt im Akutkrankenhaus),
t_2 ein halbes Jahr nach dem Infarkt,
t_3 1 Jahr nach dem Infarkt

stungssituation gegenüber der Zeit vor dem Infarkt entwickelt hat. Die folgende Analyse der Belastungsverläufe zeigt, daß die Arbeitssituation dort weniger Belastungen aufweist, wo der Infarktbetroffene selbst einen gewissen Einfluß auf die Belastungshöhe hat. Dies wird z. B. deutlich bei dem Ausmaß an geleisteten Überstunden vor und nach dem Infarkt (vgl. Tabelle 1). Während vor dem Infarkt ca. 68 % der Infarktbetroffenen über 40 Stunden in der Woche arbeiteten, taten dies ein halbes Jahr nach dem Infarkt nur noch ca. 31 %. Ein Jahr nach dem Infarkt sind es sogar nur noch ca. 27 %. Besonders deutlich ist die Abnahme der Überstunden im Bereich von über 50 Wochenstunden zwischen t_0 und t_2 (15 % vs. 3 %). Von t_2 nach t_3 verringert sich die Zahl der Wiedererwerbstätigen, die über 50 Stunden in der Woche arbeiten, erneut etwas.

Diese deutliche Abnahme der Überstunden spiegelt sich auch in den subjektiven Angaben zur persönlichen Arbeitsüberlastung wider. Wie Abb. 2 zeigt, ist ebenfalls eine deutliche Abnahme des Gefühls der Arbeitsüberlastung zwischen der Zeit vor und der Zeit nach dem Infarkt festzustellen (t_0 vs. t_2). Dieses Ergebnis bestätigt Analysen von Borcherding et al. (1985) und Croog et al. (1978), die ebenfalls eine Belastungsreduzierung zwischen der Zeit vor und der Zeit nach dem Infarkt feststellen konnten. Interessant ist bei diesem Ergebnis ferner, daß das Gefühl der Arbeitsüberlastung nach der Wiederaufnahme der Arbeit konstant bleibt. Während die Belastungsfaktoren abnehmen, die mit der Arbeitsmenge in engem Zusammenhang stehen, waren in unseren Analysen bei Faktoren, die mit der Rollen- und der Interaktionsstruktur eines Betriebes in Beziehung stehen (Rollenambiguität, Spannungen mit Vorgesetzten, Kollegen und Untergebenen), keine bedeutsamen Veränderungen über die Zeit hinweg feststellbar. Bei der Einschätzung dieser Daten ist zu beachten, daß ehemalige Infarktpatienten die Tendenz zu haben scheinen, berufliche Belastungen zu ignorieren bzw. nicht als Überforderung wahrzunehmen (Borcherding et al. 1984). Die tatsächliche Überlastung der Wiedererwerbstätigen kann deshalb durchaus höher sein.

Diese Ergebnisse machen zweierlei deutlich. Erstens zeigt sich, daß die Angehörigen unseres Samples vor dem Infarkt einer vergleichsweise hohen quantitativen Arbeitsbelastung ausgesetzt waren. Zahlreiche Herzinfarktstudien können belegen, daß hohe subjektive Arbeitsbelastung und/oder Überstunden ein erhöhtes Infarktrisiko mit sich bringen (vgl. Buell u. Breslow 1960; Siegrist et al. 1980; Theorell u. Rahe 1972; Thiel et al. 1973). Es ist deshalb anzunehmen, daß diese hohe Belastung vor dem Infarkt für den Krankheitsausbruch mitverantwortlich war. Zweitens zeigen diese Daten, daß ein Handlungsspielraum hinsichtlich der Arbeitslast besteht. Dieser Handlungsspielraum hat wahrscheinlich bereits vor dem Infarkt bestanden; er wird, wie sich zeigt, aber erst nach einem solchen einschneidenden Lebensereignis genutzt[7]. Die bei vielen Infarktbetroffenen vorfindbare Einschätzung, daß die Arbeitsbelastungen ihren Infarkt mit verursacht haben (vgl. Croog et al. 1978; Fahrenberg et al. 1985; Mrazek et al. 1983), mag dafür ein Grund sein. Es ist zu vermuten, daß eine Reduzierung der Arbeit für den Wiedererwerbstätigen nur möglich ist, falls ein entsprechender Handlungsspielraum hierfür gegeben ist. Nur in Fällen hoher Autonomie bei der Arbeit ist es dem Wiedererwerbstätigen möglich, die Arbeit so einzurichten, daß sie seinen Bedürfnissen entgegenkommt. Dies kommt auch darin zum Ausdruck, daß in unserer Studie Wiedererwerbstätige mit großem Handlungsspielraum 1 Jahr nach dem Infarkt ein besseres psychisches Befinden aufweisen als Personen mit geringem Spielraum (Lehmann u. Pfaff 1985).

8.2.2 Arbeitsbelastungen und psychisches Befinden

Im folgenden steht die Frage im Vordergrund, ob die Variablen, die die krankheitsunabhängigen Belastungen erfassen, mit den Indikatoren für das psychische Befinden und für das Selbstkonzept in Beziehung stehen. Die Tabellen 2 und 3 zeigen die Ergebnisse der hierzu durchgeführten Korrelationsanalysen. Es wurden sowohl Längsschnittbeziehungen (t_2-t_3) als auch Querschnittbeziehungen (t_3-t_3) getestet. Die Variable „Arbeitsüberlastung", die zu t_2 und t_3 erhoben wurde, weist sowohl mit den Indikatoren psychischen Befindens als auch mit den Indikatoren für das Selbstkonzept statistische Zusammenhänge auf. Signifikante Beziehungen bestehen

Tabelle 2. Zusammenhänge zwischen wahrgenommenen Arbeitsbelastungen (t_2/t_3) und psychischem Befinden zu t_3 (Pearson-Produktmomentkorrelationen; $n = 181$)

Arbeits-belastungen (t_2/t_3) \\ Psychisches Befinden (t_3)	Depressivität (t_3)	Angst (t_3)	Positive Gefühle (t_3)	Negative Gefühle (t_3)
Arbeitsüberlastung (t_2)	**0,20	*0,16	n. s.	**0,22
Arbeitsüberlastung (t_3)	***0,30	***0,31	n. s.	***0,31
Rollenambiguität (t_3)	***0,27	**0,19	*** −0,35	***0,34
Rollenkonflikt (t_3)	***0,31	***0,27	** −0,24	***0,30
Konkurrenzdruck (t_3)	***0,28	**0,20	** −0,21	***0,40
Spannungen mit Vorgesetzten $(t_2)^a$	***0,29	**0,23	** −0,24	***0,28
Spannungen mit Vorgesetzten $(t_3)^a$	***0,30	***0,30	*** −0,31	***0,40
Berufliche Beanspruchung (t_2)	***0,58***	***0,56	*** −0,30	***0,57

* $p < 0,05$; ** $p < 0,01$; *** $p < 0,001$
[a] Einzelitem.

Tabelle 3. Zusammenhänge zwischen wahrgenommenen Arbeitsbelastungen (t_2/t_3) und Selbstkonzept zu t_3 (Pearson-Produktmomentkorrelationen; $n = 181$)

Arbeits-belastungen (t_2/t_3) \\ Selbstkonzept (t_3)	Selbstwert-gefühl (t_3)	Gefühl der Wertlosigkeit (t_3)	Selbstver-trauen/Kontrollüberzeugung (t_3)	Krankheitsbe-lastung (t_3)
Arbeitsüberlastung (t_2)	n. s.	n. s.	*** −0,36	*0,18
Arbeitsüberlastung (t_3)	n. s.	*0,16	*** −0,35	***0,26
Rollenambiguität (t_3)	* −0,16	***0,41	*** −0,37	**0,24
Rollenkonflikt (t_3)	n. s.	**0,22	*** −0,27	***0,28
Konkurrenzdruck (t_3)	* −0,17	***0,39	*** −0,31	***0,27
Spannungen mit Vorgesetzten $(t_2)^a$	* −0,17	***0,28	*** −0,26	***0,32
Spannungen mit Vorgesetzten $(t_3)^a$	* −0,16	***0,35	** −0,21	***0,33
Berufliche Beanspruchung (t_2)	*** −0,27	***0,35	*** −0,51	***0,51

* $p < 0,05$; ** $p < 0,01$; *** $p < 0,001$
[a] Einzelitem.

zu den Variablen „Depressivität", „Angst", „negative Gefühle", „Selbstvertrauen" und „Krankheitsbelastung". Diese Ergebnisse sind dahingehend interpretierbar, daß die andauernde Erfahrung, mehr Arbeit zu haben als man bewältigen kann und trotz wiederholter Bemühungen nicht mit der Arbeitsmenge fertig zu werden, am Selbstvertrauen mancher Rehabilitanden nagt und über die Erfahrung des Kontrollverlusts die depressive Stimmung erhöht. Die negative Grundstimmung und das Gefühl, durch die Krankheit belastet zu sein, verstärkt sich dadurch. Der Faktor „Rollenambiguität" weist zu allen Indikatoren des psychischen Befindens und des Selbstkonzepts statistische Beziehungen auf. Besonders ausgeprägt sind die Zusammenhänge zu den Selbstkonzeptindikatoren.

Da die Variable „Rollenambiguität" u. a. den Aspekt des mangelnden Feedbacks zwischen Rehabilitand und sozialer Umwelt mißt, stützt dieses Ergebnis die These, daß das Selbstbild auch sozial bedingt ist. Wer wenig Rückmeldung über sich und die Qualität seiner Arbeit bekommt, bei dem ist die Stimmung gedrückt und das Selbstwertgefühl gering. Der Indikator „Rollenkonflikt" weist ebenfalls zu der überwiegenden Mehrzahl der Kriteriumsvariablen statistische Beziehungen auf. Recht deutlich ausgeprägt sind die Beziehungen zu den Indikatoren für Depressivität, negative Stimmung, Selbstvertrauen und Krankheitsbelastung. Diese Ergebnisse sprechen dafür, daß widersprüchliche Anforderungen bei der Arbeit sowohl das psychische Befinden als auch das Selbstbild beeinträchtigen und der Krankheitsbewältigung nicht dienlich sind. Der Bereich zwischenmenschlicher Spannungen und Konkurrenz scheint, den vorliegenden Ergebnissen nach zu urteilen, ebenfalls die psychische Gesundheit negativ zu beeinflussen. Die Variablen „Konkurrenzdruck" und „Spannungen mit dem Vorgesetzten" stehen durchweg sowohl mit den Indikatoren des psychischen Befindens als auch mit denen des Selbstkonzepts in Beziehung. Die weitaus stärksten Zusammenhänge zu den psychischen Befindensindikatoren und den Maßen für das Selbstkonzept weist die Variable „berufliche Beanspruchung" auf. Sie stellt kein Belastungsmaß dar, sondern erfaßt das Ausmaß der Erschöpfung und Gereiztheit nach Feierabend. Sie soll damit die Gesamtbeanspruchung des Erwerbstätigen und ihre Auswirkung in den Freizeitbereich erfassen. Wer des öfteren nach Feierabend erschöpft und gereizt nach Hause kommt, der weist ein halbes Jahr nach der Erhebung der beruflichen Beanspruchung ein geringeres Selbstbewußtsein und eine schlechtere psychische Stimmung auf.

Da es sich bei den bisher festgestellten Beziehungen um einfache Zusammenhänge handelt, bleibt die Frage offen, ob diese Beziehungen auch dann nachweisbar sind, wenn für den jeweiligen psychischen Ausgangszustand und andere mögliche Einflußfaktoren kontrolliert wird. Um dieser Frage nachgehen zu können, wurden multiple Regressionsanalysen in der Form der hierarchischen Regression durchgeführt. Der jeweilige psychische Ausgangszustand (z. B. Depressivität zu t_1) und die übrigen Kontrollvariablen wie Alter, medizinischer Ausgangszustand (NYHA), Typ A und Berufsgruppenzugehörigkeit (Arbeiter, Angestellte, Beamte) wurden zuerst in die Regressionsgleichung eingeführt. Dann wurde geprüft, ob die Hinzufügung einer einzelnen Arbeitsbelastungsvariablen (z. B. Arbeitsüberlastung zu t_3) einen signifikanten Zuwachs an erklärter Varianz bei der abhängigen Variablen (z. B. Depressivität zu t_3) erbringt[8]. Die Ergebnisse sollen am Beispiel der unabhängigen Variablen „Arbeitsüberlastung" und der abhängigen Variablen „Depressivität" und „Krankheitsbelastung" dargestellt werden. Die Resultate in den Tabellen 4 und 5 beziehen sich auf die abhängige Variable Depressivität. Sie zeigen, daß die Arbeitsüberlastung zu t_3 (Tabelle 4), nicht aber die Arbeitsüberlastung zu t_2 (Tabelle 5) einen signifikanten Beitrag zur Erklärung der Varianz der Depressivität zu t_3 liefert. Diese Ergebnisse können dahingehend gedeutet werden, daß Überlastungsgefühle eher kurz- als langfristig eine Verschlechterung der psychischen Stimmung mit sich bringen. Die psychische Stimmung kann durch das Gefühl der Arbeitsüberlastung gedrückt werden. Geht die Arbeitsüberlastung zurück, so ist anzunehmen, daß sich auch die Stimmung in kurzer Zeit wieder bessert.

Die Resultate der hierarchischen Regressionsanalysen, die in den Tabellen 6 und 7 abgebildet sind, zeigen die Ergebnisse bezüglich der abhängigen Variablen Krankheitsbelastung. Es wird deutlich, daß sowohl die Arbeitsüberlastung zu t_3 (Tabelle 6) als auch die Arbeitsüberlastung zu t_2 (Tabelle 7) einen signifikanten Bei-

216   H. Pfaff

Tabelle 4. Arbeitsüberlastung (t_3) und Depressivität (t_3): Zuwachs an erklärter Varianz (ΔR^2) der abhängigen Variable „Depressivität zu t_3" durch die unabhängige Variable „Arbeitsüberlastung zu t_3" (Hierarchische Regressionsanalyse; n = 181)

	R^2	ΔR^2
1. Schritt: Depressivität (t_1) Alter Berufsgruppe[a] Typ A Medizinischer Zustand (t_1)[b]	***0,18	
2. Schritt: Arbeitsüberlastung (t_3)[c]	***0,25	***0,07

* $p < 0,05$, ** $p < 0,01$, *** $p < 0,001$
[a] Berufsgruppen: Arbeiter, Angestellte, Beamte (als Dummyvariablen eingebracht).
[b] Medizinischer Zustand nach New-York-Heart-Association-Klassifikation (als Dummyvariablen eingebracht).
[c] Das Vorzeichen des Regressionskoeffizienten ist positiv.

Tabelle 5. Arbeitsüberlastung (t_2) und Depressivität (t_3): Zuwachs an erklärter Varianz (ΔR^2) der abhängigen Variable „Depressivität zu t_3" durch die unabhängige Variable „Arbeitsüberlastung zu t_2" (Hierarchische Regressionsanalyse; n = 181)

	R^2	ΔR^2
1. Schritt: Depressivität (t_1) Alter Berufsgruppe[a] Typ A Medizinischer Zustand (t_1)[b]	***0,18	
2. Schritt: Arbeitsüberlastung (t_2)[c]	***0,20	0,02

* $p < 0,05$, ** $p < 0,01$, *** $p < 0,001$
[a] Berufsgruppen: Arbeiter, Angestellte, Beamte (als Dummyvariablen eingebracht).
[b] Medizinischer Zustand nach New-York-Heart-Association-Klassifikation (als Dummyvariablen eingebracht).
[c] Das Vorzeichen des Regressionskoeffizienten ist positiv.

Tabelle 6. Arbeitsüberlastung (t_3) und Krankheitsbelastung (t_3): Zuwachs an erklärter Varianz (ΔR^2) der abhängigen Variable „Krankheitsbelastung zu t_3" durch die unabhängige Variable „Arbeitsüberlastung zu t_3" (Hierarchische Regressionsanalyse; n = 181)

	R^2	ΔR^2
1. Schritt: Krankheitsbelastung (t_1) Alter Berufsgruppe[a] Typ A Medizinischer Zustand (t_1)[b]	***0,27	
2. Schritt: Arbeitsüberlastung (t_3)[c]	***0,32	**0,05

* $p < 0,05$, ** $p < 0,01$, *** $p < 0,001$
[a] Berufsgruppen: Arbeiter, Angestellte, Beamte (als Dummyvariablen eingebracht).
[b] Medizinischer Zustand nach New-York-Heart-Association-Klassifikation (als Dummyvariablen eingebracht).
[c] Das Vorzeichen des Regressionskoeffizienten ist positiv.

Tabelle 7. Arbeitsüberlastung (t_2) und Krankheitsbelastung (t_3): Zuwachs an erklärter Varianz (ΔR^2) der abhängigen Variable „Krankheitsbelastung zu t_3" durch die unabhängige Variable „Arbeitsüberlastung zu t_2" (Hierarchische Regressionsanalyse; n = 181)

	R^2	ΔR^2
1. Schritt:		
Krankheitsbelastung (t_1)		
Alter		
Berufsgruppe[a]		
Typ A		
Medizinischer Zustand (t_1)[b]	***0,27	
2. Schritt:		
Arbeitsüberlastung (t_2)[c]	***0,30	*0,03

* p < 0,05, ** p < 0,01, *** p < 0,001
[a] Berufsgruppen: Arbeiter, Angestellte, Beamte (als Dummyvariablen eingebracht).
[b] Medizinischer Zustand nach New-York-Heart-Association-Klassifikation (als Dummyvariablen eingebracht).
[c] Das Vorzeichen des Regressionskoeffizienten ist positiv.

trag zur Erklärung der Varianz der Krankheitsbelastung zu t_3 liefern. Diese Ergebnisse sprechen dafür, daß eine hohe Arbeitsüberlastung nach dem Infarkt einen Umstand darstellt, der den Prozeß der Krankheitsbewältigung behindern kann. Aufgrund von Überlastungserfahrungen scheint das Gefühl zuzunehmen, durch die Krankheit bedroht zu sein. Ähnliche Ergebnisse lassen sich feststellen, wenn anstelle der Depressivität bzw. der Krankheitsbelastung die übrigen in den Tabellen 2 und 3 aufgeführten psychischen Indikatoren wie Angst, Selbstvertrauen etc. jeweils als abhängige Variable verwendet werden. Werden anstatt der Variablen „Arbeitsüberlastung" die anderen in den Tabellen 2 und 3 aufgeführten Arbeitsbelastungen (z. B. „Rollenkonflikt") jeweils als unabhängige Variablen in die Regressionsgleichung eingebracht, ergeben sich ebenfalls ähnliche Resultate. Auch bei Berücksichtigung zusätzlicher Einflußfaktoren können somit Beziehungen zwischen den Arbeitsbelastungen und den Indikatoren für psychisches Befinden und Selbstkonzept nachgewiesen werden. Bei der Variablen „Spannungen mit Vorgesetzten zu t_2" konnten allerdings nach Kontrolle dieser Einflußfaktoren nur noch einzelne Zusammenhänge zu den Indikatoren für psychisches Befinden und Selbstkonzept festgestellt werden.

8.3 Berufliche Folgelasten der Krankheit

Die Fragen, ob in der Folge eines Herzinfarkts berufliche Probleme und Belastungen auftreten und welche Auswirkungen diese auf Selbstkonzept und psychisches Befinden des Wiedererwerbstätigen haben, stehen im Zentrum dieses Abschnitts. Nach Semmer (1978) ist der Bereich der behindertenspezifischen Probleme im Beruf allgemein von der beruflichen Rehabilitationsforschung bisher nur unzureichend erforscht worden. In der Herzinfarktrehabilitationsforschung wurde durch einige Studien gezeigt, daß nach dem Herzinfarkt bei einem Teil der Rehabilitanden berufliche Veränderungen auftreten können (Borcherding et al. 1985; Croog et al. 1978; Hermes 1981; Ziegeler 1982b). Die Fragen, wie diese Veränderungen verarbeitet werden und zu welchen psychischen Streßreaktionen sie führen, wurden bisher noch wenig untersucht. Dies gilt auch für die Fragen, ob Wiedererwerbstätige im Beruf aufgrund des Infarkts überfürsorglich behandelt, stigmatisiert oder benachteiligt werden und welche psychischen Auswirkungen dies hat. Stigmatisierung ist ein Problem mit dem v. a. sichtbar Behinderte konfrontiert werden können (z. B. Thimm 1975). Es ist weitgehend ungeklärt, ob Stigmatisierung auch ein Problem für die Infarktrehabilitanden darstellt. Ziegeler (1982b) ist der Ansicht, daß dem Herzinfarkt „... in aller Regel eindeutige Stigmata, die den einzelnen als chronisch Kranken erkenntlich machen, ..." (S. 92) fehlen. Im folgenden wird abweichend davon die These vertreten, daß auch im Falle des Herzinfarkts eine Stigmatisierung des Rehabilitanden besonders im Beruf möglich ist, wenn auch im Verhältnis zu sichtbar Behinderten weniger häufig und in abgeschwächter Form. Überfürsorglichkeit und Benachteiligung im Beruf können neben der Stigmatisierung ebenfalls wichtige Krankheitsfolgen darstellen, die von einem Teil der Rehabilitanden wahrgenommen werden. Die Vermutung ist, daß diese beruflichen Krankheitsfolgelasten die Krankheitsbewältigung ungünstig beeinflussen.

Es ist aus der Life-event-Forschung bekannt, daß ein Lebensereignis in den einzelnen Lebensbereichen Folgestreß hervorrufen kann, der ohne das Lebensereignis nicht gegeben wäre (z. B. Pearlin et al. 1981). Als Folgestreß des Herzinfarkts kommen sowohl wahrgenommene Schädigungen oder Verluste wie z. B. geringerer Verdienst als auch antizipierte Bedrohungen wie z. B. verminderte Karrierechancen in Betracht. Das vorzeitige Ende der Karriere, Einkommenseinbußen, Macht- und Prestigeverlust, erhöhte Gefahr zukünftiger Arbeitslosigkeit, überfürsorgliches Verhalten und Stigmatisierungen durch Vorgesetzte und Kollegen können somit negative soziale Folgen eines Infarkts sein. Sie können zusätzlich zu den Arbeitsbelastungen auftreten und damit die berufliche Belastung nach dem Infarkt insgesamt erhöhen.

Wie kann es zu solchen negativen sozialen Folgen kommen? Die Menschen haben oft eine bestimmte Vorstellung von einer Krankheit; diese ist meist geprägt von einem „Image", das eine Krankheit in der Gesellschaft hat (vgl. Viney 1983). Man kann davon ausgehen, daß der Infarktgeschädigte und seine soziale Umwelt ebenfalls ein Bild vom Herzinfarkt haben. Die symbolische Bedeutung des Herzens als Lebenszentrum des Organismus (Smith 1972) kann dazu führen, daß die Kollegen und der Vorgesetzte zu dem Schluß kommen, die Leistungsfähigkeit des durch den Infarkt geschädigten Kollegen sei dauerhaft oder vorübergehend beeinträchtigt. Die lange krankheitsbedingte Abwesenheit von der Arbeit kann den Eindruck, einen chronisch Kranken vor sich zu haben, zusätzlich verstärken. Dies kann seinerseits den Folgeeffekt haben, daß die Kollegen und/oder der Vorgesetzte meinen, der vom Herzinfarkt betroffene Kollege sei nicht mehr voll belastbar oder einsatzfähig und bedürfe der Schonung. Die berufliche Leistungsfähigkeit von ehemaligen Herzinfarktpatienten kann somit von der sozialen Arbeitsumwelt potentiell in Frage gestellt werden und zum Stigma der eingeschränkten Leistungsfähigkeit führen. Nach Goffman (1967) versteht man unter einem Stigma eine Eigenschaft einer Person, die unerwünscht ist und die dazu führt, daß diese Person von ihrer sozialen Umwelt von einer „normalen" zu einer „beeinträchtigten" Person herabgestuft wird. Eine solche Eigenschaft ist besonders dann ein Stigma, wenn ihre diskreditierende Wirkung recht stark ist.

Die krankheitsbedingte Stigmatisierung kann weitere Folgen nach sich ziehen. Stigmatisierte werden oft Diskriminierungen ausgesetzt, die „... ihre Lebenschancen wirksam, wenn auch oft gedankenlos, reduzieren" (Goffman 1967, S. 13 f.). Da in der Arbeitsgesellschaft die Leistung eine zentrale Rolle spielt und über das Leistungsprinzip die formale Zulassung zur Berufsposition, die Höhe des Einkommens und die Zuweisung formaler Autorität gesteuert wird (Offe 1970), kann im Falle der Herzinfarktrehabilitation diese leistungsbedingte Stigmatisierung Diskriminierungen in Form konkreter negativer beruflicher Folgen nach sich ziehen. Diese können darin bestehen, daß der Infarktrehabilitand aufgrund des Herzinfarkts weniger verdient, geringere Karrierechancen hat und einen unsicheren Arbeitsplatz innehat. Auf solche beruflichen Statusprobleme kann der Rehabilitand wiederum mit verschiedenen Bewältigungsstrategien reagieren. Er kann einerseits versuchen, über verstärktes Engagement im Beruf drohenden Statusverlust abzuwenden (vgl. Siegrist u. Weber 1983). Er kann aber auch die Bedeutung, die der berufliche Lebensbereich gegenüber den anderen Lebensbereichen für ihn hat, über kognitive Bewertungsprozesse vermindern. Eine kognitive Relativierung des beruflichen Bereichs kann in unserer Studie bei einem Teil der Infarktrehabilitanden festgestellt werden (Pfaff 1985 a).

8.3.1 Häufigkeit der Krankheitsfolgelasten

Die folgenden Ausführungen beschäftigen sich mit der Frage, in welchem Ausmaß Krankheitsfolgelasten im Beruf von den Wiedererwerbstätigen wahrgenommen werden. Tabelle 8 macht deutlich, daß ein Jahr nach dem Infarkt (t_3) von einem Teil der Rehabilitanden berufliche Krankheitsfolgen wahrgenommen werden. Es wird hier davon ausgegangen, daß in der Arbeitswelt die Fremd- und Selbsteinschätzung der Leistungsfähigkeit ein wichtiger Dreh- und Angelpunkt in dem Prozeß der Entstehung von Krankheitsfolgelasten ist. Es ist deshalb von Interesse, daß einige Wiedererwerbstätige wahrnehmen, daß sie in den Augen der anderen nicht mehr so leistungsfähig sind. Auch herrscht bei vielen Infarktbetroffenen die Meinung vor, von diesen Personen nicht mehr als „ganz der Alte" angesehen zu werden. Besonders bemerkenswert ist, daß mehr als ¼ der Infarktrehabilitanden glauben, von den Personen, mit denen sie zusammenarbeiten, immer noch als krank angesehen zu werden. Die Betroffenen machen diese Erfahrung somit auch noch ein Jahr nach dem Infarkt und ein halbes Jahr nach der Wiederaufnahme der Arbeit. An dieser Stelle nicht wiedergegebene Ergebnisse unserer Studie zeigen auch, daß viele Rehabilitanden überfürsorgliches Verhalten der Kollegen und des Vorgesetzten als Folge des Infarkts erleben. Konkrete berufliche Konsequenzen des Infarkts in Form der Wahrnehmung von vermindertem Einkommen und beeinträchtigter Karriere werden ebenfalls von einem Teil der Herzinfarktrehabilitanden berichtet. Diese Ergebnisse belegen die These, daß eine chronische Krankheit wie der Herzinfarkt für einen Teil der Betroffenen wahrgenommene berufliche Folgelasten nach sich ziehen kann. Von ähnlichen Folgen des Infarkts im Beruf wie Sorgen um Leistungsfähigkeit, Arbeitsplatz und berufliche Zukunft berichten Siegrist u. Weber (1983).

Tabelle 8. Häufigkeitsverteilung einzelner ausgewählter Aspekte beruflicher Krankheitsfolgelasten zu t_3 (n = 181)[a]

Aussage / Grad der Zustimmung	Die abhängig beschäftigten Wiedererwerbstätigen stimmten den in der linken Spalte genannten Aussagen wie folgt zu (Angaben in %):			
	Stimme voll und ganz zu	Stimme eher zu	Stimme eher nicht zu	Stimme überhaupt nicht zu
Meine Leistungsfähigkeit bei der Arbeit hat seit dem Infarkt abgenommen	7	31	32	30
Mein berufliches Fortkommen ist beeinträchtigt[b]	8	19	20	53
Ich verdiene weniger[b]	7	9	10	74
Ich glaube, daß in ihren Augen meine Leistungsfähigkeit seit dem Infarkt abgenommen hat[c]	4	26	39	31
Ich glaube, daß man mich nicht mehr als „ganz der Alte" ansieht[c]	6	33	37	24
Ich glaube, daß man mich immer noch als krank ansieht[c]	1	28	42	29

[a] Stichprobe: abhängig beschäftigte Erwerbstätige.
[b] Diese Aussage bezog sich auf die übergeordnete Frage: „Welche Folgen hatte der Herzinfarkt für ihre gegenwärtige Arbeitssituation?"
[c] Diese Aussage bezog sich auf die übergeordnete Frage: „Wie, glauben Sie, werden sie heute von diesem Personenkreis (Ihrem Vorgesetzten, Ihren Arbeitskollegen und Untergebenen) eingeschätzt?"

8.3.2 Berufliche Veränderungen und Wahrnehmung krankheitsbedingter beruflicher Nachteile

Wie häufig kommen berufliche Veränderungen vor? Zum Zeitpunkt t_2 hatten in der hier untersuchten Stichprobe der Frührückkehrer 45% die gewohnte Tätigkeit am alten Arbeitsplatz „uneingeschränkt", 41% mit „einigen Einschränkungen" und 7% mit „ganz erheblichen Einschränkungen" aufgenommen. 5% gaben an, den „Arbeitsplatz innerhalb des Betriebs gewechselt" zu haben, 2% haben den Betrieb gewechselt.

Um der Annahme eines Zusammenhangs zwischen beruflichen Veränderungen und erlebten beruflichen Nachteilen nachgehen zu können, wurden die Wiedererwerbstätigen in 2 Gruppen eingeteilt. In die 1. Gruppe gingen nur Rehabilitanden ein, die ohne bzw. mit nur leichten Einschränkungen wieder an den alten Arbeitsplatz zurückgekehrt sind. In der anderen Gruppe wurden alle anderen Infarktrehabilitanden zusammengefaßt. Sie hatten entweder erhebliche Einschränkungen am alten Arbeitsplatz erfahren oder mußten den Arbeitsplatz im Betrieb wechseln oder einen Betriebswechsel vornehmen. Die Frage war, ob sich beide Gruppen hinsichtlich des Ausmaßes an wahrgenommenen beruflichen Nachteilen unterscheiden lassen, gemessen durch die später näher erläuterte Skala „krankheitsbedingte berufliche Nachteile". Abbildung 3, die ein Vergleich beider Gruppen im Hinblick auf das

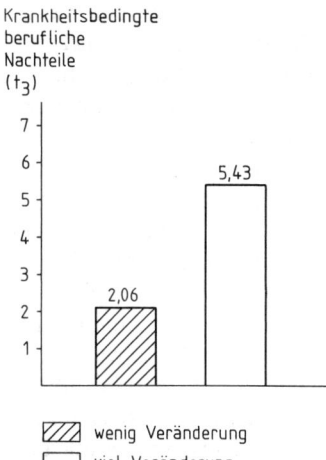

Krankheitsbedingte
berufliche
Nachteile
(t_3)

Abb. 3. Unterschiede zwischen der Gruppe mit erheblichen und der Gruppe mit wenig Veränderungen im Beruf hinsichtlich der Wahrnehmung krankheitsbedingter beruflicher Nachteile zu t_3 (Mittelwerte; n = 181) Der Unterschied zwischen beiden Gruppen ist signifikant (p < 0,01)

Ausmaß wahrgenommener krankheitsbedingter beruflicher Nachteile zeigt, macht deutlich, daß die Gruppe, die erhebliche Veränderungen in der Arbeitswelt erfuhr, deutlich höhere Werte auf der Skala „krankheitsbedingte berufliche Nachteile" aufweist als die Gruppe, die keine oder nur leichte Einschränkungen an ihrem alten Arbeitsplatz erlebte. Dies zeigt, daß ein enger Zusammenhang zwischen beruflichen Veränderungen und der Wahrnehmung krankheitsbedingter beruflicher Nachteile besteht. Zusätzlich vorgenommene Analysen zeigen, daß Arbeiter deutlich höhere Werte auf der Skala „krankheitsbedingte berufliche Nachteile zu t_2" aufweisen als Angestellte oder Beamte.

8.3.3 Berufliche Folgelasten der Krankheit und psychisches Befinden

Es konnte gezeigt werden, daß für einen Teil der Infarktrehabilitanden berufliche Krankheitsfolgeprobleme zum Arbeitsalltag gehören. Im folgenden steht die Frage im Vordergrund, ob diese Folgelasten das psychische Befinden beeinträchtigen. Zur Beantwortung dieser Frage greife ich die Annahme von der zentralen Bedeutung des Wertes der Leistung und der Leistungsfähigkeit in der Arbeitsgesellschaft auf. Eine Infragestellung der Leistungsfähigkeit des Rehabilitanden kann aufgrund der zentralen gesellschaftlichen und individuellen Bedeutung dieses Wertes das Selbstwertgefühl und die Stimmungen des Betroffenen beeinträchtigen. Die in der Untersuchung eingesetzten Meßinstrumente zur Erhebung der Krankheitsfolgen im Beruf sollen nun im einzelnen dargestellt werden. Zudem wird auf die Zusammenhänge zwischen den beruflichen Krankheitsfolgen und dem psychischen Befinden einzugehen sein.

Indikatoren und Hypothesen.   Die Wahrnehmung, aufgrund des Infarkts leistungsgemindert zu sein, kann insbesondere im beruflichen Bereich ein zentrales Problem für die Herzinfarktbetroffenen darstellen. Es gibt nach Ziegeler (1982b) Rehabilitanden, bei denen der Herzinfarkt aufgrund des erlebten Leistungsknicks und einer hohen Leistungsorientierung zu einer Beeinträchtigung des Selbstwertgefühls führt. Erlebte Leistungsbeeinträchtigung könnte demnach zu einer Verschlechterung des Selbstwertgefühls führen. Das Ausmaß der beruflichen Leistungsabnahme nach dem Infarkt aus der Sicht des Betroffenen wurde in unserer Studie mit Hilfe einer Frage erfaßt[9].

Die These des symbolischen Interaktionismus, daß das Selbstbild eines Individuums aus der Interaktion mit der sozialen Umwelt entsteht und von dem Bild bestimmt wird, das andere über das Individuum haben (vgl. Cooley et al. 1933), veranlaßte uns, eine weitere Frage zu diesem Komplex der Leistungsabnahme zu stellen. Der Rehabilitand wurde zusätzlich befragt, was seiner Meinung nach andere in der Arbeitswelt über seine Leistungsfähigkeit denken[10]. Die Vorstellung des Infarktbetroffenen darüber, was andere über seine Leistungsfähigkeit denken, kann große Bedeutung für sein Wohlbefinden und sein Selbstbild haben. Glaubt der Rehabilitand negativ eingeschätzt zu werden, kann dies zu einer Beeinträchtigung des allgemeinen Selbstwertgefühls und der psychischen Stimmung führen.

Eine andere Form der Krankheitsfolgelasten, die krankheitsbedingte Stigmatisierung, also die wahrgenommene Etikettierung bzw. Abstempelung als Noch-Kranker und Leistungsbehinderter, kann das Selbstwertgefühl und die Stimmung auf ähnliche Weise beeinträchtigen. Die Stigmatisierungstheorie von Goffman (1967) hebt die enge Beziehung zwischen Stigmatisierung und beschädigter Identität hervor. Auch neuere Arbeiten über die Stigmatisierung und ihre Folgen weisen darauf hin, daß stigmatisierte Personen eher unter Identitätsschäden leiden als nicht stigmatisierte (vgl. Thimm 1975; Lösel 1975; Hohmeier 1975). Der Komplex der infarktbedingten Stigmatisierung wurde mit Hilfe der Skala „krankheitsbedingte Stigmatisierung" erfaßt. Sie mißt das Gefühl, als jemand angesehen zu werden, der nicht mehr ganz „der Alte" ist, nicht mehr beruflich mithalten kann und noch immer krank ist[11].

Die beruflichen Nachteile als nächste Form der Krankheitsfolgelasten können eine konkrete Konsequenz krankheitsbedingter Stigmatisierung und, wie im vorigen Abschnitt (8.3.2) gezeigt wurde, eine Folge von konkreten beruflichen Veränderungen darstellen. Die Skala „krankheitsbedingte berufliche Nachteile" soll die infarktbedingte Minderung des Verdienstes, der Karrierechancen, der Arbeitsplatzsicherheit und des beruflichen Prestiges und damit den beruflichen Statusverlust messen[12]. Die These ist, daß diese infarktbedingten beruflichen Nachteile das Wohlbefinden mindern. Die erlebten Nachteile können dem Berufstätigen beinahe täglich aufzeigen, daß er nicht mehr als derjenige angesehen wird, der er früher einmal war. Dies wiederum kann zu einer Verminderung des Selbstwertgefühls beitragen, wenn eine entsprechende Leistungsorientierung vorliegt. Ziegeler (1982b) konnte zeigen, daß ein Teil der Personen, die den Arbeitsplatz wechselten, die damit verbundene Einschränkung der Verantwortung als dequalifizierend und kränkend empfanden. Es gibt somit Gründe, die für die Annahme sprechen, daß wahrgenommene berufliche Diskriminierungen zu einer Veränderung des Selbstbildes führen.

Überfürsorglichkeit der Kollegen nach der Rückkehr zur Arbeit kann ebenfalls ein Problem für den Infarktbetroffenen darstellen. Dieser Faktor wurde mit der Skala „krankheitsbedingte Überfürsorge" erfaßt. Sie mißt das wahrgenommene Ausmaß an zu viel Rücksicht und zu großer Anteilnahme der Arbeitskollegen gegenüber dem Rehabilitanden[13]. Daß Hilfe für manche belastend sein kann, klingt zunächst paradox. Überschreiten die von den Kollegen als Hilfe gedachten Handlungen das von dem Unterstützten begehrte Maß an expliziten Hilfeleistungen, so liegt Überfürsorge vor. Aus der Hilfe wird das Gegenteil: eine Beanspruchung. Zu vermuten ist, daß gerade in der Phase der Wiedereingliederung in das Erwerbsleben viele Infarktbetroffene aufgrund des erlebten „ego infarction" (Cassem u. Hackett 1973, S. 382) besonders sensibel gegenüber Signalen sind, die anzeigen könnten, daß man sie nicht mehr für so leistungsfähig hält und ihnen Hilfsbedürftigkeit unterstellt. Überfürsorgliches Verhalten kann in diese Richtung interpretiert werden. In der Literatur gibt es vereinzelt Hinweise in bezug auf die generelle Problematik direkter Hilfe, falls sie überfürsorglich ausfällt, Abhängigkeiten schafft oder mißdeutet werden kann (vgl. Moos u. Tsu 1977; Semmer 1978; Wishnie et al. 1977).

Die bisher diskutierten Auswirkungen der beruflichen Krankheitsfolgelasten auf das Selbstbild haben aber auch Konsequenzen für die depressive Stimmungslage der Rehabilitanden. Pearlin et al. (1981) vermuten, daß eine geringe Selbstachtung den einzelnen für Depressionen anfällig macht. Ein positives Selbstwertgefühl wird – bildlich gesprochen – als wichtiger „Schutzwall" vor psychischen Störungen verstanden. Im Falle der betrieblichen Reintegration kann durch die beruflichen Krankheitsfolgelasten dieser „Schutzfaktor" geschwächt werden. Dadurch kann auch das durch die Selbstachtung geschützte emotionale Befinden in Mitleidenschaft geraten.

Ergebnisse.   Die Tabellen 9 und 10 zeigen die Zusammenhänge zwischen den zu t_2 und t_3 erhobenen Krankheitsfolgelasten und den zu t_3 erhobenen Indikatoren für das psychische Befinden und das Selbstkonzept. Bei beiden Tabellen fällt auf, daß der Faktor „krankheitsbedingte berufliche Nachteile" sowohl in der Querschnitt-

Tabelle 9. Zusammenhänge zwischen wahrgenommenen beruflichen Krankheitsfolgelasten zu t_2/t_3 und psychischem Befinden zu t_3 (Pearson-Produktmomentkorrelationen; n = 181)

Berufliche Krankheits- folgelasten (t_2/t_3) / Psychisches Befinden (t_3)	Depressivität (t_3)	Angst (t_3)	Positive Gefühle (t_3)	Negative Gefühle (t_3)
Krankheitsbedingte berufliche Nachteile (t_2)	**0,24	*0,16	** −0,22	***0,32
Krankheitsbedingte berufliche Nachteile (t_3)	***0,48	***0,39	*** −0,30	***0,49
Krankheitsbedingte Stigmatisierung (t_3)	***0,37	***0,27	*** −0,28	***0,42
Krankheitsbedingte Überfürsorge (t_2)	*0,15	*0,14	n. s.	**0,18
Infarktbedingte Abnahme der Leistungsfähigkeit bei der Arbeit (Selbsteinschätzung) zu t_2[a]	***0,33	***0,34	* −0,17	***0,30
Infarktbedingte Abnahme der Leistungsfähigkeit (wahrgenommene Fremdeinschätzung) zu t_2[a]	***0,25	**0,19	** −0,23	***0,31

* p < 0,05, ** p < 0,01, *** p < 0,001
[a] Einzelitem.

Tabelle 10. Zusammenhänge zwischen wahrgenommenen beruflichen Krankheitsfolgelasten zu t_2/t_3 und Selbstkonzept zu t_3 (Pearson-Produktmomentkorrelationen; n = 181)

Berufliche Krankheits-folgelasten (t_2/t_3) Selbstkonzept (t_3)	Selbstwertge-fühl (t_3)	Gefühl der Wertlosigkeit (t_3)	Selbstver-trauen/Kon-trollüberzeu-gung (t_3)	Krankheitsbe-lastung (t_3)
Krankheitsbedingte berufliche Nachteile (t_2)	* – 0,15	***0,44	*** – 0,26	**0,25
Krankheitsbedingte berufliche Nachteile (t_3)	* – 0,16	***0,46	*** – 0,38	***0,51
Krankheitsbedingte Stigmatisierung (t_3)	* – 0,17	***0,44	*** – 0,32	***0,42
Krankheitsbedingte Überfürsorge (t_2)	n. s.	**0,20	n. s.	**0,22
Infarktbedingte Abnahme der Leistungsfähigkeit bei der Arbeit (Selbsteinschätzung) zu t_2[a]	* – 0,13	***0,25	** – 0,20	***0,41
Infarktbedingte Abnahme der Leistungsfähigkeit (wahrgenommene Fremdeinschätzung) zu t_2[a]	*** – 0,32	***0,32	*** – 0,28	***0,30

* $p < 0,05$, ** $p < 0,01$, *** $p < 0,001$
[a] Einzelitem.

als auch in der Längsschnittbetrachtung mit allen Indikatoren des psychischen Befindens und des Selbstkonzepts in Beziehung steht. Hervorzuheben ist dabei der starke Zusammenhang zu jenen Indikatoren, die negatives Befinden (Depressivität und negative Gefühle) und negatives Selbstwertgefühl (Gefühl der Wertlosigkeit) messen. Auch ist bemerkenswert, wie stark dieser Faktor mit dem Indikator „Krankheitsbelastung" korreliert. Der Faktor „krankheitsbedingte Überfürsorge zu t_2" weist zu der Mehrzahl der Indikatoren für psychische Gesundheit zu t_3 statistische Beziehungen auf, die allerdings schwächer als bei dem Faktor „krankheitsbedingte berufliche Nachteile" ausfallen. Es fällt auf, daß besonders Zusammenhänge mit jenen Indikatoren bestehen, die negative Aspekte des Befindens und des Selbstkonzepts messen. Überfürsorgliches Verhalten im Arbeitsleben scheint demnach entsprechend unserer Ausgangsthese eine Belastung für die Wiedererwerbstätigen darzustellen und die Krankheitsbewältigung aufgrund der dadurch ausgesendeten negativen Signale zu behindern. Recht deutliche Zusammenhänge zu den Indikatoren für psychisches Befinden und Selbstkonzept weist die Variable „krankheitsbedingte Stigmatisierung" auf. Sie steht ebenfalls besonders stark mit den negativen Indikatoren wie „Krankheitsbelastung", „Gefühl der Wertlosigkeit", „negative Gefühle" und „Depressivität" in Beziehung. Auch diese Ergebnisse deuten darauf hin, daß die Stigmatisierung das Gefühl der Wertlosigkeit verstärkt und die Krankheitsbewältigung behindert. Die empirischen Ergebnisse bezüglich der Faktoren, die die Minderung der Leistungsfähigkeit zum Inhalt haben, sprechen für die Annahme, daß die Selbst- und die Fremdeinschätzung der eigenen Leistungsfähigkeit eine wichtige Rolle im Prozeß der Krankheitsbewältigung spielen. Die Selbsteinschätzung des Infarktrehabilitanden hinsichtlich der Abnahme der Leistungsfähigkeit weist deutliche Beziehungen zum psychischen Befinden auf. Die Meinung, seit dem Infarkt nicht mehr so leistungsfähig zu sein, geht v. a. mit Depressivität,

Angst, negativer Grundstimmung und Krankheitsbelastung einher. Von der Selbsteinschätzung der Leistungsfähigkeit ist die Fremdeinschätzung und ihre Wahrnehmung durch den Infarktrehabilitanden zu unterscheiden. Sie korreliert besonders mit den Variablen, die das Selbstkonzept der ehemaligen Infarktpatienten erfassen.

Einschränkend ist zu bemerken, daß die Frage, in welche Richtung die Kausalität zwischen Krankheitsfolgen und psychischem Befinden verläuft, auf der Basis dieser Daten nicht vollständig geklärt werden kann. Ergibt sich das Befinden wirklich aus den Folgelasten oder ist es nicht vielmehr umgekehrt, bringt nicht psychische Mißstimmung erst berufliche Folgeprobleme hervor? Diejenigen, die nach dem Herzinfarkt befürchten, daß sie durch die Krankheit belastet werden, könnten aufgrund eines entsprechenden Verhaltens solche Belastungen tatsächlich erst herbeiführen. Depressive Stimmung und übervorsichtige Lebensplanung können z.B. bewirken, daß Überfürsorge, Versetzungen und berufliche Nachteile provoziert werden. Aber selbst wenn dies der Fall ist, können die dadurch verursachten beruflichen Nachteile ihrerseits wieder das psychische Befinden verschlechtern. Die Frage ist, ob auch unter Berücksichtigung des Ausgangszustands der Rehabilitation (psychisches Befinden zu t_1) berufliche Krankheitsfolgelasten einen eigenständigen Einfluß auf das psychische Befinden zu t_3 haben. Zur Beantwortung dieser Frage wurden hierarchische Regressionsanalysen für alle Variablen psychischen Befindens durchgeführt. Da besonders die Depressivität und die Wahrnehmung der Bedrohung durch die Krankheit das Verhalten nach der Krankenhausentlassung bestimmen können, werden im folgenden stellvertretend für die übrigen Kriteriumsvariablen die Ergebnisse für die abhängigen Variablen „Depressivität" und „Krankheitsbelastung" dargestellt (Tabellen 11-14). Als unabhängige Variable wurde für die Darstellung der Faktor „krankheitsbedingte berufliche Nachteile" ausgewählt, weil dieser zu 2 Meßzeitpunkten (t_2 und t_3) erhoben wurde und daher hier sowohl eine Längsschnitt- als auch eine Querschnittbetrachtung ermöglicht.

Die Variable „krankheitsbedingte berufliche Nachteile" liefert, führt man sie zuletzt in die Regressionsgleichung ein, sowohl bei der Querschnittbetrachtung (t_3- t_3; s. Tabelle 11) als auch bei der Längsschnittbetrachtung (t_2-t_3; s. Tabelle 12) einen si-

Tabelle 11. Krankheitsbedingte Nachteile (t_3) und Depressivität (t_3): Zuwachs an erklärter Varianz (ΔR^2) der abhängigen Variable „Depressivität zu t_3" durch die unabhängige Variable „krankheitsbedingte berufliche Nachteile zu t_3" (Hierarchische Regressionsanalyse; n = 181)

	R^2	ΔR^2
1. Schritt:		
Depressivität (t_1)		
Alter		
Berufsgruppe[a]		
Typ A		
Medizinischer Zustand (t_1)[b]	***0,18	
2. Schritt:		
Krankheitsbedingte berufliche Nachteile (t_3)[c]	***0,36	***0,18

* p < 0,05, ** p < 0,01, *** p < 0,001
[a] Berufsgruppen: Arbeiter, Angestellte, Beamte (als Dummyvariablen eingebracht).
[b] Medizinischer Zustand nach New-York-Heart-Association-Klassifikation (als Dummyvariablen eingebracht).
[c] Das Vorzeichen des Regressionskoeffizienten ist positiv.

226   H. Pfaff

Tabelle 12. Krankheitsbedingte Nachteile (t_2) und Depressivität (t_3): Zuwachs an erklärter Varianz (ΔR^2) der abhängigen Variable „Depressivität zu t_3" durch die unabhängige Variable „krankheitsbedingte berufliche Nachteile zu t_2" (Hierarchische Regressionsanalyse; n = 181)

	R^2	ΔR^2
1. Schritt:		
Depressivität (t_1)		
Alter		
Berufsgruppe[a]		
Typ A		
Medizinischer Zustand (t_1)[b]	***0,18	
2. Schritt:		
Krankheitsbedingte berufliche Nachteile (t_2)[c]	***0,21	*0,03

* p < 0,05, ** p < 0,01, *** p < 0,001
[a] Berufsgruppen: Arbeiter, Angestellte, Beamte (als Dummyvariablen eingebracht).
[b] Medizinischer Zustand nach New-York-Heart-Association-Klassifikation (als Dummyvariablen eingebracht).
[c] Das Vorzeichen des Regressionskoeffizienten ist positiv.

Tabelle 13. Krankheitsbedingte Nachteile (t_3) und Krankheitsbelastung (t_3): Zuwachs an erklärter Varianz (ΔR^2) der abhängigen Variable „Krankheitsbelastung zu t_3" durch die unabhängige Variable „krankheitsbedingte berufliche Nachteile zu t_3" (Hierarchische Regressionsanalyse; n = 181)

	R^2	ΔR^2
1. Schritt:		
Krankheitsbelastung (t_1)		
Alter		
Berufsgruppe[a]		
Typ A		
Medizinischer Zustand (t_1)[b]	***0,27	
2. Schritt:		
Krankheitsbedingte berufliche Nachteile (t_3)[c]	***0,43	***0,16

* p < 0,05, ** p < 0,01, *** p < 0,001
[a] Berufsgruppen: Arbeiter, Angestellte, Beamte (als Dummyvariablen eingebracht).
[b] Medizinischer Zustand nach New-York-Heart-Association-Klassifikation (als Dummyvariablen eingebracht).
[c] Das Vorzeichen des Regressionskoeffizienten ist positiv.

Tabelle 14. Krankheitsbedingte Nachteile (t_2) und Krankheitsbelastung (t_3): Zuwachs an erklärter Varianz (ΔR^2) der abhängigen Variable „Krankheitsbelastung zu t_3" durch die unabhängige Variable „krankheitsbedingte berufliche Nachteile zu t_2" (Hierarchische Regressionsanalyse; n = 181)

	R^2	ΔR^2
1. Schritt:		
Krankheitsbelastung (t_1)		
Alter		
Berufsgruppe[a]		
Typ A		
Medizinischer Zustand (t_1)[b]	***0,27	
2. Schritt:		
Krankheitsbedingte berufliche Nachteile (t_2)[c]	***0,31	**0,04

* p < 0,05, ** p < 0,01, *** p < 0,001
[a] Berufsgruppen: Arbeiter, Angestellte, Beamte (als Dummyvariablen eingebracht).
[b] Medizinischer Zustand nach New-York-Heart-Association-Klassifikation (als Dummyvariablen eingebracht).
[c] Das Vorzeichen des Regressionskoeffizienten ist positiv.

gnifikanten Beitrag zur erklärten Varianz der Variable „Depressivität zu t_3". Auch nach Kontrolle des im Akutkrankenhaus vorhandenen Ausmaßes der Depressivität und weiterer psychologischer, medizinischer und soziodemographischer Variablen ist damit ein Zusammenhang zwischen den beruflichen Nachteilen und der Depressivität zu t_3 nachweisbar. Die Erfahrung, krankheitsbedingt im Beruf benachteiligt zu sein, scheint die depressive Stimmung zu verstärken. Einen ähnlich signifikanten Zuwachs an erklärter Varianz liefert die Variable „krankheitsbedingte berufliche Nachteile" auch bei der Kriteriumsvariablen „Krankheitsbelastung zu t_3", und zwar sowohl in der Querschnittbetrachtung (Tabelle 13) als auch in der Längsschnittbetrachtung (Tabelle 14). Beruflicher Statusverlust scheint demnach das allgemeine Gefühl zu fördern, durch die Krankheit in der persönlichen und sozialen Existenz bedroht zu sein.

Ähnliche signifikante Resultate, die hier nicht abgebildet sind, ergeben sich, wenn die übrigen Indikatoren des psychischen Befindens und des Selbstkonzepts jeweils als abhängige Variablen in die Regressionsrechnung eingeführt werden. Führt man statt der Variablen „krankheitsbedingte berufliche Nachteile" jeweils eine andere Variable der Kategorie Krankheitsfolgelasten als unabhängige Variable in die Regressionsrechnung ein (z. B. krankheitsbedingte Stigmatisierung), so erhält man Ergebnisse, die dahingehend interpretiert werden können, daß nicht nur die krankheitsbedingten beruflichen Nachteile das Befinden verschlechtern und das Selbstbild beeinträchtigen, sondern auch die anderen Formen der Krankheitsfolgelasten im Beruf (z. B. Stigmatisierung etc.). Zusammenfassend kann als Ergebnis der Regressionsrechnungen festgehalten werden, daß die weitaus überwiegende Mehrzahl der in den Tabellen 9 und 10 aufgeführten signifikanten Beziehungen auch nach statistischer Kontrolle des psychischen Ausgangszustands und weiterer wichtiger Faktoren erhalten bleiben. Insgesamt gesehen belegen die Ergebnisse die These, daß das Erleben beruflicher Nachteile und anderer Krankheitsfolgelasten die Krankheitsbewältigung nachhaltig behindert.

Im folgenden soll der Frage nachgegangen werden, ob berufliche Veränderungen das Wohlbefinden beeinträchtigen. Berufliche Veränderungen erfordern psychische Anpassungsleistungen. Der Verlust der gewohnten Arbeit muß verarbeitet, neue, oft ungewohnte Anforderungen müssen bewältigt und Lernprozesse in Gang gesetzt werden. Berufliche Veränderungen können zudem von den Infarktrehabilitanden auch als Zeichen dafür angesehen werden, daß sie aus der Sicht der Betriebsleitung die frühere Leistung nicht mehr erbringen können. Dies kann dazu führen, daß vorhandene krankheitsbedingte Prozesse der Selbstentwertung verstärkt werden. Um die These, daß berufliche Veränderungen das psychische Wohlbefinden beeinträchtigen, testen zu können, wurden 2 Gruppen von Infarktrehabilitanden, die sich bei der Rückkehr zur Arbeit hinsichtlich des Ausmaßes an beruflichen Veränderungen unterschieden, im Hinblick auf ihr psychisches Befinden über verschiedene Zeitpunkte hinweg untersucht[14]. Die Ergebnisse sind in Abb. 4 und 5 aufgeführt; Abb. 4 zeigt, daß jene Personen, die viele berufliche Veränderungen erfahren, hinsichtlich der psychischen Stimmung schlechter abschneiden als Rehabilitanden, die ohne große Einschränkungen an den alten Arbeitsplatz zurückkehren. Ein anderes Bild ergibt sich, wenn man auf Abb. 5 einen Blick wirft. Das Selbstkonzept der Betroffenen scheint kaum von dem Ausmaß der beruflichen Veränderungen berührt zu werden. Es bestehen keine nennenswerten Unterschiede zwischen der Gruppe mit star-

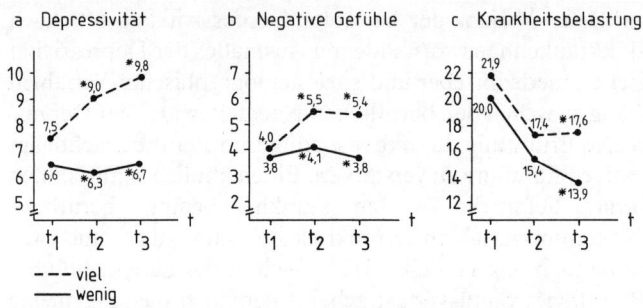

Abb. 4a–c. Unterschiede hinsichtlich des psychischen Befindens im Zeitverlauf zwischen der Gruppe mit erheblichen Veränderungen im Beruf („viel") und der Gruppe mit wenig Veränderungen („wenig") (Mittelwerte; n = 181); *Differenz der Mittelwerte zwischen den Gruppen ist signifikant (p < 0,05)

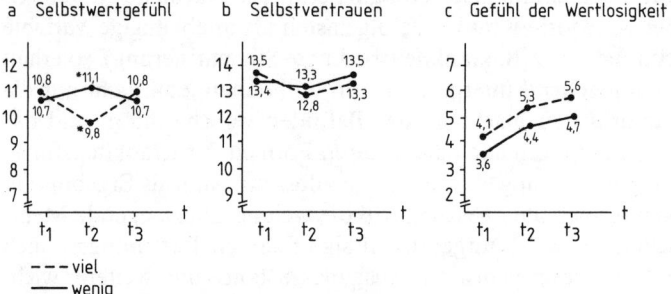

Abb. 5a–c. Unterschiede hinsichtlich des Selbstkonzepts im Zeitverlauf zwischen der Gruppe mit erheblichen Veränderungen im Beruf („viel") und der Gruppe mit wenig Veränderungen („wenig") (Mittelwerte; n = 181); *Differenz der Mittelwerte zwischen den Gruppen ist signifikant (p < 0,05)

ken Veränderungen im Beruf und der Gruppe mit geringen Veränderungen hinsichtlich verschiedener Indikatoren des Selbstbildes.

Die Ergebnisse können dahingehend interpretiert werden, daß berufliche Veränderungen zumindest kurz- bis mittelfristig das psychische Befinden beeinträchtigen und die kognitive Krankheitsbewältigung (Krankheitsbelastung) erschweren. Man könnte im Gegensatz dazu argumentieren, daß diese Ergebnisse auf Selektionseffekte zurückgeführt werden können. So könnte eine vor der Wiederaufnahme der Arbeit vorhandene starke Depressivität bewirken, daß der Rehabilitand berufliche Veränderungen wünscht oder provoziert oder daß sie ihm von der Betriebsleitung nahegelegt werden. Um den Einfluß des psychischen Ausgangszustands (z. B. Depressivität zu t_1) auf den psychischen Zustand während der Erwerbstätigkeit (z. B. Depressivität zu t_2 oder t_3) kontrollieren zu können, wurden Kovarianzanalysen durchgeführt. Trotz der rechnerischen Berücksichtigung des jeweiligen psychischen Ausgangszustands unterschieden sich beide Gruppen zu t_2 signifikant bei den Kriteriumsvariablen „Depressivität zu t_2", „negative Gefühle zu t_2" und „Selbstwertgefühl zu t_2". Zu t_3 ergaben sich signifikante Unterschiede bei den Skalen „Depressivität zu t_3", „negative Gefühle zu t_3" und „Krankheitsbelastung zu t_3".

Die Unterschiede zeigten sich jeweils darin, daß die Gruppe mit den starken beruflichen Veränderungen schlechtere Werte auf der Skala der Kriteriumsvariablen aufwies als die Gruppe mit geringen Veränderungen. Diese Befunde sprechen dafür, daß berufliche Veränderungen die psychische Gesundheit in der Regel nachteilig beeinflussen.

8.4 Zusammenfassung und Schlußfolgerung

Dieses Kapitel begann mit der Frage nach den betrieblichen Rahmenbedingungen für eine erfolgreiche Krankheitsbewältigung nach Herzinfarkt. Das Interesse richtete sich auf die beruflichen Hindernisse, die einer erfolgreichen Krankheitsbewältigung im Wege stehen. Es konnte gezeigt werden, daß die Krankheitsbewältigung vor allem durch 2 Faktoren behindert wird: Arbeitsbelastungen und Folgelasten der Krankheit im Beruf. Dabei konnte nachgewiesen werden, daß die letztgenannten Belastungen in Form von Stigmatisierung und beruflichen Nachteilen von einem Teil der Rehabilitanden auch noch 1 Jahr nach dem Infarkt erlebt werden. Dies ist ein empirischer Beleg, der gegen die in der Literatur z.T. anzutreffende These von der stigmatisierungsfreien Herzinfarktrehabilitation spricht.

Ein wichtiges Ziel der betrieblichen Rehabilitation sollte es sein, die beruflichen Belastungen zu reduzieren. Zwei Teilziele sind dabei zu unterscheiden: das Ziel der Verringerung der Arbeitsbelastungen und das Ziel der Verminderung der Krankheitsfolgeprobleme im Beruf. Bei der betrieblichen Reintegration kann sich hier jedoch ein gewisses Zieldilemma ergeben: Die Verfolgung des wichtigen Ziels, die Arbeitsbelastungen zu vermindern, kann die Gefahr erhöhen, daß durch die damit verbundene Veränderung der beruflichen Situation Krankheitsfolgelasten hervorgerufen werden. Dadurch kann die Erreichung des anderen wichtigen Teilziels, die Vermeidung von Krankheitsfolgeproblemen im Beruf, gefährdet werden. Dieser Zielkonflikt ist deshalb problematisch, weil sich beide Streßarten, die Arbeitsbelastungen und die beruflichen Krankheitsfolgelasten, sowohl kurz- als auch langfristig negativ auf das psychische Befinden auswirken können. Bei der Frage, wie die konkrete betriebliche Reintegration eines Infarktrehabilitanden aussehen soll, sollten deshalb beide Aspekte – die Verminderung der Arbeitsbelastungen und die Vermeidung von Krankheitsfolgeproblemen – im Auge behalten und gegeneinander abgewogen werden.

Letztendlich muß die Beantwortung der Frage, welcher Wiedereingliederungsweg der bessere ist, davon abhängen, welche Bedürfnisse der Rehabilitand in dieser Hinsicht hat. Nur er selbst kann wissen, ob er berufliche Veränderungen und Arbeitsplatzveränderungen will, und nur er kann beurteilen, ob er solche Veränderungen als psychisch belastend empfindet. Es wird aus diesem Grund hier dafür plädiert, die Wiedereingliederungspraxis an den Bedürfnissen des Herzinfarktrehabilitanden zu orientieren. Die Bedürfnisorientierung hat den Vorteil, daß die Anforderungen der Arbeitsumwelt mit den persönlichen Fähigkeiten und Bedürfnissen des Infarktbetroffenen besser in Übereinstimmung gebracht werden können.

Die Ärzte müssen erkennen, daß die Langzeitgenesung vor den „Werkstoren" nicht Halt macht. Sie sollten sich um Kontakte mit dem Betrieb bemühen mit dem Ziel, angemessene Reintegrationsbedingungen in der Arbeitswelt zu erreichen. Um ungewünschte krankheitsbedingte Stigmatisierung zu vermeiden, sollten Kontakte zum Betrieb jedoch nur aufgenommen werden, wenn der ehemalige Herzpatient es ausdrücklich wünscht. Wünsche in dieser Richtung sind bei ca. ⅓ der Rehabilitanden vorhanden, werden aber von den Ärzten kaum erfüllt. Hier kann man von einem Defizit der ärztlichen Beratungs- und Vermittlungsleistung sprechen. Dies zeigen Daten unserer Studie, die unter 3.2 ausführlich berichtet wurden (vgl. auch Pfaff 1985 b). Ein ausführliches, offenes Gespräch zwischen Arzt und Patient über die Wiederaufnahme der Arbeit und die diesbezüglichen Bedürfnisse des Patienten könnte einen Beitrag zur Verringerung dieses Defizits leisten. Zusätzlich sollte die Zusammenarbeit zwischen medizinischem System und Betrieb, speziell die zwischen Hausarzt und Betriebsarzt, verbessert und je nach den Bedürfnissen des Rehabilitanden flexibel gehandhabt werden. Den Betrieben kommt die Aufgabe zu, Möglichkeiten für einen leichteren beruflichen Wiedereinstieg zu schaffen und eine dauerhafte Belastungsreduktion am Arbeitsplatz anzustreben. Dabei sollte - speziell bei der Gestaltung der Wiedereingliederung - auch von betrieblicher Seite aus entsprechend den Wünschen und Interessen des Rehabilitanden vorgegangen werden.

Anmerkungen

[1] Da einzelne Fragen zur Gruppenkohäsion eine Kollegengruppe von mindestens 3 Personen (einschließlich des Befragten) voraussetzen, mußten z.B. Herzinfarktbetroffene, die in Betrieben mit weniger als 3 Beschäftigten arbeiteten, ausgeschlossen werden.
[2] *Arbeitsüberlastung* ($\alpha = 0,78$; Meßzeitpunkte: t_1, t_2, t_3):
„Wie häufig trifft folgendes auf Ihre Arbeit zu?
- Habe mehr Arbeit als ich bewältigen kann.
- Fühle mich durch dauernde Neuerungen und Veränderungen überfordert.
- Mache zu viele Überstunden.
- Stehe unter Zeitdruck.
- Fühle mich nervlich überlastet.
- Habe zu viel Verantwortung".
[Einige Fragen wurden aus Pearlin u. Lieberman (1979) entnommen; α-Wert bezieht sich auf t_3 (n = 181).]
[3] *Rollenambiguität* ($\alpha = 0,87$; Meßzeitpunkte: t_1, t_3):
„Wie stark stimmen Sie den folgenden Aussagen zu?
- Um meine Arbeit gut zu machen, fehlen mir oft ausreichende Informationen.
- Meine Arbeit wird häufig durch unklare Zuständigkeiten und Anforderungen behindert.
- Häufig weiß ich nicht, ob die Menschen, mit denen ich zusammenarbeite, mich und meine Arbeit schätzen.
- Mein Vorgesetzter gibt mir nur selten zu verstehen, ob er mit meiner Arbeit zufrieden ist".
[Einzelne Items wurden in Anlehnung an Rizzo et al. (1970) und Caplan (1971) entworfen; α-Wert bezieht sich auf t_3 (n = 181).]
[4] *Rollenkonflikt* ($\alpha = 0,80$; Meßzeitpunkt: t_3):
„Wie oft kommt bei Ihrer Arbeit folgendes vor?
Bei meiner Arbeit:
- stoßen gegensätzliche Interessen aufeinander, die ich ausgleichen muß;
- habe ich das Gefühl, daß ich zwischen zwei Stühlen sitze;
- wollen mehrere Leute gleichzeitig etwas von mir;
- müßte ich mich zerreißen, wollte ich es allen recht machen;
- werde ich unterbrochen".
[Einzelne Items wurden in Anlehnung an House et al. (1979) und Rizzo et al. (1970) formuliert; α-Wert bezieht sich auf n = 181.]

[5] *Konkurrenzdruck* ($\alpha = 0,75$; Meßzeitpunkt: t_3):
„Wenn sie an den folgenden Personenkreis denken (Ihren Vorgesetzten, Ihre Arbeitskollegen und Untergebenen), wie stark stimmen Sie dann folgenden Aussagen zu?
- Man versucht, mir meine Position streitig zu machen.
- Ich muß mich gegen Konkurrenten durchsetzen.
- Bei meiner Arbeit stehe ich unter starkem Konkurrenzdruck".
[α-Wert bezieht sich auf n = 181.]

[6] *Berufliche Beanspruchung* ($\alpha = 0,83$; Meßzeitpunkte: t_1, t_2, t_3):
„Wenn Sie von der Arbeit nach Hause kommen, wie häufig trifft folgendes auf Sie zu?
- Kann nicht abschalten.
- Fühle mich gereizt und angespannt.
- Fühle mich niedergeschlagen.
- Fühle mich nervös und unruhig.
- Die Arbeit schlägt mir auf den Magen.
- Leide wegen der Arbeit unter Schlafstörungen".
[Einzelne Items wurden in Anlehnung an Croog et al. (1978) und Wardwell et al. (1968) formuliert; α-Wert bezieht sich auf t_3 (n = 181).]

[7] Eventuelle Kürzungen der Wochenarbeitszeit im Rahmen von Tarifverträgen für den Untersuchungszeitraum von 1981–1983 konnten nicht berücksichtigt werden.

[8] Der medizinische Ausgangszustand (NYHA) und die Berufsgruppenzugehörigkeit wurden als kategoriale Daten behandelt und deshalb als Dummy-Variablen in die Regressionsgleichung eingeführt. Zum Vorgehen (hierarchische Regressionsanalyse) vergleiche auch Kap. 9, Fußnote 12 (an die Stelle der Variablen Gruppenkohäsion „G" wurden jeweils die verschiedenen Belastungsvariablen „S" gesetzt).

[9] Die Frage lautete (Meßzeitpunkte: t_2, t_3):
„Wie stark können Sie folgender Aussage zustimmen? Meine Leistungsfähigkeit bei der Arbeit hat seit dem Infarkt abgenommen".

[10] Die Frage lautete (Meßzeitpunkt: t_2):
„Wie stark können Sie folgender Aussage zustimmen? In den Augen der Personen, mit denen ich zusammenarbeite, hat meine Leistungsfähigkeit seit dem Infarkt abgenommen".

[11] *Krankheitsbedingte Stigmatisierung* ($\alpha = 0,87$; Meßzeitpunkt: t_3):
„Wie, glauben Sie, werden Sie heute von diesem Personenkreis (Ihrem Vorgesetzten, Ihren Arbeitskollegen und Untergebenen) eingeschätzt?
Ich glaube, daß:
- in ihren Augen meine Leistungsfähigkeit seit dem Infarkt abgenommen hat;
- man mich nicht mehr als „ganz der Alte" ansieht;
- man mich insgeheim abschieben möchte;
- man mich immer noch als krank ansieht;
- man meint, ich könne nicht mehr so mithalten".
[α-Wert bezieht sich auf n = 181.]

[12] *Krankheitsbedingte berufliche Nachteile* ($\alpha = 0,84$; Meßzeitpunkte: t_2, t_3):
„Welche Folgen hatte der Herzinfarkt für Ihre gegenwärtige Arbeitssituation?
- Ich verdiene weniger.
- Man bringt mir weniger Achtung entgegen.
- Ich habe weniger Einfluß.
- Mein berufliches Fortkommen ist beeinträchtigt.
- Mein Arbeitsplatz ist gefährdet".
[α-Wert bezieht sich auf t_3 (n = 181).]

[13] *Krankheitsbedingte Überfürsorge* ($\alpha = 0,85$; Meßzeitpunkt: t_2):
„Bitte bewerten Sie das Verhalten der Personen, mit denen Sie zusammenarbeiten, in Ihrer Situation jetzt nach dem Infarkt!
- Nach meinem Geschmack nehmen sie an meiner Krankheit zu großen Anteil.
- Sie legen mir gegenüber oft ein falsch verstandenes Mitleid an den Tag.
- Sie behandeln mich, als ob ich noch krank wäre.
- Sie nehmen zuviel Rücksicht auf mich".
[α-Wert bezieht sich auf n = 181.]

[14] Die Einteilung der beiden Gruppen entspricht der Einteilung, die unter 8.3.2 vorgenommen wurde.

9 Soziale Unterstützung am Arbeitsplatz und psychisches Befinden

H. PFAFF

Für die Wiedererwerbstätigen kann die Aufnahme der Arbeit unterschiedliche Folgen haben. Sie kann Rückkehr in eine entfremdende Arbeitssituation und damit eine zusätzliche Belastung, sie kann aber auch Rückkehr in einen Bereich der Selbstverwirklichung und/oder der sozialen Integration und damit eine Unterstützung des Krankheitsbewältigungsprozesses bedeuten. Der Langzeitgenesungsprozeß kann somit durch die Wiederaufnahme der Arbeit, abhängig von den jeweiligen Arbeitsbedingungen, positiv oder negativ beeinflußt werden. Die Frage, welche Faktoren der Arbeitswelt einen positiven Beitrag zur Förderung der Gesundheit bzw. Lebensqualität nach Infarkt leisten, ist bisher – im Unterschied zu der Frage nach den negativen Faktoren – wenig untersucht worden. Stellvertretend für alle übrigen gesundheitsförderlichen Faktoren der Arbeitswelt steht in diesem Kapitel die soziale Unterstützung im Mittelpunkt der Untersuchung. Anknüpfend an das im vorigen Kapitel vorgestellte Untersuchungsmodell (vgl. Kap. 8, Abb. 1) werden im folgenden 2 Detailfragen im Zentrum stehen: Kann die These, daß soziale Unterstützung die Belastungswirkungen abschwächt, belegt werden (Pfeil 4 in Abb. 1)? Gibt es empirische Hinweise für die Annahme, daß soziale Unterstützung das psychische Befinden und das Selbstwertgefühl direkt fördert (Pfeil 5 in Abb. 1)?

Um deutlich zu machen, welche Mechanismen sich hinter möglichen statistischen Zusammenhängen verbergen können, sollen im folgenden, bevor diesen Fragen empirisch nachgegangen wird, einige zentrale Annahmen über die Wirkungsweise sozialer Unterstützung vorgestellt werden.

9.1 Wirkungsmechanismen sozialer Unterstützung

Soziale Unterstützung wird hier als Oberbegriff für verschiedene Aspekte sozialer Beziehungen verwendet, die die individuelle Bewältigung folgenreicher Ereignisse und chronischer Belastungen erleichtern oder fördern können. Eine wesentliche Grundlage für die soziale Unterstützung des Infarktrehabilitanden im Betrieb ist das soziale Netzwerk am Arbeitsplatz. Dieses Netzwerk kann Quelle sozialer Unterstützung in krankheitsbedingten oder alltäglichen Problemsituationen sein und stellt somit eine mögliche Hilfe im Prozeß der Krankheitsbewältigung dar. Ein Netzwerk von Kollegen, auf das sich der Rehabilitand verlassen kann, kann zum einen durch explizite Hilfeleistungen einzelner Kollegen und zum anderen dadurch, daß der Rehabilitand überzeugt ist, in eine verläßliche Kollegenschaft eingebettet zu sein, den Streßbewältigungsprozeß fördern. Soziale Netzwerke können somit über ihre konkreten Leistungen und/oder über die Wahrnehmung ihrer positiven

Qualität unterstützend wirken. Nicht jede unterstützend gemeinte Handlung aus dem Netzwerk hat einen positiven Effekt. Es kommt vielmehr darauf an, ob sie tatsächlich als unterstützend wahrgenommen wird. Auf die potentielle Ambivalenz einer expliziten Hilfeleistung, die wie jedes Ereignis der Bewertung unterliegt und daher nicht nur positiv, sondern prinzipiell auch negativ gedeutet werden kann (z. B. als ungewünschtes Zeichen der Hilfsbedürftigkeit), wurde bereits an anderer Stelle eingegangen (s. 8.3.3). Relativ frei von solchen möglichen Zweideutigkeiten ist die generelle Einschätzung, die der Rehabilitand über die Verläßlichkeit seiner Kollegen hat. Die Wahrnehmung und Bewertung der generellen Beziehung zu den Arbeitskollegen fußt weitgehend auf der Summe der positiven und negativen Erfahrungen (vgl. auch Greif u. Frese 1982). Fällt sie, etwa in Form der Wahrnehmung eines starken Gruppenzusammenhalts, insgesamt positiv aus, so sind die negativ gedeuteten Aspekte vergangener sozialer Interaktion darin schon mit eingearbeitet, überwiegen aber nicht die positiven Aspekte.

Die vorhandenen Theorien über soziale Unterstützung führen im wesentlichen 3 gesundheitsförderliche Wirkungsweisen an (vgl. House 1981; LaRocco et al. 1980; Udris 1982b; Frese u. Semmer 1979): Belastungsminderung (Präventionsfunktion), Abschwächung der psychischen und somatischen Belastungsfolgen (Pufferfunktion) und die direkte Hebung des Wohlbefindens (Direkteffekt). Ich möchte diese 3 Wirkungsweisen sozialer Unterstützung auf 2 Funktionen reduzieren: a) Unterstützung des Streßbewältigungsprozesses (z. B. Präventions- und Pufferfunktion) und b) direkte Förderung des psychischen Befindens und des Selbstkonzepts unabhängig von der Streßbewältigung (Direkteffekt).

9.1.1 Unterstützung des Streßbewältigungsprozesses

Die Unterstützung der Streßbewältigung durch Arbeitskollegen kann auf vielfältige Weise vor sich gehen. Es gibt nach Moos u. Billings (1982) 3 wesentliche Ansatzpunkte für die Streßbewältigung: Bewertung, Problemlösung und Regulation von emotionalen Streßreaktionen (vgl. auch Lazarus u. Launier 1981). Im folgenden wird die These vertreten, daß entsprechend diesen 3 Möglichkeiten 3 Funktionen sozialer Unterstützung im Streßbewältigungsprozeß unterschieden werden können: 1) Unterstützung des Bewertungsprozesses, 2) Unterstützung des Problemlösungsprozesses, 3) Unterstützung der Regulation von Streßreaktionen.

Unterstützung des Bewertungsprozesses. Die Ereignisse des täglichen Lebens werden vom Menschen in der Regel einer kognitiven Bewertung unterzogen (vgl. Cohen u. Lazarus 1980; Lazarus u. Launier 1981). Sie können in Hinblick auf die Bedeutung für das eigene Wohlbefinden (primäre Bewertung) und in Hinblick auf die zur Verfügung stehenden Bewältigungsfähigkeiten und Ressourcen (sekundäre Bewertung) eingeschätzt werden. Soziale Unterstützung kann sowohl an der primären als auch an der sekundären Bewertung ansetzen. Treten im Berufsleben des Rehabilitanden Schwierigkeiten oder Veränderungen auf, so können nahestehende Arbeitskollegen dem Rehabilitanden in Gesprächen helfen, diese Ereignisse mehr als Herausforderung denn als Bedrohung anzusehen oder sie als irrelevant oder positiv einzuschätzen. Mit anderen Worten: sie können eine negative primäre Bewertung der beruflichen Ereignisse verhindern bzw. abschwächen oder bereits vorgenommene negative primäre Bewertungen rückgängig machen. Ein solcher positiver Einfluß interpersonell gewonnener Interpretationen auf die individuelle Bewertung der Bedeutung eines Ereignisses (primäre Bewertung) kann dazu führen, daß die Streßreaktionen auf dieses Ereignis nur in abgeschwächter Form auftreten oder völlig unterbleiben. In manchen Situationen, in denen eine Gesundheitsgefährdung besteht, kann es jedoch auch nützlich sein, wenn Kollegen eine negative Bewertung des Rehabilitanden (z. B. „Arbeitsüberlastung ist gefährlich für das Herz") erzeugen oder eine vorhandene verstärken, damit er einen entsprechenden Handlungsbedarf erkennt und die für ihn gefährliche Situation zu beseitigen versucht. Die Begünstigung einer positiven Bewertung durch die Kollegen kann in einem solchen Fall zwar kurzfristig positive Effekte haben, langfristig aber schädlich sein. Dagegen kann die Verstärkung des Gefühls der Bedrohung bei Vorliegen einer „echten" Gesundheitsgefährdung auf lange Sicht die gesundheitliche Lage des Betroffenen verbessern, wenn aufgrund der wahrgenommenen Bedrohung das Problem beseitigt oder verringert wird.

Eine intakte und solidarische Gruppe von Arbeitskollegen kann nicht nur durch direkte Deutungs- und Bewertungshilfen, sondern auch allein durch ihr Vorhandensein den Bewertungsprozeß günstig beeinflussen. Dies geschieht hauptsächlich über die sekundäre Bewertung eines Ereignisses oder einer Situation. Das Gefühl, in eine sich gegenseitig unterstützende Gruppe von Kollegen eingebettet zu sein und darin sozialen Rückhalt zu haben, kann einen wesentlichen Beitrag zur Überzeugung leisten, berufliche Ereignisse jeglicher Art bewältigen zu können. Nach der Streßbewältigungstheorie von Lazarus (z. B. Lazarus u. Launier 1981) fällt die sekundäre Bewertung eines Ereignisses um so positiver aus, je mehr die betroffene Person der Überzeugung ist, daß die ihr zur Verfügung stehenden Fähigkeiten und Bewältigungsressourcen ausreichen, um mit den von der Umwelt auf sie zukommenden Anforderungen fertig zu werden. Ein Netzwerk von Kollegen und Untergebenen, auf das sich der Rehabilitand verlassen kann, stellt eine Bewältigungsressource dar und kann daher das Selbstvertrauen stärken und das Selbstwertgefühl erhöhen. Dadurch werden antizipierte oder bereits eingetretene berufliche Ereignisse als weniger bedrohlich empfunden und rufen schwächere Streßreaktionen hervor. In eine ähnliche Richtung argumentiert auch Frese (1978), denn für ihn stellt soziale Unterstützung in Form von Solidarität unter den Arbeitern ein Moment der Kontrolle über die Arbeit dar. Wer wegen eines Infarkts berufliche Nachteile in Form von Karrierebeeinträchtigungen, geringerem beruflichem Status oder Einkommensminderung hinnehmen mußte, diese aber durch Mehrleistung und beruflichen Erfolg wieder rückgängig machen will, wird mit mehr Zuversicht in seine berufliche Zukunft blicken, wenn er sich dabei auf die Unterstützung seiner Untergebenen und seiner Kollegen verlassen kann. Dasselbe ist der Fall, wenn jemand nur persönliche Überlastung vermeiden will, um sein Herz zu schonen. Durch die Gewißheit, daß die Kollegen und Untergebenen mitziehen bzw. ihm Arbeit abnehmen, können z. B. anstehende Termine ihre Bedrohlichkeit verlieren, und die langfristigen beruflichen Ziele scheinen auch mit einem bescheideneren Kräfteeinsatz erreichbar. Aber auch wenn er beruflich „zurückstecken" will, ist es für ihn wichtig zu wissen, daß der Vorgesetzte und die Kollegen dies akzeptieren und er in ihnen eine Stütze in seinem Vorhaben hat. In der Wahrnehmung und Deutung des ehemaligen Herzpatienten kann durch diesen sozialen Rückhalt die Arbeitswelt mit ihren Anforderungen und Erwartungen einen Teil ihrer Bedrohlichkeit verlieren.

Unterstützung des Problemlösungsprozesses: Reichen die Fähigkeiten des Rehabilitanden und die ihm sonst zur Verfügung stehenden Ressourcen nicht aus, um die Anforderungen der Arbeitswelt verarbeiten zu können oder lassen sich seine Erwartungen an die Arbeit nicht mit der Arbeitssituation in Deckung bringen, sind generell 3 Möglichkeiten der Lösung dieser Probleme gegeben: die Arbeitsumwelt wird langfristig an die Person angepaßt, die Person paßt sich langfristig an die Arbeitsumwelt an oder beides geschieht gleichzeitig.

Die Anpassung der Arbeitsumwelt an den Rehabilitanden kann auf vielfältige Weise durch die Arbeitskollegen unterstützt werden. Sie können ihm dauerhaft oder nur vorübergehend während der Wiedereingliederungsphase Arbeit abnehmen. Ulmer u. Ferrari konnten zeigen, daß diese Art der Hilfe, die sie als „kollegiales System" (1980, S.179) bezeichnen, in der betrieblichen Rehabilitation Anwendung findet. Neben der Reduzierung der Arbeitsmenge gibt es noch eine Reihe anderer Ansatzpunkte für die Mitglieder eines sozialen Netzwerks, die Arbeitsbelastung eines Kollegen zu vermindern. Dies gilt insbesondere für jene Belastungen, die das Netzwerk selbst verursacht. Der Vorgesetzte kann berufliche Nachteile, die der Rehabilitand in Kauf nehmen mußte, wieder rückgängig machen. Die Kollegen können ebenso wie der Vorgesetzte einzelnen Versuchen, den Infarktbetroffenen zu stigmatisieren, entgegentreten. Zwischenmenschliche Konflikte können beigelegt, bestehende Unsicherheiten beim Rehabilitanden darüber, wie er und seine Arbeitsleistung eingeschätzt wird, können beseitigt, unklare Anforderungen genauer gefaßt und widersprüchliche Arbeitsanforderungen sowie arbeitsbedingte Zielkonflikte aufgelöst werden. Weniger Konkurrenzdruck zu erzeugen, kann ebenfalls ein Beitrag der Arbeitskollegen und des Vorgesetzten dabei sein, dem Rehabilitanden eine streßfreiere Arbeitswelt zu schaffen. Auch eine geringere Zuteilung an Arbeit durch den Vorgesetzten hat einen ähnlichen Effekt. Solche Handlungen der Kollegen erfüllen eine Präventionsfunktion. Die Gruppe oder der Vorgesetzte helfen mit bei der Belastungsminderung und wirken dadurch potentiell schadensvorbeugend. Die belastungsreduzierende Wirkung ist eine der klassischen 3 Funktionen, die man der sozialen Unterstützung zuschreibt (z. B. House 1981). Auf die potentiell ambivalente Wirkung direkter bzw. expliziter Hilfeleistungen und Entlastungen speziell in der Phase der Rehabilitation wurde bereits hingewiesen.

Kollegen oder Vorgesetzte können aber auch das Ihrige dazu beitragen, die Person an die Arbeitsumwelt anzupassen; etwa indem sie dem Rehabilitanden, der seine alte Arbeit aus körperlichen Gründen nicht mehr ausüben kann, dabei helfen, mit einer neuen, oft ungewohnten Arbeitssituation besser fertig zu werden. Dabei wird es in der Regel darum gehen, die Werte und Bedürfnisse des Rehabilitanden - z.B. allzu starke Leistungsorientierung - dauerhaft so zu verändern, daß er seine neue Lebens- und Arbeitssituation zunehmend akzeptiert. Die Änderung von gesundheitlich riskanten beruflichen Verhaltensweisen und Einstellungen wie Aggressivität, Konkurrenzdenken, Leistungsorientierung im Beruf und übersteigerte Identifizierung mit der Arbeit kann ebenfalls Ziel einer Anpassung des Wiedererwerbstätigen an seine neue Arbeits- und Lebenssituation sein. Viele Infarktbetroffene müssen das „Leben mit dem Herzinfarkt" im Beruf erst erlernen. Diesen Lernprozeß können Arbeitskollegen unterstützen. Eine dadurch erzeugte grundlegende Ver-

änderung von Wertdispositionen und Wertorientierungen kann auch positive Auswirkungen auf die primäre Bewertung von beruflichen Ereignissen haben. Wird die
Familie wichtiger als das Berufsleben, so können dem Rehabilitanden auch aktuelle oder antizipierte berufliche Mißerfolge wie z. B. die infarktbedingte Minderung
der Karrierechancen weniger anhaben als früher. Sie bedrohen einen nicht mehr so
wichtigen Bereich des Selbst des Infarktbetroffenen. Neben der Änderung von Einstellung und Werten können die Kollegen aber auch durch Weitergabe von Insider-
informationen, Hintergrundwissen und Tips die individuelle Fähigkeit des Infarktbetroffenen erhöhen, mit Anforderungen, Konflikten und Unsicherheiten im Beruf
besser fertig zu werden. Diese Funktion sozialer Unterstützung wird in der Literatur
oft als informationsbezogene Unterstützung („informational support") bezeichnet
(z. B. House 1981). Daneben können die Arbeitskollegen aufgrund ihrer Betriebs-
kenntnis dem Rehabilitanden auch dabei helfen, bestehende Arbeitsprobleme zu
analysieren, mögliche Ursachen herauszufinden und gangbare Lösungswege abzu-
klären. Diese Strukturierungsfunktion der Kollegen zielt in der Regel darauf ab, die
Problemlösungskapazität des Infarktbetroffenen zu erhöhen und die Vielzahl der
möglichen Lösungswege sinnvoll auf eine überschaubare Zahl zu vermindern. Sie
kann damit auch die Komplexität der beruflichen Lebenswelt des Rehabilitanden
reduzieren helfen.

Unterstützung der Regulation von Streßreaktionen. Die Regulation von Streßreaktionen ist ein weiterer, wenn nicht der wichtigste Ansatzpunkt der Wirkungsweise
sozialer Netzwerke im Streßbewältigungsprozeß. Ist es nicht möglich, die Bedrohlichkeit der beruflichen Ereignisse herunterzuspielen und/oder eine tatsächliche
bzw. antizipierte Lösung der zugrundeliegenden Probleme herbeizuführen, wird die
Wahrscheinlichkeit groß, daß sich negative Streßreaktionen einstellen. Doch Streßreaktionen können nach Art, Intensität und Dauer unterschiedlich ausfallen. Wie
intensiv und dauerhaft diese Streßreaktionen sind, hängt davon ab, wie gut sie von
dem Betroffenen reguliert werden können (z. B. Moos u. Billings 1982; Lazarus
1982; Schönpflug 1979). Die Arbeitskollegen können die Effektivität dieser Regula-
tionsbemühungen erhöhen. Im Rahmen der hier verfolgten Fragestellung sind
2 Formen von Streßreaktionen, die miteinander eng in Zusammenhang stehen, von
besonderer Bedeutung: die emotionalen und die selbstbildbezogenen Streßreaktionen.

„Geteiltes Leid ist halbes Leid" drückt als Sprichwort aus, was auf eine zentrale
Funktion sozialer Unterstützung verweist: die Unterstützung bei der Regulation
von emotionalen Streßreaktionen. Ist der Rehabilitand aufgrund alltäglicher Vor-
kommnisse in der Arbeit gereizt oder aufgrund von Verlusterfahrungen, z. B. Einbußen an Verantwortung oder Karrierechancen, niedergeschlagen, so können die Kollegen dazu beitragen, emotionale Spannungen zu lösen und die Stimmung
aufzuhellen, indem sie den Rehabilitanden ablenken. Jemanden auf andere Gedanken zu bringen, kann eine recht positive Wirkung auf das Gemüt haben. Das oft
fruchtlose Grübeln über Probleme kann dadurch unterbrochen werden oder ein
Ende finden. Doch die Ablenkung schafft die der Mißstimmung zugrundeliegenden Probleme nicht aus der Welt und hilft auch wenig dabei, die Probleme bewußt
zu verarbeiten. Problembezogene Gespräche zwischen dem Rehabilitanden und
seinen Kollegen können hier eher Abhilfe schaffen. Kann der Rehabilitand aktuelle
Arbeitsprobleme und beruflichen Ärger einigen seiner Kollegen sofort mitteilen

und angestauten „Dampf" ablassen, so wirkt dies oft entlastend und beruhigend und nimmt der Erregung zunächst einmal die Spitze. Ähnliches gilt in Fällen beruflich hervorgerufener Niedergeschlagenheit. In Gesprächen werden Probleme aber nicht nur mitgeteilt, sondern auch verarbeitet. Dabei ergeben sich eine Reihe von weiteren Möglichkeiten für die Gesprächspartner, die Stimmung des Rehabilitanden zu bessern. Vorhandene Probleme genau zu beschreiben und zu strukturieren und Problemlösungen zu suchen oder zu entwerfen, ist eine wesentliche Hilfeleistung, die Kollegen geben können. Dies ist bereits oben angesprochen worden. Diese Hilfe hat aber nicht nur den Effekt, künftiges problemlösendes Handeln zu planen und zu strukturieren, es hat auch einen wichtigen Nebeneffekt: Bestehende Probleme erscheinen nach hilfreichen Gesprächen oft lösbarer, man „sieht wieder Land", und das verlorengegangene Gefühl der Kontrolle kehrt wieder langsam zurück. Solche Gespräche regulieren somit über eine nachträgliche Verbesserung des Ergebnisses der sekundären Bewertung (Einschätzung der Bewältigungsfähigkeiten) positiv die Emotionen. Die sekundäre Bewertung ist – wie dieses Beispiel zeigt – eng mit der Regulation von Emotionen verknüpft. Überlastungserfahrungen oder krankheitsbedingte berufliche Nachteile beunruhigen den Rehabilitanden wahrscheinlich besonders dann, wenn keine effektive Problemlösung in Sicht ist.

Der Art der Ursachenzuschreibung kommt nach der reformulierten Theorie der erlernten Hilflosigkeit eine wesentliche Bedeutung in der Entstehung von Depressivität zu (Abramson et al. 1978). Diese Zuschreibung ist sozial beeinflußbar. Personen, die Nichtkontrolle erleben, wollen diese Nichtkontrolle in der Regel erklären, sie wollen ihr eine Ursache zuordnen. Diese Ursache kann von der Person in veränderbaren oder nicht veränderbaren Bedingungen (unstabil vs. stabil), globalen oder spezifischen Umständen und in sich selbst (internal) oder in äußeren Umständen (external) gesehen werden. Stabile, globale und internale Ursachenzuschreibung erhöhen die Wahrscheinlichkeit des Eintretens chronischer Hilflosigkeit und Depressivität (Abramson et al. 1978). Wendet man diese Theorie auf die Rehabilitation an, so kann z.B. bei einem Rehabilitanden dann persönliche Hilflosigkeit entstehen und das Selbstwertgefühl darunter leiden, wenn er unerwünschte berufliche Nachteile nicht rückgängig machen kann und sich die Schuld an seiner Misere selbst zuschreibt. Die Hilfe der Kollegen bei der Ursachenzuschreibung ist i. allg. dann dem Selbstwertgefühl und der Stimmung des Rehabilitanden dienlich, wenn sie mit dazu beiträgt, daß als Ursache für berufliche Mißerfolge und Nichtkontrolle von dem Betroffenen externale statt internale, unstabile statt stabile und spezifische statt globale Umstände angenommen werden. Zum Beispiel können die Kollegen den ehemaligen Infarktpatienten überzeugen, daß nicht er, sondern andere Personen oder Umstände Schuld an den beruflichen Fehlschlägen haben (externale statt internale Ursachenzuschreibung); etwa indem der Rehabilitand in einzelnen Gesprächen erfährt, daß manche Arbeitsprobleme, die er hat, seine Kollegen genauso beschäftigen und daher z. B. nicht auf seine eingeschränkte Leistungsfähigkeit, seinen Infarkt oder auf sein generelles Unvermögen zurückzuführen sind. Die Kollegen können günstige soziale Vergleichsprozesse auch dadurch ermöglichen, indem sie von anderen Personen erzählen, die nach einer schweren Krankheit ähnliche Probleme hatten wie ihr Kollege. Die Initiierung vorteilhafter sozialer Vergleichsprozesse kann dazu dienen, einer beruflich belastenden Situation ihre gefährliche Einmaligkeit zu nehmen und gleichzeitig übertriebene Schuld- oder Versagensgefühle als Reaktion auf diese Situation zu verhindern. Die Kollegen können aber auch versuchen, den Schaden, den der Rehabilitand erlitten hat, zu begrenzen. Etwa indem sie ihn davon überzeugen, daß es nur vorübergehende Probleme sind, mit denen er beschäftigt ist (instabile statt stabile Ursachenzuschreibung), oder indem sie ihm zeigen, daß nur Teilbereiche seiner Person bzw. seines Selbst betroffen sind (spezifische statt globale Ursachenzuschreibung). Über diese günstige Beeinflussung der 3 Bereiche der Ursachenzuschreibung kann das soziale Umfeld in der Regel einen wesentlichen Beitrag zur Verminderung genereller Hilflosigkeit und depressiver Reaktionen leisten. Hier ist jedoch einschränkend anzumerken, daß zwar eine Beeinflussung der Ursachenzuschreibung in Richtung auf externale, spezifische und unstabile Ursachen das Befinden kurzfristig fördern kann, daß sie jedoch langfristig wahrscheinlich dann schädlich ist, wenn sie durch eine gut gemeinte, aber in ihrem Wahrheitsgehalt falsche Ursachenzuschreibung die Problemlösung in die Irre leitet. In einem solchen Fall wird zwar das kurzfristige Befinden angehoben, aber das Problem langfristig nicht gelöst. Die Streßreaktionen, die auf dieses Problem zurückgehen, müssen dadurch immer wieder von neuem reguliert werden. Durch Fehlregulation können zudem, wie Schönpflug (1979) feststellt, auch neue Probleme zusätzlich zu den bestehenden geschaffen werden. Insbesondere bei beruflichen Problemen, die einer Lösung zugeführt werden können, wirkt es daher oft auch langfristig unterstützend, wenn Kollegen über eine „ehrliche" Ursachenzuschreibung auf lange Sicht gesehen effektive Problemlösungen und Persönlichkeitsentwicklungen fördern, auch wenn dies auf Kosten kurzfristiger Stimmungsbeeinträchtigungen geht.

Ein wesentlicher Teil der Regulation selbstbildbezogener Streßreaktionen („Selbstbildmanagement") verläuft ebenfalls über Prozesse der Ursachenzuschreibung. Die sozialen Mechanismen, die das Selbstbildmanagement erleichtern, sind z.T. dieselben, die auch die Emotionsregulation positiv beeinflussen. So zeigen Abramson et al. (1978) auf, daß Defizite in der Selbstachtung eine Dimension depressiver Reaktion darstellen und durch die Art der Ursachenzuschreibung beeinflußt werden. Kann der Rehabilitand z. B. Überlastungen in der Arbeit nicht abbauen oder durch den Infarkt bisher gewünschte Berufsziele nicht mehr erreichen und schiebt er sich die Schuld dafür „selbst in die Schuhe", so kann das Selbstwertgefühl darunter leiden. Glaubt er, daß diese Nichtkontrolle dauerhaft ist, so kann sich die Beeinträchtigung des Selbstwertgefühls verfestigen. Ob der Betroffene von dieser für sein Selbstkonzept ungünstigen Schuldzuschreibung letztendlich selbst überzeugt ist, hängt auch davon ab, ob ihn seine Kollegen in der nachteiligen Ursachenzuschreibung bestätigen oder ihm im Gegensatz dazu Erklärungen liefern, die für sein Selbstbild vorteilhafter sind. Das Selbstbildmanagement kann aber nicht nur über Ursachenzuschreibungsprozesse, sondern auch dadurch gefördert werden, daß die Kollegen dem Rehabilitanden zu verstehen geben, daß er von ihnen - was auch immer geschieht - als Mensch und Kollege geschätzt und geachtet wird. Diese Form der Unterstützung wird in der Literatur auch oft als soziale Anerkennung („esteem support") bezeichnet (z.B. Cobb 1976). Sie kann belastungsbedingte Beeinträchtigungen des Selbstbildes regulieren helfen, indem sie über die Stärkung des Selbstvertrauens und des Selbstwertgefühls eine bessere Basis zur Verarbeitung von Identitätsbeschädigungen schafft. Aufgrund dieser „Polsterung" des Selbst

wird es wahrscheinlicher, daß wahrgenommene Fehlschläge im Beruf das Selbstwertgefühl nur vorübergehend beeinträchtigen.

Alle 3 Bewältigungsebenen – Bewertung, Problemlösung und Regulation von
Streßreaktionen – sind, wie diese Beispiele zeigen, eng miteinander verknüpft. Die
eben beschriebenen einzelnen Funktionen sozialer Unterstützung in der Streßbewältigung sind es ebenfalls. Ein Gespräch über Probleme und ihre Lösungen dient
z. B. nicht nur zur Vorbereitung künftiger problemlösender Schritte, sondern es hat
auch den Nebeneffekt, daß das Gefühl der Kontrolle wieder stärker und die Hilflosigkeit gemindert wird. Ähnliches gilt auch für die soziale Unterstützung bei der Ursachenzuschreibung. In erster Linie dient sie der Emotionsregulation und dem
Selbstbildmanagement, sie kann aber auch durch die Ursachenanalyse Problemlösungen vorbereiten und bestehende Bewertungen ändern.

9.1.2 Direkte Förderung des psychischen Befindens und des Selbstkonzepts

Arbeitskollegen können nicht nur über die Unterstützung des Streßbewältigungsprozesses, sondern auch direkt zur Förderung des psychischen Befindens beitragen.
Die Wirkung sozialer Unterstützung ist nach dieser These nicht an das Vorhandensein von Krankheitsfolge- oder Arbeitsproblemen geknüpft. Auch wenn der Rehabilitand – hypothetisch gesehen – überhaupt nicht belastet wäre, würde man aufgrund dieser These einen positiven Effekt sozialer Unterstützung auf Wohlbefinden
und Selbstwertgefühl erwarten. Welche Gründe sprechen dafür? Hinter der direkten Wirkung sozialer Netzwerke steht z. B. das Bedürfnis des Menschen nach sozialem Kontakt (z. B. House 1981) und die Funktion einer Gruppe als Quelle positiver
Alltagserfahrungen. Die Wirkung sozialer Netzwerke als Quelle der Freude und positiver Erfahrungen ist an Handlungen der Gruppe und ihrer Mitglieder gebunden.
Die Wirkung sozialer Netzwerke als Quelle der Befriedigung des Bedürfnisses nach
sozialer Integration ist dagegen in erster Linie an die Netzwerkwahrnehmung des
Rehabilitanden gebunden. Allein das Wissen darum, in eine Gruppe eingebettet zu
sein, kann das bei vielen Menschen vorhandene Bedürfnis nach sozialer Integration
befriedigen und vermeiden helfen, daß bei ihnen das Gefühl auftritt, isoliert zu sein.
Dies kann insgesamt zu einer Förderung des Befindens beitragen.

Nicht nur das psychische Befinden, sondern auch das Selbstkonzept kann von
den Kollegen gefördert werden: erstens durch Signale der Anerkennung und Achtung einzelner Kollegen und zweitens dadurch, daß die Gesamtheit der Kollegen
dem ehemaligen Herzpatienten das Gefühl gibt, in die Gruppe integriert zu sein. Signale der Anerkennung, Achtung und Wertschätzung von einzelnen Kollegen heben das Selbstwertgefühl des Wiedererwerbstätigen und stützen seine eigene Selbstachtung. Dies geschieht hauptsächlich über den Spiegelungseffekt („looking-glass
self"; Cooley et al. 1933, S. 120). Im Spiegel des anderen sieht man sich selbst und
schätzt sich entsprechend ein. Das Gefühl, von der gesamten Kollegenschaft akzeptiert und in sie integriert zu sein, hebt ebenfalls das Selbstwertgefühl. Dieses Gefühl
ist für den erneut erwerbstätigen Rehabilitanden von besonderer Bedeutung, da es
ein subjektiv wichtiges Kriterium einer erfolgreichen sozialen Reintegration nach
Herzinfarkt darstellt. Eine erfolgreiche Integration in die Kollegengruppe kann als
ein wesentlicher Bestandteil der Reintegration in den Beruf angesehen werden.

9.2 Einfache Zusammenhänge zwischen sozialer Unterstützung und psychischem Befinden

In der Untersuchung wurden 5 Indikatoren der generellen Einschätzung des Rehabilitanden über die soziale Unterstützung im Betrieb verwendet: Gruppenkohäsion, Rückhalt am Arbeitsplatz, informelle Kommunikation, Qualität sozialer Beziehungen und infarktbedingte Rücksichtnahme der Kollegen. Die einfachen Beziehungen zwischen diesen Indikatoren sozialer Unterstützung und den Indikatoren für die Krankheitsbewältigung (psychisches Befinden und Selbstkonzept) wurden mittels Korrelationsanalysen erfaßt. Da in der Forschung über soziale Unterstützung noch ein Mangel an Längsschnittstudien besteht und deshalb wenig über die langfristige Wirkung sozialer Unterstützung bekannt ist (vgl. Greif u. Frese 1982), wurden neben Querschnittanalysen auch Längsschnittanalysen durchgeführt. Die diesen Analysen zugrundeliegende Stichprobe wurde bereits unter 8.1.4 beschrieben.

Die Skala „Gruppenkohäsion" erfaßt den wahrgenommenen Gruppenzusammenhalt unter den Arbeitskollegen. Die Fragen beziehen sich auf das Ausmaß der gegenseitigen Solidarität und des inneren Zusammenhalts sowie darauf, ob in der Gruppe bestimmte Personen ausgeschlossen sind oder ob der Rehabilitand gegenüber bestimmten Personen Antipathien empfindet[1]. Bei dieser Skala mischen sich Elemente der Kohäsion mit Elementen der Solidarität. Kohäsion und Solidarität weisen nach Blau u. Scott (1970) enge Beziehungen zueinander auf. Die These, daß Gruppenkohäsion eine wichtige positive Funktion im Rahmen des Krankheitsbewältigungsprozesses hat, kann durch unsere Daten, wie die Tabellen 1 und 2 zeigen, belegt werden. Die Skala „Gruppenkohäsion" korreliert zum Meßzeitpunkt t_3 mit allen Indikatoren der Krankheitsbewältigung. Auch über ein halbes Jahr hinweg können statistische Beziehungen zwischen der zu t_2 erhobenen Gruppenkohäsion und der Mehrzahl der zu t_3 erfaßten Befindens- und Selbstkonzeptindikatoren nachgewiesen werden. Insgesamt sprechen diese Befunde dafür, daß Gruppenkohäsion unter den Arbeitkollegen sowohl die psychische Stimmung des Rehabilitanden günstig beeinflußt als auch sein Selbstkonzept positiv prägt. Diese Ergebnisse

Tabelle 1. Zusammenhänge zwischen Indikatoren sozialer Unterstützung zu t_2/t_3 und Indikatoren psychischen Befindens zu t_3 (Pearson-Produktmomentkorrelationen; n = 181)

Soziale Unterstützung (t_2/t_3) / Psychisches Befinden (t_3)	Depressivität (t_3)	Angst (t_3)	Positive Gefühle (t_3)	Negative Gefühle (t_3)
Gruppenkohäsion (t_2)	** −0,21	n.s.	***0,27	*** −0,25
Gruppenkohäsion (t_3)	*** −0,42	*** −0,26	***0,37	*** −0,46
Qualität sozialer Beziehungen (t_2)[a]	** −0,18	** −0,22	n.s.	*** −0,31
Qualität sozialer Beziehungen (t_3)[a]	*** −0,28	** −0,22	***0,28	*** −0,41
Rückhalt am Arbeitsplatz (t_3)	*** −0,31	** −0,21	***0,46	*** −0,43
Informelle Kommunikation (t_3)	* −0,13	n.s.	*0,17	* −0,14
Infarktbedingte Rücksichtnahme durch Arbeitskollegen (t_2)[a]	n.s.	n.s.	n.s.	n.s.

* p < 0,05, ** p < 0,01, *** p < 0,001
[a] Einzelitem.

Tabelle 2. Zusammenhänge zwischen Indikatoren sozialer Unterstützung zu t_2/t_3 und Indikatoren des Selbstkonzepts zu t_3 (Pearson-Produktmomentkorrelationen; n = 181)

Soziale Unterstützung (t_2/t_3)	Selbstkonzept (t_3)	Selbstwertgefühl (t_3)	Gefühl der Wertlosigkeit (t_3)	Selbstvertrauen/Kontrollüberzeugung (t_3)	Krankheitsbelastung (t_3)
Gruppenkohäsion (t_2)		n. s.	*** −0,28	***0,25	* −0,13
Gruppenkohäsion (t_3)		*0,17	*** −0,42	***0,40	*** −0,35
Qualität sozialer Beziehungen (t_2)[a]		n. s.	* −0,15	*0,16	* −0,18
Qualität sozialer Beziehungen (t_3)[a]		**0,19	*** −0,27	***0,36	*** −0,30
Rückhalt am Arbeitsplatz (t_3)		***0,28	*** −0,44	***0,35	*** −0,28
Informelle Kommunikation (t_3)		n. s.	n. s.	n. s.	n. s.
Infarktbedingte Rücksichtnahme durch Arbeitskollegen (t_2)[a]		n. s.	n. s.	n. s.	n. s.

* p < 0,05, ** p < 0,01, *** p < 0,001
[a] Einzelitem.

stimmen mit den Daten einer anderen Studie unserer Forschergruppe überein, die bei einer Population von Lokführern ähnliche Zusammenhänge zwischen der Variable „Gruppenkohäsion" einerseits und Indikatoren des psychischen Befindens und des Selbstkonzepts andererseits entdecken konnte (Zelder et al. 1985). Die summarische Einschätzung der Qualität sozialer Beziehungen im Betrieb, die mit Hilfe eines Items gemessen wurde, zeigt ein ähnliches Bild[2]. Personen, die genügend gute Kontakte zu den Arbeitskollegen haben, fühlen sich wohler als Personen, die in dieser Hinsicht ein Defizit an Qualität wahrnehmen. Auch weisen sie ein besseres Selbstkonzept auf.

Das Bild, das sich bisher ergibt, wird auch durch die weiteren Ergebnisse bestätigt. Die Skala „Rückhalt am Arbeitsplatz", die die wahrgenommene Bereitschaft der Arbeitskollegen mißt, den Infarktrehabilitanden wieder voll zu akzeptieren und ihm in Krisenzeiten Unterstützung zu geben, hebt sich von der Skala „Gruppenkohäsion" dahingehend ab, daß sie nicht so sehr das wahrgenommene Maß gegenseitiger Unterstützung erfaßt, sondern mehr die vom Rehabilitanden wahrgenommene Bereitschaft der Kollegen, ihn speziell in Notsituationen zu unterstützen[3]. Die Ergebnisse in den Tabellen 1 und 2 zeigen, daß auch diese Skala recht starke Zusammenhänge sowohl zu den Indikatoren für die psychische Stimmung als auch zu den Indikatoren für das Selbstkonzept aufweist.

Da verschiedene Organisationsstudien darauf hinweisen, daß informelle Netzwerke in den Betrieben auch über die Grenzen der Arbeitsgruppe hinaus existieren, wurde eine Skala konstruiert, die die Qualität der informellen Kontakte innerhalb des Betriebs erfassen sollte. Die Skala „informelle Kommunikation" besteht daher aus Fragen, die sich auf das Ausmaß an Eingebundenheit in den informellen Informationsfluß und das Ausmaß der Möglichkeiten zu informellen, persönlichen Gesprächen beziehen[4]. Tabelle 1 zeigt, daß die Zusammenhänge dieser Skala zu den Indikatoren für das psychische Befinden nicht so stark wie bei den anderen Unterstützungsmaßen ausgeprägt sind. Zu den Selbstkonzeptindikatoren bestehen keine Beziehungen (Tabelle 2). Dieses Ergebnis kann, vergleicht man es mit den eben angeführten Ergebnissen, dahingehend gedeutet werden, daß die Kollegen aus der

Arbeitsgruppe eine wichtigere Rolle für das Selbstkonzept spielen als die allgemein im Betrieb vorhandenen informellen Kontakte. Es kann auch ein Hinweis dafür sein, daß informelle Kontakte mehr der emotionalen Entlastung als der Selbstbildförderung dienen.

Unter den in Tabelle 1 und 2 gezeigten Ergebnissen fallen die Resultate hinsichtlich des Zusammenhangs zwischen der Variablen „infarktbedingte Rücksichtnahme" und den Indikatoren für die Krankheitsbewältigung aus dem Rahmen[5]. Der Faktor „infarktbedingte Rücksichtnahme" weist mit keinem der Indikatoren des psychischen Befindens und des Selbstkonzepts einen Zusammenhang auf. Man kann dieses Ergebnis damit erklären, daß Rücksichtnahme durch Kollegen von einigen Rehabilitanden als ein Zeichen verstanden wird, daß sie von ihnen immer noch als krank oder leistungsgemindert angesehen werden. Die Rücksichtnahme scheint eng mit der bereits besprochenen potentiellen Ambivalenz expliziter Hilfeleistungen zusammenzuhängen. Zum einen kann sie Entlastung von Arbeitsaufgaben und Konflikten bedeuten, zum anderen aber kann sie auch eine Belastung darstellen. Die Möglichkeit, daß Rücksichtnahme als belastend bewertet wird, ist insbesondere dann gegeben, wenn der Infarktbetroffene sich durch die Rücksichtnahme noch als krank, nicht mehr so leistungsfähig und deshalb als hilfsbedürftig eingeschätzt sieht und dies aufgrund einer starken Leistungsorientierung als belastend empfindet.

Die Ausgangsfrage dieses Abschnitts war, ob sich ein einfacher Zusammenhang zwischen sozialer Unterstützung am Arbeitsplatz und psychischem Befinden bzw. Selbstkonzept belegen läßt. Die Ergebnisse stützen insgesamt die These, daß soziale Unterstützung insbesondere in Form der generellen Einschätzung des Gruppenzusammenhalts positive Auswirkungen auf die Lebensqualität hat. Einschränkend muß jedoch bemerkt werden, daß auch aufgrund der vorliegenden Ergebnisse nicht mit Sicherheit geklärt werden kann, was Ursache und was Wirkung ist. Ich will dies am Beispiel der Depressivität und des Gruppenzusammenhalts erläutern. Alternative Erklärungen für das Zustandekommen des Zusammenhangs zwischen wahrgenommener Gruppenkohäsion und Depressivität könnten z. B. sein, daß Depressive eher dazu neigen, bei demselben „objektiven" Zusammenhalt der Arbeitsgruppe zu einer negativeren Einschätzung dieses Zusammenhalts zu gelangen als nichtdepressive Personen (Wahrnehmungseffekt). Zum anderen kann es sein, daß Personen durch ihre Depressivität das Betriebsklima und den Gruppenzusammenhalt nach der Rückkehr zur Arbeit negativ beeinflussen. Dies würde eine Umkehrung der Kausalität bedeuten: Nicht eine unsolidarische Gruppe wäre dann die Ursache für die Depressivität des Rehabilitanden, sondern die Depressivität wäre der Grund für eine allmähliche Entsolidarisierung der Gruppe. Wahrscheinlich muß man davon ausgehen, daß ein Wechselwirkungsprozeß zwischen sozialer Unterstützung und Depressivität besteht.

9.3 Moderatoreffekte der Gruppenkohäsion

Nach Cleary u. Kessler (1982) ist es in sozialepidemiologischen Studien notwendig, nicht nur die Beziehung zwischen gesundheitlichen Risikofaktoren (z. B. Belastung) und Krankheit zu untersuchen, sondern auch Faktoren (z. B. soziale Unterstützung) in die Untersuchung einzubeziehen, die diese Beziehung moderieren können. Wendet man diese Sichtweise auf das hier und in Kap. 8 verfolgte Thema an, so ergeben sich folgende Fragen: Können berufliche Belastungen das psychische Befinden nur dann beeinträchtigen, wenn keine soziale Unterstützung am Arbeitsplatz vorhanden ist? Kommt der sozialen Unterstützung – bildlich gesprochen – die Funktion eines „Puffers" zu, der die schädlichen Wirkungen, die von den beruflichen Belastungen ausgehen, abschwächt und dadurch verhindert, daß es zu dauerhaften Mißstimmungen kommt? Hängt somit die Beziehung zwischen Arbeitsbelastung und psychischer Gesundheit von dem Ausmaß sozialer Unterstützung ab (Moderatoreffekt)? Um diese Fragen dreht sich die Erforschung der Pufferwirkung sozialer Unterstützung im Bereich der Arbeitsstreßforschung. Die bisher durchgeführten Untersuchungen ergeben ein widersprüchliches Bild (z.B. Apenburg u. Kuhn 1985; Greif 1983; Haines u. Zimmer 1985; House u. Wells 1978; LaRocco et al. 1980; LaRocco u. Jones 1978; Pinneau 1976). Es ist deshalb umstritten, ob soziale Unterstützung in der Arbeitswelt die Funktion eines Streßpuffers in bezug auf die klassischen Arbeitsstressoren (Überlastung, Rollenkonflikte usw.) einnimmt. Ein Ziel der folgenden Analyse ist es, zu dieser Diskussion einen Beitrag zu liefern.

Ein weiteres Ziel ergibt sich aus der bereits unter 8.3.1 belegten These, daß viele Infarktbetroffene im Laufe der Rehabilitation nicht nur klassische Arbeitsstreßprobleme, sondern auch zusätzliche berufliche Krankheitsfolgeprobleme zu verarbeiten haben. Die Frage jedoch, ob soziale Unterstützung auch den negativen Einfluß der beruflichen Krankheitsfolgelasten auf die psychische Gesundheit (s. 8.3.3) abschwächen kann, wurde meines Wissens bisher noch nicht untersucht. Als Indikator für die soziale Unterstützung unter den Arbeitskollegen wird im folgenden die Variable „Gruppenkohäsion" verwendet. Sie wird hier auch umgangssprachlicher als Gruppenzusammenhalt bezeichnet. Diese Variable stellt, wie bereits erläutert wurde, ein Maß für die wahrgenommene gegenseitige Unterstützungsbereitschaft und Solidarität unter den Kollegen und damit auch ein Maß für das wahrgenommene Unterstützungspotential in einer Arbeitsgruppe dar. Sie wurde zu beiden Meßzeitpunkten (t_2 und t_3) erfaßt und hat daher gegenüber den anderen Skalen, die zum Zeitpunkt t_3 zur Messung sozialer Unterstützung benutzt wurden, den Vorteil, die Durchführung sowohl von Querschnitt- als auch von Längsschnittanalysen zu erlauben. Aus diesem Grunde werden sich die folgenden Analysen in diesem Kapitel allein auf die Variable „Gruppenkohäsion" beziehen.

Im folgenden wird von der Annahme ausgegangen, daß der Kollegenzusammenhalt im wesentlichen über seine Eigenschaft als Bewältigungsressource den Puffereffekt bewirkt. Der Gruppenzusammenhalt kann als Ressource die psychische Belastungsverarbeitung unterstützen, und zwar wahrscheinlich erstens dadurch, daß sich aus dem Unterstützungspotential des Zusammenhalts heraus konkrete, die psychische Verarbeitung erleichternde Handlungen der Gruppenmitglieder ergeben, und zweitens dadurch, daß der Betroffene wahrnimmt, in der Gruppe einen sozialen Rückhalt bei der Bewältigung dieser Belastungen zu haben. Beide Formen der sozialen Unterstützung durch die Gruppe der Kollegen können dabei sowohl den individuellen Bewertungsprozeß als auch die individuelle Regulation der Streßreaktionen positiv beeinflussen. Sie unterstützen somit 2 eng miteinander verknüpfte Prozesse der individuellen Streßbewältigung. Wie die Arbeitskollegen diese beiden Prozesse der Streßbewältigung im einzelnen fördern können, wurde bereits weiter oben angesprochen (s. 9.1).

Um die Pufferthese testen zu können, muß auf die Ergebnisse aus Kap. 8 zurückgegriffen werden. Unter 8.2 und 8.3 wurde festgestellt, daß berufliche Belastungen und psychisches Befinden bzw. Selbstkonzept in einem negativen Zusammenhang stehen. Dies wurde als ein Beleg für die These aufgefaßt, daß berufliche Belastungen die psychische Gesundheit beeinträchtigen. Die bisherigen Ausführungen über die möglichen Auswirkungen der Gruppenkohäsion auf die Belastungsverarbeitung legen auf der Basis dieser Ergebnisse folgende These nahe: Der negative Einfluß der wahrgenommenen beruflichen Belastungen auf die psychische Gesundheit ist bei Rehabilitanden, die einen starken Gruppenzusammenhalt wahrnehmen, schwächer ausgeprägt als bei Rehabilitanden, die einen geringen Gruppenzusammenhalt wahrnehmen (s. Kap. 8, Pfeil 4 in Abb 1). Aufgrund der Unterscheidung zwischen Arbeitsbelastungen und Folgelasten der Krankheit im Beruf und zwischen psychischem Befinden und Selbstkonzept ergeben sich somit 4 Thesen: Gruppenkohäsion kann den Einfluß der Arbeitsbelastungen auf das psychische Befinden (Hypothese 1), der Arbeitsbelastungen auf das Selbstkonzept (Hypothese 2), der Folgelasten auf das psychische Befinden (Hypothese 3) und der Folgelasten auf das Selbstkonzept (Hypothese 4) abschwächen.

Die in den Tabellen 3-7 präsentierten Ergebnisse basieren auf einer Vorgehensweise, die bereits in anderen Arbeitsstreßstudien in ähnlicher Weise zur Anwendung kam (z. B. LaRocco et al. 1980; Apenburg u. Kuhn 1985). Zum Test der Hypothesen wurden hierarchische Regressionsanalysen durchgeführt. Für jede abhängige Variable (z. B. Depressivität zu t_3) wurde mittels der Technik der moderierten Regression getestet, ob die Interaktion eines bestimmten Stressors (z. B. Arbeitsüberlastung) mit der Variablen „Gruppenkohäsion" einen signifikanten, über das Modell der Haupteffekte hinausgehenden Beitrag zur Erklärung der Varianz der abhängigen Variablen liefert. Ein statistisch signifikanter Interaktionseffekt, der ein der Pufferthese entsprechendes Vorzeichen aufweist, spricht dabei für das Vorhandensein eines Puffereffekts[6]. In den Tabellen ist jeweils angegeben, auf welchem

Tabelle 3. Moderatoreffekte der Gruppenkohäsion (t_3) auf die Beziehung zwischen Arbeitsbelastungen (t_3) und psychischem Befinden zu t_3[a] (n = 181)

Unabhängige Variablen (Arbeitsbelastungen)	Abhängige Variablen (psychisches Befinden)			
	Depressivität (t_3)	Angst (t_3)	Positive Gefühle (t_3)	Negative Gefühle (t_3)
Arbeitsüberlastung (t_3)				
Rollenambiguität (t_3)	0,05			
Rollenkonflikt (t_3)	0,001	0,05		
Spannungen mit Vorgesetzten (t_3)[b]			0,05[c]	
Berufliche Beanspruchung (t_3)	0,001	0,05		

[a] Die Zahlen in jeder Zelle geben das Signifikanzniveau (p <) der Interaktionseffekte (Belastung zu t_3 · Gruppenkohäsion zu t_3) an. Leere Zellen bedeuten, daß die Interaktionseffekte auf dem 5%-Signifikanzniveau nicht signifikant sind.
[b] Einzelitem.
[c] Erwartungswidriges Vorzeichen (–) des Interaktionseffekts.

Niveau dieser Interaktionstest signifikant ist[7]. Um für Effekte anderer wichtiger Variablen kontrollieren zu können, wurden einige zusätzliche Variablen in die Berechnung einbezogen. Es handelt sich dabei um die Faktoren Alter, Berufsgruppenzugehörigkeit, medizinischer Zustand bei Entlassung aus dem Akutkrankenhaus und Typ A[8]. Der jeweilige psychische Ausgangszustand nach dem Infarkt (z. B. Depressivität zu t_1) wurde ebenfalls in der Berechnung berücksichtigt[9].

Die Ergebnisse zu Hypothese 1, daß Gruppenkohäsion die Beziehung zwischen Arbeitsbelastungen und psychischem Befinden im Sinne eines Puffereffekts moderiert, sind in Tabelle 3 dargestellt[10]. Es sind mehr Interaktionseffekte signifikant als durch Zufall erwartet werden kann. Bis auf einen Interaktionseffekt weisen alle signifikanten Interaktionseffekte ein Vorzeichen auf, das die Pufferthese stützt. Es zeigt sich weiter, daß Gruppenkohäsion v. a. die Beziehungen der Arbeitsbelastungen zu den Variablen „Depressivität" und „Angst" moderiert. Diese Ergebnisse belegen die These, daß Gruppenzusammenhalt die Wirkung der Arbeitsbelastungen auf das Befinden im Sinne eines Puffereffekts moderieren kann. Die Häufung der Puffereffekte bei der Kriteriumsvariablen Depressivität spricht dafür, daß der Gruppenzusammenhalt davor bewahren kann, aufgrund der Wahrnehmung von Arbeitsbelastungen Hilflosigkeitsgefühle zu entwickeln.

Tabelle 4 faßt die Ergebnisse zu Hypothese 2 zusammen. Es zeigt sich, daß mehr signifikante Interaktionseffekte vorhanden sind als per Zufall zu erwarten wäre. Hervorzuheben ist, daß die vorhandenen Moderatoreffekte vornehmlich bei der Kriteriumsvariablen „Krankheitsbelastung" auftreten, die im wesentlichen das Ausmaß der Bedrohung des Selbst durch die Krankheit mißt. Die in den Tabellen 3 und 4 dargestellten Ergebnisse der Querschnittanalyse sind ein Indiz dafür, daß eine stark zusammenhaltende Kollegengruppe die Verarbeitung von Rollenstreß und beruflicher Erschöpfung unterstützt und dabei verhindert, daß aufgrund dieser Streßfaktoren die kognitive Krankheitsbewältigung beeinträchtigt wird und depressive Stimmungen entstehen.

Sind Moderatoreffekte nicht nur bei den Arbeitsbelastungen, sondern auch bei den beruflichen Folgelasten der Krankheit feststellbar? In Hypothese 3 wurde die

Tabelle 4. Moderatoreffekte der Gruppenkohäsion (t_3) auf die Beziehung zwischen Arbeitsbelastungen (t_3) und Selbstkonzept zu t_3[a] (n = 181)

Unabhängige Variablen (Arbeitsbelastungen)	Abhängige Variablen (Selbstkonzept)			
	Selbstvertrauen/ Kontrollüber-zeugung (t_3)	Selbstwertge-fühl (t_3)	Gefühl der Wertlosigkeit (t_3)	Krankheitsbe-lastung (t_3)
Arbeitsüberlastung (t_3)				
Rollenambiguität (t_3)				0,05
Rollenkonflikt (t_3)				0,05
Spannungen mit Vorgesetzten (t_3)[b]				0,05
Berufliche Beanspruchung (t_3)		0,05		

[a] Die Zahlen in jeder Zelle geben das Signifikanzniveau (p <) der Interaktionseffekte (Belastung zu t_3·Gruppenkohäsion zu t_3) an. Leere Zellen bedeuten, daß die Interaktionseffekte auf dem 5%-Signifikanzniveau nicht signifikant sind.

[b] Einzelitem.

Tabelle 5. Moderatoreffekte der Gruppenkohäsion (t_3) auf die Beziehung zwischen beruflichen Krankheitsfolgelasten (t_3) und psychischem Befinden zu t_3[a] (n = 181)

Unabhängige Variablen (Krankheitsfolgelasten)	Abhängige Variablen (psychisches Befinden)			
	Depressivität (t_3)	Angst (t_3)	Positive Gefühle (t_3)	Negative Gefühle (t_3)
Krankheitsbedingte berufliche Nachteile (t_3)	0,001	0,05		
Krankheitsbedingte Stigmatisierung (t_3)	0,001			
Infarktbedingte Abnahme der Leistungsfähigkeit bei der Arbeit (Selbsteinschätzung) zu t_3[b]	0,01			

[a] Die Zahlen in jeder Zelle geben das Signifikanzniveau ($p <$) der Interaktionseffekte (Belastung zu t_3 · Gruppenkohäsion zu t_3) an. Leere Zellen bedeuten, daß die Interaktionseffekte auf dem 5%-Signifikanzniveau nicht signifikant sind.

[b] Einzelitem.

Annahme formuliert, daß die negative Wirkung der beruflichen Krankheitsfolgelasten auf die psychische Stimmung durch den Gruppenzusammenhalt abgemildert wird. Die Ergebnisse der Testung dieser These sind in Tabelle 5 abgebildet. Ein Drittel der möglichen Interaktionseffekte sind signifikant. Alle Vorzeichen entsprechen der Pufferthese. Diese Befunde stützen die Annahme, daß Gruppenkohäsion die negativen Auswirkungen der beruflichen Krankheitsfolgelasten auf die psychische Stimmung abfangen kann. Es zeigt sich hier ebenfalls deutlich, daß Puffereffekte v. a. bei der Depressivität als Kriteriumsvariable ausgemacht werden können. Die Wahrnehmung eines starken Gruppenzusammenhalts scheint demnach die Infarktrehabilitanden vor den Wirkungen der Krankheitsfolgeprobleme besonders dahingehend zu schützen, daß sie die Entstehung von Hilflosigkeit verhindert.

Ein anderes Bild ergibt sich nach Testung der Hypothese 4, deren Ergebnisse hier nicht abgebildet sind. Die Beziehung zwischen den in Tabelle 5 bereits aufgeführten beruflichen Krankheitsfolgelasten und den 4 Selbstkonzeptvariablen wird nur in einem Fall durch die Variable „Gruppenkohäsion" abgeschwächt. Es handelt sich hierbei um die Beziehung zwischen den Variablen „krankheitsbedingte berufliche Nachteile" und „Selbstvertrauen". Für Hypothese 4 können somit in dieser Querschnittanalyse kaum überzeugende Belege gefunden werden. Dies läßt den Schluß zu, daß Rehabilitanden, die durch Krankheitsfolgen im Beruf belastet sind, trotz eines guten Kollegenzusammenhalts durch diese Belastungen kurzfristig in ihrem Selbstbild Schaden nehmen können.

Im folgenden soll der Frage nachgegangen werden, ob auch die langfristigen psychischen Auswirkungen der beruflichen Belastungen (s. Kap. 8) von dem Grad des Gruppenzusammenhalts abhängen. Diese in der Forschung bis jetzt noch wenig untersuchte Frage, die sich ebenfalls auf alle 4 Hypothesen bezieht, wurde mittels einer Längsschnittanalyse zu beantworten versucht. Dazu wurde getestet, ob die Variable „Gruppenkohäsion zu t_2" die vorhandenen negativen Beziehungen zwischen den zu t_2 erhobenen Belastungen und den zu t_3 erhobenen psychischen Indikatoren moderiert. Als Testverfahren wurde ebenfalls wie zuvor die Technik der moderierten Regression verwendet. An die Stelle der zu t_3 erhobenen Belastungsvariablen

Tabelle 6. Moderatoreffekte der Gruppenkohäsion (t_2) auf die Beziehung zwischen beruflichen Belastungen (t_2) und psychischem Befinden zu t_3[a] (n = 181)

Unabhängige Variablen (berufliche Belastungen)	Abhängige Variablen (psychisches Befinden)			
	Depressivität (t_3)	Angst (t_3)	Positive Gefühle (t_3)	Negative Gefühle (t_3)
Arbeitsbelastungen:				
Arbeitsüberlastung (t_2)	0,05			
Spannungen mit Vorgesetzten (t_2)[b]				
Berufliche Beanspruchung (t_2)				
Krankheitsfolgelasten:				
Krankheitsbedingte berufliche Nachteile (t_2)	0,01			
Krankheitsbedingte Überfürsorge (t_2)				
Infarktbedingte Abnahme der Leistungsfähigkeit bei der Arbeit (Selbsteinschätzung) zu t_2[b]	0,05			
Infarktbedingte Abnahme der Leistungsfähigkeit (wahrgenommene Fremdeinschätzung) zu t_2[b]	0,05		0,05	

[a] Die Zahlen in jeder Zelle geben das Signifikanzniveau (p <) der Interaktionseffekte (Belastung zu t_2 · Gruppenkohäsion zu t_2) an. Leere Zellen bedeuten, daß die Interaktionseffekte auf dem 5%-Signifikanzniveau nicht signifikant sind.

[b] Einzelitem.

und der zu t_3 erfaßten Variablen „Gruppenkohäsion" wurden nun im Unterschied zur bisherigen Vorgehensweise die entsprechenden zu t_2 erhobenen Variablen gesetzt. Ein Moderatoreffekt der Gruppenkohäsion auf die Längsschnittbeziehung zwischen Belastung und Befinden kann auf verschiedenen Kausalmechanismen beruhen. Neben den bereits besprochenen verschiedenen Möglichkeiten der Unterstützung des Bewertungsprozesses und des auf die Streßreaktionen bezogenen Regulationsprozesses kommt dafür u.a. auch die Förderung des oft langwierigen Problemlösungsprozesses durch die Gruppe in Frage. Die Gruppe kann z.B. dabei helfen, bestehende Arbeitsbelastungen mit der Zeit zu verringern oder zu beseitigen. Im Falle der Hilfe bei der Belastungsverringerung ist jedoch kein „echter" Puffereffekt der Gruppe mehr gegeben, da die Abschwächung der Streßreaktionen auf einer Belastungsreduktion und nicht auf einer Abschwächung der Reaktionen bei weiterhin voll gegebenen Belastungen beruht. Tabelle 6 zeigt die Ergebnisse, die sich im Hinblick auf die psychische Stimmung ergeben. Mehr Interaktionseffekte als per Zufall erwartbar waren sind signifikant. Sie häufen sich auffälligerweise bei der Depressivität als Ergebnisvariable. Zudem zeigt sich, daß die Ergebnisse dieser Längsschnittanalyse v.a. die Hypothese 3 stützen, während wenig empirische Evidenz für die Hypothese 1 vorhanden ist.

Die Ergebnisse zur Frage, ob die Gruppenkohäsion ein Moderator des Zusammenhangs zwischen den beruflichen Stressoren zu t_2 und dem Selbstkonzept zu t_3 ist, sind in Tabelle 7 abgebildet, die zeigt, daß mehr Interaktionseffekte signifikant sind, als durch Zufall erwartet werden könnte. Mit Ausnahme eines einzigen weisen

Tabelle 7. Moderatoreffekte der Gruppenkohäsion (t_2) auf die Beziehung zwischen beruflichen Belastungen (t_2) und Selbstkonzept zu t_3[a] (n = 181)

Unabhängige Variablen (berufliche Belastungen)	Abhängige Variablen (Selbstkonzept)			
	Selbstvertrauen/ Kontrollüberzeugung (t_3)	Selbstwertgefühl (t_3)	Gefühl der Wertlosigkeit (t_3)	Krankheitsbelastung (t_3)
Arbeitsbelastungen:				
Arbeitsüberlastung (t_2)				
Spannungen mit Vorgesetzten (t_2)[b]	0,05[c]			
berufliche Beanspruchung (t_2)				
Krankheitsfolgelasten:				
Krankheitsbedingte berufliche Nachteile (t_2)	0,05			
Krankheitsbedingte Überfürsorge (t_2)			0,01	
Infarktbedingte Abnahme der Leistungsfähigkeit bei der Arbeit (Selbsteinschätzung) zu t_2[b]	0,05			
Infarktbedingte Abnahme der Leistungsfähigkeit (wahrgenommene Fremdeinschätzung) zu t_2[b]	0,05			

[a] Die Zahlen in jeder Zelle geben das Signifikanzniveau ($p <$) der Interaktionseffekte (Belastung zu t_2 · Gruppenkohäsion zu t_2) an. Leere Zellen bedeuten, daß die Interaktionseffekte auf dem 5%-Signifikanzniveau nicht signifikant sind.
[b] Einzelitem.
[c] Erwartungswidriges Vorzeichen (–) des Interaktionseffektes.

die Regressionskoeffizienten dieser signifikanten Interaktionseffekte Vorzeichen auf, die jeweils für das Vorhandensein eines Abschwächungseffekts sprechen. Eine deutliche Häufung der Interaktionseffekte ist bezüglich der abhängigen Variablen „Selbstvertrauen" feststellbar. Auch zeigt sich, daß sich die festgestellten Moderatoreffekte vornehmlich auf die Klasse der Krankheitsfolgelasten beschränken. Damit können diese Längsschnittdaten zwar z.T. die Hypothese 4 bestätigen, nicht aber die Hypothese 2. Zusammenfassend können die Ergebnisse der Längsschnittanalyse dahingehend gedeutet werden, daß die Personen, die durch die beruflichen Krankheitsfolgen belastet sind, durch unterstützungsbereite Kollegen davor bewahrt werden, aufgrund dieser Krankheitslasten langfristig depressiv zu werden oder das Selbstvertrauen zu verlieren.

Ich will die referierten Ergebnisse kurz zusammenfassen. Im Rahmen der Querschnittanalyse konnten z.T. Belege für die Hypothesen 1, 2 und 3 gefunden werden. Hypothese 4 konnte nicht bestätigt werden. Ein etwas anderes Bild ergab sich bei der Längsschnittanalyse. Hier konnten Belege gefunden werden, die hauptsächlich die Hypothesen 3 und 4 stützen[11].

Eingangs wurde von der in der Arbeitsstreßforschung nicht eindeutig geklärten Frage ausgegangen, ob soziale Unterstützung im Betrieb die negativen Wirkungen der Arbeitsbelastungen auf das individuelle Wohlbefinden und das Selbstkonzept abschwächen kann. Zur Klärung dieser Frage sollten die Analysen ebenso beitragen wie zur Klärung der Frage, ob der Puffereffekt auch für berufliche Krankheitsfolgelasten, einer bisher in der Arbeitsstreßforschung kaum untersuchten Belastungsform, nachweisbar ist. Es konnte aufgrund der Analysen festgestellt werden, daß Puffereffekte der Gruppenkohäsion nur bedingt gegeben sind. Die Antworten auf die Fragen müssen deshalb differenziert ausfallen. Ergebnisse, die für Puffereffekte der Gruppenkohäsion sprechen, sind sowohl bei den Arbeitsbelastungen als auch bei den Krankheitsfolgelasten im Beruf vorzufinden. Als ein wichtiges Ergebnis ist deshalb festzuhalten, daß auch für die Krankheitsfolgen im Beruf und nicht nur allein für die „klassischen" Arbeitsstressoren Puffereffekte nachgewiesen werden konnten. Anzumerken ist jedoch, daß in der Längsschnittbetrachtung hauptsächlich nur bei den Krankheitsfolgelasten Moderatoreffekte festzustellen sind. Weiter tritt der Moderatoreffekt der Gruppenkohäsion nur bei bestimmten psychischen Indikatoren auf. Dies läßt den Schluß zu, daß der Gruppenzusammenhalt nur vor bestimmten psychischen Konsequenzen der beruflichen Belastungen schützt. So scheinen die ehemaligen Infarktpatienten durch den Kollegenzusammenhalt v. a. davor bewahrt zu werden, aufgrund von beruflichen Belastungen depressiv zu werden. Der Gruppenzusammenhalt scheint auch z. T. davor zu bewahren, aufgrund der beruflichen Belastungen das Selbstvertrauen zu verlieren und eine starke Bedrohung durch das Krankheitsereignis und seine Folgen (Krankheitsbelastung) zu erfahren.

Wie können diese Ergebnisse auf dem Hintergrund der in 9.1 beschriebenen theoretischen Annahmen interpretiert werden? Die Ergebnisse deuten m.E. an, daß die Pufferwirkung von Gruppenkohäsion hauptsächlich über die Verhinderung oder Verminderung von belastungsbedingten Hilflosigkeitsgefühlen vermittelt wird. Dafür sprechen die vielen Puffereffekte, die bezüglich der abhängigen Variablen „Depressivität" festgestellt werden konnten. Aber auch das Ergebnis, daß das Selbstvertrauen (Kontrollüberzeugung) als einzige Selbstkonzeptvariable durch die Gruppenkohäsion vor den langfristigen negativen Wirkungen der Krankheitsfolgelasten geschützt zu werden scheint, deutet in diese Richtung. Meine Vermutung geht dahin, daß die Gruppenkohäsion im wesentlichen dadurch wirkt, daß sie in beruflichen Streßsituationen a) die wahrgenommene Kontrollüberzeugung erhöht, b) die Ursachenzuschreibung positiv beeinflußt und/oder c) zur Aufhellung depressiver Stimmungen beiträgt. Die Erhöhung der Kontrollüberzeugung kann auf der Bewertung der Ereignisse im Hinblick auf die zur Verfügung stehenden Bewältigungsfähigkeiten und -mittel basieren (sekundäre Bewertung). Das Wissen um den sozialen Rückhalt verstärkt bei den Betroffenen das Gefühl, Kontrolle über die beruflichen Ereignisse und Zustände zu haben, die für sie bedrohlich sind. Dieses Kontrollgefühl verringert die Wahrscheinlichkeit depressiver Reaktionen auf diese Ereignisse (vgl. Seligman 1983; Frese u. Semmer 1979). Die Ursachenzuschreibung kann dadurch unterstützt werden, daß die Kollegen dem Rehabilitanden helfen, berufliche Mißerfolge eher auf äußere Umstände denn auf eigenes Fehlverhalten, mehr auf spezifische statt auf globale Gründe und mehr auf vorübergehende als auf bleibende Ursachen zurückzuführen. Der Puffereffekt von Gruppenkohäsion hinsichtlich depressiver Reaktionen kann schließlich auch dadurch erklärt werden, daß die Gruppe als Reservoir für emotionale Entspannung und als Feld für emotionales Abreagieren dient. Emotionale Unterstützung in Form von intensivem Zuhören, Aussprechenlassen, Trost und Zuspruch kann wesentlich dazu beitragen, daß eine aktuelle, beruflich hervorgerufene Niedergeschlagenheit bald vorübergeht und stärkere depressive Reaktionen ausbleiben.

Die Tatsache, daß Moderatoreffekte hinsichtlich der abhängigen Variablen „Selbstvertrauen" lediglich bei der Längsschnittanalyse und nicht auch bei der Querschnittanalyse festgestellt werden konnten und dabei speziell bei den Streßfaktoren, die das Leistungsselbst und die Bedrohung der beruflichen Zukunft betrafen, deutet darauf hin, daß die Kollegen das durch diese Krankheitsfolgelasten bedrohte Selbstvertrauen des ehemaligen Infarktpatienten nur über längerfristige Prozesse der Beeinflussung stützen können. Über die Mechanismen, die hinter diesem Ergebnis stehen, kann nur spekuliert werden. Da die Krankheitsfolgeprobleme neu für den Betroffenen sind, kann z. B. angenommen werden, daß er die Bedeutung dieser Probleme für sein Selbstkonzept des öfteren umdefiniert. Dieser kognitive Vorgang braucht jedoch Zeit, bis er vorläufig abgeschlossen ist. Dies gilt auch für die mögliche Beeinflussung dieses Prozesses durch die Kollegen. Neben der Vermutung einer längerfristigen Beeinflussung des Bewertungsprozesses kommt als Erklärung für das Ergebnis u. a. auch die Annahme in Frage, daß die Gruppe der Kollegen den oft langwierigen Prozeß der individuellen Lösung dieser Krankheitsfolgeprobleme unterstützt. Solche Probleme entspringen meist aus der Beziehung zwischen Person und Umwelt und können über die Veränderung der Person und/oder der Umwelt gelöst werden (s. 9.1). Da die Kollegen selbst einen Teil der Umwelt des Betroffenen darstellen und an der Entstehung der Krankheitsfolgeprobleme u. U. beteiligt sein können, können sie selbst eine Veränderung der Umweltsituation bewirken, z. B. indem sie die Folgeprobleme von ihrer Seite aus verringern. Den Prozeß der Anpassung des Betroffenen an die neue Umweltsituation können sie ebenfalls unterstützen, insbesondere dadurch, daß sie die Umdefinition des Selbstkonzepts fördern, z. B. indem sie helfen, ein übertriebenes Bedürfnis nach Leistungsfähigkeit abzubauen. Diese angesprochenen, eng miteinander verbundenen Prozesse nehmen in der Regel längere Zeit in Anspruch und können deshalb eher – wie hier geschehen – in Längsschnitt- als in Querschnittbetrachtungen aufgedeckt werden. Das Faktum, daß in der Längsschnittanalyse fast nur bei den Krankheitsfolgelasten und kaum bei den Arbeitsbelastungen Moderatoreffekte entdeckt werden konnten, deutet zusätzlich darauf hin, daß eine langfristige Wirkung sozialer Unterstützung hauptsächlich bei Lebensereignissen und ihren Folgen, also bei neuen, ungewohnten Stressoren gegeben ist. Bei Belastungen, die längst zum Arbeitsalltag gehören und je nach Arbeitsanfall kurzfristig intensiv auftreten können, scheinen von den Kollegen eher kurzfristig positive Einflüsse auszugehen. Dies mag damit zusammenhängen, daß der Umgang mit neuen Stressoren, z. B. einem Lebensereignis und seinen Folgen, von dem betroffenen Individuum und seinen Arbeitskollegen erst gelernt werden muß. Bei bekannten Stressoren sind die Mittel und Wege, wie man mit ihnen fertig werden kann, bereits bekannt und ausgetestet. Es besteht ein Erfahrungsrepertoire sowohl auf der Seite des vom Streß Betroffenen als auch auf der Seite der Helfenden. Dies macht eine schnelle Wirkung sozialer Unterstützung wahrscheinlicher.

9.4 Direkteffekte der Gruppenkohäsion

Das in Kap. 8 in Abb. 1 vorgestellte Modell verweist nicht nur auf die Puffereffekt-these (Pfeil 4), sondern auch auf mögliche Direkteffekte sozialer Unterstützung (Pfeil 5). In diesem Abschnitt soll der Frage nachgegangen werden, inwieweit sich auch unter Einbeziehung des psychischen Ausgangszustands und anderer Variablen ein direkter Zusammenhang zwischen wahrgenommener Gruppenkohäsion und psychischer Gesundheit belegen läßt. In zahlreichen Arbeitsstreßstudien, die sich allerdings hauptsächlich auf Querschnittanalysen stützen, konnten Direkteffekte sozialer Unterstützung nachgewiesen werden (z.B. Apenburg u. Kuhn 1985; Frese et al. 1981; Greif 1983; Udris 1982b; Zelder et al. 1985). Auch in unserer Studie konnten für den außerbetrieblichen Bereich z.T. Direkteffekte sozialer Unterstützung nachgewiesen werden (Schott u. Waltz 1985; Waltz 1986c). Welche Gründe sprechen für einen Direkteffekt der wahrgenommenen Gruppenkohäsion auf die psychische Gesundheit? Eine Kollegenschaft, in die sich der ehemalige Herzpatient gut integriert fühlt, kann das Selbstkonzept im wesentlichen über 3 Wege stärken. Erstens wird durch sie die Erreichung des Ziels der sozialen Reintegration erleichtert. Zweitens ergeben sich aufgrund einer hohen Gruppenkohäsion eher Signale der Anerkennung und Wertschätzung, die direkt über den Effekt des „looking-glass self" (Cooley et al. 1933) zu einer höheren Wertschätzung der eigenen Person führen können. Drittens kann eine kollegiale Gruppe auch als Feld der Selbstbestätigung dienen. Das psychische Befinden kann demgegenüber u.a. über zweierlei Dinge gefördert werden: zum einen durch die Befriedigung des bei vielen Menschen vorhandenen Bedürfnisses nach Zusammengehörigkeit und zum anderen durch die Tatsache, daß ein solches Netzwerk für die Mitglieder eine Quelle von Freude und Entspannung sein kann. Dies wird weitgehend unabhängig davon der Fall sein, welche psychische Stimmung die Person vor den für sie positiven Interaktionen aufwies. Faßt man die Annahmen hinsichtlich der Beziehung zwischen Gruppenkohäsion und psychischem Befinden sowie Gruppenkohäsion und Selbstkonzept zusammen, ergeben sich somit 2 Thesen:

1) Eine hohe Gruppenkohäsion fördert auch unter Berücksichtigung des Ausgangszustands des Befindens zu t_1 direkt das Befinden des Rehabilitanden zu t_3 (Hypothese 1).
2) Eine hohe Gruppenkohäsion fördert auch unter Berücksichtigung des Ausgangszustands des Selbstkonzepts zu t_1 direkt das Selbstkonzept des Rehabilitanden zu t_3 (Hypothese 2).

Unter 9.2 konnte bereits gezeigt werden, daß sich einfache Zusammenhänge zwischen der Variablen „Gruppenkohäsion" und den Indikatoren für den psychischen Zustand sowohl in der Längsschnitt- als auch in der Querschnittanalyse nachweisen ließen. Nun soll der Frage nachgegangen werden, ob sich diese Beziehungen auch nach Kontrolle theoretisch wichtiger Variablen nachweisen lassen. Zur Überprüfung dieser Frage wurden hierarchische Regressionsanalysen durchgeführt. Es wurde geprüft, ob die Einführung der Variable „Gruppenkohäsion" nach den Kontrollvariablen einen signifikanten Beitrag zur Erklärung der Varianz der jeweils abhängigen Variable liefert. Zu diesen Kontrollvariablen zählen der jeweilige psychische Ausgangszustand (z.B. Depressivität zu t_1), der medizinische Ausgangszu-

Tabelle 8. Gruppenkohäsion (t_3) und Depressivität (t_3): Zuwachs an erklärter Varianz (ΔR^2) der abhängigen Variable „Depressivität zu t_3" durch die unabhängige Variable „Gruppenkohäsion zu t_3" (Hierarchische Regressionsanalyse; n = 181)

	R^2	ΔR^2
1. Schritt:		
Depressivität (t_1)		
Alter		
Berufsgruppe[a]		
Typ A		
Medizinischer Zustand (t_1)[b]	***0,18	
2. Schritt:		
Gruppenkohäsion (t_3)[c]	***0,27	***0,09

* p < 0,05, ** p < 0,01, *** p < 0,001
[a] Berufsgruppen: Arbeiter, Angestellte, Beamte (als Dummyvariablen eingebracht).
[b] Medizinischer Zustand nach New-York-Heart-Association-Klassifikation (als Dummyvariablen eingebracht).
[c] Das Vorzeichen des Regressionskoeffizienten ist negativ.

Tabelle 9. Gruppenkohäsion (t_3) und negative Gefühle (t_3): Zuwachs an erklärter Varianz (ΔR^2) der abhängigen Variable „negative Gefühle zu t_3" durch die unabhängige Variable „Gruppenkohäsion zu t_3" (Hierarchische Regressionsanalyse; n = 181)

	R^2	ΔR^2
1. Schritt:		
Negative Gefühle (t_1)		
Alter		
Berufsgruppe[a]		
Typ A		
Medizinischer Zustand (t_1)[b]	***0,26	
2. Schritt:		
Gruppenkohäsion (t_3)[c]	***0,34	***0,08

* p < 0,05, ** p < 0,01, *** p < 0,001
[a] Berufsgruppen: Arbeiter, Angestellte, Beamte (als Dummyvariablen eingebracht).
[b] Medizinischer Zustand nach New-York-Heart-Association-Klassifikation (als Dummyvariablen eingebracht).
[c] Das Vorzeichen des Regressionskoeffizienten ist negativ.

stand zu t_1, die Berufsgruppenzugehörigkeit, Typ A und Alter[12]. Die Tabellen 8 und 9 stellen am Beispiel der beiden Befindensvariablen „Depressivität zu t_3" und „negative Gefühle zu t_3" Ergebnisse der Testung von Hypothese 1 dar. Es zeigt sich deutlich, daß die Variable „Gruppenkohäsion zu t_3" den Anteil an erklärter Varianz in beiden Fällen signifikant erhöht. Bei den beiden übrigen zu t_3 erhobenen Befindensvariablen („Angst" und „positive Gefühle") konnten ebenfalls signifikante Beziehungen zwischen der Gruppenkohäsion und diesen Befindensvariablen festgestellt werden. Die Querschnittbetrachtung zum Zeitpunkt t_3 belegt somit die These, daß Gruppenkohäsion direkte Auswirkungen auf das psychische Befinden hat. Die Ergebnisse der Längsschnittanalyse, in der die Beziehungen zwischen der Gruppenkohäsion zu t_2 und den Befindensvariablen zu t_3 in derselben Weise getestet wurden, können jedoch Hypothese 1 nicht bestätigen[13].

Ein ähnliches Bild ergibt sich bei den Tabellen 10 und 11, in denen am Beispiel der Selbstkonzeptvariablen „Selbstvertrauen zu t_3" und „Gefühl der Wertlosigkeit zu t_3" Ergebnisse des Tests der Hypothese 2 (Querschnittbetrachtung) abgebildet

Tabelle 10. Gruppenkohäsion (t_3) und Selbstvertrauen (t_3): Zuwachs an erklärter Varianz (ΔR^2) der abhängigen Variable „Selbstvertrauen zu t_3" durch die unabhängige Variable „Gruppenkohäsion zu t_3" (Hierarchische Regressionsanalyse; n = 181)

1. Schritt:	R^2	ΔR^2
Selbstvertrauen (t_1)		
Alter		
Berufsgruppe[a]		
Typ A		
Medizinischer Zustand (t_1)[b]	***0,34	
2. Schritt:		
Gruppenkohäsion (t_3)[c]	***0,41	***0,07

* p < 0,05, ** p < 0,01, *** p < 0,001
[a] Berufsgruppen: Arbeiter, Angestellte, Beamte (als Dummyvariablen eingebracht).
[b] Medizinischer Zustand nach New-York-Heart-Association-Klassifikation (als Dummyvariablen eingebracht).
[c] Das Vorzeichen des Regressionskoeffizienten ist positiv.

Tabelle 11. Gruppenkohäsion (t_3) und Gefühl der Wertlosigkeit (t_3): Zuwachs an erklärter Varianz (ΔR^2) der abhängigen Variable „Gefühl der Wertlosigkeit zu t_3" durch die unabhängige Variable „Gruppenkohäsion zu t_3" (Hierarchische Regressionsanalyse; n = 181)

1. Schritt:	R^2	ΔR^2
Gefühl der Wertlosigkeit (t_1)		
Alter		
Berufsgruppe[a]		
Typ A		
Medizinischer Zustand (t_1)[b]	***0,37	
2. Schritt:		
Gruppenkohäsion (t_3)[c]	***0,43	***0,06

* p < 0,05, ** p < 0,01, *** p < 0,001
[a] Berufsgruppen: Arbeiter, Angestellte, Beamte (als Dummyvariablen eingebracht).
[b] Medizinischer Zustand nach New-York-Heart-Association-Klassifikation (als Dummyvariablen eingebracht).
[c] Das Vorzeichen des Regressionskoeffizienten ist negativ.

sind. Die Ergebnisse dieser Querschnittbetrachtung zu t_3 belegen die These, daß Gruppenkohäsion das Selbstkonzept fördert. In beiden Fällen wird durch die Variable „Gruppenkohäsion zu t_3" der Anteil an erklärter Varianz signifikant erhöht. Hier nicht abgebildet sind Ergebnisse, die zeigen, daß ebenfalls signifikante Beziehungen zwischen der Gruppenkohäsion zu t_3 und den Selbstkonzeptvariablen „Selbstwertgefühl zu t_3" und „Krankheitsbelastung zu t_3" bestehen. Bei der Längsschnittanalyse hingegen, die die Beziehung zwischen der Gruppenkohäsion zu t_2 und den Selbstkonzeptvariablen zu t_3 testete, konnten keine Belege für diese These gefunden werden[13].

Die Ergebnisse der einfachen Korrelationsanalyse, die einen Zusammenhang zwischen Gruppenkohäsion und psychischer Gesundheit in Querschnitt- und in Längsschnittanalysen belegen (vgl. 9.2), können durch diese Regressionsergebnisse, die im Unterschied zu den Korrelationsanalysen für Einflüsse wichtiger anderer Variablen kontrollieren, z. T. bestätigt werden. Auch wenn man somit mittels Regressionstechnik für den psychischen Ausgangszustand und für soziodemographische, medizinische und psychologische Variablen kontrolliert, ist in der Querschnittanalyse eine Beziehung zwischen der Variable „Gruppenkohäsion" und den Indikatoren psychischer Gesundheit nachweisbar. Dies gilt nicht für die Regressionsergebnisse, die die Längsschnittbeziehung testeten. Sie stehen deshalb im Gegensatz zu den Ergebnissen der einfachen Korrelationsanalyse, in der signifikante Längsschnittbeziehungen festgestellt werden konnten. Die Resultate weisen in ihrer Gesamtheit darauf hin, daß die Beziehung zwischen Gruppenkohäsion und psychischer Gesundheit vielgestaltig ist. Die These, daß die wahrgenommene Gruppenkohäsion die psychische Gesundheit positiv beeinflußt, kann durch diese Ergebnisse im großen und ganzen gestützt werden. Es bleiben jedoch hinsichtlich der Längsschnittergebnisse einige Fragen offen, die auch in der bisherigen Forschung über soziale Unterstützung weitgehend ungeklärt sind. Rückwirkungen des Befindens auf die Gruppenkohäsion und ihre Wahrnehmung können z. B. auf der Basis dieser Ergebnisse nicht ausgeschlossen werden. Ein langfristiger Wechselwirkungsprozeß zwischen Gruppenkohäsion und Befinden ist möglich. Weiter ist möglich, daß ein langfristig positiver Einfluß der Gruppenkohäsion unter bestimmten Bedingungen gegeben ist. Auf die Abhängigkeit dieses Einflusses von dem Belastungsausmaß und der Belastungsform weisen die Interaktionseffekte hin, die bei den Moderatortests festgestellt werden konnten (s. 9.3). Einige dieser Tests legen die Annahme nahe, daß auch unter Einbezug des psychischen Ausgangszustands und anderer Kontrollvariablen Längsschnittbeziehungen zwischen wahrgenommener Gruppenkohäsion und Befinden für jene Subgruppe der Rehabilitanden, die einer hohen Belastung durch die beruflichen Krankheitsfolgen ausgesetzt sind, nachgewiesen werden können. Weiterhin ist es möglich, daß der Einfluß der Gruppenkohäsion von dem Faktor Zeit abhängt. Es ist wenig erforscht, wie lange es dauert, bis sich die Wirkung der sozialen Unterstützung in einem verbesserten Befinden niederschlägt, wie lange die Wirkung anhält und welche Unterstützungsformen (z. B. kognitive Formen vs. handlungsgebundene Formen) in welchen Kontexten wie schnell und wie lange positiv wirken.

9.5 Zusammenfassung

Die Ausgangsfrage in diesem Kapitel war, ob soziale Unterstützung am Arbeitsplatz die psychische Gesundheit nach dem Infarkt, gemessen am psychischen Befinden und Selbstkonzept, fördern kann. Diese Frage wurde anhand zahlreicher Indikatoren für soziale Unterstützung, insbesondere aber mit Hilfe des Indikators „Gruppenkohäsion" untersucht. Dabei stand im Rahmen dieser Fragestellung die Detailfrage im Mittelpunkt, ob sich Moderatoreffekte und Direkteffekte der wahrgenommenen Gruppenkohäsion nachweisen lassen. Das Gesamtbild der Ergebnisse läßt den Schluß zu, daß soziale Unterstützung einen wesentlichen gesundheitsförderlichen Faktor in der Arbeitswelt darstellt. Im Detail geben die Ergebnisse zu der Vermutung Anlaß, daß die Gruppenkohäsion in einigen Fällen einen Beitrag zur kurz- und langfristigen Belastungsverarbeitung leisten kann und dabei im wesentlichen vor depressiven Reaktionen bewahrt. Dies wurde anhand der Ergebnisse der Testung der Pufferthese deutlich. Daneben konnten in der Querschnittanalyse

Belege für einen direkten Effekt der Gruppenkohäsion auf den psychischen Zustand gefunden werden. Die Ergebnisse legen somit insgesamt den Schluß nahe, daß soziale Unterstützung über Direkt- und Puffereffekte (Pfeile 5 und 4 in Abb. 1, Kap. 8) die psychische Gesundheit nach dem Infarkt fördern kann.

Zusammen mit den Ergebnissen aus dem vorigen Kapitel (Kap. 8) lassen sich folgende Schlußfolgerungen ziehen. Bei der Planung der betrieblichen Reintegration sollten alle 3 Bestimmungsfaktoren des Krankheitsbewältigungsprozesses – die soziale Unterstützung durch die Arbeitskollegen, die Arbeitsbelastungen und die Krankheitsfolgelasten im Beruf – einbezogen werden. Die gleichzeitige Berücksichtigung der Streß- und der Ressourcenseite der Arbeit könnte nicht nur dazu beitragen, die betriebliche Herzinfarktrehabilitation zu verbessern, sondern darüber hinaus eine Möglichkeit darstellen, die allgemeine Gesundheitsförderung – also Rehabilitation wie auch Prävention – in den Betrieben auf eine neue Grundlage zu stellen. Der Förderung unterstützender sozialer Netzwerke in den Betrieben kommt dabei eine besondere Bedeutung zu.

Anmerkungen

[1] *Gruppenkohäsion* ($\alpha = 0,87$; Meßzeitpunkte: t_2, t_3):
„Nun einige Fragen zu Ihren Arbeitskollegen, wie stark stimmen Sie folgenden Aussagen zu?
- Wir halten alle ganz gut zusammen.
- Bei uns steht keiner außerhalb.
- Wenn ich könnte, würde ich den Arbeitsplatz wechseln, um mit angenehmeren Leuten zusammenarbeiten zu können.
- Ich würde manchen Leuten, mit denen ich zusammenarbeiten muß, lieber aus dem Weg gehen.
- Wir gehen zusammen durch dick und dünn."
[Einzelne Fragen wurden in Anlehnung an Seashore (1954), Martin et al. (1980) und Weyer u. Hodapp (1975) formuliert; α-Wert bezieht sich auf t_3 (n = 181).]
[2] *Qualität sozialer Beziehungen* (Meßzeitpunkte: t_1, t_2, t_3):
Die Frage lautete:
„Wie oft haben Sie das Bedürfnis nach besseren Kontakten zu den Personen, mit denen Sie zusammenarbeiten?"
[3] *Rückhalt am Arbeitsplatz* ($\alpha = 0,89$; Meßzeitpunkt: t_3):
„Wenn sie an den folgenden Personenkreis denken (Ihren Vorgesetzten, Ihre Arbeitskollegen und Untergebenen), wie stark stimmen Sie dann folgenden Aussagen zu?
- Ich werde von ihnen geachtet und anerkannt.
- Wenn es notwendig ist, tun sie ihr Möglichstes für mich.
- Mit ihrer Unterstützung kann ich immer rechnen.
- In für mich schwierigen Zeiten klappt die Zusammenarbeit gut.
- Sie nehmen mich, wie ich bin.
- Ich fühle mich unter ihnen sehr wohl.
- Bei uns herrscht ein sehr gutes Arbeitsklima."
[α-Wert bezieht sich auf n = 181.]
[4] *Informelle Kommunikation* ($\alpha = 0,81$; Meßzeitpunkt: t_3):
„Inwieweit stimmen Sie folgenden Aussagen über die Personen zu, mit denen Sie bei der Arbeit überhaupt Kontakt haben?
- Von ihnen bekomme ich alle für die Arbeit wichtigen Informationen.
- Durch sie werden mir manche Dinge klarer.
- Von ihnen erfahre ich immer rechtzeitig, was im Betrieb Wichtiges läuft.
- Bei ihnen kann ich den bei der Arbeit angestauten Dampf ablassen.
- Ihnen kann ich alles anvertrauen, was mich bei der Arbeit beschäftigt.
- Mit ihnen kann ich auch schwerwiegende persönliche Probleme besprechen."
[α-Wert bezieht sich auf n = 181.]

[5] *Infarktbedingte Rücksichtnahme durch Arbeitskollegen* (Meßzeitpunkt: t_2):
Die Frage lautete: „Wie stark können Sie folgender Aussage zustimmen? Die Personen, mit denen ich zusammenarbeite, sind seit dem Infarkt eher bereit, auf mich Rücksicht zu nehmen."

[6] Die Interaktion von Belastung und Gruppenkohäsion wurde mittels eines Produktterms (Belastung mal Gruppenkohäsion) getestet. Der Produktterm wurde nach den einzelnen Hauptvariablen, Belastung und Gruppenkohäsion, in die Regressionsgleichung eingeführt (vgl. Anm. 9). House (1981, S. 133) nennt 3 Bedingungen für das Vorhandensein eines Puffereffekts. Die 3. Bedingung, daß die geschätzte Steigung der Regressionsgerade im Falle der höchsten Ausprägung des Maßes für soziale Unterstützung nicht signifikant kleiner als 0 sein sollte, erscheint m. E. diskussionswürdig. Regressionsergebnisse, die die beiden anderen, aber nicht die 3. Bedingung erfüllen, können m. E. ebenfalls als Nachweis eines gesundheitsförderlichen Moderatoreffekts bzw. Puffereffekts der sozialen Unterstützung interpretiert werden. Entsprechend wird im folgenden verfahren.

[7] Es wurde ein Signifikanzniveau von 5 % gewählt. Bei der Technik der moderierten Regression handelt es sich um ein konservatives Testverfahren, das durchaus auch ein Signifikanzniveau von 10 % rechtfertigen ließe (vgl. LaRocco et al. 1980). Es wurde jedoch aufgrund der Kritik, die an Studien, die – wie hier – eine Serie von Tests durchführten, geübt wurde (Schaefer 1982), am 5 %-Niveau festgehalten, um den Fehler 1. Art gering zu halten (vgl. auch Apenburg u. Kuhn 1985). Zur Diskussion der Problematik s. auch House et al. (1982a).

[8] Berufsgruppenzugehörigkeit (Arbeiter, Angestellte und Beamte) und medizinischer Ausgangszustand nach Infarkt (NYHA: schwer, mittel, leicht) wurden als kategoriale Daten behandelt und deshalb als Dummyvariablen in die Regressionsgleichung eingeführt. Referenzgruppen waren „Beamte" bei den Berufsgruppen und „NYHA-leicht" bei dem medizinischen Ausgangszustand.

[9] Folgendes Regressionsmodell wurde zum Test des Moderatoreffekts benutzt:

$$P_3 = b_0 + b_1 P_1 + b_2 A + b_3 B1 + b_4 B2$$
$$+ b_5 T + b_6 M1 + b_7 M2 + b_8 S + b_9 G$$
$$+ b_{10}(SG) + e$$

mit:

P_3	psychischer Zustand zu t_3 (z. B. Depressivität zu t_3),
P_1	psychischer Zustand zu t_1 (z. B. Depressivität zu t_1),
A	Alter,
B1	Berufsgruppe Arbeiter,
B2	Berufsgruppe Angestellte,
T	Typ A,
M1	medizinischer Ausgangszustand zu t_1: NYHA-schwer,
M2	medizinischer Ausgangszustand zu t_1: NYHA-mittel,
S	Arbeitsbelastung (z. B. Arbeitsüberlastung zu t_3),
G	Gruppenkohäsion (z. B. Gruppenkohäsion zu t_3),
b_{0-10}	Koeffizienten,
e	Fehlerterm.

Es wurde getestet, ob der Zuwachs an erklärter Varianz, der auf das Interaktionsglied (SG) zurückzuführen ist, statistisch signifikant ist (vgl. z. B. Pedhazur 1982).

[10] Unter den Arbeitsbelastungen wurde die Variable „Konkurrenzdruck" aus dem Test des Moderatoreffekts ausgeschlossen, da von der Annahme ausgegangen wurde, daß die Arbeitskollegen die Auswirkungen eines von ihnen selbst verursachten Konkurrenzstresses kaum abschwächen können.

[11] Es ist anzumerken, daß zur Testung der Moderatorthese 120 statistische Tests durchgeführt wurden. Auch dann, wenn in der Population, auf die zu schließen ist, keine Moderatoreffekte vorhanden sind, würden bei einem Signifikanzniveau von 5 % ca. 6 signifikante Moderatoreffekte zu erwarten sein. Sie müßten ohne erkennbares Muster verteilt sein und gleich viel erwartungskonträre wie -konforme Vorzeichen aufweisen. Die Testung ergab jedoch 25 signifikante Moderatoreffekte, darunter befanden sich lediglich 2 erwartungskonträre. Die Effekte häufen sich zudem auffälligerweise bei der abhängigen Variablen Depressivität. Deshalb sehen wir es als zulässig an, die Ergebnisse von unserer Stichprobe auf die Population zu verallgemeinern.

[12] Zu den Variablen Berufsgruppenzugehörigkeit und medizinischer Ausgangszustand vgl. Anm. 8. Das Regressionsmodell lautet:

$$P_3 = b_0 + b_1 P_1 + b_2 A + b_3 B1 + b_4 B2$$
$$+ b_5 T + b_6 M1 + b_7 M2 + b_8 G + e.$$

Die Abkürzungen sind in Anm. 9 erläutert.

[13] Die Ergebnisse der Längsschnittbetrachtung (t_2-t_3) sind aus Platzgründen nicht abgebildet.

10 Frühberentung nach Herzinfarkt – Folgen und Auswirkungen auf Krankheitsbewältigung und Lebensqualität

T. SCHOTT

10.1 Krise oder Kontinuität

Unter den verschiedenen sozialen Rollen im Leben eines Menschen besitzt der berufliche Werdegang eine herausragende Bedeutung. Durch Arbeit und Beruf werden nicht nur die notwendigen Mittel zur materiellen Reproduktion geschaffen, sie sind gleichfalls Grundlage immaterieller Bedürfnisbefriedigung. So vermittelt die Berufstätigkeit wichtige Aspekte des Selbst, über sie findet eine Verortung in der gesellschaftlichen Statushierarchie statt, und sie ist Mittel des sozialen Prestiges und Aufstiegs. Weiter bewirkt die Berufstätigkeit eine sinnhafte Strukturierung der Zeit und eine Unterteilung in Arbeits- und Freizeit; darüber hinaus bindet sie den einzelnen in wichtige soziale Netze ein. Arbeit hat 2 Gesichter: Arbeit ist anstrengend, belastend, kann krank machen, aber sie ist auch Quelle von Lebensqualität und Lebenszufriedenheit, von Selbstbestätigung und Sozialprestige. So kann es nicht verwundern, daß von vielen die Berentung als das Tor zum Alter angesehen wird; in kaum einem anderen Ereignis im Leben eines Menschen wird die Ausgliederung aus gesellschaftlichen Bezügen so deutlich wie in der Berentung.

Die Berufsaufgabe ist eines der bedeutendsten Ereignisse im Leben älterer Arbeitnehmer. Sie bewirkt eine deutliche Veränderung der täglichen Routine, und sie hat auch in den meisten Fällen eine Verminderung des Einkommens zur Folge. Der Übergang in die berufsfreie Zeit kann als eine Zeit der Neuorientierung und der Anpassung gesehen werden. Die Bandbreite der soziologischen und sozialpsychologischen Diskussion um die Folgen von Berentung spannt sich zwischen 2 Polen: der Theorie der Krise und der Theorie der Kontinuität. Die Theorie der Krise geht davon aus, daß Berentung generell negative und degradierende Folgen beinhaltet, da in den westlichen Industrienationen in Arbeit und Beruf die zentrale Rolle gesehen wird. Die Aufgabe dieser Rolle, bedingt durch Berentung, reduziert Selbstwertgefühl und Sozialprestige, was über die Ausgliederung aus dem Erwerbsleben hinaus zu einem weiteren sozialen Rückzug führt, der wiederum Isolation, Krankheit und geringere Lebensqualität zur Folge haben kann (Burgess 1960; Miller 1965). Die Theorie der Kontinuität hingegen geht davon aus, daß Arbeit und Beruf zumindest bei älteren Arbeitnehmern nicht mehr die zentrale Rolle spielen, sondern daß in der Berentung eine gesellschaftlich legitimierte und persönlich willkommene Alternative zur Berufsausübung gesehen wird, welche die Möglichkeit bietet, sich anderen Tätigkeiten verstärkt zu widmen und neue Aktivitäten zu entwickeln. Somit, so wird gefolgert, hat die Berentung keine oder zumindest nur kurzfristig wirkende negative Folgen (Atchley 1976; Palmore 1981).

Diese beiden Theorien sind in dieser verkürzten Darstellung sicherlich zu grob und zu vereinfachend, als daß sich die Wirklichkeit nach ihnen deuten ließe. Und sie gehen beide zumindest implizit von einem angenommenen Normalfall, mittlerweile beinahe Idealfall aus, bei dem ein Arbeitnehmer bei guter Gesundheit das gesetzliche Rentenalter erreicht. Sie deuten jedoch an, in welchem Spannungsfeld die Frage der Berentung im allgemeinen und die der Frühberentung im besonderen angesiedelt ist. Gleichzeitig sind mit diesen beiden Theorien Fragen aufgeworfen, die einer differenzierten Antwort bedürfen, denn die in Kap. 7 referierten Ergebnisse deuten an, daß die Frührentner im Laufe des 1. Jahres nach dem Infarkt eher schlechter mit ihrer Krankheit fertig werden, ohne daß sich dafür kurz nach dem Infarkt schon deutliche somatische Anzeichen hätten finden lassen. Stellt die frühzeitige Ausgliederung aus dem Erwerbsleben einen Stressor dar zusätzlich zum Streß der Krankheit? Die Annahme, daß die Frühberentung an sich schon mit negativen Folgen für die Betroffenen verbunden ist, wird durch eine der wenigen Untersuchungen über die Konsequenzen von Berentung gestützt, in der Longitudinaldaten verwendet werden (Palmore et al. 1984).

Ehe auf die Ergebnisse der Oldenburger Longitudinalstudie eingegangen wird, noch einige Bemerkungen zur allgemeinen Praxis der Frühberentung in der BRD. Daß die Ausgliederung aus dem Erwerbsleben nach einer Krankheit immer häufiger zum Regelfall wird, deuten die Statistiken der Rentenversicherer an: Das Zugangsalter zu den Rentenversicherungen ist in den letzten Jahren bei den Männern ständig gesunken, und der Anteil der Berufsunfähigkeits- (BU-) bzw. Erwerbsunfähigkeits (EU-)Renten an den Rentenneuzugängen weist ein steigende Tendenz auf. Betrug der Anteil der wegen BU/EU berenteten Männer an der Gesamtheit der Rentenneuzugänge 1975 bei der Arbeiterrentenversicherung 42,2% und bei der Angestelltenrentenversicherung 25,9%, so hat sich diese Quote bis 1982 für die Arbeiterrentenversicherung auf 55,2% und bei der Angestelltenrentenversicherung auf 33,8% verschoben (vgl. Tabelle 1). Gleichzeitig ist eine Abnahme des Zugangsalters wegen BU-/EU-Berentung zu beobachten, sowie auch eine stetige Ausweitung des Anteils der Rentenbezieher unter 60 Jahren an der Gesamtheit der Rentenbezieher

Tabelle 1. Entwicklung des Anteils der Neuzugänge wegen BU/EU an den gesamten Rentenzugängen (Frühinvaliditätsquoten 1975–1982)[a]

Jahr	Anteil der BU-/EU-Neuzugänge (Männer, Angaben in Prozent)	
	Arbeiterrentenversicherung	Angestelltenrentenversicherung
1975	42,2	25,9
1976	43,2	25,5
1977	47,6	29,0
1978	52,8	32,2
1979	56,7	32,8
1980	55,5	33,6
1981	58,0	33,3
1982	55,2	33,8

[a] Aus: B. Scharf, Frühinvalidität, 1980; und: Bundesminister für Arbeit und Sozialordnung, Die Rentenversicherung der Arbeiter und der Angestellten in der Bundesrepublik Deutschland, Jahrgänge 80, 81, 82.

(vgl. Tabelle 2). Obwohl für alle Altersklassen unter 60 Jahren zwischen 1975 und 1982 eine steigende Tendenz festzustellen ist, nimmt die Altersgruppe der 55- bis unter 60jährigen eine Sonderstellung ein: ihr Anteil stieg in diesen Jahren überproportional. Bei den Neuzugängen der Renten aufgrund BU-/EU-Renten nimmt diese Altersgruppe eine Sonderstellung ein; rund ⅓ der frühinvalidisierten Arbeiter gehören dieser Altersgruppe an. Bei den Angestellten ist dieser Anteil noch größer (vgl. Tabelle 3). Um den quantitativen Aspekt dieser Entwicklung noch einmal deutlich zu machen, sind folgende Zahlen zu nennen; 1982 schieden 100 984 Männer (Arbeiter und Angestellte) unter 60 Jahren wegen Berufs- bzw. Erwerbsunfähigkeit aus dem Erwerbsleben aus; bei einer Gesamtheit von 291 803 Rentenneuzugängen

Tabelle 2. Die Altersgliederung der Rentner in Prozent der Gesamtzahl 1975–1982 (bis 1980 Inland, ab 1981 Inland und Ausland)[a]

Versicherungszweig/ Alter [Jahre]	Versichertenrenten (an Männer)						
	Juli 1975	Juli 1976	Juli 1977	Januar 1979	Januar 1980	Januar 1981	Januar 1982
1) Rentenversicherung der Arbeiter							
Unter 45	1,56	1,57	1,64	1,88	1,91	1,98	2,01
45 bis unter 50	1,26	1,25	1,30	1,44	1,51	1,63	1,76
50 bis unter 55	2,23	2,20	2,23	2,53	2,67	2,86	3,03
55 bis unter 60	2,90	3,21	3,72	4,74	5,15	5,41	5,52
60 bis unter 65	12,81	12,75	12,04	12,14	10,72	11,46	13,04
65 und mehr	79,24	79,02	79,07	77,29	78,03	76,66	74,64
Durchschnittsalter	69,1	69,2	69,2	68,9	69,0	69,0	69,0
2) Rentenversicherung der Angestellten (ohne RwV-Renten)							
Unter 45	0,57	0,59	0,63	0,75	0,78	0,77	0,78
45 bis unter 50	0,57	0,52	0,49	0,53	0,51	0,52	0,55
50 bis unter 55	1,36	1,29	1,30	1,46	1,45	1,37	1,34
55 bis unter 60	1,99	2,21	2,59	3,43	3,70	3,68	3,64
60 bis unter 65	10,12	11,04	11,48	12,72	11,31	12,09	13,97
65 und mehr	85,39	84,36	83,50	81,11	82,25	81,58	79,72
Durchschnittsalter	70,3	70,2	70,1	69,6	69,8	69,8	69,9

[a] Aus: *Die Rentenbestände in der BRD*, BMAS 1982.

Tabelle 3. Anteile der 55- bis unter 60jährigen Männer bei den Neuzugängen an BU-/EU-Renten in Prozent[a]

Jahr	Arbeiterrentenversicherung [%]	Angestelltenrentenversicherung [%]
1980	33,6	40,9
1981	32,4	39,8
1982	32,4	39,0

[a] Werte errechnet aus: *Die Rentenversicherung der Arbeiter und der Angestellten in der BRD:* BMAS, verschiedene Jahrgänge.

sind das immerhin 34,6 % eines Rentenjahrgangs, die vor dem Erreichen der gesetzlichen Altersgrenze frühberentet wurden.

Die im folgenden Abschnitt dargestellten Befunde der Oldenburger Longitudinalstudie bezüglich Frühberentung nach Herzinfarkt untergliedern sich in 2 Unter-
abschnitte mit jeweils eigener Fragestellung, wobei sich der 2. Teil aus dem vorange-
henden ableitet. Zunächst werden primär die Folgen von Frühberentung beschrieben, relevante Zusammenhänge zu Variablen wie z. B. dem Alter des Herzinfarktrehabilitanden oder seinem vor dem Infarkt ausgeübten Beruf aufgezeigt, die Einfluß
auf das Ausmaß der Folgen haben können, sowie die Zusammenhänge zwischen
Folgen der Frühberentung einerseits und Krankheitsbewältigung und Lebensqualität andererseits dargestellt. Dieser Unterabschnitt ist aufgeschlüsselt nach den
6 Themenbereichen: finanzielle Auswirkungen, Ehe und Familie, Freizeitaktivitäten und soziale Kontakte, Verlust der Berufsrolle, subjektive und objektive Gesundheit, Lebenssituation und subjektive Befindlichkeit. Im 2. Teil werden einige wichtige Determinanten von Krankheitsbewältigung und Anpassung an die Frühberentung in einer multiplen Regressionsanalyse zusammengefaßt. Unter der Prämisse,
daß die aus der Notwendigkeit der Anpassung an ein Leben als Frührentner abgeleiteten Anforderungen zusätzliche Stressoren darstellen im Prozeß der Krankheitsbewältigung, steht dieser 2. Teil der Ergebnisdarstellung unter der Leitfrage: „Welches sind die Mechanismen von Anpassung und Krankheitsbewältigung bei
frühberenteten Herzinfarktpatienten?"

10.2 Folgen der Frühberentung

Folgende Daten und Analysen stützen sich auf die Angaben von 82 Herzinfarktpatienten, die als Folge des Infarkts innerhalb des ersten Jahres nach dem Infarktereignis berentet wurden[1]. Die Berentung erfolgte in über 90 % der Fälle aufgrund
von Berufs- bzw. Erwerbsunfähigkeit. Bei weniger als 10 % handelt es sich um eine
vorgezogene Berentung bei vorausgehender Arbeitslosigkeit. Keiner der Befragten
war zum Zeitpunkt des Infarkts älter als 60 Jahre, der jüngste war 36 Jahre alt. Wie
schon in Kap. 7 berichtet, trifft die Frühberentung in erster Linie Personen im Alter
zwischen 56 und 60 Jahren – 58 Frührentner (71 %) liegen in dieser Altersgruppe –
und Personen aus körperlich anstrengenden oder gering qualifizierten Berufen
(64 % der Frührentner sind Arbeiter; vgl. Kap. 7, Tabellen 3 und 4).

In nahezu allen Studien zur Rehabilitation weisen bei einem Vergleich zwischen
Wiedererwerbstätigen und Frührentnern die letzteren durchweg schlechtere Werte
auf. So kommen z. B. die Autoren der Hamburger Infarktnachsorgestudie (INS)
nach einer Befragung von 178 nach Herzinfarkt vorzeitig berenteten Männern zu
dem Ergebnis, daß es den meisten Befragten körperlich schlecht geht, daß sie resi-
gniert haben und ohne Hoffnung sind und sich isoliert und im Stich gelassen fühlen. Die Destabilisierung ihres Zustands wirkt sich direkt negativ auf ihre Ehebeziehung aus, auf die die Frührentner in immer stärkerem Maße angewiesen sind
(Kerékjárto et al. 1983). Den meisten dieser Studien ist jedoch gemein, daß aufgrund des Analysedesigns nicht klar zwischen Folgen der Krankheit und Folgen
der Frühberentung getrennt werden kann. Der schlechtere Zustand der Frühberenteten könnte z. B. auf Selektionsfaktoren zurückzuführen sein in dem Sinne, daß die

Berenteten diese negativen Charakteristika schon vor ihrer Berentung gehabt haben könnten. In der statistischen Auswertung der vorliegenden Studie wird deshalb – um diesen Schwierigkeiten zu begegnen - wo es möglich ist für den Ausgangswert vor der Berentung kontrolliert („base-line" = t_1) und gleichzeitig ein Vergleich zu der Gruppe der Wiedererwerbstätigen hergestellt.

10.2.1 Finanzielle Auswirkungen

Frühberentung kann gleichbedeutend sein mit einer Gefährdung der wirtschaftlichen und sozialen Existenz des Betroffenen und seiner Familie. Mit welchen finanziellen Einbußen ein vorzeitiges Ausscheiden aus dem Erwerbsleben verknüpft sein kann, machen folgende Zahlen der deutschen Rentenversicherer deutlich: Im Juli 1983 betrug der durchschnittliche Zahlbetrag der Renten an Männer wegen Erwerbsunfähigkeit 908,78 DM bei den Arbeitern und 1106,97 DM bei den Angestellten, bei Berentung nach Erreichen des 63. Lebensjahres hingegen 1507,14 DM bei den Arbeitern und 1912,45 DM bei den Angestellten (BMAS, 1983; Die Rentenversicherung der Arbeiter und der Angestellten in der Bundesrepublik Deutschland im Jahre 1982).

Es konnten in der vorliegenden Studie leider keine absoluten Werte über Einkommen und Einkommensentwicklung abgefragt werden, da die Beantwortung dieser Frage häufig unterbleibt oder nur bedingt objektivierbar ist. In den Antworten auf eine allgemein gehaltene Frage zu Einkommensveränderungen zu t_3 werden die Folgen der Frühberentung gleichwohl deutlich: 45% der von uns befragten Frührentner gaben an, verglichen mit der Zeit vor dem Infarkt über ein deutlich geringeres Einkommen zu verfügen, weitere 27% berichteten von einem etwas geringeren Einkommen. Diese Antworten weichen deutlich ab von denen der Wiedererwerbstätigen, wo die Krankheit weitaus seltener zu einer Einkommensminderung führte (Abb. 1). Nicht ganz so kraß sind die Unterschiede zwischen Frührentnern und Erwerbstätigen bezüglich ihrer Zufriedenheit mit ihrem Einkommen. So sind immerhin 16% der Rentner sehr zufrieden mit ihrem Einkommen und weitere 52% geben an, eher zufrieden zu sein. Die Zufriedenheit der Erwerbstätigen mit ihrem Einkommen liegt nur etwas über diesem Niveau (Abb. 2). Aus diesen Tatsachen läßt sich folgern, daß Frühberentung in der Regel mit deutlichen Einkommensverlusten

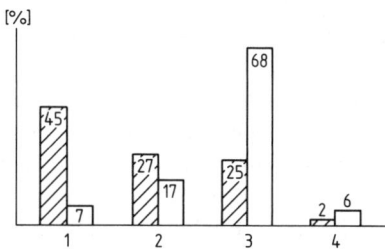

Abb. 1. Finanzielle Veränderungen als Folge von Infarkt und Berentung zu t_3 (Vergleich zwischen Rentnern und Erwerbstätigen; *1* deutlich geringeres Einkommen, *2* etwas geringeres Einkommen, *3* Einkommen in gleicher Höhe, *4* höheres Einkommen; (▨ Rentner, n = 82; ☐ Erwerbstätige, n = 335)

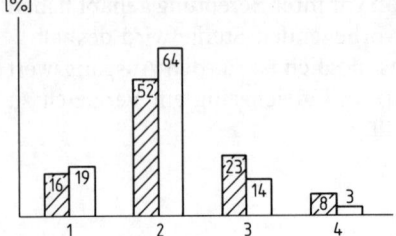

Abb. 2. Einkommenszufriedenheit zu t_3 (Vergleich zwischen Rentnern und Erwerbstätigen; *1* sehr zufrieden, *2* eher zufrieden, *3* eher nicht zufrieden, *4* überhaupt nicht zufrieden; ([///] Rentner, n = 82; □ Erwerbstätige, n = 335)

verbunden ist, daß diese Einbußen jedoch nicht ein entsprechendes Maß an Unzufriedenheit erzeugen.

10.2.2 Folgen der Berentung für Ehe und Familie

Soziale Unterstützung und sozialer Rückhalt müssen in einer Situation des psychosozialen Übergangs und der Anpassung als eine zentrale Determinante von Bewältigung angesehen werden. Diese Aussage gilt in unserem Fall sowohl für die Bewältigung der direkten Folgen der Krankheit als auch für die Bewältigung der indirekten Folgen wie Verlust der Arbeit durch Frühberentung (Caplan 1974; Cobb 1976; Waltz 1981; Schott u. Waltz 1985; Kremer 1985). Ehepartner und Familie können als die wichtigste Quelle von sozialer Unterstützung und sozialem Rückhalt betrachtet werden; es muß davon ausgegangen werden, daß ihnen im Prozeß der Bewältigung einer schweren Krankheit und im Prozeß der Anpassung an eine neue Lebenssituation eine zentrale Bedeutung zukommt (vgl. Kap. 5 und 6). Gerade wegen dieser Bedeutung des ehelichen Kontextes erscheint es wichtig auf mögliche Auswirkungen der Frühberentung auf Ehebeziehung und Familiensituation einzugehen. Zum einen weil Frühberentung in ihren Folgen in den meisten Fällen nicht auf den Rentner selbst begrenzt bleiben – 76 der 82 Frührentner sind verheiratet –, sondern Auswirkungen auf Ehe- und Familienleben haben können. Zum anderen weil mögliche Belastungen der Ehe- und Partnerbeziehung, bedingt durch die Folgen der Frühberentung, einen zusätzlichen Stressor darstellen und darüber hinaus eine Verminderung von sozialer Unterstützung und sozialem Rückhalt nach sich ziehen können.

Wenig ist bisher bekannt über die Auswirkungen von Berentung auf Ehe- und Familienbeziehung, und das Wenige bezieht sich in erster Linie auf die Berentung bei Erreichen des gesetzlichen Rentenalters. Die Bandbreite theoretischer Überlegungen spannt sich auch hier wieder von der Annahme, die Berentung bedeute auch für die Ehebeziehung eine Krise, bis hin zum Postulat der Kontinuität, des fließenden, nicht krisenhaft erlebten Übergangs zu einem neuen Lebensabschnitt. Der Krisentheorie liegen folgende Annahmen zugrunde: „1) We are dealing with an emotionally charged, disruptive event that destroys prior continuity of life patterns. 2) The occupational role system largely controls the nature of the family role system; it is central to personal and family role identity, and its loss is functionally irreplaceable" (Friedman u. Orbach 1974, S. 626). Die Folgen, die sich aus einer solchen Annahme ergeben, sind bei Burgess (1960) wie folgt beschrieben: „Der Rentner und seine Ehefrau sind eingekerkert in eine rollenlose Rolle." Die Schwäche dieses Ansatzes ist in der Überbetonung der Bedeutung der Arbeit zu sehen. Wollte man ihm folgen, so müßte man annehmen, der Berentung folge eine totale Desorientierung des Familienlebens, resultierend aus einem unterstellten Verlust der Autorität, der Bedeutung und der Funktion des Rentners.

Grundlage dieses Ansatzes waren theoretische Überlegungen. Die empirische Sozialforschung konnte wenig Belege für diese These finden. Zwar bringt die Berufsaufgabe auch für die eheliche Situation beträchtliche Umstellungen mit sich, doch kann davon ausgegangen werden, daß die Berufsaufgabe im allgemeinen für die Ehepaare positive Konsequenzen hat (Tews 1979, S. 218; Atchley 1976; Friedman u. Orbach 1974; Lehr 1974). Das Erleben der Berufsaufgabe als Krise ist allenfalls in der ersten Zeit nach der Pensionierung zu beobachten (Tews 1979), und es lassen sich hier schichtspezifische Anpassungsmechanismen feststellen (Kerckhoff 1966). Anpassungsprobleme an den Ruhestand haben eher Ehepaare mit niedrig bewerteten Berufen der Männer. Generell jedoch kann gesagt werden – und das zeigen z. B. die Ergebnisse der Cornell Study of Occupation –, daß Berentung mit einem hohen Maß an familialer Kontinuität einhergeht (Streib u. Schneider 1971).

Daß sich jedoch Frühberentung stärker belastend auf den ehelichen Kontext auswirken kann, ist anzunehmen. Allein die finanziellen Folgen sind in der Regel erheblich, aber auch andere die Anpassung behindernde Begleitumstände unterscheiden die krankheitsbedingte Frühberentung von der Berentung bei der gesetzlichen Altersgrenze. Zu nennen wäre neben den finanziellen Einbußen v. a. das Abweichen vom Normalfall der Berentung zum gesetzlichen Rentenalter in ihrer Vorgezogenheit, was nur geringe Möglichkeiten der Einstellung und Vorbereitung auf die Berentung erlaubt, und natürlich die gesundheitlichen Einschränkungen, die schließlich zur Frühberentung führten. Hinzu kommt noch, daß von Frühberentung häufiger Angehörige niederer Berufsgruppen betroffen sind, für die schon im Normalfall die größeren Übergangs- und Anpassungsschwierigkeiten berichtet werden. Diese Annahme, daß die einer Krankheit folgende Frühberentung auch im ehelichen Kontext zu Problemen führt, wird durch Ergebnisse der Hamburger Infarktnachsorgestudie gestützt. Hier berichten weitaus mehr als die Hälfte der befragten Frührentner (64,4%) von einer Verschlechterung der Ehebeziehung, und auch die Frauen artikulieren starke Aggressionen gegen die Männer (Kerékjárto et al. 1983).

Die Ergebnisse der Oldenburger Longitudinalstudie zeigen, daß eine ähnlich besorgniserregende Entwicklung wie bei den in der Hamburger Studie erfaßten Frührentnern bei den in dieser Studie befragten Frührentnern nicht zu beobachten ist. Die folgenden Daten beziehen sich, sofern nicht anders vermerkt, auf den Zustand zu t_3. Zwar beinhaltet Frühberentung auch hier einige das Ehe- und Familienleben belastende Elemente, doch scheinen diese zumindest während der ersten Zeit der Frühberentung die Ehebeziehung per se nicht zu beeinflussen. So berichten z. B. nur 2 Personen, daß sich ihre Ehebeziehung seit dem Infarkt verschlechtert habe, wohingegen 25 Personen (33%) sogar eine Verbesserung ihrer Ehebeziehung feststellten; die große Mehrheit jedoch (ca. 65%) beobachtete keine Veränderung der Ehebeziehung. Da bei den Erwerbstätigen eine ähnliche Antwortverteilung festzustellen ist, kann davon ausgegangen werden, daß Frühberentung, zumindest während des beobachteten Zeitraums, weder positive noch negative Effekte auf die Beurteilung der Ehebeziehung hat – eine Vermutung, die auch durch die Tatsache gestützt wird, daß zwischen Frührentnern und Wiedererwerbstätigen keine signifikanten Unterschiede bezüglich der allgemeinen Einschätzung der Ehequalität existieren.

Wenn auch Frühberentung sich nicht negativ auf die allgemeine Beurteilung der Partnerbeziehung auszuwirken scheint, so können doch für das Rollenverständnis im Ehe- und Familienalltag signifikante Unterschiede zwischen den Populationen der Frührentner und der Wiedererwerbstätigen beobachtet werden. So kam es z. B. bei den Frührentnern häufiger zu einer Aufgabenneuverteilung in der Familie, fühlten sich Frührentner häufiger nicht mehr in der Lage, ihre gewohnte Rolle als Vater und Ernährer der Familie einzunehmen, und auch in der Ausübung traditionell männlicher Dienstleistungen in der Familie, wie z.B. die Durchführung von kleineren Reparaturen oder der Gartenarbeit, waren sie häufiger behindert. Auch machten sich Frührentner häufiger als Erwerbstätige Sorgen über die Belastungen, die der Familie durch die Folgen des Infarkts erwachsen. In der Gegenüberstellung und in absoluten Zahlen ausgedrückt heißt das, daß 24 der verheirateten Frührentner, das sind 31% vs. 8% der Wiedererwerbstätigen, der Meinung sind, sie könnten ihrer gewohnten Aufgabe als Vater und Ernährer der Familie nicht mehr im gewohnten Maße nachkommen, 29 Personen (38% vs. 23% der Wiedererwerbstätigen) berichten von einer Aufgabenneuverteilung in der Familie und 34 Befragte (43% vs. 24% der Wiedererwerbstätigen) gaben an, sie könnten verschiedene Dinge wie z. B. Reparaturen, Gartenarbeit oder den Einkauf nicht mehr selbst tun oder fühlten sich zumindest hierin eingeschränkt.

Der Bereich Emotionalität und Zuneigung zwischen den Ehepartnern wird nach Angaben der Befragten und ihrer Ehefrauen durch die Frühberentung nicht negativ beeinflußt. Das Gegenteil scheint der Fall zu sein, denn die Ehefrauen der Frührentner berichten zwar einerseits von einer stärkeren Belastung durch den Ehemann und davon, daß sie jetzt weniger Zeit für sich selbst zur Verfügung hätten, gleichzeitig äußern sie jedoch größere Zufriedenheit mit der Ehebeziehung und mit ihrem Partner als die Ehepartnerinnen der Wiedererwerbstätigen. Es scheint sich hier anzudeuten, daß der Rollenverlust der Männer mit einem Rollengewinn der Ehepartnerinnen verbunden ist, wobei sich während des kurzfristigen Anpassungsprozesses diese Tatsache aus der Sicht der Männer nicht negativ, und aus der Sicht der Frauen eher positiv auf die Partnerbeziehung auswirkt.

Einer gesonderten Betrachtung bedarf die eheliche Sexualität. Hier scheint sich etwas fortzusetzen, was schon im Akutkrankenhaus zu beobachten und allgemein unter dem Begriff psychosoziale Verunsicherung subsumierbar ist. Die durch den Herzinfarkt ausgelöste Verunsicherung, die bei allen Patienten beobachtet wird, kann noch verstärkt werden durch übervorsichtige Therapie, lange Krankenhausliegezeiten und falsche oder mangelnde Beratung. Für das Problem Sexualität nach Herzinfarkt gilt dies insbesondere, da hier gleich 2 Personen, der Patient und seine Partnerin, von der Verunsicherung betroffen sind. Gleichzeitig kann die Beratungssituation bezüglich Sexualität als mangelhaft bezeichnet werden, sowohl was das offene Gespräch zwischen Patient und Arzt angeht als auch hinsichtlich der Miteinbeziehung der Ehepartnerin in Behandlung und Beratung (vgl. hierzu Kap. 3 und

Tabelle 4. Veränderungen bei den Frührentnern in verschiedenen Bereichen des Ehe- und Familienlebens im Vergleich zur Zeit vor dem Infarkt (n = 82)[a]

	Eher Veränderungen		Eher keine Veränderungen		Keine Angaben	Signifikante Unterschiede zu Erwerbstätigen
	n	[%]	n	[%]	n	
Aufgabenverteilung	29	(37)	48	(63)	5	Ja
Eheleben/Partnerschaft allgemein	11	(14)	65	(86)	5	Nein
Traditionelle Rolle als Vater und Ernährer der Familie	24	(31)	51	(69)	7	Ja
Eheliche Sexualität (Veränderung = Reduktion)	39	(51)	38	(49)	5	Ja
Wahrnehmung traditioneller Aufgaben wie z. B. Reparaturen	34	(43)	44	(57)	4	Ja

Prozentangaben gerundet; $p < 0,05$
Zur Überprüfung der Unterschiede wurden T-Tests gerechnet.[3]

[a] Tabelle 4 errechnet sich aus einer Skala, bei der nicht der Grad der Veränderung, sondern der Grad der Zustimmung zu einem die Veränderung beinhaltenden Item erfragt wurde. Die Ausprägungen „Stimme voll und ganz zu" und „Stimme eher zu" wurden unter „eher Veränderungen" zusammengefaßt; „Stimme eher nicht zu" und „Stimme überhaupt nicht zu" unter „eher keine Veränderungen".

Kap. 6). Die Frühberentung und ihre Folgen müssen als weiterer Faktor der Verunsicherung betrachtet werden, der Auswirkungen selbst auf die intimsten Lebensbereiche der Frührentner hat. Allgemein können bei Männern nach Herzinfarkt trotz gut gelungener somatischer Rehabilitation Probleme mit der Wiederaufnahme der gewohnten Sexualität beobachtet werden, resultierend aus einem ganzen psychosozialen Ursachenkomplex wie z. B. Versagensängste, Ängste der Partnerin, Angst vor zu großer körperlicher Belastung oder als Folge einer „reaktiven Postinfarktdepression" (vgl. C. Halhuber, 1980). Diese nach C. Halhuber allgemeingültige Aussage scheint in einem noch extremeren Maß auf die Untergruppe der Frührentner zuzutreffen, denn sie berichten signifikant häufiger von deutlichen Einschränkungen ihrer Sexualität als die Gruppe der Erwerbstätigen, wobei darauf hinzuweisen ist, daß der dieser Aussage zugrundeliegende statistische Test um den Einfluß des Alters bereinigt wurde; d. h. Frühberentung hat einen eigenständigen, negativen Effekt auf die Sexualität der Betroffenen.

Tabelle 4 listet noch einmal auf, für welche Bereiche des Ehe- und Familienlebens Unterschiede zwischen Frührentnern und Wiedererwerbstätigen beobachtet werden können. Greift man an dieser Stelle die Frage nach der Schicht- oder Altersabhängigkeit auf, so kann berichtet werden, daß Schicht und Alter generell Einfluß auf den Rehabilitationsprozeß haben können. Dieses gilt für Frührentner und Erwerbstätige gleichermaßen. In der speziellen Frage der Anpassung an die Frühberentung und der Bewältigung ihrer Folgen im ehelichen Kontext sind sie jedoch eher von nachrangiger Bedeutung. In den oben angesprochenen Bereichen, in denen sich Frührentner und Erwerbstätige unterscheiden, ist z. B. eine leichte Alters-

Tabelle 5. Zusammenhänge zwischen Veränderungen oder Belastungen im Ehe- und Familienbereich zu t_2 und dem Grad der depressiven Reaktionen zu t_3 (n = 82). Bei den berichteten Partialkorrelationskoeffizienten wurde für Alter und Depressivität zu t_1 kontrolliert

	Depressivität zu t_3
Veränderung der Aufgabenverteilung	**0,29
Veränderung der traditionellen Rolle als Vater und Ernährer	***0,34
Reduktion der Sexualität	***0,38
Subjektive Einschätzung der Belastung der Familie durch Herzinfarkt	**0,30

** $p < 0,01$; *** $p < 0,001$

abhängigkeit für den Bereich Reparaturen, Gartenarbeit, Einkauf etc. dergestalt feststellbar, daß sich jüngere Frührentner stärker eingeschränkt fühlen; eine schichtspezifische Antwortverteilung liegt vor bezüglich der Rolle als Vater und Ernährer der Familie. Hier sind es eher die Arbeiter, die von einer Rollenaufgabe berichten.

Veränderungen in Ehe und Familie und ihre Auswirkungen auf das psychische Befinden[2].   In den einleitenden Bemerkungen zu diesem Unterkapitel wurde von 2 möglichen antagonistischen Thesen zur Erklärung adaptiver Prozesse nach Frühberentung ausgegangen, einer Krisenthese und einer These der Kontinuität. Wird allein die Partnerbeziehung betrachtet, ihre Qualität und emotionale Intensität aus der Sicht beider Ehepartner, so kann gefolgert werden, daß die Ehen der von uns befragten frühberenteten Herzinfarktpatienten trotz Krankheit, Frühberentung und Rollenverschiebungen ein hohes Maß an Stabilität und Kontinuität aufweisen. Wie gezeigt wurde, läßt diese Tatsache jedoch nicht gleichzeitig den Schluß zu, die Frühberentung habe keinen Einfluß auf das Ehe- und Familienleben, und die als Folgen der Berentung interpretierten Veränderungen und Rollenverschiebungen beinhalteten keine belastenden Elemente oder wirkten sich nicht negativ aus auf Krankheitsbewältigung und psychisches Befinden der Frührentner.

Schaut man sich die Zusammenhänge zwischen den zu t_2 von den Frührentnern wahrgenommenen Veränderungen im Ehe- und Familienleben und dem Grad der depressiven Reaktion zu t_3 an, so wird deutlich, daß die wahrgenommenen Veränderungen ein ganzes Bündel von Stressoren darstellen (vgl. Tabelle 5)[3]. In anderen Worten ausgedrückt heißt das, je stärker eine Person das Gefühl hat, nichts läuft in Ehe und Familie mehr in gewohnten Bahnen, je häufiger sie von einer Aufgabenneuverteilung oder vom Verlust gewohnter Rollen, von Problemen mit der Sexualität oder von Belastungen der Familie durch die eigene Krankheit berichtet, desto deutlicher sind depressive Reaktionen während des 1.Jahres nach dem Infarkt zu beobachten. Dieser Prozeß läuft unabhängig vom Alter des Patienten und dem Ausmaß seiner depressiven Stimmung zu Beginn der Rehabilitationskarriere ab.

10.2.3 Freizeitaktivitäten und soziale Kontakte

Bedeutet das Ausscheiden aus dem Berufsleben gleichzeitig auch einen Rückzug aus anderen sozialen Aktivitäten und Betätigungen, wie es z.B. die Disengagementtheorie als ganz normalen Prozeß des Alterns postuliert (Cumming u. Henry 1961;

Henry 1964)? Oder gelingt es den Frührentnern, die durch die Aufgabe der Berufsausübung gewonnene Zeit sinnvoll zu nutzen und für sie befriedigend auszufüllen,
sei es durch Ausweitung gewohnter Aktivitäten oder durch neue Aktivitäten?

Eine einfache Frage über die Verwendung der zur persönlichen Verfügung stehenden Zeit sollte helfen, diese Frage zu beantworten. Drei Möglichkeiten der Beantwortung waren vorgegeben:

- „Versuche aktiv zu bleiben und habe neue Beschäftigungen für mich entdeckt"
  (Aktivitätsthese);
- „Tue eigentlich das gleiche wie früher, nur daß ich jetzt mehr Zeit dafür aufwen-
  den kann" (Kontinuitätsthese);
- „Habe außer meiner Arbeit auch vieles andere aufgegeben" (Rückzugsthese).

Die Beantwortung dieser Frage teilt die Frührentner in 3 nahezu gleichgroße Gruppen:

- 30 Personen (37 %) halten sich für aktiv und unternehmen Neues (Gruppe 1);
- 26 Personen (32 %) tun das gleiche wie früher, nur daß sie jetzt mehr Zeit dafür
  aufwenden (Gruppe 2);
- 25 Personen (31 %) sehen ihr Leben eher durch Rückzug gekennzeichnet (Gruppe 3).

Diese Verteilung zeigt, daß durchaus nicht von einer typischen Anpassungsstrategie
geredet werden kann. Auch schicht- bzw. altersabhängige Unterschiede zwischen
diesen 3 Gruppen konnten nicht nachgewiesen werden. Vielmehr scheinen andere
wichtige Variablen den Ausschlag dafür zu geben, ob sich jemand nach Erleiden eines Infarkts und der darauffolgenden Frühberentung zurückzieht oder aktiv bleibt.
An erster Stelle ist hier nicht, wie man vielleicht annehmen sollte, die Schwere der
Erkrankung zu nennen, sondern die psychische Befindlichkeit der jeweiligen Person. Frührentner, die angeben, neben ihrer Arbeit auch vieles andere aufgegeben zu
haben, neigen schon im Akutkrankenhaus zu deutlich stärkeren ängstlichen und
depressiven Reaktionen als jene Personen, die den Gruppen 1 oder 2 zuzurechnen
sind. Dieser deutliche Unterschied bleibt über die Zeit erhalten, ja scheint sich noch
zu verstärken. Noch im Akutkrankenhaus (t_1) fühlen sich alle in dieser Analyse zusammengefaßten Personen nahezu unterschiedslos durch die Krankheit gleich
stark belastet, ein Jahr später fühlen sich die durch Rückzug gekennzeichneten
Frührentner sehr viel mehr beeinträchtigt. Auch ihren subjektiven Genesungsfort-
schritt und allgemeinen Gesundheitszustand zu t_3 schätzen diese Personen schlechter ein, ein Faktum, das sich zu t_1 in dieser Deutlichkeit noch nicht abgezeichnet
hatte. Es kann also gefolgert werden, daß es eher ängstliche und depressiv auf ihre
Krankheit reagierende Personen sind, die zum Rückzug neigen. Diese Strategie –
sofern überhaupt von einer rationalen Strategie gesprochen werden kann – darf jedoch nicht als positiv bewertet werden. Sie erschwert erfolgreiche Krankheitsbewältigung, führt zu höheren Krankheitsbelastungen und gemindertem subjektiven
Wohlbefinden. Die Unterschiede zwischen den beiden anderen und mit den Etiket-
ten Aktivität und Kontinuität versehenen Gruppen sind marginal, beide unterscheiden sich während des erfaßten Zeitraums kaum bezüglich Krankheitsbewältigung
und subjektiven Wohlbefindes. Faßt man alle Indikatoren für positive und negative
Krankheitsbewältigung unter einen Begriff zusammen, so haben beide Gruppen

Tabelle 6. „Aktivität versus Rückzug". Gruppenvergleich bezüglich zentraler Befindlichkeits-
variablen (Mittelwertvergleich; n = 82)

	Gruppe 1	Gruppe 2	Gruppe 3
Angst (t_1)	6,6	8,4	*12,2
Angst (t_3)	8,8	10,2	**15,1
Depressivität (t_1)	7,1	7,0	*10,9
Depressivität (t_3)	7,3	9,1	**14,2
Krankheitsbelastung (t_1)	18,8	18,8	22,2
Krankheitsbelastung (t_3)	14,5	15,6	***23,4
Subjektiver Genesungsfortschritt (t_3)	1,8	1,7	**1,3

Signifikante Unterschiede: $*p < 0,05$, $**p < 0,01$, $***p < 0,001$

Tabelle 7. Häufigkeitsverteilung verschiedener Aktivitäten der Frührentner und signifikante Abweichungen zur Gruppe der Erwerbstätigen zu t_3 (n = 82)

	So gut wie täglich [%]	Mindestens einmal pro Woche [%]	Mindestens einmal pro Monat [%]	Seltener oder nie [%]	Tätigkeiten im Unterschied zu den Erwerbstätigen		
					häufiger	gleich häufig	seltener
– Im Garten arbeiten	31	35	6	28	*		
– Am Vereinsleben teilnehmen	–	18	27	54		+	
– Sport/Gymnastik treiben	11	25	7	57			***
– Bücher lesen	25	30	19	35		+	
– Anderen Hobbys nachgehen	20	29	26	25		+	
– Im Haushalt arbeiten	57	25	5	13	***		
– Spazierengehen	75	18	2	4	***		
– Ausflüge machen	5	22	28	45		+	
– An geselligen Veranstaltungen teilnehmen	–	5	33	62			*
– Ins Café, Restaurant oder Gasthaus gehen	1	17	26	55			*
– Kino, Theater, Konzert, Oper oder andere kulturelle Veranstaltungen besuchen	–	–	15	85		+	
– Kirche, Kirchengemeinde besuchen	1	14	22	63		+	
– Besuche empfangen/jemanden besuchen	2	46	40	11		+	
– Mit der Partnerin/Familie etwas außerhalb des Hauses unternehmen	1	34	35	26		+	
– Sich mit Freunden und Bekannten treffen	5	39	47	9	*		

Prozentzahlen gerundet; $*p < 0,05$; $**p < 0,01$; $***p < 0,001$;
zur Überprüfung der Unterschiede wurden T-Tests gerechnet.[4]

eine deutlich bessere Krankheitsbewältigungsbilanz als die 3.Gruppe (vgl. Tabelle 6).

Wenn die Berufsaufgabe einen eigenständigen Effekt auf die sozialen Aktivitäten und andere Betätigungen der Frührentner hat, sollten sie sich in dieser Hinsicht von der Gruppe der Erwerbstätigen unterscheiden. Ansonsten müßte eine mögliche Reduktion an Aktivitäten eher als Folge der Krankheit denn als Folge der Berentung interpretiert werden. Tabelle 7 listet eine ganze Reihe von möglichen Aktivitäten auf; neben der reinen Deskription der Häufigkeit dieser Aktivitäten wurde mittels T-Tests getestet, inwieweit sich Frührentner signifikant von den Erwerbstätigen unterscheiden[4]. Dramatische Unterschiede sind nicht zu finden. Frührentner verwenden die ihnen zusätzlich zur Verfügung stehende Zeit eher auf alltägliche, den häuslichen Bereich des Lebens betreffende Dinge. Sie arbeiten häufiger im Garten und im Haushalt und unternehmen mehr Spaziergänge. Andere Tätigkeiten, von denen vermutet werden könnte, sie stellten eine Bereicherung im Leben dar, wie z. B. Hobbys nachgehen, lesen oder etwa gemeinsame Unternehmungen mit der Familie, werden von den Frührentnern im Vergleich zu den Erwerbstätigen nicht ausgeweitet. Es gibt hier keine signifikanten Unterschiede zwischen beiden Gruppen. Deutlich weniger aktiv sind die Frührentner in sportlicher Hinsicht; mehr als 50 % geben an, nie Sport zu treiben. Aber auch bei anderen nach außen gerichteten Betätigungen unternehmen die Frührentner etwas weniger als die Erwerbstätigen. Sie gehen seltener ins Café oder ins Wirtshaus und sie nehmen seltener an geselligen Veranstaltungen teil. Ob anhand dieser Ergebnisse allerdings schon von sozialen Rückzugstendenzen gesprochen werden kann, bedarf einiger Vorsicht, denn obschon die Unterschiede bezüglich der zuletzt aufgeführten Ergebnisse signifikant sind, ist durch die vorgelegte Liste nicht das gesamte Spektrum sozialer Aktivitäten abgedeckt.

10.2.4 Der Verlust der Berufsrolle

Die Anpassung an ein Leben mit einer Krankheit und somit Wohlbefinden und persönliche Lebensqualität nach Herzinfarkt hängen zu einem nicht unwesentlichen Maß von der erfolgreichen Bewältigung verschiedener Aufgaben ab, mit denen sich die Betroffenen im Laufe des Prozesses der Bewältigung der Krankheit und ihrer Folgen konfrontiert sehen. Diese zentralen adaptiven Aufgaben lassen sich in direkt krankheitsbezogene Aufgaben, wie z. B. Bewältigung von Schmerz, und in allgemeine adaptive Aufgaben aufschlüsseln, wie sie sich zwar in unterschiedlichem Ausmaß, jedoch generell in jeder Art von Lebenskrise stellen. Hierzu zählen die Wiedergewinnung und Aufrechterhaltung eines seelischen Gleichgewichts, die Erhaltung eines positiven Selbstbildes und der psychischen Stabilität sowie die Aufrechterhaltung wichtiger sozialer Beziehungen. Die Frühberentung stellt in ihren Folgen für die Betroffenen zusätzlich zum Streß der Krankheit ein Ereignis dar, das die Frührentner mit zusätzlichen Problemen und Aufgaben konfrontiert. Im folgenden wird nun versucht, auf einige Probleme einzugehen, deren Auftauchen im Zusammenhang mit dem Verlust der Berufsrolle gesehen werden kann. Hierzu erscheint es sinnvoll, noch einmal kurz auf die verschiedenen Funktionen von Arbeit und Beruf in unserer Gesellschaft einzugehen. Wie bereits angedeutet, hat die Berufsarbeit eines Menschen nicht nur instrumentelle Bedeutung. Arbeit dient zwar in der Regel der Sicherung des Lebensunterhalts, d.h. sie ist Mittel zu Zwecken, die außerhalb der Arbeitssituation liegen (Goldthorpe et al. 1970). Ohne in die gängige Diskussion über den Bedeutungswandel der Arbeit einsteigen zu wollen (z.B. Inglehart 1977), wird hier unterstellt, daß die berufliche Arbeit neben diesen instrumentellen Aspekten der materiellen Reproduktion eine Reihe von immateriellen Funktionen hat. Wesen dieser Funktionen ist, daß sie strukturierenden und integrierenden Charakter haben. So bedeutet die Berufsarbeit z.b. eine sinnvolle Strukturierung der Zeit in Arbeitszeit und Freizeit, wobei gleichzeitig die Verwendung von Teilen des Zeitbudgets eine sinnvolle Deutung erhält. Für den Rentner ist Freizeit keine sinnvolle Kategorie mehr, weil sie sich durch nichts mehr abhebt; er wird gezwungen sein, seiner Zeit eine neue Struktur zu geben und sich neue Kategorien zu erarbeiten. Darüber hinaus bindet die Berufstätigkeit den einzelnen in wichtige soziale Netze und vermittelt soziale Kontakte. Somit werden sich die meisten Frührentner in der ersten Zeit nach der Berufsaufgabe mit den Problemen konfrontiert sehen, was mit der freien Zeit anzufangen, wie dem Alltag eine neue und befriedigende Struktur zu geben und wie der Verlust der Arbeit und der Kontakte zu den Kollegen zu kompensieren sei. Wohlbefinden und persönliche Lebensqualität der Frührentner werden zu einem nicht zu unterschätzenden Maß davon abhängen, inwieweit ihnen eine Lösung auch dieser adaptiven Aufgaben gelingt.

Neben dem Erwerb des Einkommens, der Strukturierung der Zeit und der Einbindung in soziale Netze besitzt in unserer Gesellschaft die Berufsarbeit Aspekte, die eng mit dem Selbstbild und dem Weltbild des einzelnen verknüpft sind. Die Arbeitswelt bildet eine wesentliche soziale, ökonomische und technische Realität, die für die eigene Konstruktion von Wirklichkeit von Bedeutung ist. Das Hineinwachsen in die Berufsrolle trägt zur Entwicklung der personalen Identität bei, berufliche Stellung und Leistung vermitteln wichtige Anteile von sozialem Status und Sozialprestige. Die Frühberentung unterbricht den beruflichen Werdegang zu einem nicht vorhergesehenen Zeitpunkt. Sie zwingt den Frührentner, seine Konstruktion von Wirklichkeit in mitunter wesentlichen Aspekten zu modifizieren, sein Selbst einer neuen Realität anzupassen. Vor diesem Hintergrund, vor der Frage nämlich, welche Aspekte der Berufsarbeit über die materiellen hinaus innewohnen, wurden mehrere Skalen entwickelt, die den Problembereich „Verlust der Berufsrolle" und die Anpassung an die Frühberentung erfassen sollen.

Gefühle des Verlusts und der Deprivation („job-deprivation").   Das Herausfallen aus der Berufsrolle ist für die Mehrheit der Betroffenen mit Gefühlen des Bedauerns, des Verlusts oder gar der Deprivation verbunden. In welchem Ausmaß diese Gefühle bei dem einzelnen als Resultat der Frühberentung auftreten, wird mittels einer Skala gemessen, die von der Simpson-McKinney-Jobdeprivation-Skala abgeleitet wurde (George u. Maddox 1977). Diese Skala besteht aus 5 Einzelfragen zu verschiedenen Aspekten von Gefühlen des Verlusts wie der Arbeitsroutine, zu sozialen Kontakten, der inhaltlichen Strukturierung der Zeit durch Arbeitsinhalte sowie allgemein resumierende Fragen (vgl. Tabelle 8). Die Ergebnisse zeigen, daß für sehr viele Frührentner die Berufsaufgabe mit einem Bedauern verbunden ist, den Beruf nicht mehr ausüben zu können; nur 24% der befragten Personen haben diese Gefühle so gut wie nie. An erster Stelle wird das Fehlen der gewohnten Alltagsrou-

Tabelle 8. „Jobdeprivation" (t₃)[a], Häufigkeitsverteilung (n = 82); Prozentangaben gerundet

Items	Sehr häufig		Häufig		Weniger häufig		So gut wie nie		Keine Angaben
	n	[%]	n	[%]	n	[%]	n	[%]	
Vermisse meine frühere Alltagsroutine	11	(14)	24	(31)	20	(25)	23	(30)	4
Wünsche mir, wieder zur Arbeit gehen zu können	11	(14)	17	(22)	20	(25)	30	(39)	4
Mir fehlt eine richtige Aufgabe	6	(7)	14	(18)	31	(39)	28	(35)	3
Mir fehlt der Kontakt zu meinen ehemaligen Arbeitskollegen	3	(4)	18	(23)	30	(38)	27	(35)	4
Bedaure es, meinen Beruf nicht mehr ausüben zu können	20	(25)	23	(29)	17	(21)	19	(24)	8

[a] Die Skala ist eindimensional (Faktorenanalyse). Ihre Reliabilität kann als befriedigend gelten (Cronbach-α = 0,85 zu t₃).

tine als Verlust empfunden, aber auch der Kontakt zu den ehemaligen Arbeitskollegen sowie die durch Arbeitsinhalte vorgegebenen Aufgaben werden vermißt. Die Beurteilung ihrer Situation führt bei ca. 36 % der Frührentner dazu, daß sie sich häufig oder gar sehr häufig wünschen, wieder zur Arbeit gehen zu können. In der Beantwortung der Fragen wird deutlich, daß nur eine Minderheit von ca. 30 % der befragten Frührentner die Berufsaufgabe mit geringen Gefühlen des Verlusts und der Deprivation verbindet. Für eine deutliche Mehrheit jedoch ist die erste Zeit nach der erfolgten Frühberentung mit negativen Gefühlen und Anpassungsproblemen verknüpft, die wiederum eng mit der allgemeinen psychischen Befindlichkeit und dem subjektiven Erleben der eigenen Gesundheit korrespondieren. So zeigen z. B. Frührentner, die die Berufsaufgabe als besonders verlustreich schildern, als Reaktion auf ihre Berentung Symptome von Angst und v. a. von Depressivität. Darüber hinaus fühlen sie sich durch die Krankheit und ihre Folgen sehr stark belastet und schätzen ihren Gesundheitszustand eher schlecht ein (zum Zusammenhang von direkt berufsaufgabebezogenen Anpassungsproblemen und Indikatoren von Wohlbefinden und Krankheitsbewältigung vgl. Tabelle 12). Doch das Gefühl des Verlusts und der Deprivation ist nicht gleichverteilt über die Gruppe der Frührentner. Es ist bei den jungen Frührentnern deutlich stärker ausgeprägt als bei den älteren, d. h. je näher die Frühberentung an die normale Altersgrenze der Berentung heranreicht, desto geringer wird der Verlust durch die Frühberentung eingeschätzt. Des weiteren ist zu berichten, daß Arbeiter eher mehr Probleme mit der Berufsaufgabe haben als Angestellte, ein Ergebnis, das sich mit den Befunden ähnlicher Untersuchungen deckt (vgl. Tews 1979). Naheliegend scheint ein weiteres Ergebnis zu sein: Je stärker die Frühberentung mit finanziellen Einbußen verbunden ist, desto mehr tritt das Gefühl des Verlusts und der Deprivation in den Vordergrund. Die Höhe des Korrelationskoeffizienten von 0,27 (p < 0,01) deutet aber auch gleichzeitig an, daß hier zwar ein ausreichender und signifikanter Zusammenhang zwischen Einkommenseinbußen und der Bewertung der Aufgabe der Erwerbstätigkeit als

Verlust existiert, daß also der instrumentelle Aspekt von Arbeit bei der Interpretation von Verlust und Deprivationsgefühlen bei Frührentnern eine Rolle spielt, wobei jedoch gleichzeitig deutlich wird, das dieser eben nur ein Teilaspekt eines breiteren Verlustsyndroms ist.

Strukturierung der Zeit.   Eine der offensichtlichsten Funktionen der Berufsarbeit ist die Strukturierung der Zeit. Arbeitszeit und Freizeit lassen sich in der Regel deutlich trennen, wobei durch die meist starre Vorgabe der Arbeitszeit und der Arbeitsinhalte klare und für das Individuum sinnstiftende Strukturen geschaffen werden. Der Wegfall dieser Strukturen, so wird postuliert, hat positive und negative Folgen, die gleichzeitig in unterschiedlichem Ausmaß auftreten können. Die Berufsaufgabe kann sich für den Frührentner in seiner Situation als zusätzliche Belastung auswirken, weil die Ablenkung durch die Arbeit fehlt und ihm buchstäblich langweilig ist. Er weiß nichts mit seiner Zeit anzufangen und sitzt im Extremfall nur untätig zu Hause herum. Der Herzinfarkt wird von ihm folglich als der Auslöser für Langeweile und Sinnentleerung gesehen werden; Krankheitsbewältigung und psychisches Befinden werden davon nicht unbeeinflußt bleiben. Die Aufgabe der Arbeit kann jedoch für den einzelnen auch einen Gewinn darstellen und entlastende Wirkung haben: es bleibt mehr Zeit für Dinge, die wesentlicher als die Arbeit erscheinen, der Zeitdruck entfällt.

Negative und positive Folgen des Wegfalls der Strukturierung der Zeit durch die Berufsarbeit werden mittels zweier kleiner Skalen quantifiziert (vgl. Tabellen 9 und 10). Beide Dimensionen sind unabhängig voneinander, d. h. in den ersten Monaten nach der Berentung kann durchaus beides auftreten: der Frührentner empfindet den Wegfall der Zeit als entlastend, gleichzeitig weiß er häufig mit seiner Zeit nichts anzufangen. Diese relative Unabhängigkeit beider Phänomene deutet sich in der Höhe des Korrelationskoeffizienten zwischen beiden Skalen an. Er bewegt sich mit 0,26 (p < 0,05) in einer Größenordnung, die andeutet, daß beide Dimensionen nicht die jeweiligen Extrempunkte eines Kontinuums darstellen, daß jedoch gleichwohl Zusammenhänge existieren. Auch faktorenanalytisch lassen sich beide Dimensionen voneinander trennen.

Die negative Dimension: Eine Annahme war, daß der Alltag der Frührentner zumindest in der ersten Zeit nach der Berentung gekennzeichnet sein kann durch eine gewisse Sinnentleerung und Langeweile und daß dies einhergeht mit Unzufriedenheit und dem Gefühl, mit dem Leben in eine Sackgasse geraten zu sein. Kerekjarto et al. bemerken anhand ihrer Beobachtungen zu diesem Phänomen: „... [Es] fielen die negativen Darstellungen über Vereinsamung, die Sinnlosigkeit und die Auswegslosigkeit der Situation sehr stark auf. Selten schafft es ein Frührentner, durch Hobbys, die ihn befriedigen, und durch verstärktes Engagement im persönlichen und sozialen Bereich, seinen Tag in befriedigender Weise zu strukturieren" (Kerékjárto et al. 1983, S. 725). Daß diese Problemlage auch den in dieser Studie befragten Frührentnern nicht unbekannt ist, deutet sich in der Beantwortung der einzelnen Fragen an, obwohl gesagt werden muß, daß sich die Situation der hier befragten Frührentner bei weitem nicht so ausgeprägt darstellt wie beim Sample der Hamburger Infarktnachsorgestudie. Diese Tatsache kann jedoch mit unterschiedlichen Befragungsmethoden und -instrumenten begründet werden. So ist z. B. das Item „Mir fällt die Decke auf den Kopf" sehr extrem formuliert, und trotz dieser Extremheit

Tabelle 9. Auswirkungen des Wegfalls der Strukturierung der Zeit (negative Dimension zu t_3)[a]; Häufigkeitsverteilung (n = 82). Prozentangaben gerundet

Items	Sehr häufig		Häufig		Weniger häufig		So gut wie nie		Keine Angaben
	n	[%]	n	[%]	n	[%]	n	[%]	
Weiß nicht, was ich mit meiner Zeit anfangen soll	2	(2)	9	(11)	21	(28)	47	(39)	3
Sitze untätig zu Hause herum	3	(4)	4	(5)	23	(29)	48	(60)	4
Ein Tag vergeht wie der andere	10	(13)	26	(33)	26	(33)	17	(21)	3
Mir fällt die Decke auf den Kopf	2	(2)	9	(11)	16	(20)	52	(66)	3

[a] Die Skala ist eindimensional (Faktorenanalyse). Ihre Reliabilität kann als befriedigend bezeichnet werden (Cronbach-α = 0,82 zu t_3).

Tabelle 10. Auswirkungen des Wegfalls der Strukturierung der Zeit (positive Dimension zu t_3); Häufigkeitsverteilung (n = 82). Prozentangaben gerundet

Items[a]	Sehr häufig		Häufig		Weniger häufig		So gut wie nie		Keine Angaben
	n	[%]	n	[%]	n	[%]	n	[%]	
Genieße es, den Tag so einteilen zu können, wie ich will	22	(28)	46	(57)	11	(14)	1	(1)	4
Fühle mich nicht mehr so stark unter Zeitdruck	24	(27)	40	(50)	9	(11)	6	(8)	3
Widme mich jetzt Dingen, zu denen ich früher nicht gekommen bin	17	(21)	34	(43)	24	(30)	4	(5)	3

[a] Die drei Items bilden eine Dimension (Faktorenanalyse; die Reliabilität kann als weniger befriedigend bezeichnet werden (Cronbach-α = 0,57 zu t_3).

sind es nur ca. ⅔ der Frührentner, für die so etwas so gut wie nie zutrifft. Alles in allem kann gesagt werden, daß eine ganze Reihe von Personen Probleme haben, ihren Alltag sinnvoll und ohne Langeweile zu füllen und zu strukturieren (vgl. Tabelle 9).

Zusammenhänge zwischen Langeweile und Alter oder Schicht konnten nicht gefunden werden. Probleme haben jedoch in erster Linie jene Frührentner, die sich noch immer durch die Krankheit stark belastet fühlen und ihren Gesundheitszustand als eher schlecht bezeichnen. Da hier jedoch die Richtung der Kausalitäten nicht eindeutig bestimmbar ist, kann dieses Ergebnis auch in der umgekehrten Richtung interpretiert werden, was m. E. plausibler ist: Die Krankheitsbewältigung wird durch das Gefühl der Leere und der Langeweile behindert, die Krankheit und ihre körperlichen Symptome schieben sich in den Vordergrund und werden bewußter oder gar übertrieben wahrgenommen. Der Grad der Depressivität nimmt zu (vgl. Tabelle 12).

Die positive Dimension: Neben den Belastungen, die von einer fehlenden Vorgabe der Zeitstruktur ausgehen, sollte jedoch ebenfalls die Entlastungsdimension des Wegfalls der starren Vorgabe von Arbeits- und Freizeit durch die Berufsausübung erhoben werden. Die 2. Hypothese in diesem Arbeitszusammenhang lautete deshalb: Der Wegfall der starren Vorgabe von Arbeits- und Freizeit und der Wegfall des Arbeitsstresses wird von den Rentnern als entlastend und als Gewinn angesehen, was gleichzeitig die Krankheitsbewältigung positiv beeinflußt. Verglichen mit der eben referierten negativen Dimension scheint die Häufigkeitsverteilung der Antworten bei den positiv formulierten Items anzudeuten, daß mehr Personen im Wegfall der starren Arbeitszeiten einen Gewinn sehen. So behaupten z. B. 85% der befragten Frührentner, sie würden es sehr häufig oder häufig genießen, ihren Tag so einteilen zu können, wie sie wollen (vgl. Tabelle 10). Gleichzeitig ist jedoch zu beobachten, daß die eben angesprochenen negativen Aspekte der Berufsaufgabe deutlich stärker korrespondieren mit den in dieser Studie erhobenen Indikatoren für Krankheitsbewältigung. Die Zusammenhänge zwischen positiven Auswirkungen des Wegfalls der starren Strukturierung der Zeit einerseits und Krankheitsbelastung sowie Depressivität andererseits bleiben gering (vgl. Tabelle 12).

Identität und Identitätskrise. Ausgehend vom Postulat der immateriellen Bedürfnisbefriedigung durch die Berufstätigkeit, wird häufig die These vertreten, die Berufsaufgabe, insbesondere die unfreiwillige vorgezogene Berufsaufgabe könne zu einer Identitätskrise führen (vgl. Bäcker et al. 1980; Tews 1979). Im Rahmen einer allgemeinen Theorie der Krankheitsbewältigung würde das bedeuten, daß eine Identitätskrise den Krankheitsbewältigungsprozeß behindern und zumindest kurz- und mittelfristig zu einem reduzierten psychischen, sozialen aber auch physischen Wohlbefinden der Betroffenen führen kann.

In Kap. 7 konnte bereits gezeigt werden, daß sich die Gruppe der Frührentner in nahezu allen die Genesung betreffenden Belangen zu t_3 signifikant von den Nichterwerbstätigen unterscheidet. Zu prüfen wird sein, ob sich diese Unterschiede zumindest z. T. auf Identitätsprobleme zurückführen lassen, und in einem Analyseschritt davor, ob Frühberentung tatsächlich eine tiefergehende Verunsicherung der Identität zur Folge hat. Zur Überprüfung dieser Thesen wurde eine Skala entwickelt, bestehend aus 6 Einzelfragen zum Themenkreis Identität und Identitätskrise. Fragen und Häufigkeitsverteilung der Antworten der Gruppe der Frührentner sind in Tabelle 11 dokumentiert. Die Beantwortung der einzelnen Fragen macht offenkundig, daß Krankheit und Frühberentung tatsächlich zu einer Verunsicherung führen können, die für viele Betroffene in einen Zustand der Orientierungslosigkeit oder gar in eine Identitätskrise mündet. Sehr viele Frührentner fühlen sich nutzlos und unausgefüllt, sie wissen nicht, woran sie sich orientieren sollen und schätzen sich selbst nicht mehr als vollwertige Menschen ein. Berufsarbeit und Leistung werden in einer Gesellschaft, die sich als „Arbeitsgesellschaft" versteht, häufig in einen Sinnzusammenhang gesetzt. Aus dieser Verknüpfung erklärt sich der hohe Prozentsatz der Frührentner, bei denen die Berufsaufgabe zu der Selbsteinschätzung führt, keine richtige Leistung mehr erbringen zu können. Aus dem Vergleich zwischen Frührentnern und nach dem Infarkt wieder Erwerbstätigen erschließt sich, daß Orientierungslosigkeit und Identitätserosion primär Folgen der Berentung und weniger auf die Krankheit selbst zurückzuführen sind. Sowohl für die gesamte Ska-

Tabelle 11. Identität $(t_3)^a$; Häufigkeitsverteilung (n = 82)

	Stimme voll und ganz zu		Stimme eher zu		Stimme eher nicht zu		Stimme überhaupt nicht zu		Keine Angaben
	n	[%]	n	[%]	n	[%]	n	[%]	n
Fühle mich nutzlos und unausgefüllt	1	(1)	14	(17)	21	(26)	45	(55)	1
Glaube, daß dies die wohl schlechteste Zeit in meinem Leben ist	8	(10)	25	(31)	27	(33)	21	(26)	1
Fühle mich nicht mehr als vollwertiger Mensch	10	(12)	29	(35)	21	(26)	22	(27)	0
Weiß nicht, woran ich mich orientieren soll	1	(1)	17	(21)	31	(38)	32	(39)	1
Es bedrückt mich, keine richtige Leistung mehr erbringen zu können	15	(18)	30	(37)	20	(25)	16	(20)	1
Es bedrückt mich, stärker auf die Hilfe anderer angewiesen zu sein	9	(11)	28	(35)	23	(28)	21	(26)	1

[a] Die Skala ist eindimensional (Faktorenanlayse); ihre Reliabilität kann als gut bezeichnet werden (Cronbach-α = 0,90 zu t_3).

Tabelle 12. Verlust der Berufsrolle und Indikatoren für Bewältigung und Anpassung (n = 82)

Verlust der Berufsrolle (t_3)	Indikatoren für Krankheitsbewältigung und Anpassung an die Berentung		
	Depressivität $(t_3)^a$	Angst $(t_3)^b$	Krankheitsbelastung (t_3)
„Jobdeprivation"	***0,43	**0,29	***0,57[c]
Wegfall der Zeitstruktur (negative Dimension)	***0,34	n. s.	***0,35[d]
Wegfall der Zeitstruktur (positive Dimension)	* −0,20	n. s.	* −0,28[d]
Identitätskrise	***0,47	*0,40	− −[e]

$*p < 0,05$, $**p < 0,001$, $***p < 0,001$, n. s.
[a] Partialkorrelationskoeffizienten, kontrolliert für Depressivität zu t_1 und Alter der Person.
[b] Partialkorrelationskoeffizienten, kontrolliert für Angst zu t_1 und Alter der Person.
[c] Partialkorrelationskoeffizienten, kontrolliert für Krankheitsbelastung zu t_1 und Alter der Person.
[d] Partialkorrelationskoeffizienten, kontrolliert für das Alter der Person.
[e] Nicht berechnet.

la als auch für jede darin enthaltene Frage konnten signifikante Unterschiede (p < 0,001) zwischen der Gruppe der Frührentner und der Gruppe der nach dem Infarkt wieder Erwerbstätigen festgestellt werden: Frührentner zeigen sich deutlich resignierter, stärker verunsichert und weitaus häufiger orientierungslos. Dieses Schicksal trifft jedoch nicht jeden Frührentner im gleichem Maße, es trifft jüngere Frührentner stärker als ältere, und häufiger sind es die Angehörigen niederer Berufspositionen, die von größeren Problemen berichten. Daß diese aus der Berufsaufgabe resultierende Verunsicherung und Orientierungsunsicherheit starke Auswirkungen auf die Krankheitsbewältigung hat, macht der relativ hohe Partialkorrelationskoeffizient zwischen dem Grad der Depressivität zu t_3 und den Problemen um die Identität deutlich ($r = 0{,}47$; $p < 0{,}001$). Dieser Korrelationskoeffizient ist kontrolliert für Alter und Depressivität zu t_1, d. h. die aufgezeigten Zusammenhänge existieren unabhängig vom Alter der Person und ihrem psychischen Befinden kurz nach dem Infarkt (Tabelle 12).

10.2.5 Subjektive und objektive Gesundheit

In der Auseinandersetzung über mögliche Effekte von Berentung zählen die Auswirkungen auf den Gesundheitszustand zu den am längsten und heftigsten diskutierten Fragen. Eher polemische denn inhaltlich nachweisbare Thesen von „Pensionierungsbankrott" oder gar „Pensionierungstod" leiteten in den 60er Jahren diese Diskussion ein (Tartler 1961). Wie eingangs schon angedeutet, wird heute die Diskussion im Spannungsfeld zweier Pole geführt. Auf der einen Seite gibt es eine streßorientierte Forschungstradition, in der die Berentung, und hier insbesondere die unfreiwillige oder vorgezogene Berentung, als „stressful-life-event" mit negativen Folgen für Gesundheit und für das psychische Wohlbefinden thematisiert ist (Rahe et al. 1964; Rabkin u. Struening 1976). Aber auch unter den Gerontologen gibt es Stimmen, die vor den möglichen negativen Folgen v. a. vorgezogener Berentung warnen, die in Arbeit und Beruf einen wichtigen Beitrag zur Geroprophylaxe sehen und eine Vorverlegung der Altersgrenze ablehnen. „Eine Vorverlegung der Altersgrenze bedeutet, den Menschen heute in einem früheren Alter als bisher üblich abzuwerten, ihn in die ‚Randgruppen' der Gesellschaft einzureihen … Freilich mag für manch einen älteren Menschen die Vorverlegung der Altersgrenze günstig und nützlich sein, für eine Vielzahl älterer Menschen jedoch würde eine Heraufsetzung der Altersgrenze zur Verbesserung der Lebensqualität beitragen und zu einem größeren Wohlbefinden führen …" (Lehr 1979, S. 142). Auf der anderen Seite wird in der sozialgerontologischen Literatur häufig darauf abgehoben, daß keine evidenten Hinweise vorliegen, die den Schluß rechtfertigen, Berentung per se führe zu einer Verschlechterung des Gesundheitszustands (Streib u. Schneider 1971; Atchley 1971, 1976). Untersuchungen und Überlegungen jüngeren Datums geben eher den Sozialgerontologen recht, zumindest was die normale Berentung bei Erreichen des gesetzlichen Rentenalters von 65 Jahren angeht (McBride 1977; Kasl 1980; Minkler 1981; Palmore et al. 1984; Kremer 1985).

Anders hingegen als der „Normalfall" scheint sich Frühberentung auszuwirken. Palmore et al. kommen aufgrund der Ergebnisse mehrerer Studien (z.B. Myers 1954; Haynes et al. 1978a; Programm Analysis Staff 1982), aber auch durch eigene Untersuchungen zu dem Ergebnis, daß Frühberentung stärkere Effekte auf die Gesundheit hat als die Berentung zum normalen Rentenalter (Palmore et al. 1984). Diese Aussage hat auch dann Gültigkeit, wenn die Frühberentung wegen Krankheit erfolgte und für den Ausgangsgesundheitszustand kontrolliert wurde. Es kann also davon ausgegangen werden, daß eine Frühberentung, egal aus welchen Gründen sie erfolgt, nachweisbar stark belastende Effekte beinhaltet, die sich negativ auf den allgemeinen Gesundheitszustand auswirken können. Die allgemein gültige Tat-

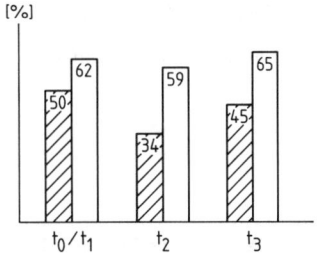

Abb. 3. Selbsteinschätzung der allgemeinen Gesundheit im zeitlichen Verlauf (Vergleich zwischen Rentnern und Erwerbstätigen). Die Prozentwerte geben den Anteil derjenigen Personen wieder, die ihren allgemeinen Gesundheitszustand zum jeweiligen Zeitpunkt als sehr gut bzw. gut bezeichnen (▨ Rentner, $n = 82$, □ Erwerbstätige, $n = 335$)

sache der destabilisierenden Wirkung der nichtfreiwillig erfolgten Ausgliederung aus dem Erwerbsleben ist ebenfalls aus der Arbeitslosenforschung bekannt, angefangen bei der mittlerweile klassischen Marienthal-Studie (Jahoda et al. 1981) bis hin zu neuesten Mortalitätsstatistiken, mittels derer nachgewiesen werden konnte, daß Arbeitslose eine signifikant höhere Mortalitätsrate haben (Moser et al. 1984). Auch die Daten der vorliegenden Studie zeigen, daß Frühberentung mit einer Verschlechterung des Gesundheitszustands einhergeht. Dies gilt sowohl – mit einigen Einschränkungen – für die subjektive Selbsteinschätzung der Befragten als auch für die über die ärztlichen Kurzgutachten gewonnenen medizinischen Daten (vgl. Tabelle 13 und Abb. 3). Zum subjektiven Gesundheitszustand ist anzumerken, daß sich hier der Streßprozeß der Berentung abzeichnet: Der selbst eingeschätzte Gesundheitszustand sinkt im 1. Halbjahr nach dem Infarkt deutlich, also in einer Zeit der erheblichen Unsicherheit, als bei vielen Betroffenen die Anträge auf Berentung noch liefen (nur 21 von 82 Frührentnern waren bereits zu t_2 berentet) und stabilisiert sich dann im 2. Halbjahr. Gleichwohl schätzen die Rentner 1 Jahr nach dem Infarkt ihren Gesundheitszustand deutlich schlechter ein als die Wiedererwerbstätigen; da sie jedoch schon zu t_1 schlechter als die Erwerbstätigen lagen, kann dieser Abstand nicht allein als Effekt der Berentung interpretiert werden. Ein varianzanalytischer Vergleich zwischen beiden Gruppen unter Miteinbeziehung des t_0/t_1-Wertes als Kovariate zeigt jedoch ein signifikantes Ergebnis ($p < 0{,}01$). Die schlechtere Einschätzung des eigenen Gesundheitszustands bei den Frührentnern erschließt sich auch aus einer anderen Frage: Während die Mehrheit der Frührentner sich entweder als krank und behindert oder zumindest noch in einer Phase des Übergangs und der Anpassung sieht, definieren sich mehr als 50 % der Erwerbstätigen ohne Einschränkungen als ganz normal.

Wesentlich deutlicher als aus den subjektiven Daten erschließt sich die unterschiedliche Entwicklung zwischen Frührentnern und Wiedererwerbstätigen aus den medizinischen Kurzgutachten der jeweils behandelnden Ärzte. Noch im Akutkrankenhaus, also relativ kurze Zeit nach dem Infarkt, konnten über sämtliche zur Verfügung stehenden medizinischen Daten keinerlei statistisch signifikante Unterschiede zwischen beiden Gruppen gefunden werden. Somit können Selektionseffekte ausgeschlossen werden und die im Laufe der nächsten 12 Monate aufgetretene Verschlechterung des Gesundheitszustands der Frührentner bei gleichbleiben-

Tabelle 13 a–c. Medizinische Bewertung des Gesundheitszustands (Mittelwertvergleich)

a) *Funktionelle Klassifikation nach der New York Heart Association (1–3)*

	$\bar{x}$		Veränderungen	n
	t_1	t_3	t_1/t_3	
Erwerbstätige	1,19	1,24	n. s.	335
Frührentner	1,24	1,57	*	82
Unterschiede zwischen den Gruppen	n. s.	***		

b) *Angina-pectoris-Beschwerden (1–3)*

	$\bar{x}$		Veränderungen	n
	t_1	t_3	t_1/t_3	
Erwerbstätige	1,15	1,31	**	335
Frührentner	1,18	1,55	**	82
Unterschiede zwischen den Gruppen	n. s.	***		

c) *Dyspnoebeschwerden (1–3)*

	$\bar{x}$		Veränderungen	n
	t_1	t_3	t_1/t_3	
Erwerbstätige	1,09	1,07	n. s.	335
Frührentner	1,10	1,25	n. s.	82
Unterschiede zwischen den Gruppen	n. s.	**		

$*p < 0,05; **p < 0,01; ***p < 0,001$

dem Zustand der Wiedererwerbstätigen kann – ceteris paribus – als Effekt von Frühberentung und ihren Folgen interpretiert werden (vgl. Tabelle 13 a–c; vgl. hierzu auch Kap. 7).

10.2.6 Zusammenfassung: Lebenssituation und subjektive Befindlichkeit

Frührentner schneiden im Schnitt in nahezu allen Belangen, die unter dem Begriff Krankheitsbewältigung zusammenfaßbar sind, 1 Jahr nach dem Infarkt schlechter ab als die Wiedererwerbstätigen. Diese Aussage gilt sowohl für das psychische Befinden wie z. B. den Grad der depressiven Reaktionen und der Angst als auch für ihr subjektives (selbstgeschätztes) und objektives (vom Hausarzt geschätztes) körperliches Befinden (vgl. Kap. 7). Es konnte gezeigt werden, daß diese Entwicklung der signifikanten Verschlechterung erst im Laufe der Rehabilitationskarriere zutage tritt. Frührentner und Erwerbstätige befinden sich bei der Entlassung aus dem Akutkrankenhaus etwa auf dem gleichen Niveau, ca. 1 Jahr danach unterscheiden sie sich deutlich. Dieser Unterschied wurde als Kausaleffekt der Frühberentung interpretiert und nicht als Selektionseffekt.

Frühberentung ist eher ein Unterschichtschicksal, es trifft weitaus häufiger Angehörige gering qualifizierter Berufsgruppen und ist in der Regel gleichbedeutend mit sozialer Deklassierung. Im Vergleich zu den ehemaligen Mitpatienten, die nach ihrem Herzinfarkt ihre gewohnte Erwerbstätigkeit wieder aufnehmen konnten, ist das Leben der Frührentner in der Regel gekennzeichnet durch:

- ein deutlich geringeres Einkommen,
- eine stärkere Reduktion des sozialen Lebens auf den familiären Bereich,
- Rollenverschiebungen und Rollenveränderungen im familiären Bereich, die gleichzeitig als Belastung wahrgenommen werden,
- reduziertes Sexualleben,
- reduzierte nach außen gerichteten sozialen Aktivitäten,
- Gefühle der Sinnentleerung, Langeweile und Orientierungslosigkeit, resultierend aus der Berufsaufgabe,
- allgemein ein schlechteres physisches, psychisches und soziales Befinden.

Außer daß in der Situation Frühberentung bei Verheirateten ein stärkeres Zusammenrücken der Ehepartner beobachtbar ist und dies häufig als Gewinn für die Partnerschaft interpretiert wird, kann für keinen der von uns erfaßten Lebensbereiche ein subjektiver oder objektiver Gewinn durch die Frühberentung nachgewiesen werden.

Frühberentung nach Herzinfarkt mag für einige Personen mit sehr schwerem Infarkt bei gleichzeitig hoher Risikokonstellation im Beruf unumgänglich sein, für andere, die sich zum Zeitpunkt ihres Infarkts in der Nähe des gesetzlichen Rentenalters befinden, können die negativen Auswirkungen von Frühberentung minimal sein. Aus sozialepidemiologischer Sicht jedoch stellt die Frühberentung ein Risikofaktor dar, der in seinen kurz- und mittelfristig belastenden Auswirkungen auf das physische, psychische und soziale Wohlbefinden von ehemaligen Herzinfarktpatienten nicht unterschätzt werden sollte.

10.3 Subjektive und objektive Determinanten depressiver Reaktionen bei Frührentnern

In den bisherigen Ausführungen dieses Kapitels konnte gezeigt werden, daß die Gruppe der Frührentner in nahezu allen Belangen des physischen, psychischen und sozialen Befindens deutlich schlechter abschneidet als jene Infarktpatienten, die innerhalb des 1. Jahres nach dem Infarkt wieder ihre Erwerbstätigkeit aufnehmen konnten. Dieses schlechtere Ergebnis wird in erster Linie als Folge der Berentung interpretiert, wobei davon ausgegangen wird, daß die Frühberentung im Prozeß der Krankheitsbewältigung und Anpassung an eine neue Lebenssituation eine eigenständige und im Vergleich zu den Wiedererwerbstätigen zusätzliche Quelle von Streß darstellt. Folgen der Krankheit und Folgen der Frühberentung bilden für die Betroffenen ein ganzes Bündel von Stressoren, die – je nach individueller Wahrnehmung und Bewertung, aber auch in Abhängigkeit von strukturellen Rahmenbedingungen und persönlichen Bewältigungsressourcen – wesentlich über Wohlbefinden und somit über Gesundheit entscheiden. Doch welches sind die Mechanismen von Krankheitsbewältigung und Anpassung an die Frühberentung? Und welche Bedeutung haben einzelne Variablen in diesem Anpassungsprozeß? Zum besseren Verständnis dieser adaptiven Prozesse wurden mehrere wichtige Determinanten von Krankheitsbewältigung und Anpassung an die Frühberentung in einer Regressionsanalyse zusammengefaßt.

10.3.1 Methode und Design

Der Grad der depressiven Reaktionen kann als wichtiger Indikator für Krankheitsbewältigung und Anpassung an die Berentung begriffen werden (Halhuber 1982; Brown 1984). Im folgenden Analysemodell geht deshalb Depressivität als Kriteriumsvariable ein (abhängige Variable), d.h. sie ist Indikator für das Ausmaß an „Streßreaktion" in adaptiven Prozessen. Als Analysemethode zur Bestimmung der Zusammenhangsstrukturen von komplexen Beziehungen des Bewältigungsprozesses wurde die lineare multiple Regression verwendet (Gaensslen u. Schubö 1976; Bortz 1977). Die Einführung der unabhängigen Variablen (Determinanten von Streß) in die Regressionsgleichung erfolgte schrittweise, wobei Kriterien für die Reihenfolge der Einführung der einzelnen Variablen sowohl der Zeitpunkt ihrer Erhebung als auch Plausibilitätsannahmen waren. Erklärt eine Variable bei ihrer Hereinnahme in die Regressionsgleichung einen eigenständigen, signifikanten Zuwachs an der Varianz der abhängigen Variablen (Depressivität zu t_3), so ist sie, so wird argumentiert, von Bedeutung für die Krankheitsbewältigung und die Anpassung an die Frühberentung. Bedingt durch die geringe Ausgangsstichprobe ($n = 82$) und durch die angewandte Methode – es wurden nur Fälle in die Berechnung mit einbezogen, für die gültige Antworten für jede Variable vorliegen – reduziert sich die Stichprobe auf 68 Personen. Dies wiederum hatte zur Folge, daß aus statistischen Gründen die Reihe der unabhängigen, den Bewältigungs- und Anpassungsprozeß erklärenden Variablen auf die wichtigsten beschränkt werden mußte. So wurden z. B. Variablen aus dem Ehe- und Familienkontext trotz ihrer Bedeutung und Wichtigkeit nicht als Vorhersagekriterien mit aufgenommen, da dies die Stichprobe von vornherein nur auf die verheirateten Frührentner reduziert hätte. Auch fanden einige als bedeutsam identifizierte direkte Folgen des Verlusts der Arbeitsrolle in der Regressionsgleichung keine Berücksichtigung.

Die Determinanten von Streß (unabhängige Variablen).   Die Beschreibung der Variablen erfolgt in der Reihenfolge ihrer Hereinnahme in die Regressionsgleichung.

Soziodemographische Variablen:
- das Alter des Probanden
- seine Berufsposition vor Infarkt und Berentung; bei dieser Variablen handelt es sich um einen einfachen, dichotomen Indikator, der zwischen „Blue-collar"- und „White-collar" Berufen unterscheidet;
- der Ehestatus; auch hier handelt es sich um eine dichotome Variable, die zwischen Frührentnern unterscheidet, die zum Zeitpunkt des Infarkts verheiratet waren, und solchen, die zu diesem Zeitpunkt alleinstehend waren; letztere Kategorie umfaßt auch verwitwete, geschiedene und getrennt lebende Personen.

Diese 3 Variablen wurden als strukturelle Merkmale zuerst in die Regressionsanalyse eingeführt, da davon ausgegangen werden kann, daß diese zwar Krankheitsbewältigung und Anpassung beeinflussen können, eine Umkehrung der Kausalität jedoch ausgeschlossen werden kann.

Der körperliche Zustand des Patienten zum Zeitpunkt der Entlassung aus dem Akutkrankenhaus (t₁): Erhoben wurde das klinische Beschwerdebild nach der Klassifikation der New York Heart Association (vgl. Anhang B). Die zur Indexierung benutzten Daten basieren auf Angaben der behandelnden Akutkrankenhausärzte. Diese Variable wurde in das Modell mit aufgenommen, weil davon ausgegangen wird, daß der körperliche Zustand zu Beginn des Krankheitsbewältigungsprozesses zu einem nicht unwesentlichen Teil den weiteren Prozeß bestimmt.

Depressivität zu t₁: Zur Abbildung adaptiver Prozesse und zur Messung von Veränderung ist es notwendig, die jeweilige Kriteriumsvariable 2mal in das Modell mit einzubeziehen: einmal gemessen zu Beginn des untersuchten Prozesses und einmal gemessen 1 Jahr später. Nur so kann der Einfluß jener Variablen, die während des Prozesses wirksam werden, unterschieden werden vom Effekt des Ausgangswerts der Kriteriumsvariablen. Da im vorliegenden Fall keine Werte bezüglich der Depressivität der befragten Personen zur Zeit vor dem Infarkt vorliegen, wird Depressivität zu t₁ als Ausgangswert („Base-line"-Variable) als erstes subjektives Datum nach den soziodemographischen Daten und den Arztangaben zum körperlichen Zustand und vor den weiteren Prädiktorvariablen in die Modellrechnung mit aufgenommen.

Der allgemeine Gesundheitszustand zu t₃ (Selbsteinschätzung): Die subjektive Einschätzung des Gesundheitszustands variiert zwischen sehr gut (1) und schlecht (4). Diese Variable wurde hier, im Gegensatz zu ihrer Verwendung in Kap. 7, umgepolt.

Tabelle 14. Anpassung an die Frühberentung: subjektive und objektive Determinanten depressiver Reaktion. Korrelationskoeffizienten, Mittelwerte und Standardabweichungen der im Modell verwendeten Variablen (n = 68)

Variablen	1	2	3	4	5	6	7	8	9	x̄	SD
1) Depressivität (t₁)										7,8	5,5
2) Depressivität (t₃)	0,49									9,8	6,2
3) Alter (36–60)	n.s.	−0,34								55,6	4,7
4) Berufsposition (1–2)	n.s.	−0,28								1,4	0,5
5) Ehestatus	n.s.	0,11								1,1	0,3
6) Klinisches Beschwerdebild (NYHA) zu t₁ (1–3)	0,27	0,12	n.s.	0,25	−0,12					1,2	0,5
7) Subjektiver Gesundheitszustand zu t₃ (1–4)	0,35	0,47	n.s.	−0,17	0,15	0,16				2,5	0,5
8) Grad der subjektiven Freiwilligkeit der Berentung zu t₃ (1–4)	0,14	0,36	−0,37	−0,17	−0,28	0,12	−0,10			2,8	1,1
9) Finanzielle Veränderung (1–4)	0,14	0,32	−0,18	0,15	n.s.	0,10	−0,14	−0,22		1,9	0,8
10) „Jobdeprivation" (5–20)	0,15	0,51	−0,44	−0,27	n.s.	n.s.	0,33	0,44	−0,22	14,0	4,1

p < 0,05

Der subjektive Grad der Freiwilligkeit der erfolgten Berentung: Diese Variable variiert zwischen „Habe mich umgehend für die Berentung eingesetzt" (1) und „Mußte mich gegen meinen Willen berenten lassen" (4).

Finanzielle Veränderungen: Das Ausmaß der durch die Folgen des Infarkts und der Frühberentung erfolgten finanziellen Veränderungen im Verhältnis zum Vorinfarktzustand wurde festgehalten durch die Ausprägungen „deutlich geringeres Einkommen" (1) „etwas geringeres Einkommen" (2), „ein Einkommen in etwa gleicher Höhe" (3), „höheres Einkommen" (4).

Die Jobdeprivation-Skala (Verlust der Arbeitsrolle): Diese Skala ist an anderer Stelle dieses Kapitels bereits beschrieben. Sie wurde ausgewählt, weil in ihr mehrere Aspekte der Berufsaufgabe zusammengefaßt sind. Einfache Kennwerte dieser Variablen sind in Tabelle 14 dargestellt.

10.3.2 Ergebnisse

In Tabelle 15 finden sich die Ergebnisse der Regressionsanalyse aufgelistet. Nach Hereinnahme aller Variablen in die Regressionsgleichung sind ca. 60% der Varianz von Depressivität zu t_3 erklärt. Die Analyse zeigt deutlich, daß sich die hier befragten Frührentner in einem Prozeß der Veränderung und Anpassung befinden. Der Korrelationskoeffizient zwischen Depressivität zu t_1 und Depressivität zu t_3 ist zwar mit 0,49 relativ hoch, d. h. Krankheitsbewältung ist nicht unabhängig vom Ausgangswert. Ein T-Test zwischen Depressivität zu t_1 und Depressivität zu t_3 zeigt jedoch, daß es für die Gruppe der Frührentner in dieser Zeit zu einer signifikanten Verschlechterung ihres psychischen Befindens gekommen ist.

In diesem Prozeß der Anpassung an ein Leben, das bestimmt ist durch den Verlust der Arbeit und den Verlust der körperlichen Integrität, spielen soziodemographische Merkmale eine nicht unbedeutenden Rolle. So erklären z. B. Alter und Beruf ca. 18% der Varianz von Depressivität zu t_3; der durch den Ehestatus hingegen dazukommende Varianzanteil von ca. 1% bleibt unter einem ausreichenden Signifi-

Tabelle 15. Anpassung an die Frühberentung: subjektive und objektive Determinanten depressiver Reaktion, Regressionsmodell. Abhängige Variable = Depressivität zu t_3 (n = 68)

Unabhängige Variablen	Bivariates R	Multiples R	R^2	Zunahme R^2	Signifikanz
Alter	−0,34	0,33	0,33	0,11	**
Berufsposition	−0,28	0,42	0,18	0,07	**
Ehestatus	0,11	0,43	0,19	0,01	n. s.
Klinisches Beschwerdebild (t_1)	0,12	0,49	0,24	0,05	**
Depressivität (t_1)	0,49	0,67	0,45	0,21	**
Subjektiver Gesundheitszustand (t_3)	0,47	0,71	0,50	0,05	**
Grad der Freiwilligkeit der Berentung (t_3)	0,36	0,73	0,53	0,03	*
Finanzielle Veränderung (t_3)	0,32	0,76	0,58	0,05	**
„Jobdeprivation"	0,51	0,78	0,61	0,03	*

*$p \leq 0,1$; **$p \leq 0,05$; F = 9,9

kanzniveau. Das heißt Krankheitsbewältigung und Anpassung an die Frühberentung sowie Alter und Beruf hängen dergestalt zusammen, daß es den älteren Frührentnern und den ehemaligen Angestellten eher und besser gelingt, sich der Situation anzupassen. Dies ist an sich nicht überraschend, denn je näher jemand an der Altersgrenze zur normalen Berentung ist, desto normaler und selbstverständlicher wird für ihn der Vorgang der Berentung sein, aber desto geringer werden z.B. auch seine finanziellen Einbußen sein, die er durch die Frühberentung erleidet. Auch die Tatsache, daß es offensichtlich Angehörigen höherer Berufsstatusgruppen leichter fällt, mit den Folgen von Berentung klarzukommen und diesem Vorgang positive Seiten abzugewinnen, ist aus mehreren Untersuchungen über Anpassung und Berentung bekannt (Tews 1979, S. 206f.). Interessant ist jedoch, daß durch den einfachen dichotomen Prädiktor „Blue-collar"- bzw. „White-collar"-Berufe mehr als 6% der Varianz von Depressivität zu t_3 erklärt werden kann. Es ist zu erwarten, daß der Einfluß der Schichtzugehörigkeit auf adaptive Prozesse bei einer weiteren Ausdifferenzierung noch deutlicher ausfällt.

Obwohl davon ausgegangen werden muß, daß das Vorhandensein eines Ehepartners eine wichtige Ressource in der Bewältigung zentraler adaptiver Aufgaben darstellt, kann durch den Ehestatus kein signifikanter Zuwachs an Varianz erklärt werden. Dies mag sich jedoch dadurch erklären, daß die überwiegende Mehrheit der befragten Frührentner verheiratet ist und wir es hier nur mit einer bedingt aussagekräftigen Variablen zu tun haben.

In nahezu allen Studien über die Anpassungsprozesse nach Berentung ist der Gesundheitszustand eine der am deutlichsten die Zufriedenheit beeinflussende Variable (z.B. Barfield u. Morgan 1978; Kimmel et al. 1978). In das vorliegende Modell gehen 2 verschiedene Maße für Gesundheit ein (Beschwerdebild nach der Klassifikation der New York Heart Association zu t_1 und subjektive Einschätzung zu t_3), die beide zusammen mehr als 10% der Varianz von Depressivität zu t_3 erklären. Dies bedeutet, daß der körperliche Zustand und das subjektive Erleben der Krankheit wichtige Faktoren in dem angesprochenen Prozeß darstellen, daß darüber hinaus noch andere wichtige Faktoren deutlichen Einfluß haben auf Krankheitsbewältigung und Anpassung an die Frühberentung.

In der Diskussion um die Anpassung an die Berentung wird immer wieder betont, daß die Tatsache, ob jemand freiwillig oder gezwungenermaßen berentet wurde, eine nicht unerhebliche Rolle für die spätere Zufriedenheit spielt (Tews 1979, S. 213). Obwohl bei den in dieser Studie zusammengefaßten Personen davon ausgegangen werden kann, daß die Frühberentung als Folge des Infarkts mehr oder weniger überraschend und somit eher gezwungenermaßen erfolgte, wurde ein Maß der relativen Freiwilligkeit in das Regressionsmodell miteinbezogen. Der zusätzlich erklärte Anteil an Varianz bleibt gering, gleichwohl signifikant. Demnach wirkt sich das Gefühl, sozusagen in die Berentung gezwungen worden zu sein, negativ auf den Anpassungsprozeß aus.

Gleichermaßen Einfluß auf den Bewältigungsprozeß haben das Ausmaß an finanziellen Einbußen durch die Frühberentung und der Grad der Deprivation (zusammen ca. 9% Zuwachs an erklärter Varianz). Dies erscheint um so bemerkenswerter, da beide Variablen erst ganz zum Schluß in die Regressionsanalyse mit einbezogen werden und mögliche Anteile an Varianz schon durch andere Variablen wie z.B. Alter und Berufsposition erklärt sind.

Nachzutragen wäre noch, daß der Ausgangswert für Depressivität erst nach den Strukturvariablen und dem Index für körperlichen Zustand nach der New York Heart Association in die Regressionsgleichung eingeführt wurde und ca.21% der Varianz von Depressivität zu t_3 erklärt. Wie schon erwähnt, kann hieraus zweierlei geschlossen werden: 1) Der Anpassungsprozeß ist nicht unabhängig von der Ausgangsbefindlichkeit; d.h. depressive Personen reagieren auch in der Folge depressiv auf ihre Situation, eine an sich triviale Feststellung; wichtig hingegen ist der 2. Punkt: Die Depressivität zu t_1 erklärt nur ⅓ der Depressivität zu t_3, d.h. die Situation der Frührentner ist gekennzeichnet durch Unsicherheit und Umorientierung, was sich bei der Gruppe als ganzes in verstärkten depressiven Reaktionen niederschlägt. Es kann nur bedingt von Kontinuität gesprochen werden. Objektive und subjektive Komponenten wirken in diesem Anpassungsprozeß gleichermaßen zusammen als Produzenten individuellen Wohlbefindens.

10.3.3 Zusammenfassung

Objektive und subjektive Determinanten depressiver Reaktionen bei Personen, die aufgrund eines Herzinfarkts frühberentet wurden, konnten in einem multivariaten Modell zusammengefaßt und ihre Bedeutung in einem Prozeß der Anpassung und Bewältigung dargestellt werden. Krankheit und Frühberentung konfrontieren die Betroffenen mit einer Reihe von adaptiven Aufgaben, deren erfolgreiche Bewältigung determiniert ist von mehreren Faktoren. Dieser Prozeß der Anpassung an ein Leben, das sich in vieler Hinsicht von der Lebenssituation vor dem Infarkt unterscheidet, ist auch 1 Jahr nach dem Infarkt noch nicht abgeschlossen. Dies erschließt sich aus der Tatsache, daß die Gruppe der Frührentner im Schnitt auch 12 Monate nach der Entlassung aus dem Akutkrankenhaus noch deutlich höhere Werte auf der Depressivitätsskala hat, als es zu t_1 der Fall war. Unter der Annahme, daß auch mit dieser Messung - sie erfolgte ja nach dem Infarktereignis und ist somit von diesem nicht unbeeinflußt - nicht die „Normalität" erhoben wurde, zeigt das, wie weit die Frührentner in der Regel noch von einem Zustand entfernt sind, der als normal bezeichnet werden und mit dem Vorinfarktzustand gleichgesetzt werden könnte.

Die Folgen von Krankheit und Frühberentung treffen jedoch nicht jeden gleich stark. Der Grad der depressiven Reaktionen ist abhängig von der Schwere der Erkrankung und der subjektiven Einschätzung der Gesundheit. Die Gesundheit ist somit ein wichtiger Faktor im Bewältigungsprozeß, aber eben nur ein Faktor unter anderen. So sind z.B. das Alter des Frührentners und seine Stellung im Beruf vor dem Infarkt ebenfalls von erheblicher Bedeutung. Je weniger sich das Alter der betroffenen Person vom gesetzlichen Rentenalter unterscheidet, desto besser findet sich der Frührentner in der Regel in seiner Situation zurecht; dies gilt insbesondere für Angestellte. Ob der Ehestatus, wie in einigen Studien festgehalten, ebenfalls einen eigenständigen Einfluß auf Bewältigung und Anpassung hat, konnte nicht nachgewiesen werden. Es ist jedoch zu vermuten, daß dieses Ergebnis durch die Zusammensetzung der Stichprobe zu erklären ist, denn nur 6 Frührentner waren zur Zeit der Erhebung unverheiratet. Weitere Variablen, die Einfluß auf den Anpassungsprozeß haben, stellen die direkt aus der Berufsaufgabe resultierenden Probleme dar. Ist die Berufsaufgabe verbunden mit größeren finanziellen Einbußen, fühlte sich die Person zur Berentung gezwungen und wird die gewohnte Arbeit und Berufsausübung vermißt, so führt das noch zusätzlich zu einer Behinderung der adaptiven Prozesse. Die in das Modell aufgenommenen Variablen stellen nur eine Auswahl möglicher Determinanten von Krankheitsbewältigung und Anpassung an Frühberentung dar. Aufgrund der relativ kleinen Stichprobe wurde die Anzahl dieser Variablen auf die m. E. wichtigsten beschränkt. Zentrale Aussage dieser Analyse ist, daß es neben der Krankheit selbst vor allen Dingen krankheitsunabhängige Faktoren sind, die Krankheitsbewältigung, Genesung und Anpassung determinieren. Die Frühberentung und ihre Folgen stellen einen zusätzlichen eigenständigen Stressor dar, der zusätzlich zum „Lebensereignis Herzinfarkt" das Leben der Betroffenen, ihr Wohlbefinden, ihre Gesundheit und somit ihre Lebensqualität in negativer Weise beeinflußt.

Anmerkungen

[1] Die Darstellung der Untergruppe der Frührentner ist an dieser Stelle sehr knapp gehalten. Zur ausführlichen Information über Stichprobenzusammensetzung und mögliche Gründe der Frühberentung vgl. Kap. 7.

[2] Die im Text benutzten Begriffe „depressive (Ver)stimmung" und „depressive Reaktion" beinhalten nicht die Vorstellung einer klinischen Depression.

[3] Der Grad der depressiven Reaktion wird hier als Indikator für Krankheitsbewältigung und Anpassung an die Frühberentung verwendet.

[4] Zur besseren Veranschaulichung werden hier Prozentwerte gegeben. Die Aussage der signifikanten Unterschiede zwischen den Gruppen basiert auf T-Tests. Auf die Darstellung der hierzu gehörigen Mittelwerte wird verzichtet, da sie keine weitergehenden Informationen beinhalten.

11 Zur Bedeutung des Typ-A-Verhaltensmusters für die Herzinfarktrehabilitation

G. KAUFHOLD

In der BRD findet über die klassischen Risikofaktoren hinaus auch das Typ-A-Verhaltensmuster in der Praxis langsam Anerkennung als eigenständiger Risikofaktor bei der Genese von koronaren Herzkrankheiten (vgl. z.B. Halhuber u. Halhuber 1981). In der Wissenschaft, speziell in der Epidemiologie und differentiellen Psychologie, hat das Typ-A-Konzept im letzten Jahrzehnt bereits erhebliche Beachtung gefunden, was an dem deutlichen Anstieg der Zahl der Veröffentlichungen zu Typ A in diesen Gebieten zu erkennen ist. In den Psychological Abstracts, einem Dokumentationssystem der wissenschaftlichen Literatur zur Psychologie und angrenzenden Fachgebieten, wurden im Jahre 1979 lediglich 11 Artikel erfaßt, die dieses Thema behandelten. 1980 waren es 21, 1981: 49, 1982: 61, 1983: 71, 1984: 64 und 1985 bereits 97. Dennoch steckt die Forschung zu diesem Thema noch in den Kinderschuhen. In der Herzinfarktursachenforschung weitet sich der Fragenkatalog immer mehr aus und rüttelt am Fundament des Konzepts. Warum können einige epidemiologische Studien in den 80er Jahren keine Wirkung vom Typ-A-Verhaltensmuster auf somatische Variablen wie Infarktinzidenz (z.B. Case et al. 1985) nachweisen, wo doch nahezu alle Studien der 60er und 70er Jahre dies belegten? Gibt es überhaupt ein Typ-A-Persönlichkeitsmerkmal oder sind es mehrere spezifische Merkmale mit verschiedenen Wirkungsmechanismen (s. Jenkins et al. 1978)? Ist das Typ-A-Konzept nicht einfach die Beschreibung des Leistungsideals der modernen Industriegesellschaft und somit kein Persönlichkeits-, sondern ein gesellschaftliches Phänomen (vgl. z.B. Mettlin 1976)?

Trotz der Vielzahl der Artikel zum Thema Typ A liegen wenig Untersuchungen vor, die direkt für die Rehabilitationsforschung und die Rehabilitation selbst von Bedeutung sind. Sehr viele sind Korrelations- oder experimentelle Studien mit nur einem Meßzeitpunkt und an einer studentischen Population. Die Studien, die Herzinfarktpatienten betrachten, sind in der Mehrzahl ätiologische Studien, sie wollen die Ursachen des Herzinfarkts aufdecken. Sie können gewöhnlich nicht auf Studien der Krankheitsbewältigung übertragen werden, da beim Genesungsprozeß andere Belastungen, v. a. der Infarkt und seine Folgen, im Vordergrund stehen und deshalb andere persönliche und gesellschaftlichen Ressourcen benötigt werden. Es ist also fraglich, ob die Situationen vor und nach Infarkt vergleichbar sind. Rehabilitationsstudien wiederum, die das Typ-A-Verhaltensmuster als Prädiktor benutzen, haben gewöhnlich ausschließlich somatische Variablen wie Mortalität oder Reinfarktrisiko als Kriterium, was den Rehabilitationsprozeß auf nur eine Dimension reduziert. Ausgesprochene Rehabilitationsstudien mit psychischen und sozialen Kriterien (siehe z.B. Langosch 1980; Mayou 1984; Wicklund et al. 1984) verwenden dagegen Typ A nicht als Prädiktor.

In diesem Kapitel soll die Relevanz des Typ-A-Konzepts für die Rehabilitation des Herzinfarktpatienten herausgearbeitet werden. Die psychische und die soziale Dimension der Rehabilitation sollen dabei im Vordergrund stehen. Wie in Kap. 1 dargelegt, ist für die gesamte Oldenburger Longitudinalstudie das Konzept der Krankheitsbewältigung unter streßtheoretischen Gesichtspunkten (s. Lazarus u. Launier 1981) und das Konzept der sozialen Unterstützung von zentraler Bedeutung. So soll auch hier das Typ-A-Verhaltensmuster unter diesen Gesichtspunkten abgehandelt werden. Speziell auf die Einflüsse von Typ A auf soziale Unterstützung und die Wechselwirkungen zwischen beiden soll eingegangen werden. Im 1. Teil dieses Kapitels werden nach einer kurzen Einführung in die Entwicklung des Typ-A-Konzepts, die zentralen Merkmale und die Methoden ihrer Erfassung dargestellt. Danach wird auf einige Unzulänglichkeiten des Konzepts und auf die beiden wichtigsten Versuche seiner Einbettung in eine psychologische Theorie eingegangen. Im 2. Teil folgen nach der Darstellung des verwendeten Meßinstruments die zentralen empirischen Ergebnisse, wobei der Schwerpunkt zum einen auf den Zusammenhang von Typ-A-Verhalten und erlebter Umwelt (Familie und Arbeit) liegt und zum anderen auf der Interaktion von sozialer Unterstützung und Typ-A-Verhaltensmuster in ihrer Wirkung auf dem Rehabilitationsverlauf.

11.1 Was ist Typ A?

11.1.1 Typ A als Risikofaktor

Seit der Jahrhundertwende sind in der Fachliteratur vereinzelt Hinweise auf Zusammenhänge zwischen Verhaltensdispositionen bzw. Persönlichkeitsmerkmalen und dem Auftreten von Koronarerkrankungen zu finden. Untersuchungen zu diesem Themenbereich kamen jedoch bis in die 50er Jahre über das Stadium klinischer Beschreibungen nicht hinaus. Erst Ende der 50er Jahre veröffentlichten Friedman u. Rosenman (1959) die ersten systematischen Untersuchungen zum Zusammenhang zwischen Inzidenz koronarer Herzkrankheiten, verschiedenen kardiovaskulären Indikatoren und dem von ihnen benannten „Typ-A"-Verhaltensmuster. Personen, die dieses Typ-A-Verhaltensmuster zeigen, zeichnen sich durch extremen Ehrgeiz, Konkurrenzverhalten, Ungeduld, ständige Zeitnot und Aggressivität aus. Sie sind in einem ständigen Kampf, eine unbegrenzte Anzahl uneindeutig definierter Ziele mit möglichst geringem Zeitaufwand zu erreichen, notfalls gegen den Widerstand von Personen und Umweltbedingungen. (Friedman 1969, S. 84). Personen, denen diese Attribute nicht zugeordnet werden können, werden als Typ B bezeichnet.

Obwohl seit den bahnbrechenden Arbeiten von Friedman u. Rosenman eine große Vielzahl an Untersuchungen zum Thema „koronare Risikopersönlichkeit" veröffentlicht wurde, fand das Typ-A-Verhaltensmuster erst 20 Jahre später nach der Veröffentlichung zweier großer prospektiver Studien – der Western Collaborative Study (WCGS; Rosenman et al. 1975) und der Framingham Study (Haynes et al. 1978, 1980) – Anerkennung als eigenständiger Risikofaktor. So wurde 1978 folgendes Resumee einer Tagung des amerikanischen National Heart, Lung and Blood Institute gezogen:

„... aufgrund der bisher aufgeführten wissenschaftlichen Untersuchungen ist ein Nachweis für den Zusammenhang zwischen Typ-A-Verhaltensmuster und einem erhöhten Risiko für klinisch manifeste KHK beim arbeitsfähigen US-Bürger im mittleren Lebensalter erbracht worden. Dieses Risiko besteht zusätzlich zu den Risikofaktoren Alter, systolischer Blutdruck, Serumcholesterinspiegel und Rauchen und liegt augenscheinlich in der gleichen Größenordnung wie das mit jedem dieser anderen Faktoren verbundene relative Risiko" (zit. nach Dembroski et al. 1981, S. 202).

Eine Zusammenfassung der zahlreichen Untersuchungen zum Thema Typ-A-Verhaltensmuster und koronare Herzkrankheiten ist bei Jenkins (1976, 1978) zu finden. Nicht alle der von ihm gesichteten Studien konnten diesen Zusammenhang belegen. Jenkins (1978) berichtet, daß bei 3 von 40 Untersuchungen kein Zusammenhang nachgewiesen werden konnte. In diesen Fällen könnte jedoch die mangelnde Validität der Erhebungsmethode bzw. die Heterogenität der Untersuchungsstichprobe dafür ausschlaggebend sein. Auch 2 neuere Studien, die die Bedeutung des Typ-A-Konzepts für den Herzinfarkt nicht belegen konnten, weisen methodische Mängel auf. Bei einer prospektiven Studie von Ruberman et al. (1984) kann der fehlende Beleg, wie die Autoren selbst andeuten, an der mangelnden Validität des Instruments liegen; sie haben versucht, Typ A mit 3 einfachen Fragen zu erfassen. Case et al. (1985) konnten keinen Zusammenhang zwischen Höhe der Typ-A-Ausprägung und Reinfarktrisiko finden. Sie benutzten zwar ein anerkanntes Instrument (JAS), andere Aspekte der Untersuchungsmethode sind jedoch in Frage gestellt worden (Case et al. 1985; correspondence to ...).

In ihrem Sammelreferat weist Matthews (1982) darauf hin, daß Typ A als epidemiologisches Konstrukt seit Ende der 50er Jahre, als psychologisches Konstrukt jedoch erst in den 70er Jahren untersucht worden ist. So müssen die bisher gewonnenen Erkenntnisse über Wirkzusammenhänge noch sehr dürftig erscheinen. In den 60er Jahren waren alle Studien im wesentlichen darauf ausgerichtet, überhaupt den Nachweis zu erbringen, daß Typ A ein eigenständiger Risikofaktor ist, und dafür möglichst valide Meßinstrumente zu entwickeln. Ersteres findet mittlerweile breite Anerkennung, was aus obigem Zitat ersichtlich ist. Speziell für die Rehabilitation ist die Bedeutung außerordentlich, da die Reinfarktgefahr bei Typ-A-Patienten nach der WCGS um das 5fache größer zu sein scheint als bei Typ B (Price 1982, S. 8). Der 2. Punkt, die Konstruktion von validen Meßinstrumenten, ist bisher noch nicht zufriedenstellend gelungen. Die auftretenden Probleme sind eng mit der Definition von Typ A verknüpft und sollen im nächsten Abschnitt (11.1.2) erläutert werden.

Bei der Untersuchung der Wirkmechanismen sind in den 70er Jahren v. a. die eng mit der somatischen Erscheinung zusammenhängenden physiologischen Prozesse betrachtet worden (s. dazu z. B. Herd 1978 oder Schäfer u. Blohmke 1977). Der Versuch der Einbettung in bestehende Theorien menschlichen Verhaltens ist jedoch erst in den letzten Jahren unternommen worden. Hier sind v. a. Glass (1977) mit seinem Konzept der Kontrollambition und Price (1982), die versucht hat, das Typ-A-Verhaltensmuster mit Hilfe der sozialen Lerntheorie (Bandura 1977) auf bestimmte Grundüberzeugungen zurückzuführen, zu nennen. Für unsere Studie sind v. a. psychologische und sozialwissenschaftliche Ansätze von Interesse. Eine Darstellung der psychophysiologischen Forschung zu diesem Thema würde den Rahmen dieses

Kapitels sprengen, da unser Hauptaugenmerk auf die sozialen Prozesse gerichtet werden soll. Zusammenfassend kann festgestellt werden, daß das Typ-A-Verhaltensmuster mittlerweile als Prädiktor für koronare Herzkrankheiten, speziell für die Vorhersage von Erst- und Reinfarkt, trotz einiger dies nicht bestätigender Studien nicht mehr übergangen werden kann. Was sich hinter diesem Verhaltensmuster verbirgt, wie es wirkt und ob es noch andere Folgen v. a. im psychischen und sozialen Bereich hat, ist noch offen. Einige Aspekte dieser Fragen sollen im folgenden behandelt werden.

11.1.2 Probleme der Definition von Typ A

Rosenman u. Friedman (1959) nannten ihren koronargefährdeten Persönlichkeitstypus Typ A nach der Experimentalgruppe A, die sie 2 anderen Gruppen B und C gegenüberstellten. Sie dachten, dieses Vorgehen wäre am unverfänglichsten, da dadurch dem gewählten Etikett keine zusätzliche Bedeutung gegeben würde. Ihre Darstellung von Typ A bewegte sich auf der rein deskriptiven Ebene. Sie sahen sich als Kardiologen und Epidemiologen, die Interesse haben, einen Infarktrisikofaktor zu identifizieren, und nicht als Psychologen oder Psychophysiologen, die Erklärungen zu Persönlichkeitsmerkmalen oder Reaktionsweisen abgeben können. Da ihr einziges Kriterium die Optimierung der Infarktvorhersage ist, fügen sie 15 Jahre später immer noch Merkmale zum Gesamtkomplex des sog. Typ-A-Verhaltensmusters hinzu (Friedman u. Rosenman 1974). Price (1982) gibt eine Literaturübersicht zu diesem Thema von 1959–1979. Aus den über 100 gesicherten Artikeln benennt sie 31 verschiedene Attribute, die dem Typ A zugeschrieben werden. Bei einer solchen Aufzählung wird deutlich, wie verschiedenartig und damit unscharf der Begriff Typ A verwendet wird. Weiterhin wird bei der Betrachtung der Veröffentlichungen von 1959–1974 gegenüber denen von 1975–1979 klar, daß sich die Häufigkeit der Nennungen verschiebt. Zugenommen haben v. a. die Nennungen Feindseligkeit, Aggressivität, konkurrierendes Verhalten und Leistungsstreben. Abgenommen haben dagegen Antrieb, Unruhe, Suche nach Anerkennung, Überinvolviertsein, motorische Gewohnheiten und Sprechgewohnheiten. Die Attribute Zeitnot, Ungeduld, „job commitment" werden etwa gleich häufig genannt. Zum Teil sind bestimmte Attribute einfach differenziert worden, beispielsweise Antrieb. Bei anderen – wie Motorik und Sprechgewohnheiten – könnte man mit einer Portion Bösartigkeit unterstellen, daß diese Eigenheiten nicht mehr so interessant sind, weil ihre Erhebung per Fragebogen nicht möglich und deshalb zu kostspielig ist.

Es wird deutlich, daß es sehr schwierig ist, ein Konzept zu operationalisieren und dafür Meßinstrumente zu entwickeln, wenn es in der Fachwelt so verschiedenartig aufgefaßt wird. Lediglich Konkurrenzverhalten und Zeitnot werden in über ⅔ der gesichteten Aufsätze als zum Kern von Typ A gehörend genannt. Wie schwierig die Operationalisierung tatsächlich ist, wird deutlich, wenn man die 3 bisher in prognostischen Studien angewandten und damit epidemiologisch gesicherten Instrumente betrachtet. Das strukturierte Interview von Friedman u. Rosenman (z. B. Rosenman 1978), der Jenkins Activity Survey (JAS, Jenkins et al. 1979) und die Framingham-Typ-A-Skala (Haynes et al. 1978) sind alle unter dem Kriterium der Vorhersageoptimierung entwickelt worden. Sie stimmen trotzdem nur bei 70 % der Fälle in der Vor-

hersage überein (Matthews 1982). Mit Hilfe einfacher Wahrscheinlichkeitsrech-
nung läßt sich zeigen, daß unter der Annahme, daß Typ A und B gleich häufig
vorkommen, bereits dadurch, daß 2 Personen raten würden, ob jemand Typ A ist,
eine Übereinstimmung von 50% erreicht werden könnte. Dies bedeutet, die Über-
einstimmungsquote der Erhebungsverfahren liegt nur um 20% über dem Zufall! Es
ist möglich, daß verschiedene Persönlichkeitsmerkmale bzw. Verhaltensmuster das
Infarktrisiko erhöhen und somit die verschiedenen Instrumente schlichtweg verschiedene Merkmale messen. Smith et al. (1983) zeigt z. B., daß die Framingham-
Skala mit verschiedenen Arten von Ängstlichkeit zusammenhängt, der JAS jedoch
nicht. Mittlerweile wird die Möglichkeit in Betracht gezogen, daß der JAS selbst
verschiedene Konstrukte mißt, da einige Fragen des JAS das Auftreten von Angina
pectoris und andere Fragen den Herzinfarkt selbst gut vorhersagen (Jenkins et
al. 1978).

Diese bisher beschriebene rein empiristische Vorgehensweise bei der Messung
von Typ A wird von Radley (1982) kritisiert und in Frage gestellt. Ohne eine theoretische Einbettung der Meßmethode selbst kann es nicht zu einem Erkenntnisge-
winn bei der Untersuchung von Wirkmechanismen kommen. „Ohne die Führung
von abstrakten rational-integrierten Konzepten (Theorie) wird lediglich die Vielfalt
der unabhängigen Einzelerkenntnisse anwachsen" (Radley 1982, S. 109). Cronbach
u. Meehl haben bereits 1955 auf die Notwendigkeit von explikativen Konstrukten
hingewiesen. Solange nur auf der deskriptiven Ebene versucht wird, Fakten zu sam-
meln, bleibt das Konzept unüberprüfbar. Erst durch den Versuch der Erklärung
von Typ-A-Verhaltensweisen kann das Konzept empirisch getestet werden und bekommt Handlungsrelevanz für mögliche Interventionsstrategien.

Trotz dieser grundsätzlichen Kritik besteht i. allg. Einigkeit über die Einordnung
des Typ-A-Konstrukts als Persönlichkeitsmerkmal. Typ-A-Persönlichkeit ist jedoch
nicht als konstante Eigenschaft im Sinne eines Wesenszugs zu verstehen, wie es im
Laienverständnis verankert ist. Glass (1977) stellt das Typ-A-Verhaltensmuster als
Resultat einer Interaktion zwischen bestimmten persönlichen Dispositionen und
bestimmten Umweltsituationen dar. Rosenman (1969) beschreibt Typ A als „Hand-
lungs-Emotions-Komplex", der bei bestimmten Personen ständig in der Auseinandersetzung mit ihrer Umwelt ausgelößt wird. Diese Darstellung entspricht genau
dem Verständnis von Persönlichkeit in neueren interaktionistischen Ansätzen in der
Psychologie wie bei Mischel (1973) oder Endler u. Magnusson (1976). Hier wird ein
Persönlichkeitsmerkmal als generalisierte Stimulus-Kontingenz- oder Verhaltens-
Kontingenz-Erwartung verstanden. Die individuelle Lerngeschichte und die Verall-
gemeinerung dieser Erwartungen über viele Situationen hinweg wird also hervorgehoben. In der Sprache der Streßforschung z. B. im Sinne von Lazarus u. Launier
(1981) in einem transaktionalen Modell der Streßverarbeitung wäre Typ A als eine
über viele Situationen hinweg generalisierte Copingstrategie zu sehen. Beide Be-
trachtungsweisen gehen davon aus, daß ein Verhaltensmuster eine gelernte Reaktion auf bestimmte Umweltbedingungen ist, die aber dann auch in anderen Situationen unter anderen Bedingungen gezeigt wird. Diese Reaktion kann also durch eine
Vielfalt an Stimuli ausgelöst werden. Diese Verhaltensbereitschaft wird Disposition
genannt. So verstehen neuere Ansätze in der differentiellen Psychologie Persönlichkeit als die Summe solcher Dispositionen. Eine so verstandene „Typ-A-Persönlichkeit" entspricht dem, was bei Rosenman u. Friedman mit „Typ-A-Verhaltensmu-

ster" gemeint ist – nicht das spezifische Verhalten selbst, sondern die ständige Bereitschaft dazu. Diese Art der Betrachtung der Persönlichkeit sieht die Person als Teilstück einer Person-Umwelt-Interaktion. Alle Merkmale, die der Personseite dieser Interaktion zuzuschreiben sind, können nicht aus ihrem Umfeld losgelöst betrachtet werden. Diese Art der Betrachtung (siehe z. B. Dittman u. Weber 1982) konstruiert keine Dichtomie zwischen Persönlichkeit und Verhaltensmuster. In diesem Text wird deshalb Typ-A-Persönlichkeit austauschbar zum Begriff „Verhaltensmuster" gebraucht.

Oft ist an dem Typ-A-Konzept kritisiert worden, daß es nur für die weiße amerikanische Mittelschicht gilt. Es sind auch hauptsächlich Personen aus dieser Schicht untersucht worden. Margolis et al. (1983) weisen darauf hin, daß es nicht genügt, Personen und ihre Umwelt ausschließlich im Sinne von belastenden und unterstützenden Faktoren zu betrachten, sie betonen vielmehr, daß die institutionelle und kulturelle Ebene auch mit einbezogen werden muß. Gerade in der amerikanischen Gesellschaft werden durch tradierte Normen in Verbindung mit dem ökonomischen System Kernelemente des Typ-A-Verhaltens erzeugt, wie Konkurrenzdenken, Zeitnot und Mehrfachbelastung. Mettlin (1976) zeigt, daß Typ A mit Bildung, Einkommen, Stellung im Betrieb, Zahl der Untergebenen, Einkommenszuwachs und Aufstieg in der Organisation zusammenhängt. Die aufgezählten Merkmale sind in der westlichen Industriegesellschaft von hohem Wert. Matthews et al. (1980) zeigen sogar, daß für Mitglieder der Amerikanischen Gesellschaft für Experimentelle Sozialpsychologie gilt, daß sie um so mehr publizieren und von anderen Kollegen zitiert werden, je mehr sie Typ-A-Verhalten aufzeigen. „Koronargefährdendes Verhalten" ist also auch Bestandteil der amerikanischen Wissenschaft!

Der Einfluß kultureller Werte wird in einer Untersuchung an Japanern, die in Kalifornien bzw. Japan leben, deutlich (Cohen et al. 1975). Mit sozialer Mobilität und Entwurzelung aus der Tradition nimmt die Wahrscheinlichkeit von koronaren Herzkrankheiten zu. Mit einem Typ-A-Anteil von 15 % liegt jedoch die Gruppe der kalifornischen Japaner immer noch deutlich unter dem amerikanischen Durchschnitt. Die faktorielle Struktur des Jenkins Activity Survey unterscheidet sich bei den Kaliforniern japanischen Ursprungs auch von anderen Amerikanern. Statt des Faktors „harddriving" kristallisiert sich ein Faktor „hardworking" heraus. „Harddriving" würde im krassen Widerspruch zu den japanischen Sitten stehen, „hardworking" dagegen entspricht auch bei dieser ethnischen Gruppe den gesellschaftlichen Erwartungen.

Die genannten Arbeiten belegen die Notwendigkeit, die Typ-A-Persönlichkeit im Licht gesellschaftlicher Werte zu sehen, d. h. ein umfassenderes Modell der Person-Umwelt-Interaktion wird erforderlich. Schicht- oder Kulturabhängigkeit ist insofern kein Defizit des Konzepts, sondern eine weitere Variable in einem komplexen Modell menschlichen Verhaltens.

11.1.3 Zwei mögliche Erklärungen des Typ-A-Verhaltens

Die folgenden Ansätze setzen das Typ-A-Verhaltensmuster in Zusammenhang mit anerkannten psychologischen Konzepten. Diese Konzepte basieren auf lerntheoretische Grundlagen. Typ-A-Verhalten wird jeweils auf einen bestimmten kognitiven Stil zurückgeführt.

Kontrollambitionen als Erklärung für Typ A. Die einzelnen Komponenten des Typ-A-Verhaltens sind in den meisten Fällen auf der Basis statistischer Analysen von Fragebogendaten definiert worden. Glass (1977) geht der Frage nach, ob Typ-A-Personen tatsächlich auch diese Verhaltensweisen zeigen. In einer Reihe von Experimenten überprüft er, ob sich die Probanden mit stärkerer Typ-A-Ausprägung tatsächlich leistungsorientierter, ungeduldiger und feindseliger verhalten. Die Annahme kann er an einer studentischen Population bestätigen (s. Glass 1977, Kap. 4–6). Diese Verhaltensweisen scheinen ihm Teil einer generellen Strategie zu sein, Kontrolle über belastende Umweltbedingungen ausüben zu wollen. Die wichtigsten Komponenten des Typ-A-Verhaltens werden also als Mittel im ständigen Kampf um Kontrolle gesehen. Falls Kontrolle das zugrundeliegende Motiv ist, räsoniert er, daß der subjektive Verlust von Kontrolle stärkere Auswirkungen auf Typ-A- als auf Typ-B-Personen haben wird. Unter dieser Annahme führt er einige Experimente durch, in denen er eine unkontrollierbare Situation herstellt. Er postuliert, daß Typ-A-Personen im größeren Ausmaß Aktivitäten entwickeln werden, um die Kontrolle wiederzuerlangen, d. h. daß sie kurzzeitig hyperaktiv sind, dann aber, wenn sie erfolglos bleiben, aufgeben und hilflos reagieren. Hilflosigkeit zeichnet sich auf der motivationalen Ebene als stark verminderter Antrieb, auf der kognitiven Ebene als relative Unfähigkeit, wieder zu erlernen, daß Situationen kontrollierbar sind, und auf der affektiven Ebene als Depressivität ab (zur weiteren Erläuterung des Hilflosigkeitskonzepts siehe Seligman 1975). Auch diese Hypothese kann belegt werden (Glass 1977, Kap. 7 und 8). Als weitere Bedingung für die Entwicklung von Hilflosigkeit scheint die Stärke bzw. Dominanz des Stressors zu sein. (Wir benutzen „Dominanz" als Übersetzung des englischen Begriffs „salience".) Wenn der Stressor die Aufmerksamkeit nicht erzwingt, also nicht dominant ist, scheinen Typ-A-Personen ihn nicht wahrzunehmen, oder zumindest empfinden sie ihre Kontrolle über die Situation nicht als bedroht. Die Daten von Glass (1977, Kap. 9) sind hier nicht ganz eindeutig, denn Typ-A-Personen zeigen zwar nur bei dominanten Stressoren Hilflosigkeitsreaktionen, aber Typ B zeigt sie in gleichem Maße bei weniger dominanten Stressoren.

   Brunson u. Matthews (1981) haben versucht, die letztgenannten Ergebnisse zu replizieren und weiter auszuleuchten. 20 Typ-A- und 20 Typ-B-Studenten sind, nachdem sie in einer Lernphase Lösungsstrategien an lösbaren Aufgaben erproben konnten, mit unlösbaren Diskriminationsaufgaben konfrontiert worden. Nach jedem Versuch wurden ihre Fehler rückgemeldet. Jeweils die Hälfte der Typ-A- und der Typ-B-Probanden mußte ihren Fehlschlag jedesmal schriftlich festhalten. Dies sollte für die Dominanz des Stressors sorgen. Um die Auswirkungen der experimentellen Situation zu erfassen, wurden die Probanden nicht nur nach dem Experiment befragt, sondern sollten alle Gedanken äußern, die sie während der Lösungsversuche hatten. Die Äußerungen der Probanden wurden nach folgenden Kriterien ausgewertet: 1) die Leistung (Sind weiterhin bisher effektive Strategien zur Bewältigung des Problems gewählt worden?) 2) das Befinden und 3) welcher Ursache das Versagen bei der Problemlösung zugeschrieben wurde. Hypothesengemäß zeigten die Typ-A-Studenten bei dominantem Stressor Hilflosigkeitsreaktionen: Die Anzahl ihrer effektiven Strategien, die in der ersten Experimentalphase erprobt wurden, nahm deutlich ab, sinnlose Strategien nahmen hingegen zu. Sie äußerten deutliches Unbehagen im Sinne von Frustration und Verärgerung und schrieben die

Fehlschläge ihrer eigenen Unfähigkeit und weniger stark der Aufgabenschwierigkeit zu. Im Gegensatz dazu nahm bei Typ A ohne dominantem Stressor die Anzahl sinnvoller Lösungsstrategien zu. Es wurde am wenigsten Unbehagen geäußert, und die Fehlschläge wurden zwar immer noch der Unfähigkeit (internal), aber z. T. auch external attribuiert, das heißt, sie wurden etwas mehr der Aufgabenschwierigkeit bzw. dem Zufall zugeschrieben. Bei Typ B mit dominantem Stressor blieb die Anzahl der effektiven Strategien etwa gleich. Sie äußerten relativ wenig Unbehagen und schrieben die Fehlschläge am ehesten dem Zufall zu. Bei der Typ-B-Gruppe ohne dominanten Stressor, die sich bei Glass nicht hypothesengemäß verhielt, nahm die Anzahl effektiver Strategien zugunsten von ineffektiven nur vorübergehend ab. Sie äußerten zwar am meisten Unbehagen, aber im Gegensatz zu den anderen Versuchsgruppen vor allen Dingen Langeweile. Auch sie schrieben die Fehlschläge am ehesten dem Zufall und der Aufgabenschwierigkeit zu. Brunson u. Matthews (1981, S.916) sprechen hier von „Pseudohilflosigkeit", weil Passivität bzw. Versagen nicht durch das Erleben von Kontrollverlust, sondern durch Langeweile und mangelnde Motivation bedingt werden.

Die klinische Relevanz der Dominanz eines Stressors im Zusammenhang mit Typ A wird bei Glass (1977, Kap.10) deutlich. Er berichtet von der Houston Study, bei der Herzkranke und Patienten mit anderen Krankheiten im Vergleich zu gesunden Verwaltungsangestellten deutlich mehr Lebensereignisse, die einen Verlust darstellen, erlebt haben. Sie unterschieden sich jedoch nicht bezüglich anderer negativer Lebensereignisse. Glass deutet an, daß ein Verlust (z. B Eheparterin oder Arbeit) eher eine unkontrollierbare Situation darstellen kann, die gerade bei Typ A Hilflosigkeitsreaktionen hervorrufen würde und somit einen Herzinfarkt begünstigen könnte. Wir gehen davon aus, daß diese Überlegung nicht nur für die Vorhersage und Erklärung des Herzinfarkts von Bedeutung ist, sondern auch für die psychischen Folgeerscheinungen des Infarkts. Der Infarkt selbst und seine direkten körperlichen Folgen können als unkontrollierbare und sicherlich dominante Stressoren aufgefaßt werden. Es ist deshalb zu vermuten, daß Personen mit ausgeprägtem Typ-A-Verhaltensmuster eher hilflos im Sinne Seligmanns (1975) reagieren und folglich größere Schwierigkeiten bei der Anpassung an den Alltag haben werden.

Die soziale Lerntheorie als Grundlage eines Modells für Typ A.   In ihrer Monographie schlägt Price (1982) vor, einen derzeit weit verbreiteten Ansatz in der Lern- und Persönlichkeitspsychologie zu benutzen, um das Typ-A-Konzept theoretisch einzubetten. Sie rekurriert auf den Ansatz der kognitiven sozialen Lerntheorie (s. Bandura 1977 oder auch Mischel 1973), um die Entstehungsgeschichte, die es aufrechterhaltenden kognitiven Mechanismen und die Konsequenzen des Typ-A-Verhaltens zu durchleuchten.

„Nach diesem Modell des Typ-A-Verhaltens fördert die Teilnahme an unserer Gesellschaft eine Reihe von persönlichen Überzeugungen, die wiederum Ängste generieren, die Typ-A-Verhalten begünstigen" (Price 1982, S.66).

Für sie sind 3 Grundüberzeugungen der Kern des Typ-A-Verhaltensmusters: 1) die Überzeugung, daß man sich ständig beweisen muß, da der Wert der eigenen Person nicht konstant ist; 2) die Überzeugung, daß es keine universelle Moral gibt. Es gibt kein klares Verhältnis zwischen Intention und Konsequenz; 3) die Überzeugung, daß alle Ressourcen knapp sind. Was der eine bekommt, wird dem anderen weggenommen. Diese Grundüberzeugungen sind mit entsprechenden Ängsten verknüpft: 1) die Angst nicht genug Wert zu sein, 2) die Angst, daß das Gute nicht siegen wird, d.h. positives Handeln kann negative Konsequenzen mit sich bringen, 3) die Angst, nicht genug Vorrat an allem Lebenswichtigen zu haben.

Die einzelnen Komponenten des Typ-A-Verhaltensmusters können logisch von diesen Überzeugungen bzw. Ängsten abgeleitet werden. Beispielsweise führt die Überzeugung, sich ständig beweisen zu müssen, die sich als ungehemmter Ehrgeiz äußern kann, zu sehr hohen Leistungsnormen. Da die eigene Wertschätzung von der angenommenen Bewertung durch den anderen abhängt, wird stärker konkurriert um bessere „Beweise" für den Selbstwert zu liefern. Konkurrieren heißt dann mehr leisten, entweder durch längere Arbeitszeiten, Mehrfachtätigkeiten oder einfach dadurch, mehr in kürzerer Zeit zu erledigen, was wiederum zum Gefühl von Zeitnot führt oder auch Ungeduld hervorrufen kann, wenn die gesetzen Ziele gefährdet sind. Selbstaufgelegter Konkurrenzdruck kann auch zu aggressivem, durchsetzungsorientiertem Verhalten führen. Zeitnot führt zu geringere Entspannung, was wiederum größere Irritierbarkeit zur Folge hat. Irritierbarkeit und Ungeduld in Kombination mit Aggressivität können in frei flotierende Feindseligkeit kulminieren (vgl. Price 1982, S.75).

Die Erhebung dieser Überzeugungen und Ängste stellt jedoch ein erhebliches Problem dar, weil Typ-A-Personen sich diese nicht eingestehen (Price 1982, S.72f.). Ein direktes Abfragen wird wenig Erfolg haben. Untersuchungen von Burke (1984) zeigen, daß so geartete Instrumente zwar eine hohe interne Konsistenz und eine befriedigende faktorielle Validität besitzen, daß sie jedoch eher schwach mit der Jenkins Activity Survey korrelieren. Der Ansatz von Price benötigt somit noch eine adäquate Operationalisierung auf der Meßebene und entsprechende empirische Belege. Dieser Ansatz scheint jedoch wertvoll zu sein, um die Verbindung des Typ-A-Verhaltensmusters mit gesellschaftlichen Erwartungen herzustellen (vgl.11.1.2), eröffnet ein größeres Verständnis für soziale Interaktionen mit Typ-A-Personen und gibt Anregungen für mögliche Interventionen aus dem Bereich der kognitiven Verhaltenstherapie. Anhand dieser Überlegungen kann vermutet werden, daß auch im Rehabilitationsprozeß Typ-A-Verhalten und negative soziale Interaktionen sich gegenseitig hochschaukeln können.

11.2 Ergebnisse der Oldenburger Longitudinalstudie zu Typ A

11.2.1 Zur Operationalisierung von Typ A

Im deutschen Sprachraum gibt es noch kein gebräuchliches Instrument zur Erfassung des Typ-A-Verhaltensmusters. Als die Oldenburger Longitudinalstudie begann, war lediglich eine Skala zu Kontrollambitionen (Siegrist et al. 1980) veröffentlicht[1]. Sie stellt einen Versuch der Operationalisierung der Überlegungen von Glass aus dem Jahre 1977 (vgl.11.1.3) dar. Obwohl diese Skala theoretisch fundiert ist, lag keine Validierung vor, und die Items umfassen nicht so viele Verhaltensweisen und Lebensbereiche wie die 3 epidemiologisch gesicherten Instrumente. Für uns schien die Vergleichbarkeit mit anderen Untersuchungen in Frage gestellt, so sahen wir uns deshalb gezwungen, uns an eine amerikanische Vorlage zu halten und eine eigene deutsche Übersetzung einer gängigen Skala bereitzustellen. Von den 3 bisher epidemiologisch gesicherten Erfassungsmethoden entschieden wir uns für den Jenkins Activity Survey (JAS). Das strukturierte Interview von Rosenman u. Friedman konnte trotz der relativ größeren Validität nicht benutzt werden, da unsere Befragung schriftlich erfolgen mußte. Zur Framingham-Skala liegen deutlich weniger veröffentlichte Untersuchungen vor, deshalb gaben wir der JAS wegen einer späteren besseren Vergleichbarkeit den Vorzug.

Aus Platzgründen konnten wir nicht alle 54 Items des JAS benutzen. Der JAS enthält nicht nur eine Typ-A-Skala, sondern auch getrennte Skalen für die Teilkomponenten „speed", „hard-driving" und „job involvement". Benutzen wir nur die Typ-A-Skala, reduziert sich die Itemzahl auf 21. Nach Rücksprache mit Herrn Jenkins kürzten wir den Fragebogen um die 4 Items, die die geringsten Gewichte und somit die geringste Vorhersagekraft besitzen, auf eine Länge von 17 Items. Mit diesem gekürzten JAS ist Typ A bei den meisten Untersuchungsteilnehmern bei der 2. Befragungswelle t_2 ein halbes Jahr nach Infarkt erhoben worden (für weitere Details s. Anhang C). Bei der weiteren Auswertung ist sowohl ein nach Jenkins et al. (1979) gewichteter Gesamtwert für Typ A als auch eine einfache gleichgewichtete Summe über alle JAS-Items nach dem Vorschlag von Glass (1977) benutzt worden. Die beiden Typ-A-Werte korrelieren mit 0,7. Generell läßt sich sagen, daß die nach Jenkins gewichtete Summe etwa 0,01 bis 0,1 höher mit verschiedenen Kriteriumsvariablen zusammenhängt als die ungewichtete Summe. Nur bei Kriteriumsvariablen aus dem Arbeitsbereich ist es umgekehrt. Im gesamten Ergebnisteil ist mit dem Etikett Typ A, wenn nicht anders explizit beschrieben, der nach Jenkins gewichtete Summenwert gemeint. Es wird für die konkrete Operationalisierung benutzt. Wenn allgemeiner das Konstrukt Typ A gemeint ist, wird der Begriff Typ-A-Verhaltensmuster gebraucht.

11.2.2 Typ A und soziodemographische Daten

Nach der amerikanischen Literatur ist zu erwarten, daß das Typ-A-Verhaltensmuster unabhängig von den meisten soziodemographischen Daten ist, mit Ausnahme von Merkmalen, die mit Bildung und Beruf zusammenhängen. Unsere Untersuchung kann hierzu weitere Belege liefern. Mit Schulabschluß korreliert[2] Typ A ($r = 0,13$), d.h. je höher der Schulabschluß, desto stärker die Ausprägung von Typ A. Ein etwas geringerer, aber signifikanter Zusammenhang zum Einkommen liegt ebenfalls vor.

Der stärkste Zusammenhang besteht zur beruflichen Position. Sie erklärt 6% der Varianz von Typ A ($\eta = 0,25$). Die niedrigsten Typ-A-Werte haben einfache Beamte, gefolgt von einfachen Angestellten, angelernten Arbeitern und ungelernten Arbeitern. Die stärkste Ausprägung haben leitende Angestellte, gefolgt von freiberuflich Arbeitenden, Beamten im höheren Dienst und selbständigen Handwerkern. Es wird deutlich, daß hier Qualifikation die zugrundeliegende Variable sein könnte.

Diese Ergebnisse könnten wieder die Kritik, daß Typ A ein Mittelschichtphänomen ist, wachrufen. Die Tatsache, daß Personen mit einfacher Qualifikation eher niedrige Typ-A-Ausprägungen haben, bedeutet jedoch nicht zwangsläufig, daß das

Typ-A-Konzept nicht auf diese Subpopulation anwendbar ist. Die Frage nach der Anwendbarkeit oder der Geltung eines Konzepts bedeutet in psychologisch-testtheoretischer Terminologie die Frage nach differenzieller Validität. Eine Möglichkeit die Geltung des Typ-A-Konzepts für alle Qualifikationsstufen zu überprüfen, ist die Struktur der einzelnen Typ-A-Items der verschiedenen Gruppen zu vergleichen. Wenn die Korrelationen der Items untereinander in den 3 Gruppen sehr verschieden sind, messen sie nicht gleich gut Typ A und sind somit für die verschiedenen Gruppen unterschiedlich valide. Nur in den Gruppen, in denen die Items relativ homogen sind, ist es möglich, dieses Meßinstrument und damit das Typ-A-Konzept anzuwenden. Um der Frage nachzugehen, sind Faktorenanalysen der 17 JAS-Items getrennt für die Teilstichproben der Untersuchungsteilnehmer mit einfacher, mittlerer und hoher Qualifikation durchgeführt worden. In allen 3 Gruppen sind durch den 1. Faktor etwa 20% der Varianz erklärt worden, insgesamt schienen sogar in der Gruppe der einfach Qualifizierten mehr Items eine mäßige Ladung auf dem 1. Faktor zu haben, was eher auf eine größere Itemhomogenität in dieser Teilstichprobe deutet. Die Ergebnisse der einzelnen Faktorenanalysen unterscheiden sich nicht genügend, um die Geltung des Typ-A-Konzepts auf Personen bestimmter Qualifikation einschränken zu müssen.

Andere soziodemographischen Merkmale zeigen keinen Zusammenhang zu Typ A. So ist in unserer Untersuchung Typ A unabhängig von den zentralen Merkmalen Alter und Religionszugehörigkeit des Patienten und seiner Frau. Auch besteht kein Zusammenhang zwischen der Größe des Wohnorts und Typ A. Überrascht hat ein geringer ($r = 0,10$), aber signifikanter Zusammenhang zum Ehestatus. Typ-A-Personen haben eher eine Lebensgefährtin. Das gleiche unvermutete Ergebnis berichten auch Kittel et al. (1983). Die Interpretation des Ergebnisses liegt wie bei Kittel et al. im Bereich der Spekulation.

11.2.3 Typ A und medizinische Indikatoren

Insgesamt konnten keine Zusammenhänge zwischen Typ A und medizinischen Variablen zum Zeitpunkt der Krankenhausentlassung festgestellt werden. Sämtliche Einschätzungen des Krankenhausarztes und sämtliche Indikatoren, die wir aus objektiven Daten gebildet haben, korrelieren nicht mit Typ A. Lediglich das Vorhandensein von mindestens einem klassischen Risikofaktor hängt mit Typ A zusammen ($r = 0,10$). Zum 3. Meßzeitpunkt 1 Jahr nach Infarkt gibt es auch wenig Zusammenhänge. Weder die Leistungsfähigkeit beim Ergometertest noch das Reinfarktrisiko oder der körperliche Zustand nach der New York Heart Association (NYHA) oder das Vorhandensein von Herzrhythmusstörungen korrelieren mit Typ A. Unsere Indikatoren für Herzinsuffizienz und Koronarinsuffizienz korrelieren jedoch mit jeweils $r = 0,15$.

In einem so kurzen Beobachtungszeitraum von 1 Jahr sind Zusammenhänge zu somatischen Variablen nicht zu erwarten. Die in der Literatur hypostasierten Wirkmechanismen können kurzfristig kaum Auswirkungen haben. So deutet das letzte Ergebnis doch deutlich auf den Zusammenhang von Verhaltensdisposition und Gesundheit hin. Bei der Folgeuntersuchung 3½ bzw. 5 Jahre nach Infarkt sollte dieser Zusammenhang noch weiter belegt werden.

Tabelle 1. Zusammenhang zwischen Typ A und zentralen Outcomevariablen über alle Erhebungs-zeitpunkte (n = 608)

Outcome zum Zeitpunkt:	Typ A und		
	t_1	t_2	t_3
Angst	**0,11	***0,15	***0,21
Depressivität	**0,11	***0,21	***0,19
Krankheitsbelastung	***0,21	***0,21	***0,24
Positive Gefühle	n. s.	n. s.	n. s.
Negative Gefühle	***0,15	***0,19	***0,18
Selbstwertgefühl	**0,13	n. s.	n. s.
Gefühl der Wertlosigkeit	n. s.	n. s.	n. s.
Kontrollüberzeugung	*−0,09	***−0,13	***−0,14

Pearson-Produktmomentkorrelationen; *p < 0,05; **p < 0,01; ***p < 0,001

11.2.4 Typ A und Krankheitsbewältigung

Im Laufe der Genesung vom Herzinfarkt werden depressive Reaktionen und Angst oft als Folge des Infarktereignisses beschrieben (vgl. Halhuber u. Halhuber 1981; Mayou 1984; Wiklund et al. 1984). Sie können als Indiz für eine nicht abgeschlossene Krankheitsbewältigung genommen werden. Gerade für den Aspekt der psychischen Rehabilitation können Bewältigungsstrategien, wie sie bei Typ-A-Personen auftreten, von Wichtigkeit sein. Ausgehend von den Überlegungen von Glass (1977) – im Abschn. 11.1.3 bereits dargestellt – soll untersucht werden, ob der Herzinfarkt speziell für Typ-A-Personen einen chronischen unkontrollierbaren Stressor darstellt und zu Hilflosigkeitsreaktionen führt, die die Wiedereingliederung in den Alltag erheblich erschweren. Hierzu wird der Zusammenhang zwischen Typ A und einer Reihe von psychischen Outcomevariablen betrachtet. Insgesamt scheinen Personen mit Typ-A-Verhaltensmuster schlechter mit den psychischen Folgen des Infarkts fertig zu werden, obwohl sie angeben, eine weit größere Palette von Bewältigungsstrategien zu benutzen. Dies soll im folgenden im Detail dargestellt werden.

Aus Tabelle 1 ist zu erkennen, daß von der Tendenz her die Zusammenhänge im Zeitverlauf eher zunehmen. Zu bedenken ist, daß Typ A zum Zeitpunkt t_2 gemessen wurde. Typ A ist also in der gleichen Situation erhoben worden wie die t_2-Outcomevariablen und hat somit gemeinsame situative Varianzanteile. Es wäre zu erwarten, daß Merkmale, die zum gleichen Zeitpunkt gemessen wurden, höher mit Typ A korrelieren als zu einem späteren Zeitpunkt, wenn sonst alle Bedingungen konstant bleiben. Wenn also bei t_3 die Korrelationen ansteigen, ist der quantifizierbare Anstieg eine Unterschätzung des (im testtheoretischen Sinne) wahren Anstiegs. Zusammenfassend können wir sagen, daß sich das Merkmal Typ A mit der Zeit etwas stärker negativ auf das Befinden, auf die Krankheitsbelastung und bedingt auf das Selbst auswirkt (Abb. 1).

Um die Auswirkung anschaulicher zu machen, sind Extremgruppenvergleiche (unterstes Quartil versus oberstes Quartil der Typ-A-Verteilung) durchgeführt worden. Sie zeigen, daß Personen mit hoher Typ-A-Ausprägung stärker mit Angst und Depressivität reagieren nach Entlassung aus dem Akutkrankenhaus. Diese Reaktionen sind charakteristisch für erlebten Kontrollverlust: Typ-A-Personen reagieren

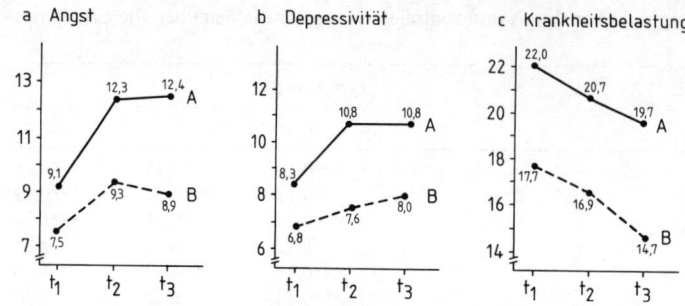

Abb. 1a–c. Extremgruppenvergleich (Typ A/B) des Verlaufs ausgewählter Kriteriumsvariablen. **a** Angst, **b** Depressivität, **c** Krankheitsbelastung. *Gruppe A:* Personen im oberen Quartil der Typ-A-Verteilung (n = 139), *Gruppe B:* Personen im unteren Quartil der Typ-A-Verteilung (n = 130).
Der Anstieg der Variablen Angst und Depressivität von t_1 nach t_2 ist in der Gruppe A deutlich stärker als in der Gruppe B (p < 0,05)

hilflos auf die von ihnen als unausweichlich erlebte Bedrohung. Der Anstieg bzw. Abfall von t_2 nach t_3 ist nicht mehr signifikant. Bei den Variablen Angst und Krankheitsbelastung scheinen sich jedoch Personen mit weniger starker Typ-A-Ausprägung schneller zu erholen.

Die in den bisherigen Ergebnissen berichteten psychischen Indikatoren sind in Skalenform erhoben wurden. Auch bei dem größten Teil der einfachen (d.h. mit einer Frage erhobenen) psychischen Indikatoren zeigen sich ähnliche Ergebnisse. Sie deuten alle darauf hin, daß Typ-A-Personen durch den Infarkt stärker verunsichert werden und ein stärkeres Ausmaß an Behinderung erleben. Personen mit höheren Werten auf der Typ-A-Dimension

- werden öfter an ihre Krankheit erinnert ($r_{t_2} = 0,19$, $r_{t_3} = 0,20$),
- kommen schlechter mit den Belastungen durch die Krankheit zurecht ($r_{t_2} = 0,16$, $r_{t_3} = 0,20$),
- sehen sich eher als kranker oder behinderter statt als normaler Mensch ($r_{t_2} = 0,13$, $r_{t_3} = 0,18$) und
- fühlen sich bei der Arbeit zu Hause stärker behindert ($r_{t_2} = 0,10$, $r_{t_3} = 0,16$).

Gleiche Ergebnisse liegen für die Behinderung in der Freizeit und beim Sport vor. Diese Zusammenhänge sind zwar relativ gering, aber signifikant. Wesentlich ist, daß es kaum Indikatoren gibt, die nicht in diese Richtung weisen. Auch ihre Lebensgefährtinnen geben an (im Partnerfragebogen), daß ihre Männer verunsichert sind und nicht so recht wissen, wie sie sich verhalten sollen ($r_{t_3} = 0,19$). Sie sehen die Krankheit ihres Mannes noch nicht als überstanden an, sondern machen sich noch große Sorgen ($r_{t_3} = 0,14$).

Herzinfarkt als zentrales Lebensereignis stellt für Personen mit Typ-A-Verhaltensmuster eine noch deutlichere Bedrohung dar.

Sie sehen vieles in ihrem Leben in Frage gestellt ($r_{t_3} = 0,16$).

Sie machen sich stärker Gedanken über den Tod ($r_{t_2} = 0,19$).

Sie versuchen, ihre Angelegenheiten zu regeln, denn sie rechnen immer mit dem Ende ($r_{t_2} = 0,15$).

Dadurch, daß die Belastung von Typ-A-Personen als größer erfahren wird, wird auch entsprechend der kognitiven Streßtheorie (z. B. Lazarus u. Launier 1981) stärker versucht, auf verschiedene Art und Weise diese Belastung in Griff zu bekommen. Es werden öfter Bewältigungsstrategien im Sinne einer internen Regulation eingesetzt, d. h. durch Beeinflussen der eigenen Gefühle (z. B. Erregung) oder durch Umdeuten der Situation. Sie

- versuchen, nicht an ihre Situation zu denken ($r_{t_1} = 0,12$).
- reden sich selbst eher gut zu ($r_{t_1} = 0,12$).
- reißen sich eher zusammen und hoffen auf bessere Zeiten ($r_{t_2} = 0,13$).
- versuchen, Gefühle gar nicht aufkommen zu lassen ($r_{t_3} = 0,13$).

Auch aktives, nach außen gerichtetes Verhalten wird zum gleichen Zweck eingesetzt: Sie vertiefen sich in die Arbeit oder eine andere Beschäftigung, um auf andere Gedanken zu kommen ($r_{t_3} = 0,16$).

Die Hinwendung zu anderen Personen, um Verständnis zu erhalten und Information zu bekommen, hängt nicht eindeutig mit dem Merkmal Typ A zusammen. Einerseits geben Typ-A-Personen bei Probleme im Zusammenhang mit dem Infarkt eher an:

- mit dem Arzt darüber zu sprechen ($r_{t_3} = 0,10$).
- mit der Partnerin zu reden ($r_{t_1} = 0,12$, $r_{t_3} = 0,09$).

Andererseits versuchen sie, alleine damit fertig zu werden ($r_{t_2} = 0,12$, $r_{t_3} = 0,16$).

Tabelle 2. Depressivität 1 Jahr nach Infarkt in Abhängigkeit von Typ A und Dominanz des Infarkts (Mittelwertvergleich[a]; n = 523)

	Dominanz des Infarkts („Durch den Infarkt habe ich vieles in meinem bisherigen Leben in Frage gestellt")		
	Stimme eher zu	Stimme eher nicht zu	Randverteilung
Typ B	10,2 (82)	5,8 (79)	8,1 (161)
Typ X	9,4 (89)	7,2 (88)	8,3 (177)
Typ A	12,5 (124)	6,7 (61)	10,6 (185)
Randverteilung	10,9 (295)	6,6 (228)	

[a] Mittelwertvergleich (Zweifaktorielle Varianzanalyse):
   In jeder Zelle befindet sich der jeweilige Mittelwert und die dazugehörige Stichprobengröße.
   1. Faktor: Typ A. Die Typ-A-Verteilung ist gedrittelt worden. Das unterste Drittel bekam das Etikett „Typ B", das mittlere „Typ X" und das oberste „Typ A". Dieser Faktor ist signifikant ($p < 0,001$).
   2. Faktor: Dominanz des Infarkts. Das oben genannte Item wurde mit 4 Antwortmöglichkeiten abgefragt. „Stimme voll und ganz zu" und „Stimme eher zu" wurden zusammengefaßt, ebenso „Stimme eher nicht zu" und „Stimme überhaupt nicht zu". Dieser Faktor ist ebenfalls signifikant ($p < 0,01$).
Interaktionsterm: Typ A · Dominanz ist signifikant ($p < 0,05$)
Einfache Varianzanalysen getrennt für die einzelnen Stufen des Faktors „Dominanz" zeigen, daß lediglich die Gruppe „Typ A in der das bisherige Leben in Frage gestellt wurde" signifikant abweicht.

Wenn es allgemein um „Sich-an-andere-Wenden" geht, bestehen weder zu t_2 noch zu t_3 Zusammenhänge.

Zusammenfassend läßt sich einerseits feststellen, daß Typ-A-Personen depressiver reagieren und sich insgesamt stärker behindert und eher überfordert fühlen. Diese Symptome passen gut in das Hilflosigkeitskonzept von Seligman (1975). Andererseits aber scheinen Typ-A-Personen auch mehr Aktivitäten zu unternehmen um den Infarkt zu bewältigen. Dieser scheinbare Widerspruch löst sich auf, wenn beide Sachverhalte genauer betrachtet werden. Erstens sind viele der benutzten Bewältigungsstrategien, wie bereits erwähnt, interner Art und sind deshalb mit einem Herabsetzen der äußeren Aktivitäten im Sinne des Hilflosigkeitsparadigmas durchaus vereinbar. Zweitens, entsprechend den Ausführungen in unter 11.1.3 ist Hilflosigkeit bei Typ-A-Personen nur zu erwarten, wenn der Stressor dominant ist – in diesem Falle, wenn der Infarkt als starker Verlust der Kontolle gedeutet wird. Unsere Daten deuten darauf hin, daß dies nicht unbedingt der Fall ist. Beispielsweise ist anhand der Varianzanalyse in Tabelle 2 zu erkennen, daß nur Typ-A-Personen die „vieles in ihrem Leben durch den Infarkt in Frage gestellt haben", deutlich depressiver reagieren als Typ-B-Personen.

11.2.5 Typ A und Arbeitsbelastung

In den letzten Jahren ist dem Thema „psychosozialer Streß und koronare Herzkrankheit" immer mehr Beachtung geschenkt worden. Speziell zum Thema „psychosoziale Arbeitsbelastungen als Risikofaktor" sind nicht nur in den USA, sondern auch in Europa (z.B. in Schweden: Theorell u. Floderus 1977; in Belgien: Kornitzer et al. 1981 und in der BRD: Maschewsky 1982 oder Siegrist et al. 1980) Untersuchungen erschienen. Auf die Bedeutung von Arbeitsbedingungen für die Rehabilitation von Herzinfarktpatienten wird in Kap. 7 eingegangen.

Von allen Lebensbereichen ist die Arbeit am engsten mit Typ-A-Verhalten verknüpft. Es ist kaum möglich festzustellen, ob bestimmte Stressoren im Arbeitsbereich Typ-A-Verhalten erzeugen bzw. aufrechterhalten oder ob Typ-A-Personen eher stressende Arbeitsbedingungen aufsuchen bzw. sich solche selbst schaffen (vgl. Chesney u. Rosenman 1980; Davidson u. Cooper 1982). Für die Rehabilitation des Herzinfarktpatienten ist dies von besonderer Bedeutung. Erst wenn die Verzahnung von Person- und Umweltfaktoren in diesem Bereich klarer abgebildet werden kann, ist es möglich, theoriegeleitete und effektive Interventionsstrategien zur Entlastung des Rehabilitanden und zur Stabilisierung seines Wohlbefindens zu entwickeln. Diese Studie soll dafür Vorarbeiten leisten. Bisher in der Literatur untersuchte Zusammenhänge sollen im folgenden dargestellt und anhand der Daten der Oldenburger Longitudinalstudie repliziert werden. Da bisherige Untersuchungen zu dieser Thematik nur an „Gesunden" durchgeführt wurden, ist hier die Möglichkeit der Ausweitung dieser Aussagen auf die Population der Rehabilitanden gegeben. Anschließend soll das Thema „Schichtspezifität" von Typ A aufgegriffen werden. Als 3. Schwerpunkt soll die Frage nach der Moderatorwirkung von Typ A behandelt werden: Sind die Folgen von Arbeitsbelastungen auf das Wohlbefinden und auf die Krankheitsbewältigung abhängig von der Ausprägung des Typ-A-Verhaltensmusters?

Zusammenhänge mit Arbeitsbelastungen.   Burke u. Weir (1980) berichten über den Zusammenhang von Typ A mit Arbeitsbelastungen und Arbeitseinstellungen bei einer Stichprobe von höheren Verwaltungsangestellten. Typ-A-Personen geben an, mehr Stunden pro Woche zu arbeiten, sich mehr konzentrieren zu müssen, stärker unter Arbeitsüberlastung sowohl quantitativ als auch qualitativ zu stehen, mehr Verantwortung zu tragen, sich stärker auf Neuerungen einstellen zu müssen und mehr durch Auseinandersetzungen mit Mitarbeitern belastet zu sein. Kein Zusammenhang wurde jedoch zwischen Typ A und Rollenambiguität bzw. Rollenkonflikt gefunden. Sowohl globale Arbeitszufriedenheit als auch einzelne Aspekte von Arbeitszufriedenheit scheinen nicht mit Typ A zu korrelieren, berufliches Selbstwertgefühl, Identifikation mit der Institution und Eingebundenheit in die Arbeit („job involvement") jedoch stark. Kittel et al. (1983) untersuchten im Rahmen einer größeren prospektiven Studie den Zusammenhang von Typ A und Arbeitsbelastung in Abhängigkeit von der beruflichen Position. Über alle Berufspositionen hinweg lagen stärkere Ausprägungen von Typ A vor bei Personen, die ihre Arbeit folgendermaßen kennzeichneten: nichtselbstbestimmtes Arbeitstempo, große Verantwortlichkeit und Arbeitsschwierigkeiten. Auch die Anzahl psychosomatischer Beschwerden und die Unzufriedenheit mit den Arbeitsbedingungen waren bei Typ-A-Personen größer. Bei Arbeitern und einfachen Angestellten konnte auch ein Zusammenhang zwischen Typ A und dem Ausmaß an Problemen mit Mitarbeitern und Neuerungen am Arbeitsplatz festgestellt werden. In der Studie von Orpen (1982) korrelierte Typ A deutlich (r = 0,30) mit Rollenkonflikt und etwas niedriger mit psychischer und physischer Beanspruchung. Der Zusammenhang von Typ A und Arbeitsüberlastung sowie Rollenambiguität blieb nicht signifikant. Auch Howard et al. (1977) konnten keinen Zusammenhang zu Rollenambiguität aufzeigen. Arbeitszufriedenheit, Zahl der Arbeitsstunden und Aufstieg in der Firma blieben ebenfalls nicht signifikant. Die von ihnen faktorenanalytisch gewonnene Arbeitsbelastungsvariable (die Summe u. a. aus „zuviel Arbeit", „Rollenkonflikt" und „Verantwortung") korrelierte jedoch deutlich mit Typ A. Bei einer Untersuchung an Büroangestellten erhob Jamal (1985) die Arbeitsplatzvariablen mit Hilfe von Einschätzungen der Vorgesetzten. Es zeigte sich, je höher die Ausprägung von Typ A, desto größer die Anstrengung bei der Arbeit, desto häufiger werden psychosomatische Beschwerden genannt und desto geringer ist die Güte der Arbeit. Ein Zusammenhang zur Arbeitsmenge konnte nicht nachgewiesen werden. Im Vergleich dazu konnte Brief et al. (1983) zwar einen Zusammenhang von Typ A zur Arbeitsmenge aufzeigen, nicht jedoch zur Arbeitsüberlastung.

Die eben berichteten Forschungsergebnisse lassen sich folgendermaßen zusammenfasen: die aufgeführten Studien, die meistens Zusammenhänge zwischen Typ A und „klassischen" Konstrukten aus der Arbeitsstreßforschung untersuchten, liefern uneinheitliche Ergebnisse. Eindeutige Zusammenhänge scheinen lediglich bei der Streßreaktion, in diesem Falle psychische und physische Beanspruchung (psychosomatische Beschwerden werden hier als solche interpretiert), vorzuliegen. Das Erleben von Arbeitsüberlastung, Rollenkonflikt und verschiedene konkrete Belastungen scheint auch eher von Typ A abhängig zu sein, obwohl einige Studien diesen Nachweis nicht erbringen konnten. Die Heterogenität der Ergebnisse liegt wahrscheinlich nicht nur an der Verschiedenartigkeit der Untersuchungsstichproben, sondern auch an der Vielfalt der Typ-A-Erhebungsmethoden. Speziell im Arbeitsbereich sind oft nicht epidemiologisch gesicherte Typ-A-Instrumente benutzt wurden (v. a. die von Sales oder Vickers). Eindeutige Unabhängigkeit von Typ A scheint bei Rollenambiguität und Arbeitszufriedenheit vorzuliegen. Anhand der Daten der Oldenburger Longitudinalstudie soll versucht werden, diese Ergebnisse zu replizieren.

Um die Zusammenhänge in unserer Stichprobe auch im Genesungsverlauf untersuchen zu können, haben wir uns auf die Teilstichprobe der „Frührückkehrer" beschränkt. Das sind diejenigen Untersuchungsteilnehmer, die bereits ein halbes Jahr nach Infarkt ihre Arbeit wiederaufgenommen haben (sie stellen 40% der Gesamtstichprobe zu t_2 dar). So können Zusammenhänge mit Typ A zu 3 Zeitpunkten berichtet werden. Unterschiede in der Höhe der Korrelation von einer Messung zur nächsten beruhen somit nicht auf Selektionseffekten, weil immer die selben Personen in den Analysen eingegangen sind. Bei einem Vergleich der Frührückkehrer mit denjenigen, die im 2. Halbjahr ihre Arbeit wiederaufnehmen, und denjenigen, die nach einem Jahr die Arbeit nicht wiederaufgenommen haben, unterscheiden sich diese 3 Gruppen nicht bezüglich der Ausprägung des Typ-A-Verhaltensmusters. Frührückkehrer haben bezüglich Typ A also keinen Sonderstatus, und somit liegt keine Verzerrung zugunsten einer stärkeren Typ-A-Ausprägung in dieser Teilstich-

Tabelle 3. Typ A und Arbeitsbedingungen zu verschiedenen Erhebungszeitpunkten (n = 227; n.e. nicht erhoben)

Arbeitsbedingungen	Typ A und		
	$t_1{}^a$	t_2	t_3
Arbeitszeit:			
– Wochenstunden	***0,34	n.s.	n.s.
– auch an Wochenenden	***0,28	*0,13	n.s.
– Schichtarbeit	n.s.	n.s.	*−0,15
Spannungen mit			
– Vorgesetzten	n.s.	n.s.	n.s.
– Kollegen	0,12	n.s.	**0,18
– Untergebenen	n.s.	n.s.	*0,17
Arbeitsüberlastung	***0,42	***0,35	***0,46
Berufliche Beanspruchung	***0,33	***0,32	***0,33
Rollenambiguität	n.s.	n.e.	n.s.
Handlungsspielraum	n.e.	n.s.	n.e.
„Job involvement"	n.e.	***0,20	n.e.
Rollenkonflikt	n.e.	n.e.	***0,45
Konkurrenzdruck	n.e.	n.e.	*0,15
Arbeitszufriedenheit	n.s.	n.s.	n.s.
Angegebene Arbeitsplatzmerkmale:			
– Termine einhalten müssen	n.e.	n.e.	***0,21
– Verantwortung tragen müssen	n.e.	n.e.	**0,17
– Neuerungen bewältigen müssen	n.e.	n.e.	***0,30
– sich stark konzentrieren müssen	n.e.	n.e.	*0,14
– Lärm	n.e.	n.e.	***−0,22
– Monotonie	n.e.	n.e.	*−0,13

Pearson-Produktmomentkorrelationen; *p < 0,05; **p < 0,01; ***p < 0,001
[a] Die zum Zeitpunkt t_1 erhobenen Daten sind retrospektiv bezogen auf die Zeit vor dem Infarkt.

probe vor. Die Dauer der Arbeitsunfähigkeit bei den Frührückkehrern ist auch unabhängig von Typ A.

In Tabelle 3 sind die Korrelationen zwischen Typ A und verschiedenen Arbeitsvariablen für alle Erhebungszeitpunkte zusammengefaßt. Insgesamt werden die aus anderen Studien angeführten Ergebnisse auch in unserer Stichprobe repliziert. Starke Zusammenhänge zeigen sich zu beruflicher Beanspruchung (die Summe aus verschiedenen psychischen und physischen Beanspruchungsindikatoren), zu Arbeitsüberlastung, Rollenkonflikt und zu einer Reihe von einzelnen Belastungsindikatoren. Kein Zusammenhang mit Typ A kann entsprechend der oben angeführten Literatur für Arbeitzufriedenheit und Rollenambiguität nachgewiesen werden. Die Struktur der Zusammenhänge gleicht der angloamerikanischer Studien; sie stellt somit im gewissen Sinne eine Validierung der benutzten Meßinstrumente dar und weist auf die Verallgemeinerbarkeit dieser Zusammenhänge auf die Population deutscher Infarktpatienten hin.

Von Interesse ist auch die unterschiedliche Höhe der Korrelationskoeffizienten zu den verschiedenen Zeitpunkten. Im Gegensatz zu den psychosozialen Stressoren verschwindet nach dem Infarkt der Zusammenhang zwischen Typ A und den Indikatoren für die Arbeitszeit. Den Typ-A-Komponenten „Ehrgeiz" und „job involvement" entsprechend, arbeiten Typ-A-Personen vor dem Infarkt mehr Stunden pro Woche und eher noch zusätzlich an Wochenenden. Nach dem Infarkt reduzieren sie jedoch stärker ihre Arbeitszeit ($r = 0,20$), so daß sie sich diesbezüglich nicht mehr von Typ-B-Personen unterscheiden. Dies gilt für alle Qualifikationsstufen (s. 11.2.2). Arbeitszeit ist wahrscheinlich eine kontrollierbare Größe, die sie bewußt herabsetzen können. Anders scheint es bei Arbeitsüberlastung und beruflicher Beanspruchung zu sein. Entweder haben sie keinen Einfluß auf die Arbeitslast oder ihre Fähigkeiten, sie zu bewältigen, sind selbst bei einer eventuellen Reduktion der Arbeitslast nach dem Infarkt vermindert. Typ-A-Personen bleiben nach Infarkt also stärker belastet und beansprucht als Typ-B-Personen.

Auch bei den angegebenen Arbeitsplatzmerkmalen scheint es einen Unterschied zwischen eher psychosozialen und eher „objektiven" Stressoren zu geben. Alle Attribute, die als Herausforderung gedeutet werden können, korrelieren positiv mit Typ A. Diejenigen, die eindeutig äußere und belastende Attribute darstellen (Monotonie und Lärm), korrelieren negativ, d.h. eher Typ-B-Personen geben an, unter diesen Bedingungen zu arbeiten. Unter der Annahme, daß die Angaben den tatsächlichen Belastungen entsprechen, können diese als Beleg dafür genommen werden, daß sich die Arbeitsumgebung von Typ-A-Personen von der von Typ-B-Personen tendenziell unterscheidet. Diese Überlegungen ähneln denen von Ivancevich u. Matteson (1984). Sie gehen davon aus, daß es bei der Arbeit eine Typ-A-Umgebung gibt, die für Typ-A-Personen optimal ist, und eine entsprechende Typ-B-Umgebung für Typ-B-Personen. Die Typ-A-Umgebung zeichnet sich dadurch aus, daß sie kontrollierbar, aber sehr herausfordernd ist und ein schnelles Arbeitstempo verlangt, die Typ-B-Umgebung dagegen durch Routinearbeiten mit mittlerem Arbeitstempo, die nur eine mäßige Herausforderung darstellen. Auf die möglichen Folgen dieser Betrachtung wird unter dem Thema Moderatorwirkung von Typ A noch eingegangen.

Schichtspezifität der Zusammenhänge von Typ A und Arbeitsbelastung. Betrachtet man die bisher genannten Zusammenhänge getrennt nach verschiedenen beruflichen Positionen, so kann eine differentielle Abhängigkeit von Typ A und Arbeitsbelastungen festgestellt werden. Wir haben die Variable „berufliche Position" für diese Analyse in 4 Gruppen eingeteilt. Bei der Einteilung sollte sowohl die Qualifikation als auch die traditionelle Aufteilung in „blue collar" vs. „white collar" (manuelle Arbeit versus Büroarbeit) berücksichtigt werden. So sind ungelernte und angelernte Arbeiter, einfache Angestellte und Beamte im einfachen Dienst zur 1. Gruppe der wenig Qualifizierten zusammengefaßt worden. Facharbeiter bildeten die 2. Gruppe. Zur 3. Gruppe wurden qualifizierte Angestellte, Beamte im mittleren und gehobenen Dienst, selbständige Handwerker, Gewerbetreibende und Landwirte zusammengefaßt. Die 4. Gruppe, die der Hochqualifizierten, bildeten leitende Angestellte, Beamte im höheren Dienst, Unternehmer und freiberuflich Tätige. Obwohl diese Gruppen nach inhaltlichen Kriterien zusammengestellt wurden, zeigt sich bei einer Analyse der Typ-A-Mittelwerte, daß die gleichen Gruppen zustande kämen, wenn die Höhe der Mittelwerte Kriterium für die Zusammenfassung gewesen wäre. Lediglich die Gruppen 2 und 3 lassen sich nicht bezüglich des Mittelwerts unterscheiden. Da wir aber vermuten, daß Facharbeiter anders gearteten Belastungen ausgesetzt sind als im Dienstleistungsbereich Beschäftigte, möchten wir diese Gruppe getrennt betrachten.

Zur Darstellung der möglichen Abhängigkeit der bisher berichteten Zusammenhänge von der beruflichen Position wurden Mittelwertunterschiede in den verschiedenen Arbeitsbelastungsvariablen zwischen Personen mit hoher und niedriger Typ-A-Ausprägung für die 4 beruflichen Positionen getrennt berechnet. Ein großer Unterschied im Mittelwert zwischen Personen mit hoher und niedriger Typ-A-Ausprägung bedeutet ein starker Zusammenhang zwischen Typ A und der jeweiligen Arbeitsbelastung. In Tabelle 4 haben wir Personen im unteren Drittel der Typ-A-Verteilung mit „Typ B" und im oberen Drittel mit „Typ A" etikettiert. Bevor die Belastungsmittelwerte selbst betrachtet werden, sind noch 2 Bemerkungen zur Stichprobengröße in der jeweiligen Gruppe notwendig. Anhand der tatsächlichen Anzahl der Personen in jeder Gruppe, die wir als Typ A oder B bezeichnen ist deutlich zu erkennen, daß die Dimension Typ A abhängig ist von der beruflichen Position. Das Verhältnis A zu B ist nicht 1:1, wie es bei Unabhängigkeit zu erwarten wäre, sondern wechselt in Abhängigkeit der Qualifikation (vgl. 11.2.2). Der 2. Gesichtspunkt bezieht sich auf die Größe der Stichprobe für die jeweilige berufliche Position. Da die 1. und 4. Gruppe insgesamt kleiner sind, reichen die Mittelwertunterschiede oft nicht an die Signifikanzgrenze heran, obwohl sie vergleichsweise groß sind.

Im Gegensatz zu den anderen Berufspositionen sind bei der Gruppe der Hochqualifizierten kaum signifikante Unterschiede zwischen Typ A und B in der empfundenen Arbeitsüberlastung, der beruflichen Beanspruchung und bei den krankheitsbedingten beruflichen Nachteilen zu finden. Hier liegen die Mittelwerte der Typ-B-Gruppe höher als bei den anderen beruflichen Positionen, was zu einer Angleichung von A und B führt. Über A und B gemittelt berichten die Hochqualifizierten zwar die höchste Arbeitsüberlastung unter den 4 Gruppen, aber etwa die gleiche berufliche Beanspruchung und am wenigsten krankheitsbedingte berufliche Nachteile. Wir vermuten, daß bei Personen in der Gruppe der Hochqualifizierten genü-

Tabelle 4. Typ A und Arbeitsbedingungen, getrennt nach Berufsgruppen (Mittelwertvergleich)

Berufliche Position	Niedrige Qualifikation			Facharbeiten			Mittlere Qualifikation			Hohe Qualifikation		
	Typ B[a]	Typ A[b]	p[c]	Typ B	Typ A	p[c]	Typ B	Typ A	p[c]	Typ B	Typ A	p[c]
Arbeitsüberlastung	4,8	8,3	<0,05	4,7	7,5	<0,001	4,2	8,1	<0,001	6,0	7,9	<0,05
Krankheitsbedingte berufliche Nachteile	3,3	8,4	<0,01	4,3	5,3		2,3	4,1	<0,05	2,1	3,2	
Berufliche Beanspruchung	5,0	10,7	<0,01	4,9	7,6	<0,01	4,5	7,3	<0,001	5,2	7,2	
Rollenambiguität	4,4	6,4		5,1	4,8		4,6	5,2		2,7	5,4	<0,05
Rollenkonflikt	4,4	9,5	<0,01	5,3	7,0	<0,05	5,2	8,3	<0,001	6,2	9,3	<0,001
Konkurrenzdruck	2,1	3,6		2,2	3,2		3,0	3,4		2,4	3,0	
Spannungen mit:												
– Vorgesetzten	1,62	2,29		1,59	2,90		1,71	1,77		1,27	2,04	<0,01
– Kollegen	1,48	1,56		1,67	1,80		1,52	1,76		1,33	1,74	
– Untergebenen	1,45	1,00		1,65	2,00		1,59	1,91		1,67	2,00	
Arbeitszufriedenheit	3,46	2,72	<0,05	3,29	3,13		3,32	3,17		3,42	3,16	
n[d]	24	7		30	23		26	46		11	31	

[a] Typ B ist die Gruppe mit Werten im untersten Drittel der Typ-A-Verteilung.
[b] Typ A ist die Gruppe mit Werten im obersten Drittel der Typ-A-Verteilung.
[c] p gibt die Irrtumswahrscheinlichkeit für die Nullhypothese, daß die Mittelwerte sich nicht unterscheiden. T-Tests innerhalb jeder beruflichen Position wurden berechnet.
[d] n gibt die Anzahl der Personen im unteren bzw. oberen Terzil der Typ-A-Gesamtverteilung in der jeweiligen Gruppe an.

gend effektive Bewältigungsstrategien vorhanden sind, so daß trotz Infarkt und eventuellen Veränderungen bei der Arbeit Typ-A-Personen weniger wahrscheinlich einen starken Kontrollverlust erleben und deshalb die Belastungen weniger hoch einschätzen. Signifikante Mittelwertunterschiede liegen jedoch bei Rollenambiguität und Spannungen mit dem Vorgesetzten vor. Dies könnte mit der Art der Tätigkeit zusammenhängen.

Die Gruppe mit niedriger Qualifikation zeichnet sich durch deutliche Unterschiede zwischen Typ A und B bei Arbeitsüberlastung, beruflicher Beanspruchung, Rollenkonflikt und krankheitsbedingten beruflichen Nachteilen aus. Besonders auffallend ist das Ausmaß an krankheitsbedingten beruflichen Nachteilen. Interpretationen bieten anhand dieser Daten sowohl von der Personen- als auch von der Umweltseite an: möglicherweise sind Typ-A-Personen am unteren Ende der Arbeitshierarchie besonders sensibel, wenn es um ihre Stellung geht, oder möglicherweise reagiert auch der Betrieb stärker mit Sanktionen bei diesen Personen. Auch der Unterschied zwischen A und B bei der Variablen berufliche Beanspruchung ist extrem hoch, der Mittelwert der wenig qualifizierten Typ-A-Gruppe ist höher als bei allen anderen Gruppen. Kittel et al. (1983) berichten ähnliche Ergebnisse. In ihrer Untersuchung liegt nur für die Gruppe der Arbeiter signifikante Unterschiede zwischen Typ A und B in der physischen Belastung vor, und der Unterschied in der Anzahl psychosomatischer Beschwerden ist bei weitem größer als in den anderen Berufsgruppen. Hier liegt die entgegengesetzte These als bei der Gruppe mit hoher Qualifikation nahe. Ungelernte und angelernte Arbeiter haben wahrscheinlich weniger effektive Bewältigungsstrategien zur Verfügung, erleben deshalb eher Kontrollverlust, nehmen ihre Arbeitsumwelt belastender wahr und werden stärker beansprucht. Außerdem ist bekanntlich der Handlungsspielraum enger und die körperlichen Belastungen oft größer bei wenig qualifizierten Berufen, was die Empfindung von geringer Kontrolle noch verstärkt. Die Diskrepanz in der erlebten Arbeitsumwelt zwischen Typ A und Typ B schlägt sich auch in der globalen kognitiven Bewertung ihrer Arbeit nieder. Typ-A-Personen mit niedriger Qualifikation sind von allen Gruppen am unzufriedensten, die entsprechenden Typ-B-Personen am zufriedensten mit ihrer Arbeit insgesamt. Dieser Befund ist noch extremer als bei Kittel et al. (1983), die über „Zufriedenheit mit den Arbeitsbedingungen" ähnliches berichten.

Facharbeiter und andere Personen mittlerer Qualifiktation unterscheiden sich praktisch nicht, was den Zusammenhang zwischen Typ A und den aufgeführten Arbeitsbelastungen betrifft. Zusammenfassend kann festgestellt werden, daß durch die Koppelung von erlebtem Streß und hoher Typ-A-Ausprägung der Rehabilitationserfolg von Personen in wenig qualifizierten Berufen besonders gefährdet zu sein scheint. Bei Personen mit hoher Qualifikation sind die Zusammenhänge zwischen Typ A und Arbeitsbelastungen eher gering. Dies deutet auf ein Schichtgradienten hin.

Moderatorwirkung von Typ A auf Arbeitsbelastungen. Eine Reihe von Studien sind der Frage nachgegangen, ob Typ A nicht nur direkt auf das psychische und physische Befinden und auf somatische Indikatoren wirkt, sondern auch die Wirkung von Arbeitsbelastungen verstärkt. Sie sind an sehr unterschiedlichen Stichproben mit verschiedenen Typ-A-Meßmethoden und verschiedene Kriteriumsvariablen erhoben worden. Diese Art der Fragestellung ist für die Herzinfarktrehabilitation von direkter Relevanz, da hier die Verzahnung von persönlichen und Umweltfaktoren bei der Beeinflussung wichtiger Ziele der Rehabilitation (vgl. Kap. 3) deutlich wird. In statistischer Terminologie wird diese verstärkende Wirkung Interaktion genannt, aus einer anderen Tradition in der Statistik auch Moderatorwirkung. Der Extremfall eines Moderators liegt vor, wenn bei hoher Typ-A-Ausprägung Arbeitsbelastungen starke Auswirkung auf das Befinden hätten und bei niedriger Ausprägung von Typ A (d. h. Typ B) keine Auswirkungen vorliegen.

Orpen (1982) drittelt seine Untersuchungsstichprobe höherer Angestellter in staatlichen Betrieben anhand der Verteilung der Typ-A-Meßwerte. Das Drittel mit den höchsten Ausprägungen nennt er Typ-A-Teilstichprobe, das Drittel mit den niedrigsten Ausprägungen Typ-B-Teilstichprobe. Für diese Teilstichproben wird getrennt der Zusammenhang der genannten Arbeitsstressoren mit psychischer und physischer Beanspruchung untersucht. In der Typ-B-Stichprobe lassen sich keine Zusammenhänge nachweisen. Für die Typ-A-Teilstichprobe zeigt Orpen, daß die psychische und physische Beanspruchung um so größer sind, je stärker der Rollenkonflikt und je größer die Arbeitsüberlastung ist. Beim Stressor Rollenambiguität fallen die Analysen tendenziell gleich aus, sind jedoch nicht signifikant. Rhodewalt et al. (1984) zeigen bei einer Stichprobe von 51 Universitätsverwaltungsangestellten, daß Personen, die sowohl von einer hohen Arbeitsbelastung berichteten als auch höhere Typ-A-Werte hatten, mehr kardiovaskuläre Symptome in den letzten 6 Monaten vor der Untersuchung und eine schlechtere psychische Befindlichkeit aufwiesen. Die beiden Prädiktoren Arbeitsbelastung und Typ A hatten einzeln betrachtet jedoch keinen Effekt. Caplan et al. (1975) können eine ähnliche Moderatorwirkung von Typ A auf Arbeitsüberlastung bei der Vorhersage von Angst an einer größeren Stichprobe von Computerbenutzern an einem Universitätsrechenzentrum nachweisen. Auch Laboruntersuchungen belegen diese Wirkung; Glass (1981) berichtet von deutlich stärkeren physiologischen Reaktionen bei Typ-A-Personen, die während eines Wettbewerbsspiels bedrängt und belästigt wurden. In diesem Experiment stiegen der systolische Blutdruck, die Herzfrequenz und die Menge des Streßhormons Plasmaepinephrine am stärksten an bei Typ-A-Personen mit einem feindseligen Gegner. Die Feindseligkeit des Gegners hatte auf Typ-B-Personen keinen Einfluß. Das Bedrängen und Belästigen ist vergleichbar mit akuter Arbeitsbelastung.

Nicht alle Studien belegen die Hypothese der Moderatorwirkung von Typ A. Brief et al. (1983) konnte zwar eine moderierende Wirkung von Typ A auf Arbeitsmenge bei der Vorhersage von Arbeitsüberlastung nachweisen, nicht jedoch für die Vorhersage von Depressivität. Hurrel (1985) konnte überhaupt keine Interaktion nachweisen. An einer Stichprobe von über 5000 Postarbeitern, zeigt er, daß das psychische Befinden von Personen an taktgebundenen Arbeitsplätzen schlechter ist als bei nicht taktgebundenen Arbeitsplätzen. Das Merkmal Typ A hat jedoch in dieser Studie überhaupt keinen Effekt.

Bisher wurde die negative Wirkung belastender Bedingungen auf Personen mit starker Typ-A-Ausprägung betont. Die Reaktionen von Typ-B-Personen und wenig belasteten Typ-A-Personen wurde nicht weiter hervorgehoben. Dadurch wurde der Eindruck erweckt, daß Typ-A-Personen unter stressenden Bedingungen besonders gefährdet seien. Bei Chesney et al. (1981) entsteht ein etwas anderes Bild. Sie weisen ebenfalls eine Interaktion zwischen Arbeitsbelastungen und der Typ-A/B-Dimension bei einer Stichprobe von 384 Angestellten in der Raketen- und Raumfahrtindustrie nach. Als Kriterium wurden Blutdruck, Herzfrequenz und verschiedene Blutfettwerte erhoben, wobei jedoch nur der Blutdruck systematische Zusammenhänge aufwies. Obwohl für Typ A und die Arbeitsbelastungsvariable Handlungsspielraum kein direkter Effekt nachzuweisen war, zeigten sich für die Kombination Typ A und geringer Handlungsspielraum und für die Kombination Typ B und hoher Handlungsspielraum signifikant höhere Blutdruckwerte als bei den anderen beiden Kombinationen. Diese Resultate lassen vermuten, daß das Typ-A-Verhaltensmuster nur unter bestimmten Randbedingungen negative Auswirkungen auf die Gesundheit hat und unter bestimmten Umständen sogar Typ-B-Personen stärker gefährdet sein können. Ivancevich u. Matteson (1982, 1984) greifen diese Frage auf. Angelehnt an das „Person-environment-fit"-Modell der Michigan-Schule (z. B. French et al. 1974) gehen sie, wie bereits im 1. Teil dieses Unterkapitels erwähnt, davon aus, daß es eine für Typ-A-Personen optimale Umgebung und eine für Typ-B-personen optimale Umgebung gibt. Es wird postuliert, daß die Gesundheit und das psychische Befinden von Typ-A-Personen in einer Typ-A-Umgebung genauso gut oder schlecht ist wie bei Typ-B-Personen in einer Typ-B-Umgebung. Negative psychische und physische Reaktionen werden um so stärker, je mehr der Personentyp vom Umgebungstyp abweicht. Es wird jedoch klargestellt, daß das Optimum für Typ-A-Personen auch überschritten wird, wenn die Arbeitsanforderungen zu exzessiv werden oder das Tempo zu schnell, d. h. wenn die Situation unkontrollierbar wird (vgl. Kap. 7). Bei Herzinfarktrehabilitanden wird dieses Optimum eher niedrig liegen, da sie durch das Lebensereignis Herzinfarkt bereits erschüttert wurden, d. h.

Tabelle 5. Zusammenhänge zwischen Befinden und Arbeitsbelastungen in Abhängigkeit von Typ A (Pearson-Produktmomentkorrelationen)[a]

	Typ A	Typ B	$p_{(r_{diff})}$
Arbeitsüberlastung (t_2) mit			
- Depressivität (t_2)	0,06	0,41	< 0,05
- Krankheitsbelastung (t_2)	-0,06	0,27	< 0,05
- Krankheitsbelastung (t_3)	-0,09	0,31	< 0,05
Arbeitsüberlastung (t_3) mit			
- Depressivität (t_3)	0,30	0,54	< 0,05
- Krankheitsbelastung (t_3)	0,08	0,52	< 0,01
Rollenkonflikt (t_3) mit			
- Krankheitsbelastung (t_3)	0,02	0,46	< 0,01
Konkurrenzdruck (t_3)			
- Depressivität (t_3)	0,56	0,20	< 0,05

$p_{(r_{diff})}$ Signifikanz des Unterschieds zwischen den beiden Korrelationen
[a] Die Koeffizienten in der Spalte „Typ A" sind anhand der Angaben der Personen im obersten Drittel der Typ-A-Verteilung ($n = 72$) bestimmt worden, die in der Spalte „Typ B" anhand der im untersten Drittel ($n = 63$).

eine Erfahrungen der Nichtkontrollierbarkeit der jetzigen Arbeitssituation vorangegangen ist.

Zur Überprüfung des Konzepts der Moderatorwirkung von Typ A am Arbeitsplatz sind verschiedene negative Befindensskalen als Kriterium benutzt worden: Angst, Depressivität, Krankheitsbelastung und negative Gefühle nach Bradburn. Nur bei Depressivität und Krankheitsbelastung konnte ein Moderatoreffekt nachgewiesen werden. Da in Anlehnung an Glass (1977) angenommen wird, daß die Wirkung auf unsere Kriteriumsvariablen über das Erleben von Kontrollverlust zustande kommt, sind erhöhte Werte auf der Depressivitätsskala sozusagen als klassische Reaktion zu erwarten. Die Vorhersagbarkeit der Krankheitsbelastung wird verständlicher bei der Betrachtung der einzelnen Items (s. Anhang C). Sie sind m. E. auch als kognitive Dimension von Hilflosigkeit gegenüber der Krankheit deutbar, insbesondere dann, wenn der Infarkt selbst bereits über ein halbes Jahr zurückliegt (Tabelle 5).

Differentielle Auswirkungen auf diese beiden Kriterien konnten für die Stressoren Arbeitsüberlastung, Rollenkonflikt und Konkurrenzdruck, nicht jedoch für Rollenambiguität nachgewiesen werden. Unterschiede zwischen Typ A und Typ B in der Vorhersagbarkeit der Kriterien durch Arbeitsüberlastung und Rollenkonflikt sind deutlich sichtbar, aber entgegengesetzt zu allen Befunden in der Literatur! In den hier gesichteten Studien war der Zusammenhang von Arbeitsbelastung und Kriteriumsvariable in der Typ-A-Teilstichprobe immer stärker als in der Typ-B-Teilstichprobe. Dieser Widerspruch wird interpretierbar, wenn die Höhe der Belastungs- und Outcomevariablen mitberücksichtigt wird. Alle genannten Variablen haben signifikant höhere Mittelwerte in der Typ-A-Stichprobe. Typ-A-Personen fühlen sich im Schnitt stärker belastet durch die Arbeit und weisen höhere Werte auf der Depressivitäts- und der Krankheitsbewältigungsskala auf als Typ B. Die Belastung auf den Kriteriumsvariablen ist unabhängig von dem Ausmaß der Arbeitsbelastung. Bei Typ B ist dies nicht der Fall. Typ-B-Personen fühlen sich nur dann ähnlich durch ihre Krankheit belastet bzw. zeigen ähnliche Ausmaße an Depressivität wie Typ A wenn sie hoher Arbeitsüberlastung ausgesetzt sind. Dies unterstützt die Kontrollverlustthese von Glass (1977). Wie bereits dargestellt, sind Typ-A-Personen generell durch ihre Krankheit stärker belastet und haben größere Probleme bei der Bewältigung. Das Ausmaß an Verunsicherung, das sie bereits durch das Infarktereignis erfahren haben, wird mit dem jetzigen Ergebnissen besser abschätzbar. Im Schnitt sind Typ-A-Personen unabhängig von der Arbeitsbelastung etwa so eingeschränkt in ihrem Wohlbefinden wie Typ-B-Personen unter stärkerer Arbeitsbelastung.

11.2.6 Typ A und Ehebeziehung

Das Typ-A-Verhalten ist eine Art und Weise, auf subjektiv belastende Situationen zu reagieren. Es ist nicht situationsspezifisch, sondern tritt in allen Lebensbereichen auf, sonst wäre es beispielsweise nicht möglich, im strukturierten Interview von Friedman u. Rosenman im Gespräch auch die aktuellen nonverbalen Komponenten zu erheben. Die Vermutung liegt nahe, daß es auch Einfluß auf die eheliche Interaktion haben könnte. Wenn zentrale Komponenten des Typ-A-Verhaltensmusters wie Ungeduld und unterschwellige Feindseligkeit in die Partnerschaft hineingetragen werden, ist es denkbar, daß bei der Ehepartnerin negative Reaktionen auftreten wie z. B. Unzufriedenheit mit der Ehe, negative Stimmung oder Depressivität. Weiterhin ist denkbar, daß für den Typ-A-Mann, für den ein hohes berufliches Engagement charakteristisch ist, der Stellenwert der ehelichen Beziehung nicht die gleiche Bedeutung haben wird wie für die Ehefrau. Deshalb ist m. E. weniger Unzufriedenheit beim Mann mit der Ehe zu erwarten. Im folgenden sind die wenigen zu diesem Thema bisher veröffentlichten Untersuchungen aufgeführt, die die gerade entwickelten Vermutungen unterstützen.

Bei der Untersuchung von höheren Verwaltungsangestellten kanadischer Erziehungsanstalten und ihrer Ehefrauen stellen Burke et al. (1979) Zusammenhänge zwischen der Ausprägung vom Typ-A-Verhaltensmuster beim Mann und verschiedenen Angaben über das Befinden der Ehefrau fest. Frauen von Typ-A-Männern sind deutlich unzufriedener mit ihrer Ehe, besuchen weniger ihre Freundinnen bzw. haben weniger Freundinnen, bekommen weniger psychische Unterstützung von ihren Nachbarn, fühlen sich weniger einem sozialen Netz zugehörig und behalten lieber ihre Probleme für sich. Außerdem fühlen sie sich stärker isoliert, sind depressiver und ängstlicher, fühlen sich mehr angespannt und haben mehr Schuldgefühle. Burke u. Weir (1980) berichten, daß bei der oben genannten Untersuchung Typ-A-Männer selbst auch unzufriedener mit ihrer Ehe sind und mehr negative Interaktionen mit ihren Ehefrauen haben; die Höhe des Zusammenhangs ist jedoch etwas niedriger. Obwohl sie angeben, daß ihre Arbeit negative Auswirkungen auf ihr persönliches und Familienleben hat ($r = 0,46$), sind sie mit ihrem Leben zufriedener. Da Typ-A-Männer in dieser Untersuchung deutlich zufriedener mit verschiedenen Aspekten der Arbeit sind, schließen Burke u. Weir daraus, daß der Lebensbereich Arbeit für Männer mit stärker ausgeprägtem Typ-A-Muster wichtiger ist als Ehe und Familie. Keegan et al. (1979) kommen zu ähnlichen Ergebnissen: Typ-A-Männer sind unzufriedener mit ihrer Ehe, und für sie sind Achtung und Anerkennung wichtiger als Liebe und Zuneigung. Im Rahmen der Framingham-Studie geben Eaker et al. (1983) an, daß Typ-A-Männer zwar nicht unzufriedener mit ihrer Ehe sind, aber mehr Unstimmigkeiten in der Ehe haben. In der Studie von Becker u. Byrne (1984) wirkt sich Typ A auf die konkreten ehelichen Interaktionen aus. Typ-A-Männer unterhalten sich weniger oft mit ihren Ehefrauen und haben eher weniger sexuellen Kontakt, obwohl der Wunsch nach mehr sexuellem Kontakt von beiden Partnern und nach mehr Kommunikation besonders von der Ehefrau geäußert wird. Auch wünschen sich die Ehefrauen von Typ-A-Männern mehr soziale Kontakte zu anderen.

Zusammenfassend können folgende Hypothesen formuliert werden: Die Lebensgefährtin eines Herzinfarktpatienten mit stärker ausgeprägtem Typ-A-Verhaltensmuster wird eher unzufriedener mit ihrer Ehe und weniger gut in ein eigenes soziales Netz eingebettet sein und insgesamt ein schlechteres psychisches Befinden haben. Die Typ-A-Patienten selbst werden auch unzufriedener mit ihrer Ehe sein, jedoch nicht in so starkem Maße. Diese Unzufriedenheit wird auch nicht so stark auf das Befinden durchschlagen, da anzunehmen ist, daß dieser Lebensbereich für sie nicht die gleiche Bedeutung hat wie für die Ehefrau.

In unserer Studie ist der Zusammenhang von Typ A und Ehezufriedenheit gering. Zur Zeit des Aufenthalts im Akutkrankenhaus korreliert Typ A nicht mit der Ehezufriedenheit des Mannes. Ein halbes bzw. 1 Jahr nach Infarkt ist der Zusammenhang zwar klein ($r = 0,11$), aber signifikant. Da die Ehezufriedenheitsindikatoren sehr schief verteilt sind, kann eine Verzerrung durch die Tendenz, sozial erwünschte Antworten zu geben, vermutet werden. Der (im testtheoretischen Sinne) wahre Wert für Ehezufriedenheit würde m. E. etwas höher korrelieren. Der Anstieg der Korrelationen vom Zeitpunkt der Krankenhausentlassung bis ein halbes bzw. 1 Jahr nach Herzinfarkt ist zu gering, um interpretierbar zu sein.

Bei der Befragung der Ehepartnerinnen 1 Jahr nach Infarkt des Mannes scheint unsere These auf den ersten Blick nicht belegt zu werden. Die gleichen Ehezufriedenheitsindikatoren, die in der Patientenbefragung benutzt worden sind, korrelieren zwar beide signifikant, aber weniger substantiell ($r = 0,08$). Betrachtet man aber eine Reihe von Indikatoren für einzelne eheliche Interaktionen, wird der Zusammenhang deutlicher (s. Tabelle 6).

Es zeigt sich, daß alle negativ formulierten Einschätzungen von Verhaltensweisen des Ehemannes im Fragebogen mit Typ A zusammenhängen und eine Reihe von positiven Einschätzungen negativ damit korrelieren. Kein einziger Indikator im Partnerinfragebogen deutet auf einen gegenteiligen Zusammenhang hin. Zusammenfassend läßt sich sagen, daß, obwohl Ehefrauen von Typ-A-Männern angeben, nur geringfügig unzufriedener mit ihrer Ehe zu sein (soziale Erwünschtheit?), sie mit einer Vielzahl von Aspekten des Verhaltens des Ehepartners unzufrieden sind.

Auswirkungen vom Typ-A-Verhalten des Mannes auf das Befinden der Ehefrau lassen sich nachweisen, scheinen jedoch gering zu sein. Frauen von Typ-A-Infarktpatienten sind ängstlicher, ($r = 0,09$, $p < 0,05$), depressiver ($r = 0,14$, $p < 0,01$) und haben mehr negative Gefühle ($r = 0,17$, $p < 0,001$). Ein Zusammenhang zu positiven Gefühlen nach Bradburn konnte nicht aufgezeigt werden. Da die durch den Infarkt veränderte Lebenssituation für Typ-A-Männer belastender ist (s. unter 11.2.4), was zu verstärkten Bemühungen zur Wiedererlangung der subjektiven Kontrolle

Tabelle 6. Typ A und Aspekte ehelicher Interaktion (n = 470)

Aussagen der Partnerin über den Ehemann	Typ A
Wegen der Arbeit meines Mannes kommt das Familienleben zu kurz	***0,21
Ich mache mir Sorgen über Ehe/Partnerschaft	***0,22
Mein Ehemann	
– hat wegen der Arbeit kaum Zeit für mich	***0,22
– ist mir gegenüber sehr liebevoll	*−0,11
– ist jemand mit dem ich mich auch in sexueller Hinsicht sehr gut verstehe	**−0,11
– erkennt meine Leistungen an	**−0,13
– erwartet gewöhnlich mehr von mir, als er selbst zu geben bereit ist	**0,12
– redet zuviel in meine Angelegenheiten hinein	***0,23
– geht häufig seine eigenen Wege	*0,11
– spielt sich zu sehr in den Vordergrund	***0,22
– versucht anderen seinen Willen aufzuzwingen	***0,26
– hat wenig Interessen mit mir gemeinsam	**0,12
– lehnt meine Freunde ab	*0,10
– läßt mich keine selbständige Entscheidung treffen	***0,17
Wir haben in den letzten Wochen kaum zusammen herzhaft über etwas gelacht	**0,12

Pearson-Produktmomentkorrelationen; $*p < 0,05$, $**p < 0,01$, $***p < 0,001$

Tabelle 7. Typ A und Befinden der Ehefrau in Abhängigkeit von der beruflichen Position des Mannes

Befinden der Frau	Typ A bei Patienten mit			
	niedrige Qualifikation	Facharbeitern	andere mittlere Qualifikation	hoher Qualifikation
Angst	0,15 (n.s.)	*0,15	0,04 (n.s.)	0,09 (n.s.)
Depressivität	*0,20	0,17	0,10 (n.s.)	0,09 (n.s.)
Negative Gefühle	*0,19	**0,24	*0,14	0,05 (n.s.)
Positive Gefühle	*−0,21	−0,03 (n.s.)	−0,02 (n.s.)	0,03 (n.s.)
Stichprobenumfang	100	145	161	71

Pearson-Produktmomentkorrelationen; $*p < 0,05$, $**p < 0,01$

über deren Situation oder aber zu Hilflosigkeitsreaktionen führt (Glass 1977), wäre eine zusätzliche Belastung ihrer Ehepartnerinnen zu erwarten. Dies scheint sich jedoch nicht in den eben genannten Zusammenhängen niederzuschlagen. Möglicherweise wirken andere Variablen moderierend. Bei der Betrachtung von Typ A und Arbeitsbelastungen hatte die berufliche Position einen solchen Effekt (s. unter 11.2.5). Ebenso schien bei Eaker et al. (1983) die berufliche Position das Zusammenwirken von Typ A und Berufstätigkeit der Ehefrau auf die Infarktinzidenz zu beeinflussen. Die berufliche Position ist als Indikator für die klassische soziologische Variable Schicht auch in diese Analyse eingeführt worden. Aus Tabelle 7 ist zu ersehen, daß Typ A und Befinden der Ehefrau am stärksten bei Männer mit niedriger Qualifikation zusammenhängen. Der Zusammenhang wird mit zunehmender Qualifikation geringer. Bei Hochqualifizierten ist das Ausmaß an Typ-A-Verhalten des Mannes unabhängig vom Befinden der Ehefrau. Diese Ergebnisse deuten darauf hin, daß die Ehefrauen der Hochqualifizierten bessere Ressourcen haben, um die Belastungen durch das Typ-A-Verhalten des Mannes zu verarbeiten. Ob diese Ressourcen durch Bildung, ein anders geartetes soziales Netz oder etwa bessere finanzielle Verhältnisse bedingt sind, bleibt offen.

Beim Prozeß der Genesung spielt die Partnerschaft eine große Rolle (s. Kap. 5). Typ-A-Personen scheinen nicht nur direkt ihren Infarkt schlechter zu bewältigen; auch dadurch, daß sie ungünstigere Bedingungen in ihrer Ehe haben, ist eine ihrer wichtigsten Ressourcen geschwächt. Typ-A-Personen mit niedriger Qualifikation sind anscheinend besonders gefährdet.

11.2.7 Typ A und soziale Unterstützung

In Kapitel 1 wird die Bedeutung der subjektiven Bewertung unterstützender Signale und Handlungsweisen für ihre Wirkung auf den Betroffenen betont. Ob tröstende, ermutigende oder schmeichelnde Äußerungen tatsächlich als emotionale Zuwendung oder soziale Anerkennung wirken, hängt deshalb letztlich davon ab, wie sie gedeutet werden. Diese Deutung der „potentiellen sozialen Unterstützung" hängt sicherlich auch von einer Reihe personenspezifischer Variablen ab. Für Kobasa (1982) moderieren Persönlichkeitsvariablen nicht nur die Deutung, sondern auch wesentlich die Wirkung sozialer Unterstützung. In einer Untersuchung an leitenden Angestellten im öffentlichen Dienst zeigt sie, daß bei niedriger Ausprägung von Widerstandsfähigkeit („hardiness"), einem von Kobasa entwickelten Persönlichkeitskonstrukt, Unterstützung in der Familie mit eher schlechterem Gesundheitszustand verbunden ist. Sie argumentiert, daß Personen, die nicht die zentralen Merkmale einer widerstandsfähigen Persönlichkeit zeigen, d. h. sich von ihrer Umgebung entfremdet fühlen, und das Gefühl haben, keine Kontrolle zu besitzen oder sich durch Veränderung im Leben bedroht fühlen, dazu neigen werden, im Falle einer warmen, verständnisvollen Familie sich in diese Familie zurückzuziehen, anstatt die Belastungen am Arbeitsplatz anzugehen. Die Belastungen bleiben aber bestehen und haben ihre Auswirkung, wie ihre Daten belegen.

Im Zusammenhang mit koronaren Herzkrankheiten ist v. a. das Typ-A-Verhaltensmuster als infarktrelevantes Personenmerkmal untersucht worden. Im folgenden soll erst anhand der Literatur und dann anhand der erhobenen Daten die Bedeutung von Typ A für soziale Unterstützung herausgearbeitet werden.

Literatur zu Typ A und sozialer Unterstützung.   Mit diesem Thema bewegen wir uns praktisch auf völligem Neuland. Eine computergestützte Literaturrecherche in der Datenbank der Psychological Abstracts, einem Dokumentationssystem der wissenschaftlichen Literatur zur Psychologie und ihren angrenzenden Fachgebieten, lieferte für den Zeitraum 1980–1984 lediglich einen einzigen Titel, eine amerikanische Dissertation (General 1983). In dieser Studie wurden 46 männliche Herzinfarktrehabilitanden untersucht mit der Fragestellung: Hängt Typ A mit sozialer Unterstützung zusammen? Einfache Korrelationen zeigten, daß für Typ-A-Personen soziale Unterstützung zwar genauso wichtig ist wie für Typ-B-Personen und daß sie genauso oft Kontakt zu Personen aus ihrem sozialen Netzwerk haben, aber sich sowohl weniger unterstützt als auch stärker belastet fühlen durch ihre sozialen Beziehungen. In den Augen von General (1983) hängt Typ A somit negativ mit der Qualität von sozialer Unterstützung und positiv mit sozialem Streß zusammen, nicht jedoch mit der Quantität sozialer Unterstützung. Leider wurde die Bedeutung dieser Ergebnisse empirisch weder in Zusammenhang mit Rehabilitationserfolg noch mit psychischem oder physischem Befinden gebracht. Es wurde lediglich darauf hingewiesen, daß soziale Elemente des Typ-A-Verhaltensmusters wie Feindseligkeit und Ungeduld das persönliche soziale Netzwerk schwächen und damit den schützenden Effekt sozialer Unterstützung behindern. Für das Verständnis, warum Typ A negativ mit erlebter sozialer Unterstützung korreliert, konnte diese Studie keinen Beitrag liefern.

Obwohl keine weiteren wissenschaftlichen Untersuchungen direkt zu diesem Thema vorliegen, können dennoch einige Studien zum Verständnis dieser Problematik beitragen. Greift man das angeschnittene Problem: „Wann wird soziale Unterstützung als solche gedeutet?" wieder auf, so sind einige Studien zur Wahrnehmung und Informationsverarbeitung von Typ-A-Personen von Interesse. Drei experimentalpsychologische Untersuchungen zeigen, daß Typ-A-Personen eher ihre Aufmerksamkeit „gebündelt" auf eine zentrale Aufgabe lenken und aufgabenirrelevante Reize ignorieren. Nach einer kurzen Darstellung dieser Studien soll deren mögliche Bedeutung für die Wahrnehmung sozialer Unterstützung betrachtet werden.

Matthews u. Brunson (1979) zeigen, daß Typ-A-Personen bei Mehrfachtätigkeiten stärker die zentrale Tätigkeit ausführen auf Kosten von peripheren Tätigkeiten. Das Einführen von Nebenaufgaben erhöht sogar die Leistung bei der zentralen Aufgabe. Typ-B-Personen dagegen engagieren sich vergleichsweise stärker in der Nebentätigkeit. Strube et al. (1983) führen während der Bearbeitung von Denkaufgaben sanfte beruhigende Musik bei einem Teil ihrer Probanden ein. Bei Typ-A-Probanden blieben Stimmung und Leistung unabhängig davon, ob sie Musik hörten. Die Typ-B-Probanden mit Musik hatten sowohl eine positivere Stimmung als auch eine erhöhte Leistung im Vergleich zu Typ B ohne Musik und zu Typ A. Humphries et al. (1984) stellen fest, daß sich zumindest in herausfordernden Situationen die Informationsverarbeitung von Typ-A- und Typ-B-Personen unterscheidet. Typ-A-Personen richten wahrscheinlich mehr Aufmerksamkeit auf häufig auftretende Attribute bestimmter Reize. So behaupten sie mit größerer Sicherheit, neuen Reizen bereits ausgesetzt worden zu sein, wenn diese neuen Reize Attribute besitzten, die vorher häufig vorkamen, auch wenn dieser Reiz in der Zusammensetzung objektiv zum ersten Mal auftritt. Umgekehrt behaupten Typ-A-Personen auch mit größerer Sicherheit, Reizen mit selten auftretenden Attributen noch nicht ausgesetzt worden zu sein. Typ-B-Personen sind in ihrem Urteil vorsichtiger. Humphries et al. argumentieren, daß Typ-A-Personen häufig auftretende Reize zu Kategorien zusammenfassen, die schärfer definiert sind, dabei geht aber die Information über seltener auftretende Attribute verloren.

Alle 3 Experimente stützen die These, daß Typ-A-Personen ihre Aufmerksamkeit stärker auf für sie zentrale Reize richten auf Kosten von weniger wichtigen Reizen. In der Laborsituation wird praktisch vom Experimentator vorgegeben, welche Reize zentral sind. Im Alltag des Herzinfarktrehabilitanden können wir darüber nur Vermutungen äußern. Betrachten wir den Arbeitsplatz, so wird bedingt durch zentrale Elemente des Typ-A-Verhaltensmusters wie Ehrgeiz, Konkurrenzverhalten, Ungeduld und Überengagement im Beruf die Tätigkeit bzw. der Erfolg bei der Tätigkeit bei Typ-A-Personen im Vordergrund stehen. Analog beispielsweise zur Musik bei Strube et al. (1983) wird vielleicht eine positive Arbeitsatmosphäre gar nicht registriert. Keegan et al. (1979) sowie Burke u. Weir (1980) haben gezeigt, daß für Typ-A-Personen zur Bestimmung von Identität und Lebenszufriedenheit Arbeit eine stärkere Rolle spielt als die Familie. Diese Überlegungen lassen sich zu der Hypothese zusammenfassen, daß speziell Leistung und berufliche Anerkennung für Typ-A-Personen eine zentrale Stellung einnehmen und dadurch die von ihnen erlebten Randbedingungen wie die soziale Umgebung, Arbeitsklima, Zuwendung der Ehefrau usw. nicht so stark wahrgenommen werden. Wir erwarten eher einen negativen Zusammenhang zwischen Typ A und sozialer Unterstützung. Diese These entspricht den oben dargestellten Ergebnissen von General (1983). Obwohl sie gerade von den genannten Überlegungen zur Wahrnehmung sozialer Unterstützung abgeleitet wurde, würde ein empirischer Beleg dieser These nicht notwendigerweise für die Richtigkeit dieser Überlegungen sprechen. Eine mögliche alternative Erklärung liegt auf der Hand: Typ-A-Personen erfahren schlichtweg weniger Unterstützung, deshalb können sie nur von wenig Unterstützung berichten. Elemente des Typ-A-Verhaltensmusters wie Feindseligkeit und Ehrgeiz wirken für Mitglieder des sozialen Netzes von Typ-A-Personen nicht gerade einladend, sich unterstützend zu verhalten. Die Annahme, daß die sozialen Beziehungen von Typ-A-Personen stärker belastet sind, wird durch die Studie von Becker u. Byrne (1984) gestützt: Obwohl Typ-A-Personen eher mehr soziale Aktivitäten zeigen, genießen sie jedoch diese Aktivitäten weniger. So können das Nichtvorhandensein wie auch das Nichtwahrnehmen sozialer Unterstützung Ursache für diesen potentiellen Zusammenhang sein.

Die Betrachtung der Bedeutung von sozialer Unterstützung für Typ A kann noch durch das von Glass (1977) entwickelte Konzept der Kontrollambition (s. 11.1.3) befruchtet werden. Wenn Typ-A-Personen tatsächlich ständig bemüht sind, Kontrolle über ihre Umwelt aufrechtzuerhalten, werden möglicherweise potentielle Hilfeleistungen oder Zuwendungen, die als Abhängigkeit von anderen gedeutet werden können, als Bedrohung der subjektiven Kontrolle wahrgenommen. Deshalb erleben sie weniger soziale Unterstützung. Möglicherweise bekommen Personen mit ausgeprägtem Typ-A-Verhaltensmuster auch weniger Unterstützung. Um die Kontrolle zu bewahren, können sie von vornherein andere Personen bei der Bewältigung ihrer eigenen Probleme nicht einbeziehen, und dadurch hat die soziale Umgebung keine Chance zu reagieren. Einige Studien, die in diese Richtung deuten, sind gesichtet worden. Typ-A-Personen ziehen es in der Studie von Suls et al. (1981) eher vor, Probleme für sich zu behalten. Smith et al. (1983) berichten, daß Typ-B-Personen sich eher von dem Zuspruch anderer abhängig fühlen. Typ-A-Personen meinen eher unabhängig zu sein. Auch Macht in der Beziehung spielt eine Rolle. Typ-A-Personen scheinen mehr Kontrolle und Macht in der Interaktion mit anderen ausüben zu wollen (Burke 1982). Umgekehrt wollen sie weniger kontrolliert werden. In einer Untersuchung zur psychologischen Reaktanz (Carver 1980) wurde den Probanden gegenüber eine Meinung vertreten, bei der vorher abgesichert wurde, daß sie der der Probanden entspricht. Wurde diese Meinung sehr heftig vertreten, so zeigten sowohl Typ-A- als auch Typ-B-Personen Reaktanz, d.h. sie lehnten diese Meinung ab, obwohl sie vorher die eigene war. (In der psychologischen Literatur wird dieses Phänomen erklärt als Reaktion auf die Einschränkung persönlicher

Freiheit.) Wird hingegen diese Meinung schwächer vertreten, zeigen nur Typ-A-Personen Reaktanz. Carver deutet diese Reaktion als Versuch, Kontrolle beizubehalten. Typ-A-Personen sehen ihr subjektives Gefühl der Kontrolle schneller und damit häufiger bedroht. Wie wichtig Kontrolle für Typ-A-Personen ist, machen Miller et al. (1985) deutlich: In einem Experiment sind Versuchspersonen mit starkem Lärm belästigt worden. Durch schnelles und geschicktes Reagieren bei einer motorischen Aufgabe konnte dieser vermieden werden. Dieser Situation wurden sie gemeinsam mit einer vermeintlichen zweiten Versuchsperson, die in Wirklichkeit ein Mitarbeiter des Versuchsleiters war, ausgesetzt. In einer vorexperimentellen Phase konnten die echte und die „gespielte" Versuchsperson ihre Geschicklichkeit beim Ausführen der motorischen Aufgabe üben, wobei die Versuchsperson sehen konnte, daß die andere „Versuchsperson" deutlich geschickter war. In der Experimentalphase konnte nun die Versuchsperson entscheiden, ob das Abschalten des Lärms von der eigenen Reaktionsfähigkeit oder der der anderen, geschickteren Versuchsperson abhängen sollte. Unter diesen Bedingungen entschieden die meisten Typ-A-Personen, die Kontrolle zu behalten, obwohl sie der Meinung waren, die andere Person könnte es besser machen! Dagegen haben ⅔ der untersuchten Typ-B-Personen die Kontrolle abgegeben. Selbst die Situation kontrollieren zu können, scheint für Menschen mit ausgeprägtem Typ-A-Verhaltensmuster von außerordentlicher Bedeutung zu sein. Hierfür sind sie bereit, vieles in Kauf zu nehmen. Übertragen wir diese Ergebnisse auf soziale Unterstützung, so wird deutlich, daß jede Hilfe umgedeutet werden könnte und somit Typ-A-Personen sich eher bedroht als unterstützt fühlen würden. Handlungen, die potentiell als unterstützend empfunden werden können, werden dann ignoriert oder vielleicht sogar einen negativen Effekt haben.

Es ist denkbar, daß u. U. Typ-A-Personen, die Unterstützung erfahren, durch Erleben von Kontrollverlust stimmungsmäßig negativ reagieren und sich vielleicht sogar belasteter und bei länger andauernder Belastung hilfloser fühlen als ohne Unterstützung. Dies soll als weitere Hypothese untersucht werden. Gerade nach dem Lebensereignis Herzinfarkt werden viele unserer Probanden sich stark verunsichert und bedroht fühlen. So können gerade Typ-A-Personen potentielle Hilfeleistungen abwehren, was ihr Befinden noch weiter verschlechtert.

Trotz dieses klaren Bildes ist uns zumindest eine Untersuchung bekannt, in der Typ A und ein Indikator für soziale Unterstützung - die Gruppenkohäsion - sich positiv ergänzten. Chesney et al. (1981) berichten, daß Typ-A-Probanden in einer Stichprobe aus dem mittleren und höheren Management der Raumfahrtindustrie mit hoher Gruppenkohäsion am Arbeitsplatz niedrigere Blutdruckwerte aufwiesen als Typ-B-Probanden mit hoher Gruppenkohäsion. Typ-B-Personen mit niedriger Gruppenkohäsion dagegen hatten auch niedrige Blutdruckwerte! Dieser Widerspruch macht die Notwendigkeit deutlich, Ergebnisse in einen theoretischen Rahmen zu setzen und die Übertragbarkeit von einer Untersuchungspopulation auf eine andere zu überprüfen. Im folgenden sollen die beiden Thesen „Typ A und soziale Unterstützung korrelieren eher negativ" und „Soziale Unterstützung bei Typ A wirkt sich nicht oder sogar negativ auf das Befinden und die Krankheitsbewältigung des Rehabilitanden aus" anhand der Daten der Oldenburger Longitudinalstudie getrennt für Arbeitskollegen und Ehepartnerinnen untersucht werden.

Typ A und Unterstützung am Arbeitsplatz.   Drei Indikatoren für soziale Unterstützung am Arbeitsplatz wurden in dieser Analyse berücksichtigt: Gruppenkohäsion, Rückhalt am Arbeitsplatz und das Ausmaß an informeller Kommunikation (für eine Beschreibung dieser Skalen s. Anmerkungen 1–4 Kap. 9). Sie erfassen eher die emotionale Komponente sozialer Unterstützung, so daß eine mögliche Bedrohung durch Kontrollverlust nicht so stark ist wie bei praktischer oder instrumenteller Unterstützung. Ihre Korrelation mit Typ A ist jeweils signifikant, aber gering (r = −0,14, −0,14, −0,18). Für alle 3 Indikatoren gilt: je stärker die Ausprägung von Typ A, desto geringer ist die soziale Unterstützung am Arbeitsplatz. Hypothesengemäß erleben also Typ-A-Personen am Arbeitsplatz weniger Unterstützung.

Die Überprüfung der 2. These erfordert eine methodische Überlegung. Typ A und soziale Unterstützung kann additiv wirken, d. h. der Einfluß auf den Rehabilitationserfolg ist die Summe der einzelnen Effekte. Möglicherweise liegt auch eine Interaktion vor, d. h. die Auswirkung sozialer Unterstützung ist abhängig von der Höhe der Typ-A-Ausprägung – beispielsweise könnte sie nur bei Typ-B-Personen von Bedeutung sein. Da angenommen wird, daß soziale Unterstützung bei Typ A anders erfahren wird als bei Typ B, sind additive Effekte in diesem Fall nicht von Interesse. Wir erwarten eine Interaktion dahingehend, daß Typ-B-Personen mit viel Unterstützung ein besseres Befinden aufweisen als mit wenig Unterstützung. Typ-

Tabelle 8. Zentrale Rehabilitationskriterien in Abhängigkeit von Typ A und Unterstützung am Arbeitsplatz (Mittelwertvergleich; n = 128)

Gruppenkohäsion:	Typ B		Typ A		Signifikanz der Interaktion p_{INT}
	hoch	niedrig	hoch	niedrig	
Angst	$7,2_a$	$9,4_{a,b}$	$8,8_{a,b}$	$11,1_b$	
Depressivität	$4,9_a$	$9,0_{b,c}$	$6,8_{a,b}$	$10,5_c$	
Krankheitsbelastung	12,0	$15,2_a$	$16,9_a$	$17,1_a$	< 0,06
Krankheitsbedingte berufliche Nachteile	$2,9_{a,b}$	$3,7_a$	$2,3_b$	6,6	< 0,001
Berufliche Beanspruchung	4,0	$6,6_a$	$6,3_a$	8,5	

Rückhalt am Arbeitsplatz:	Typ B		Typ A		Signifikanz der Interaktion p_{INT}
	hoch	niedrig	hoch	niedrig	
Angst	$7,8_a$	$8,6_{a,b}$	$8,7_{a,b}$	$10,6_b$	
Depressivität	$5,5_a$	$8,1_{b,c}$	$7,1_{a,b}$	$9,6_c$	
Krankheitsbelastung	$12,4_a$	$14,8_{a,b}$	$16,3_b$	$17,1_b$	< 0,06
Krankheitsbedingte berufliche Nachteile	$3,1_a$	$3,6_a$	$3,0_a$	5,5	
Berufliche Beanspruchung	4,4	$6,4_a$	$6,3_a$	8,3	

Varianzanalytische Auswertung

1. Faktor: Typ A/B. Das obere Drittel der Typ-A-Verteilung wurde unter dem Etikett Typ A und das untere Drittel unter dem Etikett Typ B zusammengefaßt.

2. Faktor: Die beiden Indikatoren für soziale Unterstützung sind jeweils am Median dichotomisiert worden.

p_{INT} Signifikanzgrenze des Interaktionsterms der zweifaktoriellen Varianzanalyse.

In jeder Zeile unterscheiden sich Mittelwerte mit gleichem Buchstaben nicht signifikant (Duncan-Test; p > 0,05).

A-Personen mit viel Unterstützung werden sich dagegen nicht von jenen mit wenig Unterstützung unterscheiden oder sogar ein schlechteres Befinden aufweisen. Dieser Frage ist bei 2 Indikatoren – Gruppenkohäsion und Rückhalt am Arbeitsplatz – nachgegangen worden (s. Tabelle 8).

Da wir diese Hypothese ausführlicher behandeln wollen, haben wir sie an mehreren Rehabilitationskriterien geprüft. Tabelle 8 enthält die Ergebnisse in kondensierter Form. Es wurden zweifaktorielle Varianzanalysen mit Typ A als erstem und Gruppenkohäsion bzw. Rückhalt am Arbeitsplatz als zweitem Faktor durchgeführt. Die abhängige Variable war jeweils eines der angeführten Rehabilitationskriterien. Der Übersichtlichkeit halber sind nur die Zellenmittelwerte und die Signifikanz des Interaktionsterms angeführt worden. Um das Ausmaß der Mittelwertunterschiede deutlich zu machen, wurde bei signifikanter Varianzanalyse noch der Duncan-Test berechnet. So kann festgestellt werden, welche Gruppe am stärksten von den anderen abweicht.

In Tabelle 8 ist bei allen Kriterien zu erkennen, daß die Gruppe „Typ B mit hoher Unterstützung" günstigere Werte hat als alle anderen Gruppen. Umgekehrt hat die Gruppe „Typ A mit niedriger Unterstützung" die schlechtesten Werte. Eine Ausnahme bildet das Kriterium „krankheitsbedingte berufliche Nachteile". Hier schneidet „Typ A mit hoher Unterstützung" geringfügig besser ab als „Typ B mit hoher Unterstützung". Eine mögliche Deutung wäre, daß in einer positiven Arbeitsatmosphäre Typ-A-Verhaltensweisen geeigneter sind, die eigenen Interessen zu vertreten, indem eventuelle berufliche Nachteile besser abgewehrt werden können. Bei geringer Unterstützung wirken sich diese Strategien jedoch nicht positiv aus.

Anhand der Reihenfolge der Mittelwerte ist zu erkennen, daß am Arbeitsplatz soziale Unterstützung im Vergleich zu Typ A den größeren Einzeleffekt hat. Typ B mit geringer Unterstützung schneidet in der Regel schlechter ab als Typ A mit hoher Unterstützung. Es wird deutlich, daß die formulierte Hypothese bei den meisten Rehabilitationskriterien keinen Beleg findet. Der Interaktionsterm ist in der Mehrzahl der Fälle nicht signifikant. Die betroffenen Kriterien haben gemeinsam, daß sie eher globale Reaktionen auf die Gesamtheit der aktuellen Belastungen darstellen. Bei den krankheitsnahen Kriterien ist jedoch ein Interaktionseffekt vorhanden – die Gruppe Typ B mit hoher Unterstützung ist deutlich weniger als die anderen Gruppen durch die Krankheit belastet. Bei diesem Indikator, bei dem die Bedrohung am größten ist, kommt es wahrscheinlich eher zu einer Umdeutung von sozialer Unterstützung in Richtung potentieller Kontrollverlust.

Zusammenfassend kann festgestellt werden, daß somit für den Rehabilitationsprozeß Typ A nicht nur einen direkten negativen Effekt (s. 11.2.4) hat, sondern auch einen indirekten negativen Effekt über soziale Unterstützung, indem das Ausmaß an sozialer Unterstützung bei Typ-A-Personen eher geringer und damit das Befinden eher negativ ist. Es bleibt jedoch die Notwendigkeit bestehen, das Zusammenspiel von Belastung, Unterstützung und Typ A detaillierter zu untersuchen, da in Abhängigkeit von der Wahl der Indikatoren verschiedene Schlüsse über die Wirkung von Typ A gezogen werden können.

Typ A und Unterstützung durch die Ehepartnerin. Im Gegensatz zum Arbeitsbereich lassen sich keine Zusammenhänge zwischen Typ A und dem Ausmaß der erlebten Unterstützung durch die Ehefrau nachweisen. Alle 14 Einzelitems, die ver-

318   G. Kaufhold

Tabelle 9. Zentrale Rehabilitationskriterien in Abhängigkeit von Typ A und Unterstützung in der Ehe (Mittelwertvergleich; n = 336)

Meine Partnerin ist jeder Zeit für mich und meine Sorgen da:	Typ B		Typ A		Signifikanz der Inter-
	ja	nein	ja	nein	aktion p_{INT}
Angst	8,8	11,7$_a$	12,0$_a$	11,9$_a$	< 0,05
Depressivität	7,1	10,5$_a$	10,2$_a$	10,9$_a$	< 0,05
Krankheitsbelastung	14,3	18,0$_a$	18,1$_a$	19,5$_a$	< 0,05

Sie hilft mir bei der Umstellung meiner Lebensgewohnheiten:	Typ B		Typ A		Signifikanz der Inter-
	ja	nein	ja	nein	aktion p_{INT}
Angst	8,3	10,9$_a$	11,6$_a$	12,2$_a$	
Depressivität	7,0	9,1$_a$	10,0$_a$	10,7$_a$	
Krankheitsbelastung	13,7	16,7$_a$	20,0$_b$	18,0$_{a,b}$	< 0,01

Sie macht mir wegen ihrer Mehrbelastung keine Vorwürfe:	Typ B		Typ A		Signifikanz der Inter-
	ja	nein	ja	nein	aktion p_{INT}
Angst	8,6	11,1$_a$	12,1$_a$	11,6$_a$	< 0,01
Depressivität	7,1	9,6$_a$	10,0$_a$	11,1$_a$	
Krankheitsbelastung	14,2	16,7$_a$	18,4$_{a,b}$	19,5$_b$	< 0,05

Varianzanalytische Auswertung
1. Faktor: Typ A/B. Das obere Drittel der Typ-A-Verteilung wurde unter dem Etikett Typ A und das untere Drittel unter dem Etikett Typ B zusammengefaßt.
2. Faktor: Das jeweilige Unterstützungsitem ist mit 4 Ausprägungen im Zusammenhang mit der Krankheit abgefragt worden. Die Verteilung wurde jeweils am Median dichotomisiert, so daß die Kategorien „Trifft eher zu", „Trifft eher nicht zu" und „Trifft überhaupt nicht zu" unter dem Etikett „nein" zusammengefaßt wurde.
p_{INT} Signifikanzgrenze des Interaktionsterms der 2 faktoriellen Varianzanalyse.
In jeder Zeile unterscheiden sich die Mittelwerte mit gleichem Buchstaben nicht signifikant (Duncan-Test p > 0,05).

schiedene Aspekte sozialer Unterstützung durch die Ehefrau abdecken, korrelieren nicht mit Typ A. Auch der globale Indikator „Zufriedenheit mit dem Ausmaß der Zuwendung durch die Partnerin" ist mit Typ A unkorreliert. Personen mit stärkerer Typ-A-Ausprägung meinen jedoch, daß das fürsorgliche Verhalten der Ehefrau eher übertrieben ist (zu t_2 r = 0,20; zu t_3 r = 0,15). Fürsorgliches Verhalten wird eher als Bedrohung der erlebten Kontrolle gewertet.

Die behindernde bzw. blockierende Wirkung vom Typ-A-Verhaltensmuster auf die potentiellen positiven Effekte von sozialer Unterstützung in der Familie auf den Rehabilitationsprozeß kann anhand einer Reihe von Indikatoren um so deutlicher gezeigt werden. Drei sind exemplarisch herausgegriffen worden. Nahezu ausnahmslos haben sie eine interaktive Wirkung auf die 3 untersuchten Rehabilitationskriterien (s. Tabelle 9).

In allen Analysen zeigt sich, daß die Gruppe Typ B mit hoher Unterstützung weit günstigere Werte bei den in der Tabelle genannten Rehabilitationskriterien hat. Die Mittelwerte der Gruppen Typ A mit hoher und mit niedriger Unterstützung unterscheiden sich dagegen in keiner einzigen Analyse signifikant voneinander, so daß wir im ehelichen Bereich deutliche Belege für die 2. Hypothese finden. Die Wirkung von Typ A als Risikofaktor kann also auch darin gesehen werden, daß das Typ-A-Verhaltensmuster schützende Faktoren im familiären Bereich behindert und im Extremfall vollkommen blockiert. Das Typ-A-Konzept erweist sich wie Kobasas „Widerstandsfähigkeit" als Persönlichkeitsvariable mit Moderatorwirkung auf soziale Unterstützung.

11.3 Zusammenfassung

Trotz der stark angewachsenen Menge an Literatur zum Thema Typ-A-Verhaltensmuster und Entstehung koronarer Herzkrankheiten ist die Frage zur Relevanz des Typ-A-Konstrukts für die Herzinfarktrehabilitation bisher kaum behandelt worden, besonders dann, wenn unter Rehabilitation nicht nur die körperliche Wiederherstellung, sondern auch die psychische Verarbeitung der Krankheit und die soziale Reintegration verstanden werden soll. In diesem Kapitel sind Indizien für mögliche Auswirkungen von Typ-A-Verhalten auf den Rehabilitationsprozeß zusammengetragen und zu Hypothesen ausformuliert worden; anhand der Daten der ersten 3 Meßzeitpunkte der Oldenburger Longitudinalstudie ist der Versuch unternommen worden, diese Hypothesen zu überprüfen.

Belege für die Bedeutung von Typ A, sowohl für die erlebte individuelle Bewältigung des Infarkts als auch für den sozialen Kontext, konnten geliefert werden. Folgende Ergebnisse scheinen uns zentral zu sein: Anhand einer Vielzahl von Indikatoren konnte belegt werden, daß Personen mit stärker ausgeprägtem Typ-A-Verhaltensmuster größere Schwierigkeiten bei der psychischen Verarbeitung der Krankheit haben. Sie entwickeln eher ein Hilflosigkeitssyndrom im Sinne Seligmans (1975), inbesondere wenn sie durch den Infarkt vieles in ihrem Leben in Frage gestellt sehen. Dies kann auch als Beleg für die Annahme von Glass (1977) gelten, daß das Typ-A-Verhaltensmuster als Strategie zur Aufrechterhaltung von Kontrolle zu betrachen sei. Diese Entwicklung von Hilflosigkeit ist danach eine notwendige Konsequenz, da die Illusion der Aufrechterhaltung der Kontrolle bei einschneidenen Ereignissen nicht mehr haltbar ist. Auf der Ebene der medizinischen Indikatoren konnten kaum Zusammenhänge aufgezeigt werden. Kein Zusammenhang konnte zum Grad der koronaren Erkrankung oder zum Reinfarktrisiko innerhalb des Einjahreszeitraums nachgewiesen werden. Lediglich schwache Zusammenhänge zum Koronar- und Myokardproblem (s. Anhang B) konnten nach 1 Jahr nachgewiesen werden. Wir vermuten, daß bei einem längeren Untersuchungszeitraum, beispielsweise nach Abschluß der nächsten Untersuchungsphase (3½ Jahre nach Infarkt), die körperlichen Auswirkungen deutlich stärker werden können.

In Übereinstimmung mit vielen angloamerikanischen Studien konnten starke Zusammenhänge zwischen Typ A und Arbeitsbelastungen aufgezeigt werden. Gerade im Lebensbereich „Arbeit" scheint sich das Leistungsideal der modernen Gesellschaft im Typ-A-Verhaltensmuster mit den zentralen Komponenten Ehrgeiz, Ungeduld und „job commitment" zu verkörpern (s. Price 1982). Es bleibt offen, ob Typ-A-Personen sich besonders belastende Situationen suchen, ob sie sie nur so interpretieren oder ob umgekehrt die belastenden Situationen Typ-A-Verhalten erzeugen. Belegt wurde auch die Abhängigkeit des Typ-A-Verhaltens von Bildung und beruflicher Position. Das Typ-A-Verhaltensmuster tritt bei Personen mit höherer Qualifikation häufiger auf. Obwohl Typ-A bei Personen mit niedriger Qualifikation seltener auftritt, hat das Typ-A-Verhaltensmuster gerade in dieser Gruppe eine große Bedeutung, da Typ-A-Personen in niedrigqualifizierten Berufen sich besonders stark Arbeitsbelastungen ausgesetzt fühlen. So ist das Typ-A-Konzept auch über die Mittelschicht hinaus relevant.

In bezug auf die Genesung ist unseres Wissens erstmalig das Zusammenspiel von Typ-A-Verhaltensmuster und sozialer Unterstützung untersucht worden. Die Ergebnisse zeigen, daß Typ-A-Verhalten die potentielle Unterstützung durch die Ehepartnerin behindern bzw. blockieren kann. Anders als in der Arbeitswelt geht die Wirkung von Typ A hier über ein einfaches additives Modell hinaus. Vielmehr kann bei stark ausgeprägtem Typ-A-Verhaltensmuster sogar der Versuch der Unterstützung durch die Partnerin negative Auswirkungen haben. Auch dieses Ergebnis kann als Beleg für den Kontrollambitionsansatz von Glass (1977) gesehen werden. Obwohl der Ansatz von Price (1982) in dieser Untersuchung nicht operationalisiert worden ist, kann er trotzdem zum Verständnis dieser Aussagen beitragen: Wenn Typ-A-Personen sich ständig in ihrem Selbstwert bedroht fühlen, wird das negative Erleben sozialer Unterstützung verständlicher. Offen bleibt, warum diese Interaktion hauptsächlich in der Ehebeziehung und kaum in der Beziehung zu den Arbeitskollegen nachgewiesen werden kann. Es wäre zu vermuten, daß gerade das Problem der Stigmatisierung am Arbeitsplatz (vgl. Kap. 8) für Typ-A-Personen besonders problematisch ist.

Das Typ-A-Konstrukt kann nicht nur zum Verständnis der innerpsychischen Prozesse bei der Bewältigung des Herzinfarkts beitragen, sondern auch die Betrachtung des Rekonvaleszenten in seinen Beziehungen zu seiner Umwelt befruchten. Es wird deutlich, daß die negative Wirkung des Typ-A-Verhaltens eine psychische und eine soziale Dimension hat. So kann psychotherapeutische Intervention allein auf die Dauer nicht fruchten, wenn die aufrechterhaltenden Bedingungen dieses Verhaltens in der Arbeitswelt und in den gesellschaftlichen Werten zu finden sind.

Anmerkungen:

[1] Myrtek et al. (1984) veröffentlichten eine deutsche Übersetzung des gesamten Jenkins Activity Survey. Unsere Arbeiten verliefen parallel.

[2] Die berichteten Korrelationskoeffizienten sind in der Regel Pearson-Produktmomentkorrelationen. Wenn die zu korrelierenden Variablen lediglich Ordinalskalenniveau haben, wie es z. B. bei „Schulabschluß" der Fall ist, sind Spearman-Rangkorrelationen berechnet worden.

12 Herzinfarktrehabilitation in der BRD: Sozialpolitische Rahmenbedingungen, Thesen und Empfehlungen

B. Badura und H. Lehmann

Die in diesem Buch vorgelegten Befunde sollen das Verständnis für Probleme chronisch Kranker insgesamt, v. a. aber das Verständnis für die Probleme jener vertiefen helfen, die einen Herzinfarkt überlebt haben. Die Ergebnisse unserer Studie verweisen auf Schwachstellen und Verbesserungsmöglichkeiten medizinischer Versorgung und legen darüber hinaus auch eine Reihe sozialpolitischer Folgerungen nahe. In diesem Schlußkapitel wollen wir daher einen Schritt in Richtung auf praktische Umsetzung unserer Forschungsarbeit tun. Der Epidemiologie wird immer wieder – mehr oder weniger versteckt – der Vorwurf gemacht, sie sei eine reine Grundlagendisziplin ohne erkennbare praktische Relevanz. Für die hier vorgelegten Ergebnisse sozialepidemiologischer Rehabilitationsforschung gilt dies, so hoffen wir, nicht. Da optimaler medizinischer Behandlung und aktiver Gesundheitsförderung nach Herzinfarkt Hindernisse im Wege stehen, die letztlich ihre Ursachen in den sozial- und gesundheitspolitischen Rahmenbedingungen der BRD haben, gilt es, diese Rahmenbedingungen zunächst etwas ausführlicher darzustellen.

12.1 Sozialpolitische Rahmenbedingungen

Wie die Entwicklung der sozialen Sicherung insgesamt unterliegt auch die Entwicklung von Einrichtungen und Maßnahmen im Bereich der Rehabilitation Einflüssen, die sich nur bedingt an den Problemen und Bedürfnissen der Adressaten dieser Leistungen orientieren. Wieviel Mittel für den Rehabilitationssektor insgesamt und für seine Teilsektoren bereitgestellt werden wie auch die Art ihrer Verwendung, d.h. Finanzvolumen, Organisationsstrukturen und Leistungskataloge sozialstaatlicher Rehabilitation, hängt von Rahmenbedingungen und Determinanten ab, die entweder von außen auf das System der sozialen Sicherung einwirken oder von innen wirken und wegen der Eigendynamik gegebener Institutionen, Regelungsprinzipien und Interessenkonstellationen als gleichsam „hausgemacht" bezeichnet werden müssen. Behinderte, Kranke, Pflegebedürftige bilden eine sozial höchst heterogene und in der Regel politisch wenig lautstarke Gruppe und sind daher ständig der Gefahr ausgesetzt, daß Politik für sie und nicht mit ihnen gemacht wird.

Solange staatliche Sozialpolitik als Antwort auf die „Arbeiterfrage" primär dem Ziel der sozialen Befriedung und politischen Integration des industriellen Proletariats diente und insbesondere in Deutschland schon sehr früh dazu bestimmt war, allzu krasse Auswirkungen eines sich ungehemmt entfaltenden Industriekapitalismus zu mildern und teilweise auch zu verhindern, solange waren primär externe (ökonomische, politische und soziale) Faktoren ausschlaggebend für die Entstehung und

Entwicklung sozialpolitischer Maßnahmen. Die für Form und Wirkung Bismarck-
scher Sozialpolitik charakteristische Dialektik politisch präventiver Absichten auf
seiten des Staates und sozialreformerisch bis revolutionärer Absichten auf seiten einer zunehmend wohlorganisierten sozialen Bewegung, ihr „konservativ-revolutio-
näres Doppelwesen" (Heimann 1929, 1980), hat maßgeblich zur Veränderung früh-
kapitalistischer Machtstrukturen und zur Milderung der sozialen Kosten unseres
Wirtschaftssystems beigetragen. In den vergangenen 100 Jahren haben sich die Aufgaben unseres Sozialstaates indessen nicht nur erheblich erweitert; auch die Art der
Aufgaben hat sich beträchtlich gewandelt. Ging es der Bismarckschen Sozialversicherung in erster Linie um die Gewährung von Einkommenleistungen, so hat heute
die Produktion personenbezogener Dienstleistungen einen ganz erheblichen Stellenwert (Badura u. Gross 1976; Gross 1983). Expansion und Wandel sozialstaatlicher Aufgaben hatten bisher jedoch erstaunlicherweise keine entsprechenden
Rückwirkungen auf Grundprinzipien und Organisationsformen unserer Sozialversicherung. Kennzeichnend für die Sozialversicherungspolitik bis heute ist eine Dog-
matisierung überkommener Strukturen und ein fatales Innovationsdefizit insbesondere bei der Organisation gesundheitsbezogener Dienstleistungen. Prinzipien und
Organisationsformen unserer Sozialversicherung eignen sich zur Finanzierung und
Verteilung von Einkommensleistungen. Zur Organisation personenbezogener
Dienstleistungen und erst recht zur Förderung von Selbsthilfe und Selbstorganisation haben sie sich als weitgehend ungeeignet erwiesen. Das sozialpolitische Dilemma, in dem wir uns gegenwärtig befinden, besteht darin, daß Erfordernisse der Organisation und Produktion personenbezogener Dienstleistungen zunehmend in
Widerspruch geraten zu den von der Sozialversicherung gesetzten Rahmenbedingungen, mit der Konsequenz einer höchst mangelhaften oder überhaupt nicht statt-
findenden Kontrolle der Kosten, der Angemessenheit und der Qualität dieser Leistungen. Insbesondere für den Bereich der Rehabilitation gilt – so die im folgenden
vertretene These – daß ihr gegenwärtiger Zustand und ihre Mängel „hausgemacht"
sind und daher auch auf dem Wege einer auf sich selbst gerichteten Reform staatlicher Sozial- und Gesundheitspolitik überwunden werden müssen. In einer Gesellschaft, die nahezu ein ⅓ des Sozialprodukts für ihr Sozialbudget aufwendet, in der
also nicht mehr von „öffentlicher Armut" sondern eher von „öffentlichem Reich-
tum" die Rede sein muß, in einer solchen Gesellschaft ist der finanzielle Handlungsspielraum für soziale Maßnahmen eine Sache der Prioritätensetzung, werden
die Einflußmöglichkeiten von Regierung und Parlament, die Verteilungskämpfe
unter den Trägern und Anbietern sozialer Leistungen und die Mitbestimmungs-
möglichkeiten der Konsumenten entscheidend für die Entwicklung und die Lei-
stungskraft einzelner Programme, Maßnahmen und Teilsektoren.

Eine erste bedeutsame Rahmenbedingung staatlicher Sozialpolitik insgesamt
und damit auch des Rehabilitationssektors ist die *Verrechtlichung* des Leistungsangebots. Verrechtlichung bedeutet in diesem Zusammenhang zweierlei: Zum einen
werden Probleme und Leistungen „unter die Kategorien des juristischen Sonder-
wissens" gestellt (Kaufmann 1984, S. 19), was wiederum in Form von Bürokratisie-
rung und Verberuflichung bestimmte Konsequenzen für die Art der Leistungser-
bringung und für ihre Wirksamkeit und Angemessenheit hat (Achinger 1971, S. 87
ff.), nicht zuletzt deshalb, weil bei Unklarheiten oder einander widersprechenden
Interessen Problemlösungen zu einer „immer exklusiveren Angelegenheit von Spe-

zialisten" (Kaufmann 1984, S.17) werden; zum zweiten führt die Verrechtlichung mit ihrer Bindung an die Tätigkeit des Parlaments und der Regierung dazu, daß Wachstum oder Zurücknahme sozialer Leistungen vom politischen Kräfteverhältnis abhängen. Sind „Einschnitte" nicht mehr zu vermeiden, werden sie daher meist dort vorgenommen, wo sie politisch am leichtesten zu verkraften sind und nicht unbedingt dort, wo sie von der Sache her tatsächlich gerechtfertigt, u. U. sogar der Lebensqualität dienlich oder wo sie am leichtesten zu verschmerzen wären. Nur so läßt sich verstehen, daß in der gegenwärtigen Phase stagnierender Sozialaufwendungen weniger oder gar nicht bei den Ausgaben für Arzneimittel oder bei den Einkommen einer mittlerweile recht stattlichen Anzahl von Spitzenverdienern unter den Anbietern sozialstaatlicher Leistungen gespart wird, sondern zu allererst bei den Ausgaben für Schüler, Studenten, Behinderte oder Arbeitslose. Diejenigen, die nach Achinger während der fetten Jahre „in der sozialen Umverteilung am schnellsten zum Zuge" kamen (1959, S.44), haben offenbar auch in den weniger fetten Jahren am wenigsten zu befürchten.

Die Verrechtlichung unseres Systems sozialer Sicherung hat insgesamt gesehen sicherlich wesentlich auch zur Verstetigung und damit zur Berechenbarkeit seines Kernbestands – über gesellschaftliche Umbrüche und tagespolitische Einflüsse hinweg – beigetragen, eine Tatsache von der gerade bei einem System, das auf „Sicherung" der Bürger abzielt (Kaufmann 1973), eine auch psychologisch nicht zu unterschätzende Wirkung ausgeht. Verrechtlichung hat aber auch zu Starrheit, Innovations- und Anpassungsfeindlichkeit, zu Intransparenz und damit zu einer (selbstbewirkten) Bürgerferne und zu einer mangelhaften Bedürfnissensibilität beigetragen (Achinger 1971; v. Ferber 1967; Kaufmann 1979). Für den Bereich der Rehabilitation besonders deutlich wird dies an der unübersichtlichen Trägervielfalt. Bis heute ist es nicht gelungen, die Aufgaben der Rehabilitation einem eigenständigen Zweig der sozialen Sicherung zu übertragen. Rehabilitationsmaßnahmen werden in erster Linie von 6 verschiedenen Trägergruppen durchgeführt: von der gesetzlichen Rentenversicherung einschließlich der Altershilfe für Landwirte, von der gesetzlichen Unfallversicherung, von den Versorgungseinrichtungen nach dem Bundesversorgungsgesetz und der Kriegsopferversorgung, von der Bundesanstalt für Arbeit, von der gesetzlichen Krankenversicherung und der Sozialhilfe im Rahmen der Hilfen zum Lebensunterhalt behinderter Jugendlicher. Die Autoren der Sozialenquete hatten bereits 1966, also vor mittlerweile 20 Jahren, die „Zersplitterung" der Rehabilitationsmaßnahmen und deren negative Folgen für ihre Empfänger bemängelt (1966, S.286, 297). Und sie hatten bereits damals eine Reihe von „Organisationsmodellen" zu ihrer Überwindung vorgeschlagen (a.a.O.S.297 ff.). An der Trägervielfalt hat selbst diese hochoffizielle Diagnose bis heute nichts geändert. Das Rehabilitationsangleichungsgesetz von 1974 hat allerdings einige Koordinationsinstrumente festgeschrieben sowie ein umfassenderes Verständnis von Rehabilitation gefördert.

Eine weitere interne Rahmenbedingung ist die *Selektivität des Leistungsangebots* im Bereich der Rehabilitation *zugunsten der Wiedererwerbsfähigen*. Blickt man zurück in die Rehabilitationsdiskussion der 60er und frühen 70er Jahre, so fällt der dort oft als nahezu selbstverständlich erachtete enge Zusammenhang zwischen den Zwängen des Arbeitsmarktes und den Zielen der Rehabilitationspraxis auf. In der bereits zitierten Sozialenquete von 1966 heißt es dazu: „Das Brachliegen einiger hunderttausend möglicher Arbeitskräfte sollte angesichts der dauerhaften Neuansprüche des Arbeitsmarktes und der entsprechenden Einsetzung von Gastarbeitern vermieden werden" (S.295). Da dieser (externe) Zwang heute entfällt, stellt sich die Frage, ob Rehabilitationsmaßnahmen damit überhaupt an Bedeutung verlieren oder aber einer neuen, nicht primär arbeitsmarktbezogenen Zielsetzung, nämlich der Förderung von Gesundheit und Lebensqualität, dienen sollten. Eine zu enge Bindung der Rehabilitationspraxis an Arbeitsmarktbedürfnisse ist von einigen Rehabilitationsexperten immer schon kritisch betrachtet worden. Chronisch Kranke, Unfallopfer, Behinderte und Pflegebedürftige sind zu allererst mit z. T. schwerwiegenden somatischen, psychischen und materiellen Problemen konfrontiert. Die (Wieder)eingliederung ins Erwerbsleben ist für sie der letzte, wenn auch meist hoch bedeutsame Schritt innerhalb einer ganzen Kette zu bewältigender körperlicher, psychischer und sozialer Anpassungsprozesse. (Wieder)aufnahme der Erwerbstätigkeit ist in einer „Arbeitsgesellschaft" ein letzter wichtiger Schritt in die „Normalität" (Thimm 1984; Thimm u. von Ferber et al. 1985), ein von gesellschaftlichen Normen und Erwartungen herrührendes Bedürfnis und heute weniger denn je ein Imperativ des Arbeitsmarkts. An diese subjektive Sicht der Betroffenen ist gedacht, wenn an anderer Stelle der Sozialenquete behauptet wird, „daß die berufliche Eingliederung sozusagen das Grundelement der gesellschaftlichen Eingliederung sei" (S.283).

Blickt man auf die Statistik der jährlich erbrachten Rehabilitationsleistungen, wird ein weiteres Selektionskriterium deutlich. Weitaus am häufigsten erbracht werden *Leistungen im Bereich der medizinischen Rehabilitation* (Verband Deutscher Rentenversicherungsträger 1981, S.8, 9). Auch hier muß die Frage aufgeworfen werden, ob und wieweit diese Schwerpunktsetzung sich mit den tatsächlichen Problemen und Bedürfnissen der Adressaten deckt und welche potentiellen Adressaten dadurch möglicherweise von den Leistungen der Rehabilitationsträger ausgeschlossen bleiben. Unfallopfer, chronisch Kranke, Pflegebedürftige und Behinderte sind oft mit finanziellen und somatischen Problemen, in jedem Fall aber mit einer ganzen Reihe psychischer und sozialer Probleme konfrontiert. Da diese Probleme in enger Wechselwirkung miteinander stehen, machen sie eine ganzheitliche Betrachtung jedes Einzelfalles mit seinen spezifischen situativen und persönlichen Voraussetzungen notwendig. Auch dies ist in der Sozialenquete bereits vor 20 Jahren erkannt und angesprochen worden. In dem immer noch höchst aktuellen Abschnitt über „Teamwork" wird betont, Rehabilitation sei „in Kenntnis der persönlichen Verhältnisse des Patienten, mit Einschluß der hausärztlichen Kenntnisse und der späteren Mitwirkung am weiteren Lebensverlauf des Patienten zu konzipieren" (S.296). „Deshalb ist auch die Mitwirkung der freien Medizin, insbesondere also der Hausärzte, die im allgemeinen nach Meinung der ärztlichen Fachkreise weit stärker sozialmedizinisch ausgerichtet werden sollten, mit ins Auge zu fassen" (S.297). Auch hier ist bis heute recht wenig geschehen. Ähnliches gilt für die Rehabilitation psychisch Kranker (Badura u. Gross 1976, S.230 ff.) und die immer noch anstehende Lösung der finanziellen und praktischen Probleme Pflegebedürftiger (Badura 1983).

Eine letzte, für den Stand der Rehabilitation in der BRD charakteristische Rahmenbedingung ist die *bevorzugte Förderung und der Ausbau stationärer und überregional zentralisierter Rehabilitationseinrichtungen* und eine entsprechende Vernachlässigung ambulanter, ortsnaher Rehabilitation. Auch hierzu finden sich in der Sozialenquete eine Reihe richtungweisender und bis heute uneingelöster Empfehlungen. So wird etwa den Rentenanstalten als der bedeutensten Trägergruppe nahegelegt, sie sollten „örtliche Dienststellen schaffen, um auch der Verwaltung die persönliche Kenntnis des Einzelfalles zu ermöglichen und zugleich eine Verbindung zur allgemeinen ärztlichen Praxis herzustellen" (S. 299). An die Infragestellung der völlig tabuisierten Trennung ambulanter und stationärer medizinischer Versorgung haben sich auch die Autoren der Sozialenquete nicht herangewagt – obwohl es sich auch hier um ein gesetzlich festgeschriebenes und im Ausland völlig unbekanntes Organisationsdogma bundesrepublikanischer Sozialpolitik handelt, das v. a. den Interessen bestimmter Anbieter und weniger den Bedürfnissen der Konsumenten sozialstaatlicher Leistungen dient.

Der § 1 des Rehabilitationsangleichungsgesetzes bestimmt die dauerhafte Wiedereingliederung körperlich, geistig und seelisch Behinderter in Arbeit, Beruf und Gesellschaft als Ziel der Rehabilitation. Im § 10 des Allgemeinen Teils des Sozialgesetzbuches wird seit 1975 diese Zielsetzung bestätigt und erweitert durch den Zusatz, daß dem Behinderten ein seinen Neigungen und Fähigkeiten entsprechender Platz in der Gemeinschaft zu sichern ist. Diese gesetzliche Programmatik entspricht weitgehend den Vorstellungen der WHO (1969), die Rehabilitation definiert als ein Recht der Kranken, Behinderten und Geschädigten auf die Durchführung von Maßnahmen zur Schaffung der bestmöglichen physischen, geistigen und sozialen Bedingungen, damit diese nach eigenem Bestreben ein normales Leben in ihrem sozialen Umfeld führen können (s. 3.4). Die Person des Betroffenen soll mit all ihren sozialen Bezügen im Mittelpunkt der Rehabilitationsbemühungen stehen, ihre Lebensqualität, d. h. ihr physisches, seelisches und soziales Wohlbefinden, wird zum Kriterium für den Rehabilitationserfolg. Diese Vorstellungen finden auch ihren Niederschlag in den Rehabilitationsprogrammen der Bundesregierung (Bundesminister für Arbeit und Sozialordnung 1970, 1980).

Gesetzlich fixierte Programmatik und Rehabilitationspraxis müssen aber nicht übereinstimmen, wie ein Blick auf die Anspruchsgrundlagen für den Erhalt von Rehabilitationsleistungen zeigt. Der § 1236 Abs. 1 RVO für die Rentenversicherung, § 556 RVO für die Unfallversicherung und der § 56 AFG für die Bundesanstalt für Arbeit schränken die erklärten Ziele auf die Wiederherstellung der Erwerbsfähigkeit ein. Gerade diese Rehabilitationsträger sind aber für die weit überwiegende Zahl der Rehabilitationsverfahren verantwortlich; d. h. die Mehrzahl der Maßnahmen wird ausschließlich unter der Zweckbestimmung „Erhaltung der Arbeitskraft" durchgeführt. Das Schwergewicht des Rehabilitationsinteresses konzentriert sich somit auf die Gruppe der erwerbsfähigen Personen mit dem Ziel, sie dem Arbeitsmarkt wieder zuzuführen. Der § 184a RVO eröffnet für die Krankenversicherung als subsidiärem Träger die Möglichkeiten der Rehabilitation auch außerhalb des oben genannten Zieles, indem er eine Behandlung in Kur- oder Spezialeinrichtungen zuläßt, um eine Krankheit zu heilen, zu bessern oder eine Verschlimmerung zu verhindern. Damit wird zwar der Personenkreis, der Rehabilitationsleistungen erhalten kann, ausgeweitet auf nichtrentenversicherte Personen, speziell auf die Gruppe der Rentner und der nichterwerbstätigen Frauen. Die Realität zeigt aber, daß für ältere Personen an der Schwelle zum Rentenalter und insbesondere für Frauen Rehabilitationsmaßnahmen nur selten durchgeführt werden. Die Vernachlässigung dieser Personen ist auch im Falle der Herzinfarktrehabilitation gegeben, legt man den jeweiligen alters- und geschlechtsspezifischen Krankenstand zugrunde (Donat 1982).

Die Beschreibung der Leistungen zur Rehabilitation im Rehabilitationsangleichungsgesetz fördert die Dominanz der medizinischen Aspekte in der Rehabilitation. So werden an erster Stelle in § 10 die medizinischen Leistungen beschrieben, in § 11 die berufsfördernden Leistungen, während spezifisch soziale Leistungen nicht als solche erwähnt, sondern unter dem Titel „Ergänzende Leistungen" in § 12 abgehandelt werden. Diese Hierarchie der Leistungen spiegelt u. E. einerseits die verkürzte Zielsetzung, durch Wiederherstellung der Physis und durch berufliche Qualifikation die Arbeitskraft zu erhalten, wider. In ihr kommt andererseits die gängige Vorstellung über den Rehabilitationsablauf zum Ausdruck, die besagt, daß erst auf der Basis der wiederhergestellten körperlichen Funktionsfähigkeit berufliche und andere soziale Maßnahmen wirksam werden können.

Das Rehabilitationsangleichungsgesetz favorisiert die Rehabilitation in stationären Einrichtungen. Der § 1 unterscheidet Maßnahmen und Leistungen zur Rehabilitation, wobei unter „Maßnahmen" sog. Hauptmaßnahmen verstanden werden, d. h. die Heilbehandlung in Kliniken, Kurkliniken, Sanatorien und Kurheimen, und unter „Leistungen" die damit verbundenen Hilfen wie Sach- und Barleistungen (BfA 1979, S.1). Auch die Regelungen für die Rentenversicherung (§§ 1236 und 1237 RVO) und für die Krankenversicherung (184a RVO) sagen aus, daß die Maßnahmen zur Rehabilitation in Kur- oder Spezialeinrichtungen durchgeführt werden. Das Schwergewicht liegt somit deutlich auf der stationären Rehabilitation. Ambulante Elemente sind dagegen nur schwach ausgeprägt, z. B. als „Kannleistung" im Rahmen der ergänzenden Leistungen des § 12 RehaAnglG in der Gesamtvereinbarung über den ambulanten Behindertensport. Trotz der Öffnungsklausel des § 20 RehaAnglG bleibt die ambulante Rehabilitation als umfassende Aufgabe mit ihren medizinischen, psychischen und sozialen Elementen in ihrer rechtlichen Stellung weit hinter der Position der stationären Rehabilitation zurück.

Auf die bisherigen Ausführungen zurückblickend, drängt sich selbstverständlich die Frage auf, inwieweit die genannten Rahmenbedingungen, inwieweit insbesondere die hier feststellbaren massiven Reformwiderstände sich möglicherweise auf einige wenige (mehr oder weniger verdeckte) Interessenkonstellationen und (mehr oder weniger latente) Gestaltungsprinzipien zurückführen lassen. Als erstes wäre das *Eigeninteresse der Träger* von Rehabilitationsmaßnahmen zu nennen und insbesondere deren Furcht, jede Änderung der Organisationsstruktur könnte zu einem Verlust an Einfluß oder zum Schaden der eigenen Organisation beitragen. Daß derartige Organisationsinteressen eine erhebliche Rolle spielen, ist offenbar ebenso bekannt wie unveränderbar: „Viele Sachkenner gehen von der Überzeugung aus, daß zwar eine Vereinheitlichung notwendig sei, daß diese Einheitlichkeit aber die Überwindung der eigenständigen und auf ihren Besitzstand pochenden Verwaltungen voraussetze und daß dieses Hemmnis nicht zu beseitigen sei" (Sozialenquete 1966, S.301). Dies zu betonen, ist auch und gerade heute von Bedeutung, weil die Tätigkeit dieser Verwaltungen in einem weitgehend von öffentlicher Diskussion abgeschirmten Bereich stattfindet.

Als zweites wären der *dominante Einfluß der medizinischen Profession* auf den gesamten Rehabilitationssektor und die *geringe Artikulationskraft und Heterogenität der (potentiellen) Adressaten von Rehabilitationsmaßnahmen* zu nennen. Ausbau und Versorgungsniveau unseres Rehabilitationssektors scheinen heute überwiegend daran orientiert, was als medizinisch notwendig und möglich erachtet wird. Alle darüber hinausgehenden psychischen und sozialen Bedürfnisse und Probleme haben versorgungspolitisch einen sehr viel geringeren Rang – obwohl unter Experten seit langem gerade die Bewältigung dieser psychischen und sozialen Probleme als „fast wichtigste Voraussetzung für ein Gelingen der Rehabilitation" angesehen werden (Preller 1970, S. 504). Der tiefere Grund dafür liegt vermutlich nicht alleine im professionspolitischen Bestreben nach Kontrolle dieses Sektors, sondern v. a. in einem durch Theorie und Ausbildung bedingten biomedizinischen Reduktionismus von Krankheitsbegriff und therapeutischer Praxis moderner Medizin (Engel 1977; McKeown 1982; Badura 1984).

Als weitere Determinante gegenwärtiger Rehabilitationspraxis müssen sozialpolitische Bestrebungen genannt werden, Art und Umfang des Rehabilitationsangebots den *Zwängen des Arbeitsmarktes* anzupassen. Der Slogan „Rehabilitation vor Rente" entstammt jedoch noch einer Periode leergefegter Arbeitsmärkte. In Zeiten massenhafter Arbeitslosigkeit hat er seine Bedeutung eingebüßt oder bedürfte einer neuen Begründung. Am schlechtesten für die Sozialbeitrags- und Steuerzahler wie für die Betroffenen wäre dabei eine Lösung, die sich wie bisher überwiegend an den Interessen der Anbieter (Träger, Professionen) orientiert und die konkreten Lebensverhältnisse und Bedürfnisse der zu Rehabilitierenden als eher nachrangig erachtet.

12.2 Thesen und Empfehlungen

These 1: Die somatische Sicht des Genesungsprozesses schmälert den Rehabilitationserfolg. Am Beispiel der Beratungs- und Vermittlungsleistungen von Krankenhaus- und Hausarzt (s. 3.1 und 3.2), am Beispiel der Vorbereitung auf die stationäre Rehabilitation sowie am Beispiel der Nutzung nichtmedizinischer Programme der Rehabilitationskliniken (s. 3.4) wurde ersichtlich, daß sich Ärzte in der Regel auf die biomedizinische Dimension der Krankheit konzentrieren. Sie sind bisher zu wenig bereit oder fähig, die biomedizinischen Fakten im psychischen und sozialen Kontext des Erkrankten zu interpretieren und in entsprechend erweiterte Beratungsangebote umzusetzen (Kap. 4). Gerade die Beratung ist eine ärztliche Leistung, die grundsätzlich den biomedizinischen Reduktionismus durchbrechen und sich positiv auf den psychischen Zustand der Rehabilitanden auswirken kann. Auf kaum einem anderen Gebiet jedoch ist zugleich die Diskrepanz zwischen Patientenwünschen und ärztlichem Handeln so offenkundig wie bei der ärztlichen Beratungstätigkeit. Ganz ähnlich mangelhaft ist die Situation bei der Einbeziehung Dritter, z. B. des Ehepartners oder auch des Betriebsarztes. In einer verbesserten Beratung, verstärkten Einbeziehung des sozialen Umfelds und in einer aktiveren Vermittlungs- und Verweisungstätigkeit insbesondere zu Selbsthilfeangeboten liegen wesentliche Humanisierungs- und zugleich auch Produktivitätsreserven moderner Medizin. Voraussetzungen dafür wären eine entsprechende Ausbildung der Ärzte auf sozialmedizinischer Grundlage, die Vermittlung von Fähigkeiten und Fertigkeiten in der

Beratung und Gesprächsführung sowie allgemein die Öffnung der Ärzteschaft für Teamarbeit, Kooperation und für die Idee der Selbsthilfe.

These 2: Konservative medizinische Behandlung wirkt iatrogen schädigend. Eine konservative Behandlung von Herzinfarktpatienten im Akutkrankenhaus ist gekennzeichnet durch lange Liegezeiten und Vernachlässigung der Frührehabilitation. Wie unter 2.2 und 3.3 gezeigt, wird diese Art der Behandlung in der BRD noch häufig praktiziert. Dies trägt zur unnötigen Passivierung der Patienten und zu überlangen Verweilzeiten im Akutkrankenhaus bei. Als wichtigster Bedingungsfaktor für die langen Verweilzeiten erwies sich nicht der körperliche Zustand der Patienten, sondern der späte Beginn der Frühmobilisation als der wichtigsten Maßnahme der Frührehabilitation. Die so herbeigeführte lange Verweildauer hat - unabhängig vom Alter des Patienten und dem Schweregrad seines Infarkts - einen eigenständigen negativen Effekt auf die Zukunftsangst. Je länger die Patienten im Krankenhaus sind, desto mehr Angst haben sie vor einem Reinfarkt, vor dem Tod, vor der Wiederkehr der Schmerzen und allgemein vor der Zukunft. Eine frühzeitige Rehabilitation verbunden mit kurzen Zeiten stationärer Behandlung scheint also dringend geboten, um iatrogene Schäden im psychischen Bereich mit entsprechenden sozialen Folgen zu vermeiden. Legt man nur medizinisch-somatische Bewertungskriterien an, lassen sich diese iatrogenen Effekte nicht erfassen. Legt man dagegen Kriterien an, die einem umfassenden Rehabilitationsverständnis entsprechen, und wählt man Meßinstrumente, die auch die psychische und soziale Dimension der Rehabilitation erfassen, ist ein Nachweis solcher Schäden möglich. Auch die Evaluation rehabilitationsmedizinischer Maßnahmen sollte daher nicht auf die somatische Dimension beschränkt bleiben. Diese Ergebnisse bestätigen aber auch die Notwendigkeit einer intensiven ärztlichen Weiterbildung - auch auf dem Gebiet der somatischen Behandlung -, um durch einen engen Austausch zwischen dem Fachgebiet der Rehabilitationsmedizin und den übrigen medizinischen Fachgebieten das Rehabilitationsbewußtsein der Ärzte zu entwickeln bzw. zu fördern.

These 3: Der somatische Zustand des Patienten hat keinen Einfluß auf die Rückkehr zur Arbeit. Beschränkt man den Rehabilitationserfolg auf das Kriterium „Rückkehr zur Arbeit", so zeigt sich, daß somatische Befunde, die durch medizinische Intervention positiv beeinflußt werden können, keinen Einfluß haben auf die tatsächliche Wiederaufnahme der Arbeit (Kap. 7; Lehmann 1984). Bei einer Nachbefragung eines stationär behandelten Patientenkollektivs (Kauderer-Hübel 1984) bildeten sich sogar umgekehrte Relationen ab, d. h. in ihren körperlichen Funktionen nach einem Myokardinfarkt stark eingeschränkte Personen kehrten zur Arbeit zurück, dagegen nahmen Patienten mit geringfügigen Einschränkungen die Arbeit nicht wieder auf. Ähnliche Ergebnisse werden auch von anderen deutschen Studien (Weiß 1984; Krasemann et al. 1984) berichtet. Darüber hinaus zeigt ein Vergleich der Rückkehrquoten und der Zeitdauer bis zur Rückkehr in ausländischen Studien (Stern et al. 1977; Croog u. Levine 1977) mit den Ergebnissen der Oldenburger Longitudinalstudie, daß in der BRD die Anzahl der Rückkehrer niedriger und der Zeitpunkt der Rückkehr später liegt als beispielsweise in den USA. Es müssen offenbar andere als medizinische Gründe für die Rückkehr zur Arbeit verantwortlich sein.

Sicherlich hat die jeweilige konjunkturelle Lage einen Einfluß auf die Rückkehr-quote, weil von ihr die Arbeitsmarktchancen der Rehabilitanden abhängen. Als weitere wesentliche Einflußgrößen auf die Rückkehrquote konnten in der Olden-burger Longitudinalstudie nachgewiesen werden (Kap. 7): Alter und Beruf des Pa-tienten, seine eigene Einschätzung der Schädigung des Herzens, seine Beurteilung des Genesungszustands, sein eigener Rückkehrwunsch sowie das allgemeine Lei-stungsbild, das sich der behandelnde Arzt vom Patienten macht. Auch kehren Pati-enten, die im Akutkrankenhaus bereits ein besseres psychisches Befinden zeigen, eher zur Arbeit zurück. Insgesamt gesehen sind also v.a. soziale und psychische Faktoren für die Rückkehr zur Arbeit ausschlaggebend. Auch das Arzturteil hat ei-nen signifikanten Einfluß (Lehmann 1984). Dieses Urteil basiert aber nur zu einem Teil auf somatischen Befunden. Die oben genannten Einflußgrößen wie Alter, Be-ruf, Einschätzungen des Patienten etc. gehen auch hier ein, d.h. auch der Arzt selbst stützt sich auf nichtsomatische Sachverhalte. Die stark relativierte Bedeutung des körperlichen Zustands für die Rückkehr zur Arbeit macht deutlich, daß die „klassi-schen" Rehabilitationsleistungen der Medizin für das „klassische" Rehabilitations-ziel der Rückkehr zur Arbeit offenbar unerheblich sind. Psychosoziale Faktoren, al-so nicht somatische Merkmale, bestimmen vor dem Hintergrund arbeitsmarktpoli-tischer Rahmenbedingungen die Rückkehr ins Erwerbsleben. Eine nur somatische Sicht des Rehabilitationsprozesses setzt sich darüber hinweg. Wir empfehlen also, die psychosoziale Situation des Rehabilitanden zu berücksichtigen und diese Um-stände explizit bei der Entscheidung über die Rückkehr zur Arbeit einzubeziehen. Nur dadurch kann man auch dem immer noch bestehenden Zwang entgehen – aus falscher Rücksicht auf sozialversicherungsrechtliche Bestimmungen –, psychische und soziale Tatbestände, die eine Rückkehr ins Erwerbsleben verbieten, unter einen somatischen Sachverhalt subsumieren zu müssen.

These 4: Die Trägervielfalt behindert den Rehabilitationserfolg.   Das Gebot der Zu-sammenarbeit in § 5 des Rehabilitationsangleichungsgesetzes zur nahtlosen und zü-gigen Durchführung der Rehabilitation macht auf der Ebene der Leistungserbrin-ger im Akutkrankenhaus, in der Rehabilitationsklinik und in der Praxis des niedergelassenen Arztes eine enge Kooperation unabdinglich. Die typische Be-handlungskette nach einem Herzinfarkt beginnt mit einem durchschnittlich 4- bis 5wöchigen Aufenthalt im Akutkrankenhaus mit der Krankenkasse als Kostenträ-ger, sie setzt sich nach einer ca. 2wöchigen Unterbrechung mit einem Aufenthalt von 4–6 Wochen in der Rehabilitationsklinik fort – hier ist in der Regel die Renten-versicherung der Kostenträger –, und sie mündet in die ambulante Nachsorge beim niedergelassenen Arzt, wobei nun wieder die Krankenversicherung Kostenträger wird. Der ständige Wechsel der Kosten- und der Leistungsträger wirkt sich negativ auf die Rehabilitation aus. Erstens wird der gesamte Behandlungsablauf zerstük-kelt, was zu einer großen Uneinheitlichkeit in Diagnose und Therapie führt, zeitli-che Verschiebungen notwendiger Diagnoseschritte bewirkt und wohl auch die Wahrscheinlichkeit von Doppeldiagnosen erhöht – ganz zu schweigen von dem mehrfachen Verwaltungsaufwand, der mit dem Kostenträgerwechsel verbunden ist. Zweitens trägt die Vielfalt der Leistungserbringer und der Kostenträger dazu bei, daß sich ökonomische Einzelinteressen verselbständigen und gegen das Gebot ei-ner zügigen Durchführung verstoßen. Die dadurch entstehenden psychischen Folgekosten für die Rehabilitanden sind unter den Themen „iatrogene Effekte der Krankenhausbehandlung" und „mangelnde Problemsensibilität der Sozialbürokratie" beschrieben worden (s. 3.3 und 3.6). Die Zersplitterung der Zuständigkeiten und die unkoordinierte Vielzahl der Leistungserbringer zwingt uns, eine alte Forderung neu zu stellen, die Forderung nach einer einheitlichen Trägerschaft für die Rehabilitation. Da eine solch tiefgreifende Reform gegenwärtig an den eingangs beschriebenen Widerständen scheitern dürfte, bleibt nur die Aufforderung zu einer schrittweisen Verbesserung der Koordination und Kooperation.

These 5: Ambulante und stationäre Rehabilitation müssen stärker verzahnt und interdisziplinär ausgerichtet werden. Die Ergebnisse in Kap. 2 haben Hinweise für ein medizinisches Qualitätsgefälle zum ambulanten Bereich hin erbracht. Die ambulante Versorgung in der BRD scheint – darauf deuten auch die Ergebnisse zu den Beratungs- und Vermittlungsleistungen der Hausärzte hin – zur Zeit noch nicht in der Lage zu sein, eine umfassende Nachsorge zu gewährleisten. Die Ergebnisse unter 3.4 haben Hinweise dafür geliefert, daß stationäre Rehabilitationsmaßnahmen eine ambulante Ergänzung brauchen, sollen dauerhafte Erfolge erzielt werden. Bei dieser Ausgangssituation – wobei eine gründliche Evaluierung noch aussteht – muß es für beide Bereiche von Interesse sein, durch eine enge Zusammenarbeit die Effektivität der Rehabilitation zu steigern. Da in der BRD für Herzinfarktrehabilitanden ein breit ausgebautes stationäres Versorgungssystem besteht, verlangt eine angestrebte Effektivitätssteigerung zunächst den Ausbau ambulanter Möglichkeiten. Dieser Ausbau sollte es entsprechend der umfassenden WHO-Definition der Rehabilitation erlauben, vor Ort ein Rehabilitationsteam zusammenstellen zu können. Dieses Team, je nach Erfordernis zusammengesetzt aus Medizinern, Medizinsoziologen, Sozialarbeitern, Psychologen und anderen beratenden Berufen, sollte am Wohnort und am Arbeitsplatz auf die individuellen Bedürfnis- und Problemlagen der Rehabilitanden eingehen. Es sollte helfen, Probleme rechtzeitig zu erkennen und zu klären – in erster Linie durch Beratung und Einbeziehung wichtiger Personen aus dem sozialen Umfeld der Betroffenen in den Behandlungsprozeß. Psychotherapeutische Interventionen müssen auf einzelne Fälle oder besondere Risikogruppen begrenzt bleiben, z. B. auf Typ-A-Personen mit starken Arbeitsbelastungen aus der Arbeiterschaft (Kap. 11). Wie die Befunde unserer Studie zeigen, haben die meisten psychischen Probleme chronisch Kranker ihre Ursachen entweder in einer mangelhaften Beratung und Behandlung, in sozialen Krankheitsfolgen in der Familie und Arbeitswelt oder in Entscheidungen der Sozialversicherung (Mehrfachbegutachtungen, Zwangsberentung). Diese Situation legt neben einer Änderung der Organisationsstrukturen insbesondere einen verstärkten Einsatz entsprechend ausgebildeter Sozialarbeiter im Gesundheitswesen nahe.

These 6: Das Selbsthilfepotential muß gestärkt werden. Das Ziel der Rehabilitation ist „Leben lernen mit einer chronischen Krankheit". Dies setzt eine aktive Beteiligung des Rehabilitanden voraus und weist professionellen Helfern eine unterstützende und begleitende Aufgabe zu, eine Aufgabe, die im Sinne der Stärkung der Selbsthilfepotentiale auf eine Aktivierung des Patienten und seines sozialen Umfelds ausgerichtet sein muß. Diese Aktivierung bezieht sich zum einen direkt auf den Patienten, indem durch Information und Beratung seine persönlichen Fähigkeiten und Fertigkeiten, den Herzinfarkt zu bewältigen, gestärkt werden. Die Aktivierung bezieht sich zum zweiten auf das soziale Umfeld des Patienten, auf die Mobilisierung seiner sozialen Ressourcen, auf die frühzeitige Einbeziehung wichtiger Mitglieder aus dem sozialen Netzwerk, insbesondere des (Ehe)partners in den Behandlungs- und Beratungsprozeß und auf die Schaffung neuer Netzwerke, d. h. auf Initiierung von Selbsthilfegruppen, auf den Ausbau der ambulanten Herzgruppen und auf Organisation eines breiten Erfahrungsaustauschs in Patientenseminaren. Netzwerkförderung, d. h. die Förderung vorhandener Unterstützungspotentiale in der Familie (Kap. 4, 5 und 6) sowie am Arbeitsplatz (Kap. 9), und die Schaffung neuer Möglichkeiten der Selbsthilfe sind wichtige, den Genesungsverlauf positiv beeinflussende Maßnahmen.

These 7: Erzwungene Frühberentung und lange Krankschreibezeiten erschweren den Genesungsprozeß. Rund 75 % der Rehabilitanden, die nach dem Herzinfarkt in Rente gingen, wurden zu diesem Schritt mehr oder weniger deutlich gedrängt. Die Frühberentung erscheint nicht nur wegen der relativ geringen materiellen Absicherung wenig attraktiv zu sein. Frührentner haben zusammen mit den lange krankgeschriebenen Personen den ungünstigsten Genesungsverlauf, obwohl sie nach der Entlassung aus dem Krankenhaus vergleichbare körperliche Voraussetzungen wie die Wiedererwerbstätigen hatten. Die Zuweisung oder eben auch die Nichtzuweisung gesellschaftlich akzeptierter sozialer Rollen durch die Sozialversicherung beeinflußt die Reintegration in die Gesellschaft in starkem Maße (Kap. 10). Im Falle der überwiegend unfreiwilligen Frühberentung handelt die Sozialversicherung offensichtlich nach „übergeordneten" sozialpolitischen Erwägungen, um den Arbeitsmarkt zu entlasten. Im Falle der Langzeitkrankgeschriebenen gefährdet sie durch Nichtentscheidung den Rehabilitationserfolg, weil diese Personengruppe zu lange in einem Schwebezustand zwischen Rente und Erwerbstätigkeit verbleibt, was negative Konsequenzen für das psychische Befinden der Betroffenen hat, z. B. ihre Unsicherheit verstärkt, und nicht zuletzt zu einem Abgleiten im System der sozialen Sicherung auf das Niveau der Sozialhilfe führen kann. In beiden Fällen zeigt sich, daß in dem Maße, in dem „klassische Leistungen" (medizinische Intervention) realistisch beurteilt werden und „klassische Zielsetzungen" (Arbeitsmarktimperative) an Bedeutung verlieren, das Ziel der Wiederherstellung bestmöglicher Lebensqualität in den Vordergrund rücken muß. Maßnahmen und Leistungen in ihrer originären psychischen und sozialen Begründung müssen daher in Zukunft im Zentrum der Rehabilitationspolitik stehen. Abhängig von den Prioritäten und Lebensbedingungen der Betroffenen kann die Wiederherstellung der Erwerbsfähigkeit nach wie vor von hoher Bedeutung sein und sollte im Zweifelsfall auch gegen die aktuelle Situation auf dem Arbeitsmarkt durchgesetzt werden. Daraus ergibt sich die allgemeine Empfehlung, die Wünsche des Rehabilitanden zu respektieren und ihm mehr Mitsprache bei sozialversicherungsrechtlichen Entscheidungen einzuräumen.

These 8: Rehabilitation darf nicht vor den Werkstoren halt machen. Das klassische Rehabilitationsziel scheint mit der Rückkehr zur Arbeit erreicht. Diese Auffassung verkennt zweierlei: erstens ist mit der Wiederaufnahme der Erwerbstätigkeit der Rehabilitationsprozeß noch nicht abgeschlossen, denn die Bedingungen am Arbeitsplatz haben einen großen Einfluß auf das Leben mit dem Herzinfarkt (Kap. 8 und 9). Zweitens übersieht diese Auffassung die unzureichende und oft fehlende Verbindung zwischen der medizinischen Versorgung und dem Arbeitsbereich der Rehabilitanden (s. 3.2). Da sich insgesamt gezeigt hat (Kap. 7), daß diejenigen, die ihre Arbeit wieder aufnehmen, 1 Jahr nach dem Herzinfarkt somatisch und psychisch besser dastehen als der Rest unserer Stichprobe, muß das Bestreben dahin gehen, möglichst viele Patienten der von uns untersuchten Altersgruppe wieder an den Arbeitsplatz zurückzuführen. Dies kann aber – gegen die Tendenz auf dem Arbeitsmarkt – u. E. nur gelingen, wenn dieses Thema frühzeitig mit dem Patienten besprochen und in Absprache mit ihm der Kontakt zum Arbeitgeber gesucht wird. Die Vorbereitung der Rückkehr zur Arbeit ist eine wichtige Aufgabe, der sich das angesprochene interdisziplinäre Rehabilitationsteam stellen muß.

These 9: Die Rehabilitation der Arbeiter verdient verstärkte Aufmerksamkeit. Aus Mortalitätsstatistiken ist bekannt, daß Unterschichtangehörige ein erhöhtes Risiko haben, an Herzinfarkt zu sterben. Unsere Ergebnisse liefern Hinweise dafür, daß insbesondere Arbeiter bzw. niedrigqualifizierte Personengruppen nach überlebtem Herzinfarkt mit erheblichen psychischen und sozialen Problemen fertig werden müssen. Arbeiter haben die schlechtesten Aussichten auf einen umfassenden Rehabilitationserfolg. Die schlechtere somatische Befundlage und das geringere Wohlbefinden 1 Jahr nach dem Infarkt bei einer vergleichbaren somatischen Ausgangssituation mit den anderen Berufsgruppen ist ein Hinweis darauf, daß die Gründe für das schlechtere Abschneiden der Arbeiter in ihren allgemeinen Lebensbedingungen zu suchen sind. Andererseits deuten aber auch einige Befunde auf eine unzureichende Berücksichtigung ihrer Belange im Bereich der medizinischen Versorgung und der Sozialversicherung hin. So werden Arbeiter in der Regel später beraten, speziell zu Fragen der Wiederaufnahme der Arbeit, sie finden auch weniger Zugang zu bestimmten therapeutischen Angeboten, z. B. zu den ambulanten Herzgruppen, und sie können weniger Einfluß auf Ort und Zeitpunkt der stationären Rehabilitationsmaßnahmen ausüben. Unter den Frührentnern und den Dauerkrankgeschriebenen, unter denjenigen also, deren Lebensqualität nach Herzinfarkt am stärksten beeinträchtigt ist, sind sie überrepräsentiert. Arbeiter, die einen Herzinfarkt überlebt haben, bilden eine psychosoziale Risikopopulation. Für sie werden daher besondere Anstrengungen empfohlen, insbesondere bei der medizinischen Beratung, bei der Berücksichtigung ihrer psychischen und sozialen Situation, bei der Vorbereitung auf eine mögliche Wiedererwerbstätigkeit und am Arbeitsplatz selbst. Gesellschaftliche Benachteiligung sollte durch Sozialpolitik bekämpft und nicht verstärkt werden.

Schlußbemerkung. Insgesamt gesehen darf das folgende Resümee gezogen werden: Im Bereich der Herzinfarktrehabilitation hat in der BRD das Eigengewicht der Anbieter und die Zersplitterung der Träger zu einer sehr einseitig medizinischen Behandlungsweise und zur allgemeinen Tendenz beigetragen, nicht die Versorgungsstrukturen an die Bedürfnisse der betroffenen Patienten und Angehörigen sondern umgekehrt die Bedürfnisse der zu Rehabilitierenden an die bestehenden Versorgungsstrukturen anzupassen. Da über viele Jahre hinweg weder parlamentarische Willensbildung noch die Selbstverwaltung der Sozialversicherungen in der Lage waren, dies zu verhindern oder zu korrigieren, sollte über neue Wege der Konsumenten- und Patientenmitbestimmung im Gesundheitswesen nachgedacht werden. Unsere Studie zeigt schließlich, daß sozialepidemiologische Forschung verbunden mit sozialpolitischen Fragestellungen die Transparenz der Arbeitsweise sozialstaatlicher Einrichtungen verbessert und die Erfassung von Problemen und Bedürfnissen der Adressaten dieser Einrichtungen erleichtert. Die in dieser Studie verwendeten Ansätze und Instrumente könnten sicherlich sinnvoll auch bei anderen Krankheitsbildern und über den Bereich der Rehabilitation hinaus auch für Fragen der Prävention und Gesundheitsförderung nutzbar gemacht werden. Von einer systematischen Förderung interdisziplinärer Gesundheitsforschung versprechen wir uns daher Fortschritte für Lebensqualität und Wohlbefinden.

Anhang

A: Anlage und Verlauf der Oldenburger Longitudinalstudie

B: Zur Erfassung und Verwendung medizinischer Daten

C: Beschreibung und statistische Kennwerte ausgewählter Skalen

D: Die Autoren

Anhang A: Anlage und Verlauf der Oldenburger Longitudinalstudie

Zielsetzung und Design

Ziel der Studie ist die Beschreibung und Analyse der Rehabilitationskarriere von männlichen Infarktpatienten im 1. Jahr nach Ausbruch der Krankheit. Der Prozeß der Krankheitsbewältigung soll in seinen verschiedenen Dimensionen und in den verschiedensten Lebensbereichen erfaßt werden. Zu diesem Zweck wurden 3 Dimensionen des Rehabilitationsgeschehens erfaßt: die somatische, die psychosoziale und die soziale Dimension. Ferner wurde der Bedingungsrahmen für dieses Geschehen untersucht, zum einen indem wir die Belastungs- und Unterstützungsbedingungen in der medizinischen Versorgung, in der Familie, in der Arbeitswelt und in der Freizeit erfaßten, zum anderen indem wir die Persönlichkeitsmerkmale und die Bewältigungsstile der Betroffenen beschreiben. Da wir davon ausgehen, daß eine Krankheit nicht nur ein somatisches, sondern auch ein psychisches und soziales Geschehen darstellt, ist es eine weitere Zielsetzung dieser Studie, den Wechselwirkungen zwischen den somatischen, psychischen und sozialen Faktoren im Rehabilitationsprozeß nachzugehen. Ein weiterer Schwerpunkt unserer Fragestellung bezieht sich auf die institutionellen Rahmenbedingungen der Rehabilitation. Die Untersuchung des Bedingungsgefüges zwischen dem sozialen Sicherungssystem, den verschiedenen (medizinischen und nichtmedizinischen) Leistungsträgern der Rehabilitation und den betreffenden Patienten soll die Grundlage für die Entwicklung von Reformvorschlägen im Rehabilitationssektor bilden.

Entsprechend diesen Zielvorgaben wurde folgendes Studiendesign gewählt: In einer *Longitudinalstudie* sollten ca. 1000 Erstinfarktpatienten im 1. Jahr nach ihrem Infarkt verfolgt werden. Dazu wurden zum Zeitpunkt der Krankenhausentlassung (t_1) der Patient und sein behandelnder Arzt schriftlich befragt, ca. ein halbes Jahr später (t_2) der Patient nochmals und 1 Jahr nach der Entlassung (t_3) sowohl der Patient als auch seine Lebenspartnerin und der Hausarzt. Tabelle 1 zeigt die wesentlichen Variablen, die zu den 3 verschiedenen Meßzeitpunkten eingesetzt wurden. Erhoben wurden Erklärungsfaktoren (unabhängige Variablen) aus folgenden Bereichen: körperlicher Zustand, Behandlungsmaßnahmen, soziale Unterstützung (soziales Netzwerk, supportive Leistungen und Interaktionen), Persönlichkeit, Bewältigungsstile, chronische Belastungen in Ehe, Familie und Beruf. Auf der Wirkungsseite (abhängige Variablen) wird der herkömmliche medizinische Genesungsbegriff um psychosoziale und soziale Dimensionen erweitert. Hinsichtlich der somatischen Dimension werden Indikatoren für folgende medizinischen Variablen erhoben: Standardrisikofaktoren, Schwere des Akutverlaufs, Ausmaß der Myokardschädigung, Grad der atherosklerotisch bedingten Ischämie, Vorhandensein von Herzrhythmusstörungen, körperliche Belastbarkeit, Multimorbidität. Die psychosoziale Dimension umfaßt bei uns Variablen, die den Begriff psychische Gesundheit in einem sehr weiten Sinne abdecken: psychisches Wohlbefinden, psychischer Zustand (Angst und Depressivität), Selbstwertgefühl und Selbstvertrauen bzw. Kontrollüberzeugung, subjektive Einschätzung des Krankheitszustands und seiner Folgen. Was schließlich die soziale Dimension des Genesungserfolgs betrifft, erheben wir die folgen Variablen: Rückkehr zu Arbeit, Wiederaufnahme sozialer Rollen in der Familie (Vater, Ehemann usw.), soziale Teilnahme bzw. sozialer Rückzug, Wiederaufnahme normaler Freizeitaktivitäten. Unsere Konzeptualisierung von Genesungserfolg ist sehr breit angelegt, um die wichtigsten Aspekte des Lebens nach dem Infarkt zu erfassen.

Tabelle 1. Meßzeitpunkte und Variablenschwerpunkte

Meßdimension	\ Meßzeitpunkt — bei Entlassung aus dem Akutkrankenhaus (t₀/t₁) Patient Retrospektiv	Im Krankenhaus	Krankenhausarzt	6 Monate nach Entlassung (t₂) Patient	1 Jahr nach Entlassung (t₃) Patient	Hausarzt	Ehefrau
Somatische	Selbsteinschätzung des Gesundheitszustands; Zigarettenkonsum; Streßreaktion durch Arbeit	Selbsteinschätzung der Schwere des Herzinfarkts; Selbsteinschätzung des Genesungsverlaufs	Standardrisikofaktoren; Myokardschädigung Ischämie; Schwere des Verlaufs; Multimorbidität	Selbsteinschätzung des Gesundheitszustands; Selbsteinschätzung der Schwere des Herzinfarkts; Selbsteinschätzung des Genesungsverlaufs	Selbsteinschätzung des Gesundheitszustands; Selbsteinschätzung der Schwere des Herzinfarkts; Selbsteinschätzung des Genesungsverlaufs	Standardrisikofaktoren; Myokardschädigung; Ischämie; Rhythmusstörungen; Schwere des Verlaufs; Multimorbidität	Einschätzung des Gesundheitszustands des Ehemannes
Psychosoziale	Selbsteinschätzung von Angst und Depression; Arbeitszufriedenheit	Angst; Depressivität; Selbstwertgefühl; Wohlbefinden; Anomie; Kontrollüberzeugung		Typ A; Angst; Depressivität; Selbstwertgefühl; Kontrollüberzeugung; Wohlbefinden; Arbeitszufriedenheit	Angst; Depressivität; Selbstwertgefühl; Kontrollüberzeugung; Wohlbefinden; Befindlichkeit/Stimmung; Arbeitszufriedenheit		Einschätzung von Angst und Depressivität; Angst; Depressivität; Wohlbefinden; Kontrollüberzeugung; Befindlichkeit/Stimmung

Soziale				
Qualität der Ehebeziehung	Unterstützung durch Ehepartnerin	Sozialer Rückzug Freizeitverhalten	Sozialer Rückzug Freizeitverhalten	Qualität der Ehebeziehung
Qualität der Beziehungen zu den Kindern	Unterstützung durch Kinder	Qualität der Ehebeziehung	Qualität der Beziehung zu den Kindern	Qualität der Beziehung zu den Kindern
Spannungen am Arbeitsplatz	Unterstützung durch Freunde	Unterstützung durch Ehepartnerin	Unterstützung durch die Kinder	Qualität der Beziehung zu Freunden/Verwandten
Nachbarschaftliche Kontakte		Unterstützung durch Freunde/Verwandte	Unterstützung durch Ehepartnerin	Finanzielle Belastung
Arbeitsbelastung		Unterstützung am Arbeitsplatz	Beziehung zu Freunden/Verwandten	
Arbeitszeiten		Arbeitsbelastung	Unterstützung am Arbeitsplatz	
		Arbeitszeiten	Arbeitsbelastung	
		Finanzielle Belastung	Arbeitszeiten	
			Finanzielle Belastung	

Stichprobe und Untersuchungsverlauf

Der Zugang zu den Patienten wurde über die Akutkrankenhäuser erreicht. Es wurde eine nach Größe der inneren Abteilung geschichtete Zufallsstichprobe aller Akutkliniken in der BRD und eine zweite kleinere Stichprobe in ländlichen Gebieten gezogen. Insgesamt beteiligten sich 213 Kliniken mit 288 Kontaktärzten an der Untersuchung. Die Kontaktärzte wurden gebeten, für einen Zeitraum von einem halben Jahr Patienten mit folgenden Merkmalen in die Studie aufzunehmen:

- deutsch, männlich, mit klinisch gesichertem erstem Infarkt,
- Höchstalter 60 Jahre,
- Bypassoperation in absehbarer Zeit nicht geplant,
- vor dem Infarkt erwerbsfähig, d. h. nicht wegen Erwerbsunfähigkeit bereits verrentet.

Durch das aufwendige Verfahren der Stichprobengewinnung und unter Berücksichtigung von Vergleichsdaten können wir davon ausgehen, daß eine repräsentative Stichprobe bezüglich oben genannter Patientenmerkmale vorliegt. Das Ziel unserer Studie war es, möglichst verallgemeinerungsfähige Daten zu erheben, um so zu einer Abschätzung der Gesamtsituation der männlichen Infarktrehabilitanden im erwerbsfähigen Alter zu kommen.

Die Felderschließung sowie die Feldarbeiten für die Erhebungsphasen wurden von Socialdata, Institut für empirische Sozialforschung, München, durchgeführt.

Die 1. Erhebungsphase (t_1) begann am 15.06.1981. Sie mußte über den vorgesehenen Zeitraum von einem halben Jahr hinaus bis zum 30.04.1982 verlängert werden, da innerhalb eines halben Jahres nicht die erwartete Fallzahl von 1000 Erstinfarktpatienten erfaßt werden konnte. Insgesamt nahmen 998 Patienten, die aus 483 verschiedenen Orten der BRD stammen, an dieser Erhebung teil. Von den 213 Kliniken gingen 949 Arztbriefe ein.

Die 2. Erhebungsphase vom 10.02.1982 bis zum 10.11.1982 wurde in 8 verschiedenen Versandwellen durchgeführt, um einen ca. halbjährigen Abstand zur ersten Befragung zu gewährleisten. An ihr beteiligten sich noch 841 Patienten, was einer Ausschöpfungsrate von 85% entspricht.

Die 3. Erhebungsphase wurde ebenfalls in 8 Versandwellen unterteilt, um den zeitlichen Abstand von einem halben Jahr zur 2. Befragung zu halten. Die Durchführung erfolgte in der Zeit vom 03.08.1982 bis zum 26.04.1983. Trotz der Komplexität dieser Erhebungsphase – der Befragte mußte neben der Bearbeitung seines Fragebogens auch die Verteilung des Partnerfragebogens und des Hausarztfragebogens übernehmen – konnte mit einer Beteiligung von 608 Patienten eine Ausschöpfung von 72% erreicht werden. Ferner gingen 521 Fragebögen der Partnerinnen dieser Patienten ein sowie 476 Berichte von den Hausärzten.

Der Jenkins-Activity-Survey, ein Instrument zur Messung der Typ-A/B-Verhaltensdisposition wurde mit den Versandwellen 3 – 8 der 2. Erhebungsphase und mit den Versandwellen 1 und 2 der 3. Erhebungsphase verschickt. Dieser Kurzfragebogen wurde von 745 Patienten ausgefüllt.

Ein Retest der wichtigsten Meßinstrumente wurde bei den Teilnehmern der 3. – 6. Versandwelle der 3. Erhebungsphase durchgeführt, 6 Wochen nach dem Ausfülldatum der Befragung t_3. Der Retest startete am 25.11.1982 und wurde am 30.05.1983 abgeschlossen. Er erreichte eine Ausschöpfungsquote von 96%. Die gesamten Feldarbeiten wurden am 13.06.1983 abgeschlossen.

Eine Analyse der Ausfälle zwischen den Meßzeitpunkten t_1 und t_3 wurde durchgeführt. Insgesamt sind zwischen diesen beiden Messungen 390 Untersuchungsteilnehmer ausgefallen. Die Zahl ist erstaunlich gering, bedenkt man den erheblichen Aufwand, der für die Teilnehmer durch die Befragungsaktionen entstand. Ein großes Interesse und eine hohe Motivation zeichnen die befragten Herzinfarktpatienten aus. Differenziert nach Ausfallgründen lassen sich 3 Gruppen unterscheiden

Verweigerer/Nichtantworter: $n = 324$,
Verstorbene: $n = 30$
unbekannt Verzogene/postalisch
nicht Ermittelbare: $n = 36$.

Bezüglich soziodemographischer Merkmale ist bis zum Meßzeitpunkt t_3 kaum eine Stichprobenverzerrung feststellbar. Hinsichtlich Ehestatus, Ausbildung, Beruf, Religionszugehörigkeit, Größe des Wohnorts und der Arbeitszeiten unterscheiden sich die einzelnen Ausfallgruppen weder untereinander noch gegenüber den Teilnehmern. Lediglich die Beamten scheinen etwas häufiger als erwartet bis zur letzten Befragung teilgenommen zu haben.

Unterschiede ergeben sich jedoch im Hinblick auf die medizinischen Daten. Diese Unterschiede bestehen aber nicht zwischen der Gruppe der „Teilnehmer" und der Gruppe der „Verweigerer", sondern zwischen diesen beiden Gruppen und der Gruppe der „Verstorbenen". Das heißt die später verstorbenen Teilnehmer haben insbesondere bei den Indikatoren „Schwere des Infarkts" und „Herzinsuffizienz" die schlechteren Werte. Letzteres trifft in abgeschwächtem Maße auch auf die Gruppe der „Nichtermittelbaren" zu. Die Mortalität von Teilnehmern mit ungünstigen medizinischen Werten liegt 2- bis 3 mal so hoch wie erwartet. Von den erhobenen Risikofaktoren hat lediglich das Rauchen einen Einfluß auf die Mortalität in unserer Stichprobe.

Anhang B: Zur Erfassung und Verwendung medizinischer Daten

Die medizinischen Daten wurden erhoben aus a) Angaben zur Vorgeschichte, b) Befunden, die die Größe des Infarkts und den klinischen Verlauf in der Akutphase betreffen, c) Symptomen und klinischen Befunden, die auf eine Koronarinsuffizienz, eine Herzinsuffizienz oder eine Arrhythmie hinweisen und d) Angaben über zusätzliche Erkrankungen und/oder Behinderungen. Die Art der medizinischen Versorgung wurde erfaßt durch Angaben zur Verweildauer auf der Intensiv- und Allgemeinstation, zur Frühmobilisation und -rehabilitation sowie durch Angaben zum medikamentösen Behandlungsprogramm und zum Informations- und Beratungsverhalten der Ärzte. Alle Daten wurden durch eine schriftliche Befragung des behandelnden Stationsarztes kurz vor der Entlassung des Patienten aus dem Akutkrankenhaus gewonnen.

Bei der Konstruktion des Fragebogens mußten darüber hinaus weitere Rahmenbedingungen und Hindernisse berücksichtigt werden. Wegen der vorgegebenen Auswahlkriterien und der angestrebten Fallzahl mußten viele Akutkrankenhäuser aller Versorgungsstufen zur Mitarbeit gewonnen werden, die sich hinsichtlich ihrer Größe und ihrer diagnostischen Ausstattung erheblich voneinander unterscheiden. Aus diesem Grund kamen nur Befunde von Untersuchungsverfahren in Frage, die – wie EKG, Röntgen, Laboruntersuchungen – zur Grundausstattung auch kleinerer Krankenhäuser zählen. Ferner mußte berücksichtigt werden, daß in internistischen Abteilungen großer Kliniken ohne Funktionsdifferenzierung gewöhnlich keine kardiologische Spezialdiagnostik durchgeführt wird. Nach Angaben der Patienten ist nur bei 20% ein Ergometertest im Akutkrankenhaus durchgeführt worden. Die Zahl von Einschwemmkatheteruntersuchungen und Langzeit-EKG dürfte vermutlich noch niedriger liegen (persönliche Mitteilung von Prof. König, Waldkirch). 6% der Patienten unserer Stichprobe wurden vor Entlassung koronarangiographiert. Dabei ist zu berücksichtigen, daß nach Meinung einiger Experten in der Regel Infarktpatienten erst 2 Monate nach dem Herzinfarkt diesem Eingriff unterzogen werden sollen.

Aufgrund von Expertengesprächen und eines Pretests im Großraum München mußte schließlich davon ausgegangen werden, daß die Bereitschaft der Stationsärzte zur Mitarbeit nicht zuletzt davon abhängen würde, wie groß die zeitliche Belastung beim Ausfüllen des Fragebogens sein würde. Mit anderen Worten: der Fragebogen mußte praktikabel, d.h. umfangmäßig begrenzt sein und inhaltlich etwa einer Epikrise entsprechen. Weitgehend parallel zu den Inhalten des Fragebogens für den Akutkrankenhausarzt wurden die medizinischen Daten 1 Jahr später beim Hausarzt ebenfalls schriftlich erhoben. Auch hier mußte ein Kompromiß zwischen wünschenswerten Datenmengen und zeitlicher Belastbarkeit des Hausarztes gefunden werden. Im Bewußtsein, daß wir die Qualität beider Datenmengen nicht selbst kontrollieren können (was bei der großen Anzahl der mitarbeitenden Kliniken und Hausärzte einen kaum mehr finanzierbaren und technisch durchführbaren Aufwand erfordert hätte), sind wir der Auffassung, daß das von uns gewählte Verfahren zur Erfassung medizinischer Daten geeignet ist, unserer Zielsetzung gerecht zu werden.

Indikatoren zur Beschreibung des körperlichen Zustands

1) Indikator für die Schwere des Infarktereignisses (Schwere des Herzinfarkts)

Die Klassifikation erfolgte anhand der Infarktgröße (Ausmaß elektrokardiographischer und blutchemischer Veränderungen) und des Auftretens von Komplikationen (Lungenödem, Schock, Herzstillstand).

Ausprägungen dieser Variablen:

(1) leicht:	wenn	**kein** großer transmuraler Infarkt im Ruhe-EKG vorlag
	und	**keine** direkt mit dem Herzinfarkt zusammenhängenden Komplikationen auftraten
	und	**keine** Serumenzyme (LDH, CK, CK MB) mehr als das 5 fache über den jeweiligen oberen Normalwerten lagen (240, 80, 5);
(2) mittel bzw. „Klasse diagnostischer Unsicherheit":	wenn	**keine** Komplikationen auftraten, aber ein großer transmuraler Infarkt vorlag **und/oder** mindestens eines der oben genannten Enzyme entsprechend erhöht war
	oder	Komplikationen auftraten, aber laut EKG **kein** großer transmuraler Infarkt vorlag und keines der oben genannten Enzyme entsprechend erhöht war;
(3) schwer:	wenn	Komplikationen auftraten **und** ein großer transmuraler Infarkt vorlag
	oder	Komplikationen auftraten **und** CK **und/oder** CK-MB um mindestens das 5 fache erhöht waren
	oder	Komplikationen auftraten **und** die LDH um mindestens das 5 fache erhöht war, **falls** CK und CK-MB nicht bestimmt wurden oder der Patient frühestens 2 Tage nach Herzinfarkt ins Akutkrankenhaus aufgenommen wurde.

Kriterien zur Bestimmung der Schwere des Infarktereignisses

	Großer transmuraler Infarkt im Ruhe- - EKG	Serumenzymwerte mindestens 5 fach erhöht	Komplikationen (Lungenödem, Schock, Herzstillstand)
Leicht[a]	−	−	−
Mittel	+	−	−
	−	+	−
	−	−	+
	+	+	−
Schwer	+	−	+
	−	+	+
	+	+	+

[a] Bei der Zuweisung der intramuralen Infarkte in die Kategorie **leicht** wurde berücksichtigt, daß der Herzschaden zwar gering, aber die Verursachung schwerwiegend ist, da die intramuralen Infarkte oft Anzeichen für massive Gefäßveränderungen sind.

2) Indikatoren für den körperlichen Zustand bei Entlassung aus dem Akutkrankenhaus

Die Klassifikation erfolgte a) anhand des Ausmaßes subjektiver Beschwerden und b) anhand von Hinweisen auf das Vorliegen medizinischer Problemstellungen

a) Ausmaß subjektiver Beschwerden nach der „funktionellen Klassifikation" der New York Heart Association (für die Krankenhaussituation in 3 Ausprägungen zusammengefaßt):
   (1) beschwerdefrei,
   (2) Angina pectoris oder Atemnot bei Belastung,
   (3) Angina pectoris oder Atemnot in Ruhe.
b) Hinweise auf das Vorliegen medizinischer Problemstellungen:
   Hinweise auf ein **„Koronarproblem"** mit den Ausprägungen

(1) nicht vorhanden: wenn **keine** Angina-pectoris-Beschwerden vorliegen

oder **kein** negativer Koronarangiographiebefund vorliegt (falls erhoben);

(2) vorhanden: wenn Zwei- oder Dreigefäßerkrankung[1] laut Koronarangiographie vorliegt (falls erhoben)

oder Angina pectoris bei Belastung und in Ruhe vorliegt.

Hinweise auf ein **„Myokardproblem„** mit den Ausprägungen

(1) nicht vorhanden: wenn **keine** Atemnot, **kein** großer transmuraler Infarkt und **kein** Aneurysmaverdacht im Ruhe-EKG und **keine** Herzvergrößerung vorliegen;

(2) nicht eindeutig   Restkategorie; alle Kombinationen der Variablen:
zuzuordnen: Atemnot, Herzvergrößerung, großer transmuraler Infarkt und Aneurysmaverdacht im Ruhe-EKG, die nicht in (1) oder (3) beschrieben sind;

(3) vorhanden: wenn erhebliche Einschränkungen der Auswurffraktion (falls bestimmt) vorliegen

oder mindestens 2 der folgenden Befunde vorliegen: Atemnot in Ruhe, Herzvergrößerung, großer transmuraler Infarkt, Aneurysmaverdacht im Ruhe-EKG.

Vorliegen des **„Arrhythmieproblems"** mit den Ausprägungen

(1) nicht vorhanden: wenn **keine** behandlungsbedürftigen Herzrhythmusstörungen vorliegen;

(2) vorhanden: wenn behandlungsbedürftige Herzrhythmusstörungen vorliegen.

3) Indikatoren für den körperlichen Zustand 1 Jahr nach dem Infarkt

Die Klassifikation erfolgte anhand klinischer Symptome und Befunde 1 Jahr nach dem Infarktereignis a) nach dem Ausmaß subjektiver Beschwerden, b) nach dem Vorliegen medizinischer Problemstellungen.

a) Ausmaß subjektiver Beschwerden nach der „funktionellen Klassifikation" der New York Heart Association mit 4 Ausprägungen:
(1) beschwerdefrei,
(2) Angina pectoris oder Atemnot bei überdurchschnittlicher Belastung,
(3) Angina pectoris oder Atemnot bei alltäglicher Belastung,
(4) Angina pectoris oder Atemnot in Ruhe.

b) Vorliegen medizinischer Problemstellungen:
Vorliegen eines **„Koronarproblems"**[2] mit den Ausprägungen

(1) nicht vorhanden: wenn **keine** Angina pectoris in Ruhe oder bei alltäglichen oder überdurchschnittlichen Belastungen und **keine** ST-Senkung im Belastungs-EKG vorliegen;

(2) nicht eindeutig   Restkategorie; alle Kombinationen der Variablen Angina pectoris und
zuzuordnen: ST-Senkung im Belastungs-EKG, die nicht in (1) oder (3) beschrieben sind;

(3) vorhanden: wenn Angina pectoris in Ruhe,

oder ST-Senkung im Belastungs-EKG und Angina pectoris bei alltäglichen Belastungen

oder Zwei- oder Dreigefäßerkrankungen laut Koronarangiographie (falls bestimmt) vorliegen.

---

[1] Da bei den Eingefäßerkrankungen nicht nach Hauptstammstenosen differenziert werden konnte, wurde die Eingefäßerkrankung nicht berücksichtigt.

[2] Zum Koronarproblem: Wenn eine Bypassoperation vorliegt, wird der Angiographiebefund nicht mehr berücksichtigt; liegt laut Angiographiebefund nur eine Eingefäßerkrankung vor, wird dieses Ergebnis nicht gewertet, da nicht nach Hauptstammstenosen differenziert werden konnte.

Vorliegen eines „**Myokardproblems**"[3] mit den Ausprägungen

(1) nicht vorhanden:	wenn **keine** Atemnot in Ruhe oder bei alltäglichen oder überdurchschnittlichen Belastungen und **keine** Herzvergrößerung und **kein** Aneurysma vorliegen;
(2) nicht eindeutig zuzuordnen:	Restkategorie; alle Kombinationen der Variablen Atemnot, Herzvergrößerung, Aneurysma, die nicht in (1) oder (3) beschrieben sind;
(3) vorhanden:	wenn Atemnot in Ruhe

         oder Atemnot bei alltäglichen Belastungen **und** Herzvergrößerung

         oder Atemnot bei überdurchschnittlichen Belastungen **und** Herzvergrößerung **und** Aneurysma

         oder eine erhebliche Einschränkung der Auswurffraktion (falls bestimmt) vorliegen.

Vorliegen eines „**Arrhythmieproblems**" mit den Ausprägungen

(1) nicht vorhanden:	wenn **keine** behandlungsbedürftigen Herzrhythmusstörungen vorliegen;
(2) vorhanden:	wenn behandlungsbedürftige Herzrhythmusstörungen vorliegen;

---

[3] Zum Myokardproblem: Falls ein Patient nur wegen Atemnot bei überdurchschnittlicher Belastung zur Ausprägung (2) gezählt wurde, gelangt er in Ausprägung (1), wenn die Auswurffraktion nicht eingeschränkt ist.

Anhang C: Beschreibung und statistische Kennwerte ausgewählter Skalen

Angst und Depressivität

Die Skalen „Angst" und „Depressivität" sind Indikatoren für negatives Befinden. Gemeint ist nicht Stimmung als Indikator für einen schnell wechselnden psychischen Zustand – dieser wäre zeitlich zu instabil und für unser Untersuchungsvorhaben inadäquat. Angst und Depressivität sollen auch nicht als stabile Verhaltensdisposition im Sinne von Persönlichkeitsmerkmalen verstanden werden, sondern als Dimensionen, auf denen sich mittelfristige Veränderungen abbilden können. Die vom Projekt Laiensystem und Rehabilitation benutzte Fassung stellt eine Übersetzung der Skalen „anxiety" und „depression" von Pearlin u. Lieberman (1979) dar. Sie sind von diesen Autoren als Indikatoren für „psychological distress" verwendet worden, um die Bedeutung von Belastungen in verschiedenen Lebensbereichen zu erfassen. Die von Pearlin u. Lieberman benutzten Items stellen eine Auswahl aus dem Itempool der „Symptom Distress Checklist" (Derogatis et al. 1971) dar, die wiederum ihren Ursprung in den Hopkins-depression- und Hopkins-anxiety-Instrumenten hat. Sie wurden aufgrund von Faktorenanalysen zu den genannten beiden Skalen zusammengefaßt. Pearlin selbst verwendet nur noch die Depressivitätsskala in seinen weiteren Forschungen (vgl. Pearlin et al. 1981).

Die Angstskala umfaßt 12 Items, davon wurde das 10. Item „hatte Atemnot„ bei der Bildung des Skalenwerts nicht berücksichtigt, da in unserer Population Atemnot (Dyspnoe) ein zentraler Indikator für Herzinsuffizienz ist. Der Skalenwert „Angst" ist somit die ungewichtete Summe der restlichen 11 Items. Zum Meßzeitpunkt t_1 beträgt die interne Konsistenz (Cronbach-α) 0,88. Die Retestreliabilität, die bei einem Teil unserer Stichprobe mit einem Abstand von 6 Wochen zwischen Test und Retest bestimmt wurde, liegt bei 0,81. Im vorliegenden Bericht wird diese Skala mit dem Etikett „Angst" bezeichnet.

Die Frage lautete:
Wie häufig traf in der vergangenen Woche folgendes auf Sie zu?
- Hatte Kopfschmerzen.
- Hatte Magenverstimmung/Magenbeschwerden.
- Hatte Verspannungen in der Nackengegend/im Rücken.
- Fühlte mich schwach oder schwindelig.
- Neigte zum Schwitzen.
- Hatte zittrige Hände.
- Mußte bestimmte Dinge, Orte oder Tätigkeiten meiden, weil sie mich ängstigten.
- Hatte Herzklopfen oder Herzjagen, ohne körperlich tätig zu sein.
- Fühlte mich nervös oder flattrig.
- Fühlte mich angespannt und aufgeregt.
- Fühlte mich ängstlich und beunruhigt.

Die Depressivitätsskala umfaßt 11 Items. Sie sind alle ungewichtet in den Skalenwert eingegangen, da wir keine Konfundierung mit anderen Variablen vermuten. Die interne Konsistenz (Cronbach-α) beträgt 0,86. Die Retestreliabilität nach 6 Wochen liegt bei 0,77. Ausschließlich das Etikett „Depressivität" wird zur Bezeichnung dieser Skala verwendet.

Die Frage lautete:
Und wie häufig traf in der vergangenen Woche folgendes auf Sie zu?
- War lustlos.
- Hatte keinen Appetit.
- Fühlte mich einsam und allein.
- Fühlte mich gelangweilt und interesselos.
- Hatte kein sexuelles Interesse.
- Hatte Schwierigkeiten einzuschlafen oder durchzuschlafen.
- Mir war zum Weinen zumute.
- Fühlte mich bedrückt oder niedergeschlagen.
- Fühlte mich schlaff und träge.
- Erwartete nichts von der Zukunft.
- Verlor die Lust am Leben.

Literatur

Derogatis LR, Lipman RS, Covi L, Rickles K (1971) Neurotic symptom dimensions. Arch Gen Psychiatry 24:454–464
Pearlin LI, Lieberman MA (1979) Social sources of emotional distress. Research Community Mental Health 1:217–248
Pearlin LI, Lieberman MA, Menaghan EG, Mullan JT (1981) The stress process. J Health Soc Behav 22:337–356

Krankheitsbelastung

Eine notwendige Voraussetzung, um den Prozeß der Krankheitsbewältigung zu beschreiben, ist die Bestimmung des Ausmaßes der Belastung, die durch die Krankheit entsteht. Die hier verwendete Krankheitsbelastungsskala stellt einen Versuch dar, die Bedeutung dieser Belastung zu quantifizieren. Sie ist - dadurch daß sie nicht nur bei Krankenhausentlassung, sondern bei allen Meßzeitpunkten verwendet worden ist - auch als Kriterium für die Bewältigung der Krankheit zu sehen. Die Belastung nimmt kontinuierlich ab bei Personen, die sich auf ihre neue Situation einstellen.

Die einzelnen Items der Skala sind aus einer intensiven qualitativen Vorphase des Projekts hervorgegangen, in der Herzinfarktpatienten in der Rehabilitationsklinik zu ihren Problemen mündlich befragt wurden. Die Items sind ausgewählt aufgrund der theoretischen Überlegungen von Cohen u. Lazarus (1980), die betonen, daß Krankheit nicht nur das physische Wohlbefinden bedroht, sondern auch das Selbstkonzept, das gesamte Einstellungssystem, Werte, Verpflichtungen und das emotionale Gleichgewicht. Die 12 Items umfassende Skala weist eine hohe interne Konsistenz (Cronbach-α = 0,92) und eine Retestreliabilität von 0,77 auf. Im Bericht wird sie ausschließlich als Krankheitsbelastung bezeichnet.

Die Frage lautete:
Menschen erleben ihre Krankheit auf unterschiedliche Weise. Wie stark belasten Sie die folgenden möglichen Begleiterscheinungen Ihres Herzinfarktes?
- Die Möglichkeit einer Verschlechterung des Gesundheitszustands.
- Körperlich und nervlich nicht mehr voll belastbar zu sein.
- Nicht mehr „ganz der Alte" zu werden.
- Daß meine Leistungsfähigkeit abgenommen hat.
- In der Zukunft auf manches verzichten zu müssen.
- Manchmal hilflos und verlassen zu sein.
- Durch Schmerzen, rasches Ermüden und Atemnot an den Herzschaden erinnert zu werden.
- Manchmal nicht zu wissen, was ich mir noch zutrauen kann.
- Erwartungen und Ansprüche zurückschrauben zu müssen.
- In der Zukunft nicht mehr so unabhängig zu sein.

- Nicht mehr so viel Lebensfreude zu haben wie früher.
- Daß durch meine Krankheit meine persönlichen Beziehungen leiden werden.

Literatur

Cohen F, Lazarus RS (1980) Coping with the stresses of illness. In: Stone GC, Cohen F, Adler NE (eds) Health psychology – A handbook. Jossey Bass, San Francisco, pp 217–254.

Jenkins Activity Survey (JAS)

Die Typ-A-Skala aus dem Jenkins Activity Survey wurde vom Projekt Laiensystem und Rehabilitation übersetzt und von 21 auf 17 Items gekürzt. Diese Skala ist ursprünglich zum Zweck der Identifikation von koronargefährdeten Personen konstruiert worden. Die Items sind ausschließlich nach dem Kriterium der Vorhersagegüte für koronare Herzkrankheiten ausgewählt worden. Das Merkmal „koronargefährdendes Verhaltensmuster" ist unscharf definiert und konzeptuell noch nicht eingebettet in eine psychologische Theorie; somit ist diese Skala zwar extern valide, die interne oder Konstruktvalidität ist jedoch gering. Unseres Erachtens ist deshalb das Anwenden testtheoretischer Kriterien nur bedingt sinnvoll. Um die Vergleichbarkeit mit anderen Übersetzungen aufrechtzuerhalten, werden einige Kennwerte berichtet.

Die interne Konsistenz ist eher niedrig (Cronbach-α = 0,67). Dieser Wert entspricht den Werten, die von Myrtek et al. (1984) mit ihrer Version des JAS erreicht wurden. Die interne Konsistenz des Originals liegt etwas höher. Der auf 21 Items hochgerechnete Mittelwert liegt unter dem amerikanischen Mittel für eine gesamte Population beim 40. Perzentil.

Literatur

Myrtek M, Schmidt TH, Schwab G (1984) Untersuchungen zur Reliabilität und Validität der deutschen Version des Jenkins Activity Survey (JAS). Z klin Psychol Psychopathol Psychother 13:322–337.

Subjektives Wohlbefinden nach Bradburn

In den 60er Jahren entwickelte Bradburn (1969) eine Skala aus 10 Items, die subjektives Wohlbefinden messen sollte. Anschließend ist diese Skala in nationalen Umfragen und auch in Rehabilitationsstudien verwendet worden, um Lebensqualität zu messen. Gegenwärtig ist man der Meinung, daß die Skala die affektive Komponente von Lebensqualität wiedergibt. Faktorenanalysen haben häufig 2 orthogonale Dimensionen ergeben: eine positive und eine negative (im Englischen werden sie „positive affect" und „negative affect" genannt). Aufgrund eines Zweifaktorenmodells wird postuliert, daß negative Erfahrungen Gefühle auslösen, die im negativen Affektbereich registriert werden. Diese Gefühlszustände werden von der negativen Dimension der Skala gemessen. Umgekehrt werden erfreuliche Erlebnisse in einem zweiten positiven Affektbereich, aber nicht im negativen Bereich registriert. Nach Bradburn ist subjektives Wohlbefinden die Bilanz zwischen positiven und negativen Gefühlszuständen. Hohe Lebensqualität läßt sich definieren als hohe Skalenwerte auf der positiven und niedrige auf der negativen Dimension der Skala; eine negative Grundstimmung bzw. niedrige Lebensqualität dagegen als ein Übergewicht negativer Gefühlszustände. Als Kürzel werden hohe Werte auf der negativen Dimension „negative Stimmung" genannt. Hohe Werte auf der positiven Dimension werden in entsprechender Weise als „positive Stimmung" bezeichnet. In Anlehnung an die englische Terminologie werden die Bezeichnungen „negative Gefühle" oder „negativer Affekt" für „dysphoric feeling states" verwendet, für die postitive Dimension, die Bezeichnungen „positive Gefühle" oder „positiver Affekt" für „euphoric feeling states".

Die Bradburn-Skala ist in sehr unterschiedlichen Studien verwendet worden. Lazarus et al. haben sie benutzt, um erfreuliche Alltagserlebnisse („daily uplifts") von täglichen Reibereien und Problemen („daily hassles") zu unterscheiden. Taylor, Funch und eine Reihe von Studien über chronisch Kranke haben die Skala verwendet, um die Krankheitsbewältigung zu untersuchen. Weitere Studien mit repräsentativen Stichproben oder mit besonderen Zielgruppen, z. B. Arbeitslosen, benutzten die Skala, um theoretische Konstrukte wie Lebensqualität oder seelische Gesundheit zu operationalisieren. Die beiden Dimensionen der Skala weisen gute statistische Eigenschaften hinsichtlich Validität und Reliabilität auf. Unsere deutsche Version der Skala enthält 9 Items, 5 auf der negativen und 4 auf der positiven Dimension mit einem Cronbach-α von je 0,75. Die Test-Retest-Koeffizienten waren 0,69 bzw. 0,61 bei einem Retestintervall von 6 Wochen.

Die Frage lautete:
Wie war Ihre Stimmung in den letzten 6 Monaten?
Wie häufig traf folgendes auf Sie zu?
- Habe mich gelangweilt.
- Habe mich gefreut, weil mir etwas ganz besonders gut gelungen ist.
- Fühlte mich niedergeschlagen oder sehr unglücklich.
- Hatte das Gefühl, daß mir alles gelingt.
- War rastlos und unruhig.
- Fühlte mich sehr einsam und fern von anderen Menschen.
- Habe mich gefreut, weil meine Leistung anerkannt wurde.
- Fühlte mich richtig wohl und voller Lebensfreude.
- War beunruhigt, weil mich jemand kritisiert hatte.

Literatur

Badura B, Waltz M (1984) Social support and the quality of life following myocardial infarction. Soc Indic Res 14:295–311
Becker P (1982) Psychologie der seelischen Gesundheit. Hogrefe, Göttingen
Bradburn NM (1969) The structure of well-being. Aldine, Chicago
Bradburn NM, Caplovitz D (1965) Reports on happiness: a pilot study of behavior related to mental health. Aldine, Chicago
Burke RJ, Weir T (1977) Marital helping relationships: the moderators between stress and well-being. J Psychol 95:121–130
Campbell A (1976) Subjective measures of well-being. Am Psychol 31:117-124.

Selbstvertrauen bzw. Kontrollüberzeugung

In Anlehnung an die „Sense-of-mastery"-Skala von Pearlin et al. (1981) ist eine aus 4 Items bestehende Skala entwickelt worden. Diese Skala soll eine Komponente des Selbstkonzepts operationalisieren, die in der theoretischen Literatur unter verschiedenen Bezeichnungen beschrieben worden ist. Soziologen wie Rosenberg (1976) haben diesen Aspekt der Selbsteinschätzung mit dem Begriff Selbstvertrauen bezeichnet. Pearlin selber nennt ihn „sense of mastery" oder das Gefühl, Herr der Lage zu sein, die eigene Lebenssituation zu beherrschen. In der psychologischen Literatur werden Begriffe wie Kontrollüberzeugung nach Rotter oder „Selbst-Wirksamkeit" („self-efficacy") nach Bandura verwendet. Die Operationalisierung dieses wichtigen theoretischen Konstrukts wird gegenwärtig von Wissenschaftlern aus sehr unterschiedlichen Traditionen vorangetrieben. Dieses Konstrukt hat v. a. in der Rehabilitationsforschung eine große Bedeutung als Indikator einer erfolgreichen Krankheitsbewältigung. In 2 Pilotstudien wurden 4 der 7 Items von Pearlin als adäquate Operationalisierung des Begriffs „Selbstvertrauen" bzw. „Kontrollüberzeugung" ausgewählt. Diese Skala aus 4 Items hat ausreichende statistische Eigenschaften mit einem Cronbach-α von 0,82 und einem Test-Retest-Koeffizienten von 0,73.

Die Frage lautete:
Wenn Sie darüber nachdenken, wie Sie dem Leben gegenüberstehen, oder Ihr Leben meistern, inwieweit stimmen Sie den folgenden Aussagen zu?
- Ich werde mit einigen meiner Probleme nicht fertig.
- Ich fühle mich in meinem Leben gelegentlich hin und her geworfen.
- Ich habe wenig Kontrolle über die Dinge, die ich erlebe.
- Oft fühle ich mich meinen Problemen ausgeliefert.

Literatur

Pearlin LI, Lieberman MA, Menaghan EG, Mullan JT (1981) The stress process. J Health Soc Behav 22:337–356.

Selbstwertgefühl nach Rosenberg

Selbstwertgefühl oder der Grad der eigenen Selbstachtung ist eine wichtige Dimension des Selbstkonzepts. Die 10 Items, die von Rosenberg (1965) entwickelt worden sind, um das theoretische Konstrukt zu operationalisieren, bilden nach Faktorenanalysen 2 Faktoren, die eine positive und negative Dimension ergeben. Das gleiche Ergebnis erbrachte unsere faktorielle Auswertung. Rosenberg hat zwar alle Items als eindimensionale Gutman-Skala verwendet, seine Nachfolger – wie z.B. Kaplan oder Pearlin – verwenden 2 verschiedene Dimensionen. Die positive Dimension wird häufig als „self-esteem", die negative als „self-derogation", „self-denigration" oder „low self-esteem" bezeichnet. Ein hohes Selbstwertgefühl wird durch geringe Skalenwerte auf der negativen Dimension und hohe auf der positiven Dimension definiert. Für die positive Dimension der Skala wird das Kürzel „Selbstwertgefühl" verwendet, für die negative Dimension „Gefühl der Wertlosigkeit". Die positive Dimension der Skala enthält 5 Items mit einem Cronbach-α von 0,73 und einem Test-Retest-Koeffizienten von 0,74. Die negative Dimension enthält gleich viele Items mit einem α von 0,77 und einem Test-Retest-Wert von 0,76.

Die Frage lautete:
Wie schätzen Sie sich eigentlich selbst ein,
inwieweit treffen die folgenden Aussagen auf Sie zu?
- Verglichen mit anderen bin ich ein wertvoller Mensch.
- Ich habe eine Reihe vorzüglicher Eigenschaften.
- Ich glaube, daß ich manchmal im Leben versagt habe.
- Ich schaffe alles genauso gut wie die anderen.
- Ich finde, es gibt nicht viel, worauf ich stolz sein kann.
- Ich habe eine positive Einstellung mir selbst gegenüber.
- Im Grunde genommen bin ich mit mir selbst zufrieden.
- Manchmal fühle ich mich recht wertlos.
- Ich wünschte, ich hätte mehr Achtung vor mir selbst.
- Manchmal denke ich, daß ich recht nutzlos bin.

Literatur

Rosenberg M (1965) Society and the adolescent self-image. Princeton University Press, Princeton, NJ

Anhang D: Die Autoren

Badura, Bernhard; geb. 1943, Dr. rer. soc, Studium der Soziologie, Philosophie, Geschichte und Politikwissenschaft an den Universitäten Tübingen, Freiburg und Konstanz, 1975 Professur für Sozialplanung an der Universität Konstanz, 1981 Lehrstuhl für Sozialpolitik an der Universität Oldenburg, ab 1986 Lehrstuhl für Technik- und Betriebssoziologie an der Technischen Universität Berlin, Leiter der Projektgruppe „Laiensystem und Rehabilitation"

Bauer, Josef; geb. 1939, Dr. med. M. A., Studium der Medizin und der Soziologie, Politik- und Erziehungswissenschaft, Tätigkeiten als Arzt in der Allgemeinmedizin, Inneren Medizin und der Psychiatrie. Von 1979–1982 wissenschaftlicher Mitarbeiter im Projekt „Laiensystem und Rehabilitation"; seit 1983 Professor für Sozialarbeit/Sozialpädagogik am Fachbereich Sozialwesen der Universität Bamberg mit dem Schwerpunkt „Sozialarbeit im Gesundheitswesen"

Kaufhold, Gary; geb. 1955, Studium der Psychologie und Mathematik von 1974 bis 1980 an der Freien Universität Berlin. 1980/81 Lehrbeauftragter für Statistik am Institut für Psychologie, Freie Universität Berlin. Seit 1981 wissenschaftlicher Mitarbeiter im Forschungsprojekt „Laiensystem und Rehabilitation"; Arbeitsschwerpunkte: Streßverarbeitung und chronische Krankheit; differentielle Psychologie der Krankheitsbewältigung; quantitative Methoden

Lehmann, Harald; geb. 1950, Dipl. Verwaltungswissenschaftler (Universität Konstanz); Studienschwerpunkt: Arbeit und Sozialordnung; 1978–1979 Mitglied der Forschergruppe „Selbsthilfe und Gesundheitssicherung"; seit 1979 geschäftsführender Leiter der Projektgruppe „Laiensystem und Rehabilitation"; Arbeitsschwerpunkte: sozialepidemiologische Grundlagen der Rehabilitation, Strukturen und Institutionen der Gesundheitssicherung; Mitglied des Instituts für Soziologie an der Universität Oldenburg

Pfaff, Holger; geb. 1956, Dipl. Verwaltungswissenschaftler; Studium der Sozial- und Verwaltungswissenschaften an den Universitäten Erlangen-Nürnberg und Konstanz; Forschungsaufenthalt an der University of Michigan (Ann Arbor, USA); Schwerpunkte: Personal und Organisation, Techniksoziologie, Arbeitsstreßforschung; seit 1983 wissenschaftlicher Mitarbeiter im Projekt „Laiensystem und Rehabilitation"

Schott, Thomas; geb. 1949, M. A. Soziologie; Studium der Wirtschafts- und Politikwissenschaften sowie der Soziologie an den Universitäten Karlsruhe und Konstanz; Mitarbeiter in mehreren sozialwissenschaftlichen Forschungsprojekten; seit 1981 wissenschaftlicher Mitarbeiter im Projekt „Laiensystem und Rehabilitation". Arbeitsschwerpunkte: Familie und chronische Krankheit, Soziologie des Alterns, psychosoziale Transitionen

Waltz, Millard; geb. 1938, Lic. rer. pol., Dr. rer. soc.; Studium der Statistik, Nationalökonomie, Sozialwissenschaften und der Wirtschaftstheorie an den Universitäten Baltimore („Johns Hopkins"), Hamburg, Göttingen, Basel und Konstanz; seit 1979 wissenschaftlicher Mitarbeiter im Projekt „Laiensystem und Rehabilitation"; Arbeitsschwerpunkte und Veröffentlichungen in wissenschaftlichen Zeitschriften und Sammelbänden zu den Themenbereichen: „behavioral medicine", Sozialepidemiologie, Lebensqualität chronisch Kranker und „social support"

Literatur

Abbey A, Andrews FM (1985) Modeling the psychological determinants of life quality. Soc Indic Res 16: 1-34

Abramson LY, Seligman MEP, Teasdale JD (1978) Learned helplessness in humans: Critique and reformulation. J Abn Psych 87: 49-74

Achinger H (1959) Soziolgie und Sozialreform. In: Verhandlungen des 14. Deutschen Soziologentages. Enke, Stuttgart, S 39-52

Achinger H (1971) Sozialpolitik als Gesellschaftpolitik. Eigenverl. d. Dt. Vereins f. öffentl. u. private Fürsorge, Frankfurt

Ader R (1981) Psychoneuroimmunology. Academic Press, New York

Allardt E (1973) About dimensions of welfare: an exploratory Scandinavian survey. Research Report No 1, University of Helsinki

American Heart Association (1974) Sharing and caring. Publication of the South Western Connecticut Chapter of AHA, Hartford/CT

Angermeyer MC, Freyberger H (Hrsg) (1982) Chronisch kranke Erwachsene in der Familie. Enke, Stuttgart

Antonovsky A (1968) Social class and the major cardiovascular diseases. J Chronic Dis 21: 65-106

Antonovsky A (1979) Health, stress, and coping. Jossey-Bass, San Francisco New York London

Antonucci TC, Depner CE (1982) Social support and informal helping relationships. In: Wills TA (ed) Basic processes in helping relationships. Academic Press, New York

Apenburg E, Kuhn K (1985) Berufliche Belastungen, soziale Unterstützung und Gesundheit. Wuppertaler Psychologische Berichte 4/1985, Bergische Universität-Gesamthochschule Wuppertal, Psychologie im Fachbereich 3, Wuppertal

Appels A (1980) Vitale Erschöpfung und Depression als Vorboten des Herzinfarkts. In: Langosch W (Hrsg) Psychosoziale Probleme und psychotherapeutische Interventionsmöglichkeiten bei Herzinfarktpatienten. Minerva, München, S 33-45

Argyle M (1975) Bodily communication. Chancer Press, Bungay/Suffolk

Atchley RC (1971) Retirement and leisure participation. Continuity or crisis? Gerontologist 11: 13-17

Atchley RC (1976) The sociology of retirement. Wiley, New York

Atchley RC (1982) Retirement as a social institution. Ann Rev Sociol 8: 263-287

Aulmann HM, Baltrush HJF, Stangel W, Waltz M (1986) Psychophysiologische Thrombocytenveränderungen bei Zellseparatorspendern. (Abstracts der 21. Tagung der Deutschen Gesellschaft für Bluttransfusion und Immunhämatologie, Hannover, 24.-27. September 1986)

Aulmann HM, Baltrush HJF, Stangel W, Waltz M (1986 in press) Thrombocytes (MPV) as stress markers. [Proceedings of the Second International Workshop on Neuroimmunomodulation (NIM) June 1.-6. 1986] NY Acad Sci

Averill JR (1984) The acquisition of emotions during adulthood. In: Maltesta CZ, Izard CE (eds) Emotion in human development. Sage, Beverly Hills/CA, pp 23-43

Bäcker G, Bispinck R, Hofmann K, Naegele G (1980) Sozialpolitik - Eine problemorientierte Einführung. Bund, Köln

Badura B (Hrsg) (1981 a) Soziale Unterstützung und chronische Krankheit. Zum Stand sozialepidemiologischer Forschung. Suhrkamp, Frankfurt am Main

Badura B (1981 b) Krankheitsbedingte Belastungen und Unterstützungen: Das Beispiel Herzinfarkt. In: Badura B (Hrsg) (1981 a), S 168-182

Badura B (1981c) Erving Goffman und die moderne Kommunikationsforschung. In Medias res, Preis für Kommunikationsforschung, Offenburg, S 42-51

Badura B (1983) Pflegebedarf und Pflegepolitik im Wandel. Sozialer Fortschritt 32: 97-102

Badura B (1984a) Life-style and health. Some remarks on different viewpoints. Soc Sci Med 19: 341-347

Badura B (1984b) Thomas McKeown und die ökologische Gesundheitsstrategie. Medizin, Mensch, Gesellschaft 9: 151-160

Badura B (1985) Zur Soziologie der Krankheitsbewältigung. Oder: Das emotionale Defizit soziologischer Handlungstheorie. ZfS 5: 339-348

Badura B, Ferber C von (Hrsg) (1981) Selbsthilfe und Selbstorganisation im Gesundheitswesen. Oldenbourg, München

Badura B, Gross P (1976) Sozialpolitische Perspektiven. Eine Einführung in Grundlagen und Probleme sozialer Dienstleistungen. Piper, München

Badura B, Waltz M (1984) Social support and the quality of life following myocardial infarction. Soc Indic Res 14: 295-311

Baltrusch HJF, Waltz M (1985) Cancer from a biobehavioural and social epidemiological perspective. Soc Sci Med 20: 789-794

Baltrusch HJF, Waltz M (1986) Early family attitudes and the stress process: a life span and persono-nological model of host-tumor relationships. In: Selye H, Tache S, Day S (eds) Cancer, stress, and death, 2nd rev edn. Plenum Medical Books, New York, pp 262-282

Baltrusch HJF, Waltz M (in press a) A theoretical framework for developing measures of quality of life and morale. In: Beckmann J, Zittoun R (eds) Quality of life of cancer patients. Raven Press, New York

Baltrusch HJF, Waltz M (in press b) Stress and the neoplastic diseases: a review. In: Humphrey G (ed) Theories of stress. AMS Press, New York

Baltrusch HJF, Schedel I, Stange W, Waltz M (in press) Biobehavioral perspectives on the environment-immunologic interface. In: Spector H (ed) Neuroimmunomodulation: Proceedings of the first international workshop on NIM. IWGN, National Institutes of Health NINCDS, Bethesda/MD pp 277-290

Bandura A (1977) Self-efficacy: toward a unifying theory of behavior change. Psychol Rev 84/2: 191-215

Bandura A (1982) Self-efficacy mechanisms in human agency. Am Psychol 37: 122-147

Bandura A (1985) Catecholamine secretion as a function of perceived coping self-efficacy. J Con Clin Psychol 58: 406-414

Barfield RE, Morgan JN (1978) Trends in planned early retirement; Trends in satisfaction with retirement. Gerontologist 18: 13-23

Barrera M, Ainlay S (1983) The structure of social support: a conceptual and empirical analysis. J Comm Psychol 11: 133-143

Bartrop R, Luckhurst E, Lazarus L (1977) Depressed lymphocyte function after bereavement. Lancet I: 834-836

Bateson G (1972) Steps to an ecology of mind. Ballentine, New York

Bauer J, Lehmann H (1981) Zur Entstehung, Behandlung und Rehabilitation von Herzinfarkt. In: Badura B (Hrsg) Soziale Unterstützung und chronische Krankheit. Zum Stand sozialepidemiologischer Forschung. Suhrkamp, Frankfurt am Main

Beck AT (1980) Depression: its causes and treatment. 8th edn, University of Pennsylvania Press, Philadelphia

Beck M, Eisenhauer W, Löffler H (Hrsg) (1984) Rehabilitation - heute. Die Reha-Studie Baden. Braun, Karlsruhe

Becker MA, Byrne D (1984) Type A behavior and daily activities of young married couples. J Appl Soc Psychol, 14: 82-88

Becker P (1982) Psychologie der seelischen Gesundheit. Hogrefe, Göttingen

Beckmann J, Zittoun R (in press) Quality of life of cancer patients. Raven Press, New York

Beiser M (1974) Components and correlates of mental well-being. J Health Soc Behav 15: 320-327

Belle D (1982) The stress of caring: Women as providers of social support. In: Goldberger L, Breznitz S (eds) Handbook of stress. Free Press, New York, pp 496-505

Berger PL, Luckmann Th (1970) Die gesellschaftliche Konstruktion der Wirklichkeit. Eine Theorie der Wissenssoziologie. Fischer, Frankfurt am Main

Berkman LF (1977) Social networks, host resistance, and mortality: a follow-up study of Alameda County residents. PHD dissertation, University of California, Berkeley

Berkman LF (1983) Physical health and the social environment: a social epidemiological perspective. In: Eisenberg L, Kleinman A (eds) The relevance of social science for medicine. Reidel, Boston, pp 51-75

Berkman LF, Breslow L (1983a) Health and ways of living: findings from the Alameda County Study. Oxford University Press, Oxford New York

Berkman LF, Breslow L (1983b) Social networks and mortality risk. Health and ways of living. Academic Press, New York

Berkman LF, Syme SL (1979) Social networks, host resistance, and mortality. Am J Epidemiol 109: 186-204

Black Report (1982) Inequalities in health. Penguin, London

Blank S (1981) Risikofaktoren bei Myokard-Infarkt, Patienten mit geringer und hoher psychosozialer Belastung. Med. Dissertation, Philipps-Universität Marburg

Blau PM, Scott WR (1970) Formal organizations. A comparative approach. Routledge & Kegan Paul, London

Blazer D (1982) Social support and mortality in an elderly community population. Am J Epidemiol 115: 684-694

Bloom BL, Asher SJ, White W (1978) Marital disruption as a stressor: a review and analysis. Psychol Bull 85: 867-894

Bloom J (1982) Social support systems and cancer: a conceptual review. In: Cohen J, Cullen J, Martin R (eds) Psychosocial aspects of cancer. Raven Press, New York, pp 129-149

Blümchen G (1982) Is the influence of social classes in rehabilitation of cardiac patients inevitable? In: Mathes P, Halhuber MJ (eds) Controversies in cardiac rehabilitation. Springer, Berlin Heidelberg New York pp 105-107

Bock H, Ilker HG (1976) Die Herzinfarktrehabilitation nach dem „Hamburger Modell". Herz Kreislauf, 8: 369-376

Bock H, Donat K, Ilker HG, Krasemann EO, Laubinger G (1973) Herzinfarkttraining am Wohnort - Hamburger Modell. MMW, 115: 449-453

Bock H, Donat K, Jungmann H, Krasemann EO, Laubinger G (1980) Ergebnisse mit ambulanten Koronargruppen - 5 Jahre Hamburger Modell -. MMW 122: 81-86

Borcherding H, Michallik-Herbein U, Langosch W, Frieling E (1984) Psychische Belastungen und Beanspruchungen am Arbeitsplatz. Ergebnisse empirischer Untersuchungen an Herzinfarktpatienten unter 40 Jahren. Psychologie und Praxis, Zeitschr Arbeits- und Organisationspsychol 28: 11-15

Borcherding H, Langosch W, Brodner G (1985) Berufliche Veränderungen nach Herzinfarkt. In: Langosch W (Hrsg) Psychische Bewältigung der chronischen Herzerkrankung. Springer, Berlin Heidelberg New York. S 258-267

Bortz J (1977) Lehrbuch für Statistik für Sozialwissenschaftler. Springer, Berlin Heidelberg New York

Bowlby J (1980) Attachment and loss. Basic Books, New York

Bowlby J (1984) Bindung. Eine Analyse der Mutter-Kind-Beziehung. Fischer, Frankfurt

Bradburn NM (1969) The structure of well-being. Aldine, Chicago

Bradburn NM, Caplovitz D (1965) Reports on happiness: a pilot study of behavior related to mental health. Aldine, Chicago

Broadhead WE, Kaplan B, James SA, et al (1983) The epidemiologic evidence for a relationship between social support and health. Am J Epidemiol 117: 521-537

Brodner G, Langosch W, Borcherding H (1985) Psychologische Veränderungen einige Jahre nach Herzinfarkt. In: Langosch W (Hrsg) Psychische Bewältigung der chronischen Herzerkrankung. Springer, Berlin Heidelberg New York Tokyo, S 240-257

Bronfenbrenner U (1974) Ökologische Sozialisationsforschung. In: Lüscher K (Hrsg) Ökologische Sozialisationsforschung. Klett, Stuttgart, S 199-220

Brown GW (1982) Early loss and depression. In: Parkes CM, Stevenson-Hinde J (eds) The place of attachment in human behavior. Basic Books, London New York, pp 232-268

Brown GW (1985) The nature of the stressors involved in the onset and course of depressive disorders. 21. Hamburger psychiatrisch-medizinische Gespräche. From social class to social stress - new developments in psychiatric epidemiology, Nov 1-2, 1985, Hamburg

Brown GW, Harris T (1978) Social origins of depression: a study of psychiatric disorders in women. Free Press, New York

Brunson BI, Matthews KA (1981) The type A coronary-prone behavior pattern and reactions to uncontrollable events: An analysis of learned helplessness. J Pers Soc Psychol 40: 906–918

Buchwalsky R, Samek L, Groth HH (1984) Selektive Stufendiagnostik nach Herzinfarkt. In: Stein G (Hrsg) Probleme um die Wiederaufnahme der Arbeit nach Herzinfarkt. Jahrestagung der Deutschen Arbeitsgemeinschaft für kardiologische Prävention und Rehabilitation e. V. vom 3.–5. Februar 1983. Mannheimer Morgen, Mannheim, S 199–208

Buell P, Breslow L (1960) Mortality from coronary heart disease in California men who work long hours. J Chronic Dis 11: 615–626

Bundesminister für Arbeit und Sozialordnung (1970) Aktionsprogramm zur Förderung der Rehabilitation. Bundesarbeitsblatt 1970: 340–342

Bundesminister für Arbeit und Sozialordnung (1980) Aktionsprogramm Rehabilitation in den 80er Jahren. Bonn

Bundesminister für Arbeit und Sozialordnung (1982) Die Rentenbestände in der Rentenversicherung der Arbeiter und Angestellten in der Bundesrepublik Deutschland. Bonn

Bundesminister für Arbeit und Sozialordnung (1983) Die Rentenversicherung der Arbeiter und der Angestellten in der Bundesrepublik Deutschland im Jahre 1982. Bonn

Bundesminister für Jugend, Familie und Gesundheit (1980) Daten des Gesundheitswesens (Schriftenreihe des Bundesministers für Jugend, Familie und Gesundheit, Bd 151). Kohlhammer, Stuttgart Berlin Köln Mainz

Burgess EW (ed) (1960) Aging in western societies. University of Chicago Press, Chicago

Burke RJ (1982) Interpersonal behavior and coping styles of type A individuals. Psychol Rep 51: 971–977

Burke RJ, Weir T (1977) Marital helping relationships: the moderators between stress and well-being. J Psychol 95: 121–130

Burke RJ, Weir T (1980) The type A experience: Occupational and life demands, satisfaction and well-being. J Human Stress 6: 28–38

Burke RJ, Weir T, DuWors RE (1979) Type A behavior of adminstrators and wives reports of marital satisfaction and well-being. J Appl Psychol 64: 57–65

Byrne DG, Whyte HM, Butter KL (1981) Illness behavior and outcome following survived myocardial infarction: a prospective study. J Psychosom Res 25: 97–107

Campbell A (1976) Subjective measures of well-being. Am Psychol 31: 117–124

Campbell A (1981) The sense of well-being in America. McGraw-Hill, New York

Campbell A, Converse P, Rogers W (1976) The quality of American life. Sage, New York

Caplan G (ed) (1974) Support systems and community mental health. Behavioral Publications, New York

Caplan RD (1971) Organizational stress and individual strain: A social-psychological study of risk factors in coronary heart disease among administrators, engineers, and scientists. Dissertation, University of Michigan, Ann Arbor/MI

Caplan RD, Jones KW (1975) Effects of workload, role ambiguity and type A personality on anxiety, depression and heart rate. J Appl Psychol 60: 713–719

Caplan RD, Cobb S, French JRP Jr, Van Harrison R, Pinneau SR Jr (1982) Arbeit und Gesundheit. Streß und seine Auswirkungen bei verschiedenen Berufen. Huber, Bern Stuttgart Wien

Carver CS (1980) Perceived coercion, resistance to persuasion and the type A behavior pattern. J Res in Pers 19: 467–481

Case RB, Heller SS, Case NB, Moss AJ (1985) Type A behavior and survival after acute myocardial infarction. N Engl J Med 312: 737–741

Correspondence to Case et al (1985) N Engl J Med 313: 449–452

Cassel J (1973) Psychiatric epidemiology. In: Arieti S (ed) American handbook of psychiatry, Vol II, Basic Books, New York, pp 401–410

Cassel J (1976) The contribution of the social environment to host resistance. Am J Epidemiol 104: 107–122

Cassem NH, Hackett TP (1973) Psychological rehabilitation of myocardial infarction patients in the acute phase. Heart Lung 2: 382–388

Cay EL (1982) Psychological problems in patients after a myocardial infarction. Adv Cardiol 29: 108–112

Cay EL, Vetter NJ, Philip AE, Dugard P (1970) Psychological reactions to a coronary care unit. Scand J Rehab Med 2/3: 78–84

Cay EL, Dugard P, Philip AE (1973) Return to work after a heart attack. J Psychosom Res 117: 1–13

Charmaz K (1983) Loss of self: a fundamental form of suffering in the chronically ill. Sociology Health Illness 5: 168–195

Chesney MA, Rosenman RH (1980) Type A behaviour in the work setting. In: Cooper CL, Payne R (eds) Current concerns in occupational stress. Wiley & Sons, Chicester

Chesney MA, Sevelius G, Black GW, Ward MM, Swan GE, Rosenman RH (1981) Work environment, type A behavior and coronary disease risk factors. J Occup Med 23: 551–555

Chiriboga DA (1982) Adaptation to marital separation in later and earlier life. J Gerontol 37: 109–114

Cleary PD, Kessler RC (1982) The estimation and interpretation of modifier effects. J Health Soc Behav 23: 159–169

Cobb S (1976) Social support as a moderator of life stress. Psychosom Med 38: 300–314

Cohen F (1983) Stress, emotion, and illness. In: Temoshok L, Van Dyke C, Zegans L (eds) Emotions in health and illness: theoretical and research foundations. Grune & Stratton, New York, pp 112–123

Cohen F (1984) Coping. In: Matarazzo JD, Weiss SM, Herd JD, Miller NE, Weiss SN (eds) Behavioral health. Wiley, New York, pp 261–274

Cohen F, Lazarus RS (1980) Coping with the stresses of illness. In: Stone GC, Cohen F, Adler NE (eds) Health psychology – A handbook. Jossey Bass, San Francisco, pp 217–254

Cohen S, McKay G (1983) Social support, stress and the buffering hypothesis: an empirical review. In: Baum A, Singer JE, Taylor SE (eds) Handbook of psychology and health. Erlbaum, Hillsdale/NJ

Cohen S, Wills TA (1984) Stress, social support, and the buffering hypothesis. Psychol Bull 98: 310–357

Cohen S, Syme SL (eds) (1985) Social support and health. Academic Press, New York

Cohen SD, Mermelstein R, Kamarck T, Hoberman H (1985) Measuring the functional components of social support. In: Sarason IG, Sarason B (eds) Social support: theory, research and applications. Martinus Nijhoff, Den Haag

Cohen JB, Syme SL, Jenkins CD (1975) The cultural context of type A behavior and the risk of CHD. Am J Epidemiol 102: 434–446

Cooley CH, Angell RC, Carr LJ (1933) Introductory Sociology. Scribner, New York Chicago Boston

Cooper CL, Marshall J (1976) Occupational sources of stress: A review of the literature relating to coronary heart disease and mental ill health. J Occup Psychol 49: 11–28

Cooper CL, Payne R (eds) (1980) Current concerns in occupational stress. Wiley & Sons, Chichester

Costa P, McCrae R (1980) Influence of extraversion and neuroticism on subjective well-being: happy and unhappy people. J Pers Soc Psychol 38: 668–678

Costello CG (1976) Anxiety and depression: the adaptive emotions. McGill University Press, Montreal

Cousins N (1984) Der Arzt in uns selbst. Rowohlt, Reinbek

Cronbach LJ, Meehl PE (1955) Construct validity in psychological tests. Psychol Bull 52: 281–302

Cronkite R, Moos R (1984) The role of predisposing and moderating in the stress-illness relationship. J Health Soc Behav 25: 372–393

Croog SH, Fitzgerald EF (1978) Subjective stress and serious illness of a spouse: Wives of heart patients. J Health Soc Behav 19: 166–178

Croog SH, Levine S (1977) The heart patient recovers. Social and psychological factors. Human Sciences Press New York London

Croog SH, Levine S, Fieldman A, Strauss WM (1978) Life after a heart attack. A social and psychological follow-up study after eight years. Final report of project „Health services use and life problems in chronic disease". University of Connecticut Health Center, Storrs/CT

Cumming E, Henry WE (eds) (1961) Growing old, the process of disengagement. Arno, New York

Davidson DM, Taylor CB, Busk RF de (1979) Factors influencing return to work after myocardial infarction or coronary artery bypass surgery. Cardiac Rehab 10: 1–4

Dembroski TM, MacDougall JM, Herd JA, Shields JL (1981) Die Erforschung des Verhaltensmu-sters (Typ A) zur koronaren Herzkrankheit: Eine problemgeschichtliche Literaturübersicht. In: Dembroski TM, Halhuber MJ (Hrsg) Psychosozialer „Streß" und koronare Herzkrankheit, Bd. 3. Springer, Berlin Heidelberg New York S 196–264

Dembroski TM, Schmidt T, Blümchen G (1983) Biobehavioral bases of coronary heart disease. Karger, Basel

Dembroski TM, MacDougall JM, Eliott RS, Buell JC (1984) Moving beyond Type A. Advances 1: 16–25

Dembroski TM, MacDougall JM, Williams RB, Haney TL, Blumenthal JA (1985) Components of type A, hostility, and anger-in: relationship to angiographic findings. Psychosom Med 47: 219–233

Dennhardt W, Krasemann EO, Laubinger G (1976) Die Herzinfarktrehabilitation nach dem „Ham-burger Modell". Herz Kreislauf 8: 458–462

Department of Health and Social Security (1972) Report on hospital in-patient-enquiry for the year 1968, Part I. Tables, HMSO, London. Zit nach: Peach H, Holland WW (1982) Concepts of car-diac rehabilitation in the United Kingdom. St. Thomas' Hospital Medical School, London. Pro-jekt: Laiensystem und Rehabilitation, Universität Oldenburg

Department of Health and Social Security (1977) Report on hospital in-patient-enquiry for the year 1973. Tables, HMSO, London. Zit nach: Peach H, Holland WW (1982) Concepts of cardiac rehabilitation in the United Kingdom. S. Department of Health and Social Security (1972)

Derogatis LR (1986) The psychosocial adjustment to illness scale (PAIS). J Psychosom Res 30: 77–92

Derogatis LR, Lipman RS, Covi L, Rickles K (1971) Neurotic symptom dimensions. Arch Gen Psychiatry 24: 454–464

DHEW (US Department of Health, Education and Welfare) (ed) (1979) Healthy people. The sur-geon general's report on health promotion and disease prevention. DHEW (PHS) Publication No 79-55071 A, Washington, DC pp 253–276

Diener E (1984) Subjective well-being. Psychol Bull 95: 542–575

DiMatteo R, Hays R (1981) Social support and serious illness. In: Gottlieb B (ed) Social networks and social support. Sage, London

Dittmann K, Siegrist J, Matschinger H, McQueen D, (1981) Vorzeitiger Herzinfarkt und soziale Be-lastungen. Methodik und Ergebnisse einer medizinsoziologischen Studie am Beispiel lebensver-ändernder Ereignisse. In: Deppe H-U, Gerhardt U, Novak P (Hrsg) Medizinische Soziologie, Jahrbuch 1, Campus, Frankfurt am Main, S 187–222

Dittmann K, Weber I (1982) Das Typ-A-Muster: Ein Risikofaktor für koronare Herzkrankheiten? In: Abholz HH, Borgers D, Karmaus W, Korporal J (Hrsg) Risikofaktorenmedizin: Konzept und Kontroverse. De Gruyter, Berlin, S 147–160

DMW-Standpunkte (1984) Rehabilitation nach Herzinfarkt. In: Dtsch Med Wochenschr 18: 689–691

Doehrman SR (1977) Psycho-social aspects of recovery from coronary heart disease: A review. Soc Sci Med 11: 199–218

Donat K (1982) Die Problematik des wissenschaftlichen Nachweises von Wirkungen in der Reha-bilitation. In: Krasemann EO, Donat K (Hrsg) Zehn Jahre Herzinfarktrehabilitation Hamburger Modell. Concordia-Druckerei, Mannheim – Sandhofen

Dubos R (1959) Mirage of health. Harper & Row, New York

Duck S, Perlman D (1985) Understanding personal relationships: an interdisciplinary approach. Sage, London

Dunbar HF (1954) Emotions and bodily change. Columbia University Press, New York

Durkheim E (1897) Suicide. (English translation 1951) Free Press, New York

Durkheim E (1973) Der Selbstmord. Luchterhand, Neuwied Berlin

Durkheim E (1984) Die elementaren Formen des religiösen Lebens. Suhrkamp, Frankfurt

Dyk R, Sutherland A (1956) Adaptation of the spouse and other family members to the colostomy patient. Cancer 9: 123–138

Eaker E, Haynes S, Feinleib M (1983) Spouse behavior and CHD in men: prospective results from the Framingham Heart Study. II. Modification of risk in type A husband according to the social and psychological status of their wives. Am J Epidemiol 118: 23–41

Editorial (1985) Emotion and Immunity. Lancet II: 133–134

Endicott J (1984) Measurement of depression in patients with cancer. Cancer 53, Supplement: 2243–2249

Endler NS, Magnusson D (1976) Toward an interactional psychology of personality. Psychol Bull 83: 956–974

Engel GL (1977) The need for a new medical model: a challenge for biomedicine. Science 196: 129–135

Epstein FH (1977) Risikofaktoren beim Herzinfarkt: Einführung. In: Schettler G (Hrsg) Der Herzinfarkt. Schattauer, Stuttgart New York

Epstein FH (1978) How much coronary heart disease is „explained" by currently known risk factors and therefore preventable? In: Schettler G (ed) Changes in the medical panorama. Thieme, Stuttgart

Epstein FH (1982) Die Entwicklung des Konzepts der Risikofaktoren. In: Abholz HH, Borgers D, Karmaus W, Korporal J (Hrsg) Risikofaktorenmedizin. De Gruyter, Berlin New York

Epstein S (1973) The self-concept revisited or a theory of a theory. Am Psychol 28: 404–416

Epstein S (1980) The self-concept: a review and the proposal of an integrated theory of personality. In: Staub E (ed) Personality: basic aspects and current research. Prentice Hall, Englewood Cliffs/NJ

Epstein S (1985) The implications of cognitive-experiential self-theory for research in social psychology and personality. J Theory Soc Behav 15: 288–310

Epstein SE, Palmeri ST, Patterson RE (1982) Evaluation of patients after acute myocardial infarction. Indications for cardiac catheterization and surgical intervention. J Med 307: 1487–1492, zit. nach: Landgraf M (1983) Ausgewählte Aspekte aus Diagnostik, Therapie und Sekundär-Prävention des Herzinfarktes. Projekt: Laiensystem und Rehabilitation, Universität Oldenburg

Fahrenberg J, Myrtek M, Trichtinger I (1985) Die Krankheitsursache aus der Sicht des Koronarpatienten. In: Langosch W (Hrsg) Psychische Bewältigung der chronischen Herzerkrankung. Springer, Berlin Heidelberg New York Tokyo, S 32–40

Falger P, Appels H, Lulofs R (1984) Ontogenetic development and breakdown in adaptation. In: Cullen J, Siegrist J (eds) Breakdown in human adaptation to stress. Nijhoff, Boston Den Haag, pp 159–187

Fassbender CF, Ahler E, (eds) (1980) Der Herzinfarkt als psychosomatische Erkrankung in der Rehabilitation. Versuch einer interdisziplinären Diskussion. Boehringer, Mannheim

Ferber C von (1967) Sozialpolitik in der Wohlstandsgesellschaft. Wegner, Hamburg

Ferber C von (1971) Der Beitrag der Verhaltenswissenschaften zur Theorie und Praxis der Sozialkur. Heilbad Kurort 2: 48–49

Ferber C von (1975) Soziologie für Mediziner. Eine Einführung. Springer, Berlin Heidelberg New York

Ferber C von (Hrsg) (1987) Gesundheitsselbsthilfe und professionelle Dienstleistungen. Soziologische Grundlagen einer bürgerorientierten Gesundheitspolitik. Springer, Berlin Heidelberg New York Tokyo

Ferber C von, Badura B (Hrsg) (1983) Laienpotential, Patientenaktivierung und Gesundheitsselbsthilfe. Oldenbourg, München Wien

Ferber L von (1982) Arbeit und Krankheit aus lebensgeschichtlicher Perspektive. Ergebnisse einer offenen Befragung von Arbeitern aus einem Produktionsbetrieb. Medizin, Mensch, Gesellschaft 7: 2–7

Ferber L von, Slesina W (1981) Integriertes Verfahren zur Analyse arbeitsbedingter Krankheiten. Zeitschr Arbeitswiss 35/2: 112–123

Ferber L von, Slesina W, Renner A, Schröer A (1983) Gesundheitsgerechte Arbeitsgestaltung. Sozialepidemiologische Untersuchung in einem Stahlwerk. In: Ferber C von, Badura B (Hrsg) Laienpotential, Patientenaktivierung und Gesundheitsselbsthilfe. Oldenbourg, München Wien, S 237–254

Field D (1978) Der Körper als Träger des Selbst. Bemerkungen zur sozialen Bedeutung des Körpers. Kölner Zeitschr Soziol Sozialpsychol, Sonderheft 20, 244–264

Finlayson A, McEwen J (1977) Coronary heart disease and patterns of living. Croom Helm, London New York

Fischer S (1970) Impact of physical disability on vocational activity: Work status following myocardial infarction. Scand J Rehab Med 2/3: 65–70

Folkman S (1984) Personal control and stress and coping processes: a theoretical analysis. J Pers Soc Psychol 46: 839-852

Frankenhaeuser M (1983) The sympathetic-adrenal and pituitary adrenal response to challenge. In: Dembroski T, Schmidt T, Blümchen G (eds) Biobehavioral bases of coronary heart disease. Karger, New York Basel, pp 91-105

French JP, Rodgers W, Cobb S (1974) Adjustment as person-environment fit. In: Coelho GV, Hamburg DA, Adams JE (eds) Coping and adaption, Basic Books, New York

Frese M (1978) Partialisierte Handlung und Kontrolle: Zwei Themen der industriellen Psychopathologie. In: Frese M, Greif S, Semmer N (Hrsg) Industrielle Psychopathologie. Huber, Bern Stuttgart Wien, S 159-183

Frese M (Hrsg) (1981) Streß im Büro. Huber, Bern

Frese M, Semmer N (1979) Arbeit und Depression: Zum Zusammenhang von Arbeitsbedingungen und Depressivität unter Berücksichtigung der Arbeitslosigkeit. In: Hautzinger M, Hoffmann N (Hrsg) Depression und Umwelt. Neue Beiträge zur Analyse depressionsfördernder Lebensbedingungen. Müller, Salzburg, S 125-158

Frese M, Saupe R, Semmer N (1981) Streß am Arbeitsplatz von Schreibkräften: Ein Vergleich zweier Stichproben. In: Frese M (Hrsg) Streß im Büro. Huber, Bern Stuttgart Wien, S 225-252

Freyland MD (1983) Die Arrhythmie als Risikofaktor aus der Sicht des niedergelassenen Arztes. Therapiewoche 33: 2738-2752

Friczewski F, Thorbecke R (1976) Arbeitssituationen und koronare Herzkrankheiten. (Soziale Medizin VII) Argument, Sonderband AS 12: 190-220

Friczewski F, Maschewsky W, Naschold F, Wotschack P, Wotschack W (Hrsg) (1982) Arbeitsbelastung und Krankheit bei Industriearbeitern. Campus, Frankfurt am Main New York

Friedman EA, Orbach HL (1974) Adjustment to retirement. In: Arieti S (ed) American handbook of psychiatry. Vol 1. Basic Books, New York, pp 609-645

Friedman M (1969) Pathogenesis of coronary artery disease. McGraw-Hill, New York

Friedman M, Rosenman RH (1959) Association of specific overt behavior pattern with blood and cardiovascular findings. J Am Med Ass 169: 1286-1296

Friedman M, Rosenman RH (1974) Type A behavior and your heart. Knopf, New York

Friedrich H, Beland H, Denecke P, Ziegeler G, (1981) Mit einer chronischen Krankheit leben. Med Klin 76/21: 574-581

Friesinger GC (1978) Prognosis of coronary atherosclerotic heart disease. In: Hurst JW, Logue RB, Schlant RC, Wenger NK (eds) The heart, arteries and veins. McGraw-Hill, New York

Gaensslen H, Schubö W (1976) Einfache und komplexe statistische Analyse. Reinhardt, München Basel

Garrity TF (1973) Vocational adjustment after first myocardial infarction, comparative assessment of several variables suggested in the literature. Soc Sci Med 7: 705-717

Garrity TF (1979) Behavioral adjustment after myocardial infarction: A selective review of recent descriptive, correlational and intervention research. In: Weiss SM, Herd JA, Fox BH (eds) Perspectives on behavioral medicine, Academic Press, New York pp 67-88

Gartner A, Riessman F (1978) Der aktive Konsument in der Dienstleistungsgesellschaft. Suhrkamp, Frankfurt am Main

Gecas V (1982) The self-concept. Ann Rev Sociol 8: 1-33

General DA (1983) Type A behavior and society support in coronary heart patients. PhD Dissertation in clinical psychology, North Texas State University, Denton/TX

Gerhardt U, (1976) Krankenkarriere und Existenzbelastung. Zeitschr Soziol 5/3: 215-236

Gerhardt U, Friedrich H (1982) Familie und chronische Krankheit - Versuch einer soziologischen Standortbestimmung. In: Angermeyer MC, Freyberger H (Hrsg) Chronisch kranke Erwachsene in der Familie. Enke Stuttgart, S 1-25

Gerhardt U, Friedrich H (1985) Risikofaktoren, primäre Prävention und das Problem des richtigen Lebens. Zur Funktion der Soziologie in der Medizin. In: Deppe H-U, Gerhardt U, Novak P (Hrsg) Medizinische Soziologie, Jahrbuch 4. Campus, Frankfurt am Main

Gießler B, Thoma P (1974) Gesellschaft und Krankheit - Überlegungen zur sozialen Ätiologie von Erkrankungen. In: Volkholz V, Elsner G, Geißler B, Kriescher-Fauchs M, Thoma P (Hrsg) Analyse des Gesundheitssystems: Krankheitsstruktur, ärztlicher Arbeitsprozeß, Sozialstaat. Fischer Taschenbuch, Frankfurt am Main

Gillmann H, Collberg K (1969) Untersuchungen über die Lebensphase nach überstandenem Herzinfarkt. D Med Wochenschr 94: 933-939

Gitter A, Heilmeyer L (1978) Taschenbuch klinischer Funktionsprüfungen. Fischer, Stuttgart

Glass DC (1977) Behavior patterns, stress, and coronary disease. Erlbaum, Hillsdale/NJ

Glass DC (1981) Type A behavior: Mechanisms linking behavioral and pathophysiological processes. In: Siegrist J, Halhuber MJ (eds) Myocardial infarction and psychosocial risks. Springer, Berlin Heidelberg New York pp 77-88

Glass DC (1983) Psychosocial influences and the pathogenesis of arteriosclerosis. In: Herd JA, Weiss SM (eds) Behavior and arteriosclerosis. Plenum Press, New York, pp 45-54

Glatzer W, Zapf W (Hrsg) (1984) Lebensqualität in der Bundesrepublik. Campus, Frankfurt am Main New York

Gleichmann U, Fassbender D (1977) Probleme der Früh- und Spätrehabilitation nach Herzinfarkt. In: Schettler G (Hrsg) Der Herzinfarkt. Schattauer, Stuttgart New York

Goffman E (1967) Stigma. Über Techniken der Bewältigung beschädigter Identität. Suhrkamp, Frankfurt am Main

Goldberger L, Breznitz S (eds) (1982) Handbook of stress. Free Press, New York

Goldthorpe JH, Lockwood D, Bechhofer F, Platt J (1970) Der „wohlhabende" Arbeiter in England. Goldmann, München

Gordon SL (1981) The sociology of sentiments and emotion. In: Rosenberg M, Turner RH (eds) Social psychology. Basic Books, New York, pp 562-592

Gore S (1978) The effect of social support in moderating the health consequences of unemployment. J Health Soc Behav 19: 157-165

Gore S (1985) Social support and styles of coping with stress. In: Cohen S, Syme SL (eds) Social support and health. Academic Press, New York, pp 263-276

Gottlieb B (ed) (1981) Social networks and social support. Sage, Beverly Hills/CA

Gove W (1972) The relationship between sex roles, marital status and mental illness. Social Forces 51: 34-44

Gove W (1973) Sex, marital status and mortality. Am J Soc 78: 45-67

Greif S (1983) Streß und Gesundheit - Ein Bericht über Forschungen zur Belastung am Arbeitsplatz. Zeitschr Sozialisationsforschung Erziehungssoziol 3: 41-58

Greif S, Frese M (1982) Social support - real or illusionary?: A validation study of a measure of social support, unveröff. Manuskript

Greiser E (1981) Epidemiologische Grundbegriffe und Methoden. In: Viefhues H (Hrsg) Lehrbuch der Sozialmedizin. Kohlhammer, Stuttgart

Groen JJ (in press) From clinical experience to tested hypothesis: the role of psychosocial factors in coronary heart disease. In: Schmidt T, Dembroski T, Blümchen G (eds) Biological factors and psychological factors in cardiovascular disease. Springer, Berlin Heidelberg New York

Gross P (1983) Die Verheißungen der Dienstleistungsgesellschaft. Westdeutscher Verlag, Opladen

Gross P, Badura B (1977) Sozialpolitik und soziale Dienste: Entwurf einer Theorie personenbezogener Dienstleistungen. In: Ferber C von, Kaufmann FX (Hrsg) Soziologie und Sozialpolitik. Kölner Zeitschr Soziol Sozialpsychol, Sonderheft 19: 361-385

Grossarth-Maticek R, Siegrist J, Vetter J, (1982) Interpersonal repression as a predictor of cancer. Soc Sci Med 16: 493-498

Grote C von, Sprenger A, Weingarten E (1983) Patientenorientierte Intensivmedizin - Einige strukturelle Bestimmungselemente für ihre Realisierung. In: Ferber C von, Badura B (Hrsg) Laienpotential, Patientenaktivierung und Gesundheitsselbsthilfe. Oldenbourg, München Wien

Gulledge AD (1979) Psychological aftermaths of myocardial infarction. In: Gentry A, Williams G (eds) Psychological aspects of myocardial infarction and coronary care. Mosby, St. Louis, pp 113-130

Hackett TP, Cassem NH (1978) Psychological aspects of rehabilitation after myocardial infarction. In: Wenger NK, Hellerstein HR (eds) Rehabilitation of the coronary patient. Wiley, New York, pp 243-253

Haes J de, Knippenberg F v (1985) The quality of life of cancer patients: a review of the literature. Soc Sci Med 20: 809-817

Haines VA, Zimmer CR (1985) Occupational stress, social support and health: a reassessment of the stress-strain model. Paper presented at the 80th Annual Meeting of the American Sociological Association, August 26-30, 1985, Washington/DC

Halhuber C (1980) Rehabilitation in ambulanten Koronargruppen - ein humanökologischer Ansatz. Springer, Berlin Heidelberg New York

Halhuber C, Halhuber MJ (1981) Sprechstunde: Herzinfarkt. 4. Aufl., Gräfe & Unzer, München

Halhuber MJ (1977) Kardiologische Prävention und Rehabilitation. Fortschr Med 14: 897-962

Halhuber MJ (1982) Rehabilitation des Koronarkranken. Perimed, Erlangen

Haynes SG, McMichael A, Tyroler H (1978a) Survival after early and normal retirement. J Gerontol 33: 269-279

Haynes SG, Levine S, Scotch N, Feinleib M, Kannel WB (1978b) The relationship of psychosocial factors to coronary heart disease in the Framingham Study. I: Methods and risk factors. Am J Epidemiol 107: 362-383

Haynes SG, Feinleib M, Kannel WB (1980) The relationship of psychosocial factors to coronary heart disease in the Framingham study, III: Eight-year incidence of CHD. Am J Epidemiol 111: 37-58

Headey B, Holmström E, Wearing A (1984) Well-being and ill-being: different dimensions? Soc Ind Res 14: 115-139

Heimann E (1980) Soziale Theorie des Kapitalismus. Suhrkamp, Frankfurt am Main

Helberger Ch (1977) Ziele und Ergebnisse der Gesundheitspolitik. In: Zapf W (Hrsg) Lebensbedingungen in der Bundesrepublik. Campus, Frankfurt am Main, S 677-742

Hendel-Kramer A, Siegrist J (1979) Soziale und psychische Determinanten des Krankheitsverhaltens. In: Siegrist J, Hendel-Kramer A (Hrsg) Wege zum Arzt. Ergebnisse medizinsoziologischer Untersuchungen zur Arzt-Patient-Beziehung. Urban & Schwarzenberg, München

Hendriks S (1981) Self-disclosure and marital satisfaction. J Pers Soc Psychol 40: 1150-1159

Henry JP (1982) The relation of social to biological processes in disease. Soc Sci Med 16: 169-380

Henry JP, Stephens PM (1977) Stress, health, and the social environment; a sociobiologic approach to medicine. Springer, Berlin Heidelberg New York

Henry WE (1964) The theory of intrinsic disengagement. In: Hansen P from (ed) Age with a future. Munksgaard, Copenhagen

Herd JA (1978) Physiological correlates of coronary-prone behaviour. In: Dembroski TM, Weiss SM, Shields JL, Haynes SG, Feinleib M (eds) Coronary-prone behavior. Springer, Berlin Heidelberg New York, pp 129-136

Herd JA (1981) Behavioral factors in the physiological mechanisms of cardiovascular disease. In: Weiss SM, Herd JA, Fox B (eds) Perspectives on behavioral medicine. Academic Press, New York

Herd JA, Weiss SM (eds) (1983) Behavior and arteriosclerosis. Plenum Press, London New York

Hermes G (1981) Herzinfarktpatienten diskutieren ihre Probleme. In: Stocksmeier U, Hermes G (Hrsg) Psychologie in der Rehabilitation. Schindele, Rheinstetten, S 22-40

Herzberg F (1966) Work and the nature of man. Staples, New York

Hinde R (1979) Towards understanding relationships. Academic Press, London

Hohmeier J (1975) Stigmatisierung als sozialer Definitionsprozeß. In: Brusten M, Hohmeier J (Hrsg) Stigmatisierung 1. Zur Produktion gesellschaftlicher Randgruppen. Luchterhand, Neuwied Darmstadt

Holmes TH, Rahe RM (1967) The social readjustment rating scale. J Psychosom Res 11: 213-218

Holst D von (in press) Vegetative and somatic components of tree shrews' behavior. J Auton Nerv Syst

Hopf R, Kaltenbach B (1984) Chelat-Behandlung - eine Hoffnung für Herzkranke? J Deutschen Herzstiftung 3-9

Hornig-Rohan M, Locke SE (1985) Psychological and behavioral treatment for disorder of the heart and blood vessels. Vol I, Institute for the Advancement of Health, New York

Horowitz MJ (1983) Psychological response to serious life events. In: Breznitz S (ed) The denial of stress. International Universities Press, New York, pp 129-159

House JS (1981) Work stress and social support. Addison-Wesley, Reading/MA

House JS, Jackman MF (1979) Occupational stress and health. In: Ahmed PI, Coelho GV (eds) Toward a new definition of health. Psychosocial dimensions, Plenum, New York, pp 135-158

House JS, Kahn RL (1985) Measures and concepts of social support. In: Cohen S, Syme SL (eds) Social support and health. Academic Press, New York, pp 83-105

House JS, Wells JA (1978) Occupational stress, social support and health. In: McLean A, Black G, Colligan M (eds) Reducing occupational stress: Proceedings of a conference. US Department of Health, Education and Welfare, DHEW (NIOSH) Publication No 78-140, pp 8-29

House JS, McMichael AJ, Wells JA, Kaplan BH, Landerman LR (1979) Occupational stress and health among factory workers. J Health Soc Behav 20: 139-160

House JS, LaRocco JM, French JRP Jr (1982a) Response to Schaefer. J Health Soc Behav 23: 98-101

House JS, Robbins C, Metzner H (1982b) The association of social relations and activities with mortality. Am J Epidemiol 116: 123-140

House JS, McMichael AJ, Wells JA, Kaplan BH, Landerman LR (1979) Occupational stress and health among factory workers. J Health Soc Behav 20: 139-160

Howard JH, Cunningham DH, Rechnitzer P (1977) Work patterns associated with Type A behavior: A managerial population. Human Rel 30: 825-836

Humphries C, Carver CS, Neumann PG (1983) Cognitive characteristics of the type A coronary-prone behavior pattern. J Pers Soc Psychol 44: 177-187

Idelson RK, Croog SH, Levine S (1974) Changes in self-concept during the year after a first heart attack: a natural history approach. Part I. Am Arch Rehabil Therapy 22: 10-21

Inglehart R (1977) The silent revolution. Changing values and political styles among Western publics. Princeton University Press, Princeton/NJ

Ivancevich JM, Matteson MT (1984) A type A-B person-work environmental interaction model for examining occupational stress and consequences. Human Rel 37: 491-513

Jahoda M, Lazarsfeld P, Zeisel H (1978) Die Arbeitslosen von Marienthal. 2. Aufl, Suhrkamp, Frankfurt am Main

Jamal M (1985) Type A behavior and job performance: Some suggestive findings. J Human Stress 11: 60-68

Jemmott JB, Locke SE (1984) Psychosocial factors, immunologic mediation, and human susceptibility to infectious diseases: How much do we know? Psychol Bull 95: 78-108

Jenkins CD (1976) Recent evidence supporting psychological and social risk factors for coronary disease. N Engl J Med 294: 987-994,1033-1038

Jenkins CD (1978) Behavioral risk factors in coronary artery disease. Ann Rev Med 29: 543-562

Jenkins CD (1979) Behavioral factors in the etiology and pathogenesis of cardiovascular diseases: sudden death, hypertension, and myocardial infarction. In: Weiss SM, Herd JA, Fox BH (eds) Perspectives on behavioral medicine. Academic Press, New York, pp 41-54

Jenkins CD (1983) Social environment and cancer mortality in men. N Eng J Med 308: 395-398

Jenkins CD, Zyzanski SJ, Rosenman RH (1978) Coronary-prone behavior: one pattern or several? Psychosom Med 40: 25-43

Jenkins CD, Zyzanski SJ, Rosenman RH (1979) Jenkins activity survey. Psychological Corp, New York

Jochheim KA (1975) Zielsetzung der Rehabilitation - Möglichkeiten und Grenzen. In: Jochheim KA, Scholz JF (Hrsg) Rehabilitation. Band I. Thieme, Stuttgart

Jones DR (1984) Unemployment and mortality in the OPCS longitudinal study. Lancet II: 1324-1328

Joseph J, Syme L (1982) Social connection and the etiology of cancer: an epidemiological review and discussion. In: Cohen J, Cullen J, Martin R (eds) Psychological aspects of cancer. Raven, New York

Kagan AR, Levi L (1974) Health and environment - psychosocial stimuli: a review. Soc Sci Med 8: 225-241

Kahn RL (1980) Conflict, ambiguity, and overload: Three elements in job stress. In: Katz D, Kahn RL, Adams JS (eds) The study of organizations. Findings from field and laboratory. Jossey-Bass, San Francisco Washington London, pp 418-428

Kahn RL, Antonucci TC (1980) Convoys over the life course, attachment, roles and social support. In: Baltes PB, Brim OG (eds) Life-span development and behavior. Vol.3, Academic Press, New York

Kammann R, Farry M, Herbison P (1984) The analysis and measurement of happiness as a sense of well-being. Soc Ind Res 15: 91-115

Kandel DB, Davies M, Raveis VH (1985) The stressfullness of daily social roles for women: Marital, occupational and household roles. J Health Soc Behav 26: 64-78

Kanner A, Coyne J, Schaefer C, Lazarus RD (1981) Comparison of two modes of stress measurement: daily hassles and uplifts versus major life events. J Beh Med 4: 1-39

Kaplan BH, Cassel JD, Gore S (1977) Social support and health. Med Care 15: 47-58

Kasl SV (1980) The impact of retirement. In: Cooper, CL, Payne R (eds) Current concerns in occupational stress. Wiley & Sons, Chichester

Kasl SV, Wells JA (1985) Social support and health in the middle years: work and the family. In: Cohen S, Syme SL (eds) Social support and health. Academic Press, New York, pp 175-192

Katz E, Lazarsfeld PF (1955) Personal influence. Free Press, New York

Kauderer-Hübel M (1984) Berufsfähigkeit und Sterblichkeit nach Herzinfarkt. In: Stein G (Hrsg) Probleme um die Wiederaufnahme der Arbeit nach Herzinfarkt. Jahrestagung der Deutschen Arbeitsgemeinschaft für kardiologische Prävention und Rehabilitation e.V. vom 3.-5. Februar 1983, Mannheimer Morgen, Mannheim, S 129-146

Kaufmann FX (1973) Sicherheit als soziologisches und sozialpolitisches Problem. Enke, Stuttgart

Kaufmann FX (Hrsg) (1979) Bürgernahe Sozialpolitik - Planung, Organisation und Vermittlung sozialer Leistungen auf lokaler Ebene. Campus, Frankfurt am Main

Kaufmann FX (1984) Was heißt Verrechtlichung und wo wird sie zum Problem. In: Kaufmann FX (Hrsg) Ärztliches Handeln zwischen Paragraphen und Vertrauen. Patmos, Düsseldorf, S 9-22

Keegan DC, Sinha BN, Merriman JE, Shipley C (1979) Type A behaviour pattern: Relationship to coronary heart disease personality and life adjustment. Can J Psychiatry 24: 724-730

Kellermann JJ (Hrsg) (1982) Comprehensive cardiac rehabilitation. Karger, Basel

Kellermann JJ, Denolin H (Hrsg) (1977) Critical evaluation of cardiac rehabilitation. Karger, Basel

Kerckhoff AC (1966) Husband-wife expectations and reactions to retirement. In: Simpson IH, McKinney JC (eds) Social Aspects of Aging. Duke University Press, Durham/NC

Kerékjártó M von, Krasemann EO, Maas G (1983) Wie leben Frührentner nach Herzinfarkt? MMW 125, 34: 722-726

Kessler RC, McLeod JD (1985) Social support and mental health in community samples. In: Cohen S, Syme SL (eds) Social support and health. Academic Press, New York, pp 219-239

Kickbusch I (1981) Die Bewältigung chronischer Krankheit in der Familie: Einige forschungskritisch-programmatische Bemerkungen. In: Badura B (Hrsg) Soziale Unterstützung und chronische Krankheit. Zum Stand sozialepidemiologischer Forschung. Suhrkamp, Frankfurt am Main, S 317-342

Kickbusch I, Trojan A (1981) Gemeinsam sind wir stärker. Selbsthilfegruppen und Gesundheit. Selbstdarstellungen, Analysen, Forschungsergebnisse. Fischer Taschenbuch Verlag, Frankfurt am Main

Kiecolt-Glaser JK, Speicher CE, Holliday JE, Glaser R (1984a) Stress and the transformation of lymphocytes by Epstein-Barr virus. J Beh Med 7: 1-12

Kiecolt-Glaser JK, Speicher CE, Ricker D, George J (1984b) Urinary cortisol levels, cell immunocompetence and loneliness in psychiatric patients. Psychosom Med 6: 15-23

Kiecolt-Glaser JK, Stephens RE, Lipetz PD, Speicher CE, Glaser R (1985) Distress and DNA repair in human lymphocytes. J Beh Med 8: 311-320

Kimmel D, Price KF, Walker JW (1978) Retirement choice and retirement satisfaction. J Gerontol 33: 575-585

Kitagawa E, Hauser P (1973) Differential mortality in the United States: A study in socioeconomic epidemiology. Harvard University Press, Cambridge/MA

Kittel F, Kornitzer M, De Backer G, Dramaix M, Sobolski MD, Degre S, Denolin H (1983) Type A in relation to job-stress, social and bioclinical variables: The Belgian physical fitness study. J Human Stress 9: 37-45

Kjøller E (1976) Resumption of work after acute myocardial infarction. Acta med scand 199: 379-385

Klepzig H, Frisch P (1981) Belastungsprüfungen von Herz und Kreislauf. (Koronar-Bibliothek-Sandoz Bd. 2) Perimed, Erlangen

Kobasa SCO, Puccetti MC (1983) Personality and social resources in stress resistance. J Pers Soc Psychol 45: 839-850

Kobasa SC, Maddi SR, Courington S (1982) Personality and constitution as mediators in the stress-illness relationship. J Health Soc Behav 22: 368-378

Kober K (1982) Psychosoziale Faktoren und Koronarsklerose. Med. Dissertation, Philipps-Universität Marburg

Koch U (1981) Aufgaben einer Rehabilitationspsychologie in Lehre, Forschung und Versorgung. Rehabilitation 20: 107-113.

König K (1979) Die Rehabilitation von Behinderten mit ischämischen Herzkrankheiten und Herzinfarkt. In: Scholz JF (Hrsg) Rehabilitation als Schlüssel zum Dauerarbeitsplatz, Springer, Berlin Heidelberg New York

Kornitzer M, Kittel F, Dramaix M, de Backer G (1982) Job stress and coronary heart disease. Adv Cardiol 29: 56–61

Krampen G, Ohm G (1985) Klinikwahrnehmung und Genesung von Herzinfarktpatienten in einer Rehabilitationsklinik. Rehabilitation 24: 64–68

Krantz DS (1980) Cognitive processes and recovery from heart attack: a review and theoretical analysis. J Human Stress, pp 27–38

Krantz DS (ed) (1986) Stress management in health and rehabilitation. J Cardiopulm Rehab 5/6 (Special issue)

Krasemann EO, Traenckner K (1984) Richtlinien zur kardiologischen Rehabilitation in ambulanten Koronargruppen, I. Die Übungsleiter-Sonderausbildung. Herz Kreislauf 16: 35–37

Krasemann EO, Jungmann H, Stein G (1984) Fördert die organisierte Herzinfarkt-Rehabilitation die Arbeitsaufnahme? In: Stein G (Hrsg) Probleme um die Wiederaufnahme der Arbeit nach Herzinfarkt. Timmendorfer Strand, Jahrestagung der Deutschen Arbeitsgemeinschaft für kardiologische Prävention und Rehabilitation e V, 3.–5. Febr. 1983, Mannheimer Morgen, Mannheim, S 147–156

Kremer Y (1985) The association between health and retirement: Self-health assessment of Israeli retirees. Soc Sci Med 20: 61–66

Kropotkin P (1975, 1. Aufl 1902) Gegenseitige Hilfe in der Tier- und Menschenwelt. Ullstein, Berlin

Kühns K, Nazerian J, Suermann T (1978) Infarktrehabilitation unter sozialmedizinischem Aspekt. Arbeitsmed Sozialmed Präventivmed 13: 26–29

Kupper W, Bleifeld W (1982) Myokardinfarkt. Diagnose, Therapie, Prognose (Koronar-Bibliothek – Sandoz Nr 6) Perimed, Erlangen

Landgraf M (1983) Ausgewählte Aspekte aus Diagnostik, Therapie und Sekundär-Prävention des Herzinfarktes. Projekt: Laiensystem und Rehabilitation, Universität Oldenburg

Lang S, Müller-Andritzky M (1984) Gesundheit und soziale Integration. In: Glatzer W, Zapf W (Hrsg) Lebensqualität in der Bundesrepublik. Campus, Frankfurt am Main

Langosch W (1980) Ergebnisse psychologischer Verlaufsstudien bei Herzinfarktpatienten (Ein- und Drei-Jahres-Katamnese). In: Langosch, W (Hrsg) Psychosoziale Probleme und psychotherapeutische Interventionsmöglichkeiten. Minerva, München, S 99–114

Langosch W (1984) Psychologische Variablen und Wiederaufnahme der Arbeit. In: Stein G (Hrsg) Probleme um die Wiederaufnahme der Arbeit nach Herzinfarkt. Jahrestagung der Deutschen Arbeitsgemeinschaft für kardiologische Prävention und Rehabilitation e V vom 3.–5. Februar 1983, Mannheimer Morgen, Mannheim, S 99–120

Langosch W, Brodner G, Borcherding H (1983) Psychological and vocational long-term outcomes of cardiac rehabilitation with postinfarction patients under the age of forty. Psychother Psychosom 40: 115–128

LaRocco JM, Jones AP (1978) Co-worker and leader support as moderators of stress-strain relationships in work situations. J Appl Psych 63: 629–634

LaRocco JM, House JS, French JRP Jr (1980) Social support, occupational stress, and health. J Health Soc Behav 21: 202–218

Lazarus RS (1982) Stress and coping as factors in health and illness. In: Cohen J, Cullen JW, Martin LR (eds) Psychosocial aspects of cancer. Raven, New York, pp 163–190

Lazarus RS , Folkman S (1983) Coping and adaptation. In: Gentry WD (ed) The handbook of behavioral medicine. Guildford, New York

Lazarus RS, Launier R (1981) Streßbezogene Transaktionen zwischen Person und Umwelt. In: Nitsch, JR (Hrsg) Streß: Theorien, Untersuchungen, Maßnahmen. Huber, Bern, S 213–259

Lazarus RS, Kanner AD, Folkman S (1980) Emotions: a cognitive-phenomenological analysis. In: Plutchnik R, Kellerman H (eds) Emotion: Theory, research, and experience. Vol I. Academic Press, New York, pp 189–217

Leavy RL (1983) Social support and psychological disorder: a review. J Comm Psychol 11: 3–21

Lechinger K (1982) Das versorgungsärztliche Kurgutachten aus der Sicht der Kurklinik. Schriftenreihe Bundesvers-Bl 12: 170–178

Lehmann H (1984) Erste Ergebnisse der Oldenburger Longitudinal-Studie zur Rückkehr zur Arbeit. In: Stein G (Hrsg) Probleme um die Wiederaufnahme der Arbeit nach Herzinfarkt. Jahrestagung der Deutschen Arbeitsgemeinschaft für kardiologische Prävention und Rehabilitation e V vom 3.–5. Februar 1983, Mannheimer Morgen, Mannheim, S 157–164

Lehmann H, Pfaff H (1985) Der Streß des Herzinfarktes: Versorgungspolitische Versäumnisse und sozialepidemiologische Erkenntnisse. In: Franz HW (Hrsg) 22. Deutscher Soziologentag 1984. Sektions- und Ad-hoc-Gruppen. Westdeutscher Verlag, Opladen, S 325–327

Lehr U (1979a) Psychologie des Alterns. Quelle & Meyer, Heidelberg

Lehr U (1979b) Flexibilität der Altersgrenze oder Herabsetzung des Pensionierungsalters? – Psychologische Aspekte. Zeitschr Betriebswirtsch 49: 137–144

Levinger G, Raush H (eds) (1977) Close relationships: perspectives on the meaning of intimacy. University of Massachusetts Press, Amherst/MA

Levy S (1984) Emotions and the progression of cancer: a review. Advances 1: 10–15

Levy S, Herberman R, Maluish A (in press) Prognostic risk assessment in primary breast cancer by behavioral and immunological parameters. Health Psychology

Liem R, Liem J (1978) Social class and mental illness reconsidered: the role of economic stress and social support. J Health Soc Behav 19: 139–156

Lin N, Dean A, Ensel W (in press) Social support, life events, and depression. Academic Press, New York

Lippert H, Ockenga T (1984) Wiederaufnahme der Arbeit nach Herzinfarkt. In: Stein G (Hrsg) Probleme um die Wiederaufnahme der Arbeit nach Herzinfarkt. Jahrestagung der deutschen Arbeitsgemeinschaft für kardiologische Prävention und Rehabilitation e V vom 3.–5. Februar 1983, Mannheimer Morgen, Mannheim, S 165–167

Litman TJ (1974) The family as a basic unit in health and medical care: A social-behavioral overview. Soc Sci Med 8: 495–519

Locke SE, Krause L, Leserman J, Hurst M, Heisel JS, Williams RM (1984) Life change stress, psychiatric symptoms and natural killer cell activity. Psychosom Med 46: 441–453

Lösel F (1975) Prozesse der Stigmatisierung in der Schule. In: Brusten M, Hohmeier J (Hrsg) Stigmatisierung 2. Zur Produktion gesellschaftlicher Randgruppen. Luchterhand, Neuwied Darmstadt

Loose DA, Ferber C von, Ferber L von, Klocke A, Schmoe J (1982) Rehabilitationserfolg nach gefäßchirurgischen Eingriffen. Einhorn, Reinbek

Lowenthal M, Haven C (1968) Interaction and adaptation: intimacy as a critical variable. Am Social Rev 33: 20–30

Luckmann Th (1980) Lebenswelt und Gesellschaft. Grundstrukturen und geschichtliche Wandlungen. Schöningh, Paderborn

Lynch JJ (1979) Das gebrochene Herz. Rowohlt, Reinbek

Mace DR (1985) The coming revolution in human relationships. J Soc Pers Relat 2: 81–94

Maddox GC, Douglas EB (1973) Self-assessment of health: A longitudinal study of elderly subjects. J Health Soc Behav 14: 87–93

Mages NL, Mendelsohn GA (1980) Effects of cancer on patients' lives: a personological approach. In: Stone GL, Cohen F, Adler NE (eds) Health psychology. Jossey-Bass, San Francisco, pp 255–284

Malatesta CZ, Izard CE (eds) (1984) Emotion in adult development. Sage, Beverly Hills London

Margolis L, McLeroy K, Runyan C, Kaplan B (1983) Type A behavior: An ecological approach. J Beh Med 6: 245–258

Marmot MG, Adelstein AM, Robinson N, Rose GA (1978) Changing social-class distribution of heart disease. Br Med J 2: 1109–1112

Marmot MG, Rose G, Shipley MJ (1984) Inequalities in death – specific explanations of a general pattern? Lancet I: 1003–1006

Marstedt G, Schahn K (1977) Eine Analyse des Zusammenhangs von Arbeitsbedingungen und psychischen Störungen. Psychologie Praxis 21: 1–12

Martin E, Udris I, Ackermann U, Oegerli K (1980) Monotonie in der Industrie: Eine ergonomische, psychologische und medizinische Studie an Uhrenarbeitern. Huber, Bern Stuttgart Wien

Maschewsky W (1982) Zwischenauswertung der schriftlichen Befragung des Herzinfarktprojekts am WZB. In: Friczewski, F (Hrsg), Arbeitsbelastung und Krankheit bei Industriearbeitern. Campus, Frankfurt am Main, S 85–126

Maschewsky W, Schneider U (1982) Soziale Ursachen des Herzinfarkts. Campus, Frankfurt am Main New York

Matarazzo JD, Weiss SM, Herd JA, Miller NE, Weiss SN (eds) (1984) Behavioral health: a handbook of health enhancement and disease prevention. Wiley, New York

Mathes P, Halbuher MJ (Hrsg) (1982) Controversies in cardiac rehabilitation. Springer, Berlin Heidelberg New York

Mathes P, Beckmann R, Gehring J, Koenig W (1983) Diagnostik nach abgelaufenem Herzinfarkt. Dtsch Med Wschr 108: 829-831

Matteson MT, Ivancevich JM (1982) Typ A and B behavior patterns and health symptoms: Examining individual and organizational fit. J Occup Med 24: 585-589

Matthews KA (1982) Psychological perspectives on the type A behavior pattern. Psychol Bull 91: 293-323

Matthews KA, Brunson BI (1979) Allocation of attention and the type A coronary-prone behavior pattern. J Pers Soc Psychol 37: 2081-2090

Matthews KA, Helmreich RL, Beane WE, Lucker GW (1980) Pattern A, achievement striving, and scientific merit: Does pattern A help or hinder? J Pers Soc Psychol 39: 62-967

Maxwell G (1985) Behaviour of lovers: measuring the closeness of relationships. J Soc Pers Relat 2: 215-238

Mayou R (1984) Predicitions of emotional and social outcome after a heart attack. J Psychosom Res 28: 17-25

Mayou R, Foster A, Williamson B (1978) The psychological and social effects of myocardial infarction on wives. Br Med J II: 699-701

McBride A (1976) Retirement as a life crisis: Myth or reality? Can Psychiatr Ass J 72: 547-556

McFarlane A (1980) A longitudinal study of the influence of the psychosocial environment on health status. J Health Soc Behav 21: 124-133

McKeown Th (1982) Die Bedeutung der Medizin. Suhrkamp, Frankfurt am Main

McQueen DV, Siegrist J (1982) Social factors in the etiology of chronic disease: An overview. Soc Sci Med 16/4: 353-367

Mead GH (1973) Geist, Identität und Gesellschaft. Suhrkamp, Frankfurt am Main

Medalie J, Snyder M, Groen J, Neufeld H, Goldbourt U, Riss E (1973) Angina pectoris among 10000 men: 5-year incidence and univariate analysis. Am J Med 55: 583-594

Meinertz T (1983) Häufigkeit und Krankheitswert ventrikulärer Herzrhythmusstörungen. Therapiewoche 33: 2768-2780

Messin R, Demaret B (1982) Accelerated versus classical early mobilisation after myocardial infarction. In: Kellermann JJ (ed) Comprehensive cardiac rehabilitation. Karger, Basel

Mettlin C (1976) Occupational careers and the prevention of coronary-prone behavior. Soc Sci Med 10: 367-372

Miller JB (1976) Toward a new psychology of women. Beacon, Boston

Miller SJ (1965) The social dilemma of the aging leisure participant. In: Rose AM, Peterson WA (eds) Older people in their social world. Davis, Philadelphia

Miller SM, Lack ER, Asroff S (1985) Preference for control and the coronary-prone behavior pattern: „I'd rather do it myself." J Pers Soc Psychol 49: 492-499

Milz H (1985) Die ganzheitliche Medizin. Athenäum, Königstein/Taunus

Minkler M (1981) Research on the health effects of retirement: An uncertain legacy. J Health Soc Behav 22: 117-130

Minkler M (1985) Social support and health of the elderly. In: Cohen S, Syme SL (eds) Social support and health. Academic Press, New York pp 199-212

Mischel W (1973) Towards a cognitive social learning reconceptualization of personality. Psychol Rev 80: 253-283

Monteiro LA (1979) Cardiac patient rehabilitation - social aspects of recovery. Springer, Berlin Heidelberg New York

Moos RH (ed) (1984) Coping with physical illness. Vol 2. New perspectives. Plenum, New York

Moos RH, Billings AG (1982) Conceptualizing and measuring coping resources and processes. In: Goldberger L, Breznitz S (eds) Handbook of stress. Theoretical and clinical aspects. Free Press, New York, pp 212-230

Moos RH, Tsu VD (1977) The crisis of physical illness: an overview. In: Moos RH (ed) Coping with physical illness. Plenum Medical Book, New York, pp 3-21

Morrow G, Derogatis L (1981) Development of brief measures of psycho-social adjustment to medical illness applied to cancer patients. Gen Hosp Psychiat 3: 79-88

Moser KA, Fox AJ, Jones DR (1984) Unemployment and mortality in the OPCS longitudinal study. Lancet II: 1324-1329

Mossey JM, Shapiro E (1982) Self-rated health: a predictor of mortality among the elderly. Am J Health 22: 800–808

Mrazek J, Rittner V, Seer P, Weidemann H (1983) Zur subjektiven Wahrnehmung des Herzinfarkts und seiner Ursachen. Öff Gesundh Wes 45: 71–77

MRFIT (1982) Multiple Risk Factor Intervention Trial, Risk factor changes and mortality results. JAMA 248: 1465: 1477

Mueller D (1980) Social networks: a promising direction for research on the relatonship of the social environment to psychiatric disorder. Soc Sci Med 14A: 147–151

Mueller J (1983) Neuroanatomic correlates of emotion. In: Temoshok L, Van Dyke C, Zegans LS (eds) Emotions in health and illness. Grune & Stratton, New York, pp 95–120

Myers JK, Bean LL (1968) A decade later. A follow-up of social class and mental illness. Wiley, New York

Myers R (1954) Factors in interpreting mortality after retirement. J Am Statistical Ass 49: 499–509

Myrtek M, Schmidt TH, Schwab G (1984) Untersuchungen zur Reliabilität und Validität der deutschen Version des Jenkins Activity Survey (JAS). Z klin Psychopathol Psychother 13: 322–337

Nagle R, Gaugola R, Pieton-Robinson J (1971) Factors influencing return to work after myocardial infarction. Lancet II: 454–456

Natelson BH (1985) Neurocardiology: an interdisciplinary area for the 80's. Arch Neurol 42: 178–184

Neugarten BL (ed) (1968) Middle age and aging. University of Chicago Press, Chicago

Nitsch JR (Hrsg) (1981a) Streß: Theorien, Untersuchungen, Maßnahmen. Huber, Bern Stuttgart Wien

Nitsch JR (1981b) Zur Gegenstandsbestimmung der Streßforschung. In: Nitsch JR (Hrsg) Streß: Theorien, Untersuchungen, Maßnahmen. Huber, Bern Stuttgart Wien, S 29–51

Nitsch JR (1981c) Möglichkeiten und Probleme der Streßkontrolle. In: Nitsch JR (Hrsg) Streß: Theorien, Untersuchungen, Maßnahmen. Huber, Bern Stuttgart Wien, S 565–575

Noll HH (1984) Erwerbstätigkeit und Qualität des Arbeitslebens. In: Glatzer W, Zapf W (Hrsg) Lebensqualität in der Bundesrepublik. Campus, Frankfurt am Main New York, S 97–123

Norris RM, Brandt PWT, Caughey DE, Lee AJ, Scott PJ (1969) A new coronary prognostic index. Lancet II: 274–278

Norton R (1983) Measuring marital quality: a critical look at the dependent variable. J Marr Fam 14: 141–151

Norwegian Multicenter Study Group (1981) Timolol-induced reduction in mortality and reinfarction in patients surviving acute myocardial infarction. N Engl J Med 304: 801, zit. nach: Weiß B, Donat K, Ziegler WJ (1982) Schicksal nach Herzinfarkt. 1-Jahresergebnis der Hamburger Infarkt-Nachsorge-Studie (INS). Herz Gefäße 2: 46–52

Novak P (1978) Die Vermittlungsfunktion von „Vertrauen" in der Arzt-Patient-Interaktion. „Arztwechsel" und „psychogene Erkrankung" als empirische Paradigmata. Medizinsoziol Mitteilungen 4/4: 5–26

Nye FJ, Hoffmann LW (1963) The employed mother in America. Rand McNally, New York

O'Connor P, Brown GW (1984) Supportive relationships: fact or fancy? J Soc Interpers Rel 1: 159–175

Offe C (1970) Leistungsprinzip und industrielle Arbeit. Mechanismen der Statusverteilung in Arbeitsorganisationen der industriellen „Leistungsgesellschaft". Europäische Verlagsanstalt, Frankfurt am Main

O'Regan B (1984) Positive emotions: the emerging science of feelings. Proceedings of the conference: How might positive emotions affect health? Stanford University, May, 1984, Stanford/CA

Orpen C (1982) Type A personality as a moderator of the effects of role conflict, role ambiguity and role overload on individual strain. J Human Stress 8: 8–14

Paeslack V (1979) Aufgaben und Grenzen der Rehabilitation. In: Scholz FJ (Hrsg) Rehabilitation als Schlüssel zum Dauerarbeitsplatz. Springer, Berlin Heidelberg New York

Paine WS (ed) (1982) Job stress and burnout. Research, theory, and intervention perspectives. Sage, Beverly Hills London New Delhi

Palmore EB (1981) Social patterns in normal aging. Duke University Press, Durham/NC

Palmore EB, Fillenbaum GJ, George L (1984) Consequences of retirement. J Geront 39: 109–116

Pancheri P, Bellaterra M, Mattedi S, Custofari M, Polizzi C, Puletti M (1978) Infarct as a stress agent: life history and personality characteristics in improved versus not-improved patients after severe heart attack. J Human Stress 16–41

Parkes CM (1972) Bereavement: studies of grief in adult life. International Universities Press, New York

Parkes CM (1974) Vereinsamung. Die Lebenskrise bei Partnerverlust. Rowohlt, Reinbek

Peach M, Holland WW (1982) Concepts of cardiac rehabilitation in the United Kingdom. Projekt: Laiensystem und Rehabilitation, Universität Oldenburg

Pearlin LI (1981) Life strains and psychological distress among adults. In: Smelser NJ, Erikson EH (eds) Themes of work and love in adulthood. Harvard University press, Cambridge/MA, pp 174-192

Pearlin LI (1985) Social structure and processes of social support. In: Cohen S, Syme SL (eds) Social support and health. Academic Press, New York, pp 43-60

Pearlin LI, Johnson J (1977) Marital status, life-strains and depression. Am Soc Rev 42: 704-715

Pearlin LI, Lieberman MA (1979) Social sources of emotional distress. Research Community Mental Health 1: 217-248

Pearlin LI, Schooler C (1978) The structure of coping. J Health Soc Behav 19: 2-21

Pearlin LI, Lieberman MA, Menaghan EG, Mullan JT (1981) The stress process. J Health Soc Behav 22: 337-356

Pedhazur EJ (1982) Multiple regression in behavioral research. Explanation and prediction. 2. edn Holt, Rinehart & Winston, New York

Peel AAF, Semple T, Wang I, Lancastor WM, Dall JLG (1962) A coronary prognostic index for grading the severity of infarction. Br Heart J 24: 745-760

Peplau LA, Perlmann D (eds) (1982) Loneliness. Wiley, New York

Pfaff H (1981) Arbeitsbelastungen, soziale Beziehungen und koronare Herzkrankheiten. In: Badura B (Hrsg) Soziale Unterstützung und chronische Krankheit. Suhrkamp, Frankfurt am Main, S 120-167

Pfaff H (1985a) Arbeitssituation und Infarktbewältigung. In: Badura B, Bauer J, Kaufhold G, Lehmann H, Pfaff H, Schott T, Waltz M, Leben mit dem Herzinfarkt. Eine sozialepidemiologische Studie. Abschlußbericht. Projekt: Laiensystem und Rehabilitation, Universität Oldenburg, S 201-263

Pfaff H (1985b) Betriebliche Reintegration nach Herzinfarkt. In: Badura B, Bauer J, Kaufhold G, Lehmann H, Pfaff H, Schott T, Waltz M, Leben mit dem Herzinfarkt. Eine sozialepidemiologische Studie. Abschlußbericht. Projekt: Laiensystem und Rehabilitation, Universität Oldenburg, S 185-199

Pinneau SR Jr (1976) Effects of social support on occupational stresses and strains. Paper presented at the 84th Annual Convention of the American Psychological Association, Washington/DC

Pratt L (1976) Family structure and effective health behavior. The energized family. Houghton Mifflin, Boston

Preller L (1970) Praxis und Probleme der Sozialpolitik. Mohr, Tübingen

Price VA (1982) Type A behavior pattern, model for research and practice. Academic Press, New York

Proceedings of the 1st international workshop on neuroimmunomodulation (NIM) s. Spector (1986)

Proceedings of the 2nd international workshop on neuroimmunomodulation (NIM) (in preparation) New York Academy of the Sciences

Program analysis staff (1982) Mortality and early retirement. Security Bull 45: 3-10

Rabkin JG, Struening EL (1976) Life events, stress, and illness. Science 194: 1013-1020

Radley AR (1982) Theory and data, in the study of „coronary proneness" (Type A behaviour pattern). Soc Sci Med 16: 107-114

Rahe RH, Meyer M, Smith M, Kjaer G, Holmes TH (1964) Social stress and illness onset. J Psychosom Res 8: 35

Raspe HH (1983) Aufklärung und Information im Krankenhaus. Medizinsoziologische Untersuchungen. Vandenhoeck und Ruprecht, Göttingen

Reif LJ (1975) Cardiacs and normals: The social construction of a disability. PHD dissertation, Brown University, Xerox University Microfilms, Ann Arbor/MI (Mimeo)

Reindell H, Roskamm H (1977) Herzkrankheiten - Pathophysiologie - Diagnostik - Therapie. Springer, Berlin Heidelberg New York

Reis HT (1985) Social interaction and well-being. In: Duck S (ed) Personal relationships, Vol. V. Academic Press, London New York

Reite M, Field T (eds) (1985) The psychobiology of attachment. Academic Press, New York

Rhodewalt F, Hays RB, Chemers MM, Wysocki J (1984) Type A behavior, perceived stress and illness: a person-situation analysis. Pers Soc Psychol Bull 10: 149-159

Rittner K, Siegrist J, Dittmann K (1982) Arbeitsbelastungen im psychosozialen Kontext: Ausgewählte Ergebnisse einer Fall-Kontroll-Studie zum Herzinfarkt. In: Friczewski F, Maschewsky W, Naschold F, Wotschack P, Wotschack W (Hrsg) Arbeitsbelastung und Krankheit bei Industriearbeitern. Campus, Frankfurt am Main New York, S 65-83

Rizzo JR, House RJ, Lirtzman SI (1970) Role conflict and ambiguity in complex organizations. Adm Sci Quart 15: 150-163

Rook KS (1984) The negative side of social interaction: impact on psychological well-being. J Pers Soc Psychol 46: 1097-1108

Rose AM (1962) A social-psychological theory of neurosis. In: Rose AM (ed) Human behavior and social processes. Houghton Mifflin, Boston, pp 537-549

Rose R (1980) Endocrine responses to stressful psychological events. Psychiatr Clin North Amer 3: 251-276

Rosen G (1975) Die Entwicklung der sozialen Medizin. In: Deppe H-U, Legus M (Hrsg) Seminar: Medizin, Gesellschaft, Geschichte. Suhrkamp, Frankfurt am Main, S 74-134

Rosenberg M (1965) Society and the adolescent self-image. Princeton University Press, Princeton/NJ

Rosenberg M (1979) Conceiving the self. Basic Books, New York

Rosenberg M (1981) The Self-Concept: Social product and social force. In: Rosenberg M, Turner RM (eds) Social psychology. Basic Books, New York, pp 593-624

Rosenman RH, Brand RJ, Jenkins CD, Friedman M, Straus R, Wurm M (1975) Coronary heart disease in the western collaborative group study - final follow-up experience of 8 1/2 years. J Am Med Ass 233: 872-877

Roskamm H (1982) Diagnostik in der chronischen Phase des Herzinfarktes. In: Roskamm H, Reindell H Herzkrankheiten - Pathophysiologie - Diagnostik - Therapie. Springer, Berlin Heidelberg New York

Roskamm H, Reindell H (1982) Herzkrankheiten - Pathophysiologie - Diagnostik - Therapie. Springer, Berlin Heidelberg New York

Roskamm H, Schellbacher K, Samek L (1983) Herzinfarkt: welche Untersuchungen zu welchem Zeitpunkt und bei welchen Patienten? Z Kardiol 72: 195-201, zit. nach: Landgraf M (1983) Ausgewählte Aspekte aus Diagnostik, Therapie und Sekundär-Prävention des Herzinfarktes. Projekt: Laiensystem und Rehabilitation, Universität Oldenburg

Ruberman W, Weinblatt AB, Goldberg JD, Chandhary B (1984) Psychosocial influences on mortality after myocardial infarction. N Engl J Med 311: 552-559

Sales SM (1970) Some effects of role overload and role underload. Organ Behav Hum Perf 5: 592-608

Sarason IG, Sarason BR (eds) (1985) Social support: Theory, research, and applications. Nijhoff, Den Haag

Schaefer C (1982) Shoring up the „buffer" of social support: a comment on JR LaRocco, JS House, and JRP French, Jr „Social Support, Occupational Stress, and Health." JHSB, September 1980, J Health Soc Behav 23: 96-98

Schaefer C, Coyne JC, Lazarus RS (1983) The health-related functions of social support. J Behav Med 1: 1-20

Schaefer H, Blohmke M (1977) Herzkrank durch psychosozialen Streß. Hüthig, Heidelberg

Schain W (1980) Sexual functioning, self-esteem and cancer care. Front Radiat Ther Oncol 14: 12-19

Schafft S, Töpfer S (1984) Psychische und soziale Probleme der Krebsbewältigung. Projekt: Laiensystem und Rehabilitation, Universität Oldenburg

Scharf B (1980) Frühinvalidität. WSI Mitteilungen 10: 550-563

Schenk KE (1979) Ambulante Rehabilitation nach Herzinfarkt. Karger, Basel München

Schienstock G, Karmaus W, Müller V (1979) Arbeitsbelastungen, Streß und Bewältigungsmöglichkeiten. In: Karmaus W (Hrsg) Streß in der Arbeitswelt. Bund, Köln, S 191-222

Schleifer SJ, Keller SE, Siris SG, Davis KL, Stein M (1985) Depression and immunity: lymphocyte function in ambulant depressive patients, hospitalized schizophrenic patients, and patients hospitalized for herniography. Arch Gen Psychiatry 42: 129-133

Schmidt T, Dembroski T, Blümchen G (eds) (1986) Biological and psychological factors in cardiovascular disease. Springer, Berlin Heidelberg New York

Schmutziger M (1982) Operative Therapie der koronaren Herzkrankheit (Koronar-Bibliothek - Sandoz Nr. 8) Perimed, Erlangen

Schönpflug W (1979) Regulation und Fehlregulation im Verhalten. I. Verhaltensstruktur, Effizienz und Belastung - theoretische Grundlagen eines Untersuchungsprogramms. Psycholog Beitr 21: 174-202

Schott T (1985) Ehepartnerinnen von Herzinfarktpatienten. In: Badura B, Bauer J, Kaufhold G, Lehmann H, Pfaff H, Schott T, Waltz M, Leben mit dem Herzinfarkt. Eine sozialepidemiologische Studie. Projekt: Laiensystem und Rehabilitation, Universität Oldenburg

Schott T, Waltz M (1985) Soziale Unterstützung und Genesungsverlauf nach Herzinfarkt. In: Langosch W (Hrsg) Psychische Bewältigung der chronischen Herzerkrankung. Springer, Berlin Heidelberg New York Tokyo, S 193-203

Schunk DH, Carbonari JP (1984) Self-efficacy models. In: Matarazzo JD, Weiss SM, Herd JA, Miller NE, Weiss SN (eds) Behavioral health. Wiley-Interscience, New York, pp 230-247

Schwartz G, Merten D (1980) Love and committment. Sage, Beverly Hills, CA

Seashore SE (1954) Group cohesiveness in the industrial work group. Institute for Social Research, University of Michigan, Ann Arbor

Seibel HD, Lühring H (1984) Arbeit und psychische Gesundheit. Belastungen und Beanspruchungen durch die Arbeit und ihre Auswirkungen auf die psychische Gesundheit: Eine Untersuchung bei männlichen und weiblichen Arbeitern und Angestellten. Hogrefe, Göttingen

Seligman MEP (1975) Helplessness on depression, development and death. Freeman, San Francisco

Seligman MEP (1983) Erlernte Hilflosigkeit. 2. veränd Aufl., Urban & Schwarzenberg, München Wien Baltimore

Selye H (1984) Stress - Mein Leben. Fischer, Frankfurt

Semmer N (1978) Psychologische Aspekte der beruflichen Rehabilitation. In: Frese M, Greif S, Semmer N (Hrsg) Industrielle Psychopathologie, Huber, Bern Stuttgart Wien, S 257-281

Siegrist J (1980) Koronare Herzkrankheiten: Psychosoziale Aspekte ihrer Prävention. Fortschr Med 98/21: 797-800

Siegrist J (1982) Asymmetrie der Arzt-Patient-Beziehung im Krankenhaus. In: Beckmann D, Davie-Osterkamp S, Scheer JW (eds) Medizinische Psychologie. Springer, Berlin Heidelberg New York

Siegrist J, (1983) Sozialepidemiologie und Pathogenese koronarer Herzkrankheiten. Psychother Psychosom Med Psychol 33/1: 1-6

Siegrist J, (1984) Der Einfluß sozialer Faktoren auf die Entstehung chronischer Erkrankungen am Beispiel ischämischer Herzkrankheiten. Der Internist 25: 659-666

Siegrist K (1985) Sozialer Rückhalt und kardiovaskuläres Risiko: Ein medizinsoziologischer Beitrag zum Verständnis menschlicher Adaption. Habilitationsschrift, Philipps-Universität Marburg

Siegrist J, Dittmann K (1981) Lebensverändernde Ereignisse und Krankheitsausbruch: Methodik und Ergebnisse einer medizinsoziologischen Studie. Kölner Zeitschr Soziol Sozialpsychol 33/1: 132-147

Siegrist J, Dittmann K, Rittner K, Weber I (1980) Soziale Belastungen und Herzinfarkt: Eine medizinsoziologische Fall-Kontroll-Studie. Enke, Stuttgart

Siegrist J, Dittmann K, Rittner K, Weber I (1982) The social context of active distress in patients with early myocardial infarction. Soc Sci Med 16: 443-453

Siegrist J, Siegrist K, Weber I (1984) Sociological parameters in studies of breakdown: A selective overview. In: Cullen J, Siegrist J (eds) Breakdown in human adaption to „stress": Towards a multidisciplinary approach, Vol. 1. Nijhoff, Den Haag

Siegrist J, Weber I (1983) Statusbedrohung im mittleren Erwachsenenalter und ihre gesundheitlichen Folgen - medizinsoziologische Befunde zu koronaren Herzkrankheiten. Z Gerontol 16: 100-106

Siegrist J, Dittmann K, Rittner K, Weber I (1980) Soziale Belastungen und Herzinfarkt. Eine medizinsoziologische Fall-Kontroll-Studie. Enke, Stuttgart

Siegrist J, Dittmann K, Rittner K, Weber I (1982) The social context of active distress in patients with early myocardial infarction. Soc Sci Med 16: 443-453

Siegrist J, Siegrist K, Weber I (1986) Sociological concepts in the etiology of chronic disease: the case of ischemic heart disease. Soc Sci Med 22: 247-253

Silomon H (Hrsg) (1979) Sechs Beiträge zum Thema: „Fünf Jahre Gesetz über die Angleichung der Leistungen zur Rehabilitation - Anspruch und Wirklichkeit". Öff Gesundheitswesen 41: 675

Silomon H (Hrsg) (1980) Herzinfarktrehabilitation - Licht und Schatten. Hippokrates, Stuttgart

Simpson IH, McKinney JC (eds) (1966) Social aspects of aging. Duke University Press, Durham/ NC

Simpson IH, Back KW, McKinney JC (1966) Orientation towards work and retirement, and self-evaluation in retirement. In: Simpson IH, McKinney JC (eds) Social aspects of aging, Duke University Press, Durham/NC

Singer E, Garfinkel R, Cohen SM (1976) Mortality and mental health evidence from the Midtown Manhattan Restudy. Soc Sci Med 10: 517-525

Sklar L, Anisman H (1981) Stress and cancer. Psychol Bull 89: 369-406

Skelton M, Dominan J (1973) Psychological stress in wives of patients with myocardial infarction. Br Med J 14: 101-103

Smith CA (1972) Body image changes after myocardial infarction. Nurs Clin North Am 7: 663-668

Smith TW, Houston BK, Zurawski RM (1983) The Framingham type A scale and anxiety, irrational beliefs and self control. J Human Stress 9: 32-37

Solomon GF (1985) The emerging field of psychoneuroimmunology. Advances 2: 6-19

Sozialenquete-Kommission (1966) Soziale Sicherung in der Bundesrepublik Deutschland. Kohlhammer, Stuttgart

Spector HW (ed) (1986) Proceedings of the 1st international workshop on neuroimmunomodulation (NIM). Bethesda/MD

Speedling EJ (1982) The family response at home and in the hospital. Tavistock Publ., New York London

Spiegel D, Bloom J, Gottheil E (1983) Family environment as a predictor of adjustment to metastatic breast carcinoma. J Psychosoc Oncol 1: 33-44

Sprenger A (1984) Zur Strukturierung des therapeutischen Geschehens auf Intensivstationen - Auswirkungen der unterschiedlichen Perspektiven von Ärzten und Pflegepersonal. In: Tewes U (Hrsg) Angewandte Medizinpsychologie. Fachbuchhandlung für Psychologie, Frankfurt am Main, S 228-234

Stein G (Hrsg) (1984) Probleme um die Wiederaufnahme der Arbeit nach Herzinfarkt. Jahrestagung der Deutschen Arbeitsgemeinschaft für kardiologische Prävention und Rehabilitation e.V. vom 3.-5.Februar 1983. Mannheimer Morgen, Mannheim

Stern MJ, Pascale L, Ackermann A (1977) Life adjustment postmyocardial infarction. Arch Intern Med 137: 1680-1685

Stewart M, Gregor F (1984) Early discharge and return to work following myocardial infarction. Soc Sci Med 18: 1027-1036

Stone GC, Cohen F, Adler NE (eds) (1980) Health psychology: a handbook. Jossey-Bass, San Francisco

Streib GF, Schneider CJ (1971) Retirement in American society: Impact and process. Cornell University Press, Ithaca/NY

Strube MJ, Turner CW, Patrick S, Perrillo R (1983) Type A and type B attentional responses to aesthetic stimuli: effects on mood and performance. J Pers Soc Psychol 45: 1396-1379

Suls J, Becker MA, Mullen B (1981) Coronary-prone behavior, social insecurity and stress among college-aged adults. J Human Stress 7: 27-34

Syme SL, Seeman T (1983) Sociocultural risk factors in coronary heart disease. In: Herd A, Weiss S (eds) Behavior and arteriosclerosis. Plenum Press, New York, pp 55-71

Tartler R (1961) Das Alter in der modernen Gesellschaft. Enke, Stuttgart

Taylor CJ, Humphries JO, Mellits ED (1980) Predictors of clinical course, coronary anatomy and left ventricular function after recovery from acute myocardial infarction. Circulation 62: 960-970

Taylor S, Lichtman R, Wood J (in press) Adjustment to breast cancer: physical, socio-demographic, and psychological predictors. J Pers Soc Psychol

Temoshok L, Van Dyke C, Zegans L (eds) (1983) Emotions in health and illness. Theoretical and research foundations. Grune and Stratton, New York

Tews HP (1979) Soziologie des Alterns. Quelle & Meyer, Heidelberg

The Lancet (1985) Editorial: 133-134

Theorell T, Floderus-Myrhed B (1977) 'Workload' and risk of myocardial infarction - A prospective psychosocial analysis. Int J Epidemiol 6: 17-21

Theorell T, Rahe RH (1972) Behavior and life satisfaction characteristics of Swedish subjects with myocardial infarction. J Chronic Dis 25: 139-147

Thiel HG, Parker D, Bruce TA (1973) Stress factors and the risk of myocardial infarction. J Psychosom Res 17: 43-57

Thimm W (1975) Lernbehinderung als Stigma. In: Brusten M, Hohmeier J (Hrsg) Stigmatisierung 1. Zur Produktion gesellschaftlicher Randgruppen. Luchterhand, Neuwied Darmstadt

Thimm W (1984) Das Normalisierungsprinzip - Eine Einführung. Bundesvereinigung Lebenshilfe für Geistig Behinderte e. V. Kleine Schriftenreihe Bd 5. Marburg/Lahn

Thimm W, Ferber C von, Schiller B, Wedekind R (1985) Ein Leben so normal wie möglich leben.... Zum Normalisierungsprinzip in der Bundesrepublik Deutschland und in Dänemark. Bundesvereinigung Lebenshilfe für Geistig Behinderte e. V. Große Schriftenreihe Bd. 11. Marburg/Lahn

Thoits PA (1982) Conceptual, methodological, and theoretical problems in studying social support as a buffer against stress. J Health Soc Behav 23: 145-159

Thoits PA (1983) Multiple identities and psychological well-being. Am Sociol Rev 48: 174-187

Thoits PA (1985) Social support processes and psychological well-being. In: Sarason IG, Sarason B (eds) Social support: theory, research, and applications. Nijhoff, Den Haag

Thomas CB (1981) Stamina: the thread of life. J Chronic Dis 34: 41-44

Thomas S, Lynch J (1979) Human contact, coping, and cardiac function. In: Gentry W, Williams R (eds) Psychological aspects of myocardial infarction and coronary care. Mosby, St. Louis, pp 78-89

Tomkins SS (1962, 1963) Affect, image, consciousness. Vol. I: The positive affects. Vol. II: The negative affects. Springer, Berlin Heidelberg New York

Trojan A, Döhner H (1981) Gesundheitsselbsthilfegruppen. MMW 123: 1851-1854

Trojan A, Waller H (eds) (1980) Gemeindebezogene Gesundheitssicherung. Einführung in neue Versorgungsmodelle für medizinische und psychosoziale Berufe. Urban & Schwarzenberg, München

Troschke J von (1976) Soziale Aspekte der medizinischen Diagnostik. Zeitschr Diagnostik 9: 390-393

Troschke J von (1981) Gesundheitsberatung - eine Herausforderung für den Arzt. Ärztl Praxis 33/92: 3442-3447

Troschke J von, Stößel U (Hrsg) (1981) Möglichkeiten und Grenzen ärztlicher Gesundheitsberatung. Gesomed, Freiburg im Breisgau

Turner RJ (1983) Direct, indirect and moderating effects of social support on psychological distress and related conditions. In: Kaplan HB (ed) Psychological stress: trends in theory and research. Academic Press, London, pp 105-155

Udris I (1981) Streß in arbeitspsychologischer Sicht. In: Nitsch JR (Hrsg) Streß: Theorien, Untersuchungen, Maßnahmen. Huber, Bern Stuttgart Wien, S 391-440

Udris I (unter Mitarb von I. Kaufmann) (1982a) Psychische Belastung und Beanspruchung. In: Zimmermann L (Hrsg) Belastungen und Streß bei der Arbeit. Körperliche und psychische Beanspruchung, Gesundheit, Erholungspausen. (Humane Arbeit - Leitfaden für Arbeitnehmer, Bd. 5) Rowohlt, Reinbek, S 110-165

Udris I (1982b) Soziale Unterstützung: Hilfe gegen Streß? Psychosozial 5: 78-91

Udris I (im Druck) Soziale Unterstützung, Streß in der Arbeit und Gesundheit. In: Keupp H, Röhrle B (Hrsg) Soziale Netzwerke. Campus, Frankfurt am Main

Uexküll T von (Hrsg) (1981) Lehrbuch der psychosomatischen Medizin. 2. Aufl. Urban & Schwarzenberg, München

Ulmer HV, Ferrari R (1980) Zur beruflichen Wiedereingliederung Genesener nach dem sogenannten „kollegialen System". Z Arb Wiss 34: 178-180

Ursin H, Mykletun R, Isaksen E, Murison R, Vaernes R, Tonder U (1984) Immunoglobulins as stress markers. In: Cullen J, Siegrist J (eds) Breakdown in human adaptation to stress. Nijhoff, Boston Den Haag, pp 681-689

Van Dyke C, Kaufman C (1983) Psychobiology of bereavement. In: Temoshok L, Van Dyke C, Zegans L (eds) Emotions in health and illness. Theoretical and research foundations. Grune & Stratton, New York, pp 37-49

Van Sell M, Brief AP, Schuler RS (1981) Role conflict and role ambiguity: Integration of the literature and directions for future research. Hum Rel 34: 43-71

Verband Deutscher Rentenversicherungsträger (Hrsg) (1979) VDR-Statistik. Die Leistungen zur

Rehabilitation und die zusätzlichen Leistungen in der gesetzlichen Rentenversicherung im Jahre 1978. Selbstverlag, Frankfurt am Main

Verband Deutscher Rentenversicherungsträger (Hrsg) (1981) VDR-Statistik. Die Leistungen zur Rehabilitation und die zusätzlichen Leistungen in der gesetzlichen Rentenversicherung im Jahre 1980. Selbstverlag, Frankfurt am Main

Vester F (1976) Phänomen Streß. Deutsche Verlags-Anstalt, Stuttgart

Viney LL (1983) Images of illness. Krieger, Malabar/FL

Viney LL (1986) Expressions of positive emotion by people who are physically ill: is it evidence of defending or coping? J Psychosom Res 30: 27-34

Wagner R, North K, Wampach M, Meyer N, Aniset E (1982) Wiedereingliederung von Behinderten in der Luxemburger Eisen- und Stahlindustrie. Schlußbericht für die Europäische Gemeinschaft für Kohle und Stahl. Ergonomische Gemeinschaftsforschung, Differdingen/Luxemburg

Wallston BS, Alagna SW, DeVellis BM, DeVellis RF (1983) Social support and physical health. Health Psychol 4: 367-391

Waltz M (1981) Soziale Faktoren bei der Entstehung und Bewältigung von Krankheit - ein Überblick über die empirische Literatur. In: Badura B (Hrsg) Soziale Unterstützung und chronische Krankheit. Zum Stand sozialepidemiologischer Forschung. Suhrkamp, Frankfurt am Main, S 40-119

Waltz M (1984) A scale for measuring the marital relationship among males. In: Cullen J, Siegrist J (eds) Breakdown in human adaptation to stress. Nijhoff, Boston Den Haag, pp 267-274

Waltz M (1986 a) A longitudinal study on environmental and dispositional determinants of life quality: social support and coping with physical illness. Soc Indic Res 18: 71-93

Waltz M (1986 b) Social context and adaptation to serious illness: a longitudinal investigation of the role of the family in recovery from myocardial infarction. In: Schmidt T, Dembroski T, Blümchen G (eds) Biological and psychological factors in cardiovascular disease. Springer, Berlin Heidelberg New York

Waltz M (1986 c) Marital context and post-infarction quality of life: is it social support or something more? Soc Sci Med 22: 791-805

Waltz M, Baltrusch HJF (in press) Stress and cancer. AMS Press, New York

Wardwell WI, Hyman M, Bahnson CB (1968) Socio-environmental antecedents to coronary heart disease in 87 white males. Soc Sci Med 2: 165-183

Ware JE, Davies-Avery A, Donald C (1978) Conceptualization and measurement of health for adults in the health insurance study Vol V, Rand, Santa Monica/CA

Warr P (1978) A study of psychological well-being. Br J Psychol 69: 111-121

Warr P, Barter J, Brownbridge G (1983) On the independence of positive and negative affect. J Pers Soc Psychol 44: 644-651

Waschk O (1981) Koronarangiographische Befunde bei diagnostisch gesicherten Herzinfarkten: Ihre Beziehungen zu psychosozialen Risikokonstellationen und somatischen Risikofaktoren. Med. Dissertation, Philipps-Universität Marburg

Watson D, Clark LA (1984) Negative affectivity: the disposition to experience aversive emotional states. Psychol Bull 96: 465-490

Watson D, Tellegen A (1985) Toward a consensual structure of mood. Psychol Bull 98: 219-235

Weber I (1984) Berufstätigkeit, psychosoziale Belastungen und koronares Risiko. Minerva, München

Weidemann H (1979) Stationäre Heilbehandlung der Rentenversicherungsträger bei der koronaren Herzkrankheit. Kassenarzt 12: 6-9

Weidemann H, Samek L (Hrsg) (1982) Bewegungstherapie in der Kardiologie - Eine Bestandsaufnahme. Steinkopff, Darmstadt

Weiner H (1982) The prospects for psychosomatic medicine. Psychosom Med 44: 491-515

Weinstein R (1974) A new way of living with heart disease. American Heart Association, South Western Connecticut Chapter, Hartford/CT

Weiß B (1984) Rückkehr zur Arbeit nach erstem Herzinfarkt in Hamburg. In: Stein G (Hrsg) Probleme um die Wiederaufnahme der Arbeit nach Herzinfarkt. Jahrestagung der Deutschen Arbeitsgemeinschaft für kardiologische Prävention und Rehabilitation e.V. vom 3.-5. Febr. 1983, Mannheimer Morgen, Mannheim, S 73-84

Weiß B, Donat K, Ziegler WJ (1982) Schicksal nach Herzinfarkt, 1-Jahresergebnisse der Hamburger Infarkt-Nachsorge-Studie (INS). Herz Gefäß 2: 46-52

Weiß B, Donat K, Ziegler WJ (1983) Langzeitbeobachtung nach Herzinfarkt, II. Risikofaktoren, Vorerkrankungen und akut-klinischer Verlauf bei Patienten mit überlebtem ersten Herzinfarkt. Herz Kreislauf 5: 216–221

Weiss N (1973) Marital status and risk factors for coronary heart disease. Br J Prev Soc Med 27: 41–43

Weiss R (1974) The provisions of social relationships. In: Rubin Z (ed) Doing unto others. Prentice Hall, Englewood Cliffs/NJ

Weiss R, Hops H, Patterson GR (1973) A framework for conceptualizing marital conflict. In: Hammerlynch LA, Handy LC, Mash EJ (eds) Behavior change: methodology, concepts and practice. Research Press, Champaign/IL, pp 309–342

Weiss SM, Herd JA, Fox BH (eds) (1981) Perspectives on behavioral medicine. Academic Press, New York

Weisswange A (1981) Konservative Therapie der koronaren Herzkrankheit. (Koronar-Bibliothek – Sandoz Nr. 5) Perimed, Erlangen

Wenger NK (1982) Rehabilitation of the coronary patient in the United States. Atlanta, Projekt: Laiensystem und Rehabilitation, Universität Oldenburg

Wenger NK, Mattson ME, Furberg CD, Elinson J (eds) (1984) Assessment of quality of life in clinical trials of cardiovascular therapies. Le Jacq, Atlanta

Weyer G, Hodapp V (1975) Entwicklung von Fragebogenskalen zur Erfassung der subjektiven Belastung. Arch Psychologie, 127: 161–188

Weyerer S, Dilling H (1985) Employment and mental health. Results from the Upper Bavarian field study. Paper presented at the International Symposium „From social class to social stress – new developments in psychiatric epidemiology". November 1–2, 1985, University of Hamburg, Department of Psychiatry

Wheaton B (1983) Stress, personal coping resources, and psychiatric symptoms: An investigation of interactive models. J Health Soc Behav 24: 208–229

Wheaton B (1985) Models for the stress-buffering functions of coping resources. J Health Soc Behav 26: 352–364

WHO (1968) A programme for the physical rehabilitation of patients with acute myocardial infarction. Report on a Working Group, Regional Office for Europe, Euro 5030 (1), Copenhagen

WHO (1969) The rehabilitation of patients with cardiovascular diseases. Report on a seminar. Regional Office for Europe. Noordwik aan Zee, 2.-7. Okt. 1967, Copenhagen

WHO (1973) Evaluation of comprehensive rehabilitation and preventive programmes for patients after acute myocardial infarction. Report on two working groups. Regional Office for Europe, Euro 8206 (8), Copenhagen

WHO (1978) Primary health care, report of the international conference on primary health care. Alma Ata, USSR, 6.-12. Sept. 1978, Geneva

WHO (1982) Prevention of coronary heart disease. Report of a WHO expert committee. Technical Report Series 678, Geneva

Wiklund I, Sanne H, Vedin A, Wilhelmsson C (1984) Psychosocial outcome one year after a first myocardial infarction. J Psychosom Res 28: 309–332

Wille G (1984) Grenzen und Möglichkeiten der Rehabilitation bei Patienten mit ischämischen Herzkrankheiten aus der Sicht des Rentenversicherungsträgers. In: Stein G (Hrsg) Probleme um die Wiederaufnahme der Arbeit nach Herzinfarkt. Mannheimer Morgen, Mannheim, S 25–36

Wills TA (ed) (1982) Basic processes in helping relationships. Academic Press, New York

Wills TA (1985) Supportive functions of interpersonal relationships. In: Cohen S, Syme SL (eds) Social support and health. Academic Press, New York, pp 61–82

Wilson EO (1975) Sociobiology. The new synthesis. Belknap, Cambridge/MA

Wishnie HA, Hackett TP, Cassem NH (1977) Psychological hazards of convalescence following myocardial infarction. In: Moos RH (ed) Coping with physical illness, Plenum Medical Books, New York, pp 103–112

Worden W (1983) Psychosocial screening of cancer patients. J Psychosoc Oncol 1: 1–10

Wortman CB, Conway TL (1985) The role of social support in adaptation and recovery from physical illness. In: Cohen S, Syme SL (eds) Social support and health. Academic Press, New York, pp 281–301

Wotschack P, Wotschack W (1982) Arbeitsbelastungen bei Metallarbeitern vor dem Herzinfarkt. Ergebnisse einer berufshomogenisierten empirischen Untersuchung. IIVG Papers, Veröffentlichungsreihe des Internationalen Instituts für Vergleichende Gesellschaftsforschung, Wissenschaftszentrum Berlin, IIVG/dp 82-216, Berlin

Young R (1983) The family-illness intermesh: theoretical aspects and their application. Soc Sci Med 17: 395-398

Zautra AJ (1983) Social resources and the quality of life. Am J Community Psychol 1: 275-290

Zelder K, Windler A, Roth F, Richter R, Pfaff H, Last U, Jahreiß C, Heil D, Goesmann-Haschen F (1985) Arbeit und Gesundheit des Lokführers der Deutschen Bundesbahn. Eine sozialepidemiologische Studie. Bibliotheks- und Informationssystem der Universität Oldenburg, Oldenburg

Ziegeler G (1980) Herzinfarkt. In: Friedrich M (ed) Verläufe von chronischen Krankheiten in Abhängigkeit von Folgeerscheinungen in der psychosozialen Umwelt – am Beispiel von Herzinfarkt und Diabetes. Bd. II, Selbstverlag, Göttingen

Ziegeler G (1982a) Individuelle und familiale Bewältigungstrategien am Beispiel von Herzinfarkt und Diabetes. In: Angermeyer MC, Freyberg H (Hrsg) Chronisch kranke Erwachsene in der Familie. Enke, Stuttgart, S 44-53

Ziegeler G (1982b) Leben mit einem Herzinfarkt. Eine empirische Analyse von Strategien der psychosozialen Bewältigung einer chronischen Krankheit – Am Beispiel von Herzinfarktkranken und ihren Familien. Dissertation, Universität Göttingen (Wirtschafts- und Sozialwissenschaftliche Fakultät)

Sachverzeichnis

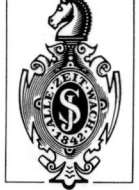